Vous attendez bébé !

Soyez bien renseignée

Catalogage avant publication de Bibliothèque et Archives nationales du Québec et Bibliothèque et Archives Canada

Eisenberg, Arlene

    Vous attendez bébé! : soyez bien renseignée

    4e éd.

    (Collection Famille)

    Traduction de : What to expect when you're expecting.

    ISBN 978-2-7640-1478-3

    1. Grossesse. 2. Accouchement. 3. Soins postnatals. 4. Grossesse – Aspect nutritionnel. 5. Mères – Alimentation. I. Hathaway, Sandee Eisenberg. II. Murkoff, Heidi Eisenberg. III. Titre. IV. Collection : Collection Famille (Éditions Quebecor).

RG525.E3614 2009   618.2'4   C2009-940735-3

Dépôt légal : 2009

Bibliothèque et Archives nationales du Québec

Pour en savoir davantage sur nos publications, visitez notre site : www.quebecoreditions.com

Éditeur : Jacques Simard

Conception de la couverture : Bernard Langlois

Illustration de la couverture : Corbis

Imprimé au Canada

DISTRIBUTEURS EXCLUSIFS :

• Pour le Canada et les États-Unis :
MESSAGERIES ADP*
2315, rue de la Province
Longueuil, Québec J4G 1G4
Tél. : (450) 640-1237
Télécopieur : (450) 674-6237
* une division du Groupe Sogides inc.,
  filiale du Groupe Livre Quebecor Média inc.

• Pour la France et les autres pays :
INTERFORUM editis
Immeuble Paryseine, 3, Allée de la Seine
94854 Ivry CEDEX
Tél. : 33 (0) 4 49 59 11 56/91
Télécopieur : 33 (0) 1 49 59 11 33

**Service commande France
Métropolitaine**
Tél. : 33 (0) 2 38 32 71 00
Télécopieur : 33 (0) 2 38 32 71 28
Internet : www.interforum.fr

**Service commandes Export –
DOM-TOM**
Télécopieur : 33 (0) 2 38 32 78 86
Internet : www.interforum.fr
Courriel : cdes-export@interforum.fr

• Pour la Suisse :
INTERFORUM editis SUISSE
Case postale 69 – CH 1701 Fribourg –
Suisse
Tél. : 41 (0) 26 460 80 60
Télécopieur : 41 (0) 26 460 80 68
Internet : www.interforumsuisse.ch
Courriel : office@interforumsuisse.ch

Distributeur : OLF S.A.
ZI. 3, Corminboeuf
Case postale 1061 – CH 1701 Fribourg –
Suisse

Commandes : Tél. : 41 (0) 26 467 53 33
Télécopieur : 41 (0) 26 467 54 66
Internet : www.olf.ch
Courriel : information@olf.ch

• Pour la Belgique et le Luxembourg :
INTERFORUM editis BENELUX S.A.
Boulevard de l'Europe 117,
B-1301 Wavre – Belgique
Tél. : 32 (0) 10 42 03 20
Télécopieur : 32 (0) 10 41 20 24
Internet : www.interforum.be
Courriel : info@interforum.be

Gouvernement du Québec – Programme de crédit d'impôt pour l'édition de livres – Gestion SODEC.

L'Éditeur bénéficie du soutien de la Société de développement des entreprises culturelles du Québec pour son programme d'édition.

Nous reconnaissons l'aide financière du gouvernement du Canada par l'entremise du Programme d'aide au développement de l'industrie de l'édition (PADIÉ) pour nos activités d'édition.

Arlene
Eisenberg

Heidi E.
Murkoff

Sandee E.
Hathaway

Vous attendez bébé !

Soyez bien renseignée

Nouvelle édition

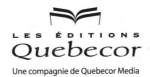

LES ÉDITIONS
Quebecor
Une compagnie de Quebecor Media

DÉDICACE

À Emma qui, depuis le giron maternel, a été notre inspiration, qui,
une fois au monde, a fait de son mieux pour nous empêcher d'écrire ce livre
et qui, nous en sommes persuadées, en fera un jour bon usage.

À Howard, Erik et Tim qui, de plus d'une façon, ont rendu cet ouvrage possible.

PRÉFACE

Peu de phénomènes naturels sont encore aujourd'hui entourés d'autant de folklore et de fantaisies que la grossesse!

Pour vous aider à voir clair dans tout cela, nous vous offrons un guide pratique, détaillé et écrit dans un langage simple. On y aborde, entre autres, le développement du bébé dans l'utérus ainsi que le cheminement de ses parents qui l'attendent avec joie, mais aussi avec appréhension. Ceux-ci sont intéressés à connaître tous les facteurs pouvant influencer le devenir de leur enfant. D'ailleurs, les bébés auxquels on s'intéresse dès leur conception naissent en général plus forts et plus sains.

Le suivi obstétrical, expliqué dans ce guide, permet de prévoir et de contrer de nombreuses complications, en outre grâce à la technologie moderne (échographie, amniocentèse, etc...) par laquelle il est possible d'entrer en contact précocement avec ce nouvel être...

Je souhaite que cet ouvrage apporte les réponses à vos questions, malgré l'anxiété, qui vous assaille tous inévitablement à un moment ou à un autre de la grossesse. Tentez de savourer cette période intense, riche en émotions et absolument unique!

Bonne lecture!

Hélène Béland Vachon, m.d.
(mère de 3 enfants!)

MILLE FOIS MERCI

Les livres et les bébés ont bien des choses en commun. Ils demandent tous deux du temps, beaucoup de travail, du dévouement et de l'amour (sans oublier une bonne dose d'inquiétude). Ces deux projets demandent aussi la collaboration d'une équipe attentive. Pour créer notre livre, nous avons eu la chance de profiter, justement, de l'attention d'une merveilleuse équipe dont nous voudrions remercier tous les membres.

Élise et Arnold Goodman, nos agents, pour leur confiance, leurs conseils, leur soutien et leur amitié.

Suzanne Rafer, la directrice de la rédaction aux Éditions Workman, pour ses conseils perspicaces, sa patience, son sens de l'humour (elle en a eu bien besoin) et son inlassable capacité de travail.

Susan Aronson Stirling, dessinatrice, qui a réussi à rassembler et à ajuster tous les morceaux (ce qui aurait laissé tout le monde, y compris nous, bien embêté) et qui a supervisé la réalisation des illustrations, avec talent et sensibilité.

Ann Appelbaum (qui a lu, au jour le jour de sa grossesse, la progression de nos chapitres et qui persiste à dire que si le produit fini, sa toute belle Abby, est si réussi, c'est grâce au régime infaillible), pour ses conseils pratiques et sensés, surtout dans le chapitre portant sur la césarienne. Beth Falk, une autre lectrice encourageante, dont la grossesse a accompagné la nôtre. Les centaines de futurs parents qui ont partagé leurs soucis avec nous.

Richard Aubrey, médecin, professeur en obstétrique et en gynécologie, directeur du département d'obstétrique en médecine maternelle et foetale du centre médical Upstate (Syracuse, New York), et Henry Eisenberg, médecin et professeur assistant en clinique au même endroit, qui ont révisé cet ouvrage, pour leurs inestimables critiques, pour leurs suggestions et pour les vérifications. Nous nous trouvons chanceuses d'avoir eu le privilège de travailler avec des médecins si extraordinaires.

Howard Eisenberg, mari et père, qui a compris, bien avant les autres, l'importance du rôle paternel durant la grossesse et l'éducation des enfants, qui nous a appris tout ce que nous avions besoin de savoir pour écrire, qui nous a donné, tout au long du parcours et sans faillir, son soutien et ses conseils.

Erik Murkoff, dont les inquiétudes durant la grossesse de Heidi ont inspiré ce projet.

Tim Hathaway qui, malgré sa participation tardive au projet, a beaucoup contribué et qui a passé d'innombrables journées de solitude à Boston tandis que sa femme contribuait à l'achèvement du livre, à New York.

Les femmes qui nous ont permis de «tirer le portrait» de leur ventre pour que notre dessinatrice puisse travailler ses illustrations à partir de photos de vraies femmes enceintes; et Peggy Levine, du Studio Great Shapes de Manhattan, qui nous a permis de suivre les cours prénatals pour photographier ses étudiantes.

INTRODUCTION
LA NAISSANCE DU LIVRE

J'étais enceinte, ce qui, un jour sur trois, faisait de moi la femme la plus heureuse du monde. Pendant les deux autres jours, j'étais sûrement la plus inquiète.

Je m'inquiétais du vin que j'avais siroté le soir en soupant, des gins tonics que j'avais si souvent avalés plus d'une fois avant le repas du soir au cours des six premières semaines de ma grossesse (après que deux gynécologues et un test sanguin m'eurent convaincue que je n'étais pas enceinte).

Je m'inquiétais des sept doses de *Provera* que l'un des médecins m'avait prescrites pour provoquer ce qu'elle croyait n'être qu'une menstruation en retard, mais qui s'avéra, deux semaines plus tard, être une grossesse de près de deux mois.

Je m'inquiétais du café que j'avais ingurgité, du lait *que je n'avais pas bu*; du sucre que j'avais mangé et des protéines que je n'avais pas prises.

Je m'inquiétais des crampes que je ressentais au cours du troisième mois, de l'absence de mouvement foetal, pendant quatre longues journées, au cours du cinquième mois.

Je m'inquiétais à propos du jour où je m'étais évanouie en visitant l'hôpital où je devais accoucher (je ne me suis jamais rendue à la pouponnière), de la baisse subite de mon ventre, au beau milieu de la rue, au cours du huitième mois, et d'un écoulement vaginal sanguinolent, au cours du neuvième.

Je m'inquiétais à propos de la douleur que je ne saurais peut-être pas supporter au cours du travail ou de la vue du sang au moment de l'accouchement. Je m'inquiétais aussi parce que je n'arrivais pas à exprimer une seule goutte de ce colostrum qui, selon mes bouquins, devait remplir mes seins au neuvième mois; je craignais donc de ne pouvoir allaiter.

Où aurais-je pu trouver l'assurance que tout irait bien? Sûrement pas dans la pile de bouquins qui croissait dangereusement sur ma table de chevet! Même si quelques jours sans activité foetale perceptible ne sont ni rares ni anormaux au cours du cinquième mois, je ne trouvais l'information nulle part. Même si les femmes enceintes font des chutes (presque toujours sans blesser le bébé), je ne trouvais nulle mention de chutes accidentelles.

Quand il *était question* de mes problèmes, de mes symptômes ou de mes craintes, c'était habituellement sur le ton de l'alarme, ce qui ne pouvait qu'aggraver mon inquiétude. Ne prenez *jamais* de *Provera*, à moins que «vous ne vouliez absolument avorter», disait un volume, sans préciser que la femme qui a pris du *Provera* a accru de façon tellement infinitésimale son risque de mettre au monde un enfant anormal qu'elle n'a pas besoin de songer une seconde à un avortement non désiré. «Il est prouvé qu'une seule soirée de fête bien arrosée au cours de la grossesse peut affecter certains bébés, selon leur stade de développement», renchérissait un autre, écartant les études qui démontraient que quelques fêtes bien arrosées, au tout début de la grossesse, quand bien des femmes se laissent aller sans même se douter qu'elles sont enceintes, semblent n'avoir aucun effet sur l'embryon qui se développe.

Je ne pouvais assurément pas trouver de réconfort à la lecture des quotidiens, en écoutant la radio ou la télévision, ou en feuilletant des revues. Selon les médias, les menaces pour les femmes enceintes surgissent de partout : dans l'air que nous respirons, dans la nourriture que nous mangeons, dans l'eau que nous buvons, au bureau du dentiste, à la pharmacie et même à la maison.

Mon médecin m'offrait bien une oreille compatissante, mais seulement quand j'arrivais à rassembler assez de courage pour lui téléphoner. (J'avais peur que mes inquiétudes aient l'air idiotes, ou bien je craignais ce que j'allais peut-être entendre. Et puis, comment aurais-je pu passer deux jours sur trois pendue au fil de son téléphone, à la harceler?)

Étais-je toute seule à avoir peur (en compagnie de mon mari, Erik, qui s'inquiétait de tout ce qui m'inquiétait, et qui s'inquiétait de tout ce qui l'inquiétait)? Loin de là. Selon une étude, l'inquiétude constitue l'une des plaintes les plus communes de la grossesse; elle affecte encore plus de femmes que les nausées matinales et que les goinfreries mises ensemble. Sur 100 femmes, 94 se demandent si leur bébé est normal; 93 se demandent si elles sortiront vivantes et en santé de l'accouchement et si leur bébé fera de même. Durant la grossesse, les femmes se soucient plus de leur ligne (91 p. cent) que de leur santé (81 p.

cent). Et encore, la plupart des femmes s'inquiètent du fait qu'elles s'inquiètent trop.

Même s'il est normal que les femmes enceintes et leurs conjoints s'inquiètent un peu, bien des inquiétudes sont parfaitement inutiles au cours de ce qui devrait être, avant tout, un moment de bonheur total. En dépit de tout ce qui nous inquiète, en dépit de tout ce que nous lisons, de tout ce que nous entendons, dans l'histoire de la reproduction, il n'a jamais été si sécurisant d'avoir un enfant (ce qu'Erik et moi avons découvert après quelque sept mois et demi d'inquiétudes, quand j'ai donné naissance à la plus jolie des petites filles saines).

C'est ainsi que, de nos inquiétudes, est né *Vous attendez bébé : soyez bien renseignée*. Il est dédié à tous les futurs parents de par le monde (et surtout à ma coauteure et soeur, Sandee, et à son mari, Tim, dont l'enfant doit paraître en même temps que ce livre). Il a été écrit dans l'espoir d'aider les futurs pères et les futures mères à moins s'inquiéter et à profiter davantage de leur attente.

Heidi Eisenberg Murkoff, New York.

TABLE DES MATIÈRES

Troisième partie
LA DERNIÈRE ÉTAPE MAIS NON LA MOINDRE :
Le post-partum, les papas et le prochain bébé

PREMIÈRE PARTIE

Au commencement

CHAPITRE 1

Êtes-vous enceinte?

Suis-je vraiment enceinte? Voilà la première question que se pose la femme qui espère devenir mère, et qui surgit dès que se manifeste l'un ou l'autre des signes de grossesse. Heureusement, c'est une question à laquelle on peut répondre assez rapidement, au moyen du test de grossesse *et* de l'examen médical.

Certains signes disent qu'il est possible que vous soyez enceinte, d'autres laissent entendre que c'est fort probable. *Aucun* des premiers signes n'indique hors de tout doute que la grossesse s'est installée.

CE QUI PEUT VOUS INQUIÉTER

SYMPTÔMES DE GROSSESSE

«Je n'éprouve que certains des symptômes de grossesse; est-ce que je peux tout de même être enceinte?»

Vous pouvez ressentir tous les symptômes d'un début de grossesse sans être enceinte. Vous pouvez tout aussi bien n'en éprouver que quelques-uns et l'être. Les divers symptômes de grossesse ne sont que des indices; il est important de leur accorder votre attention, mais vous ne devez pas vous fier à eux pour en obtenir la confirmation absolue. En fait, la première preuve manifeste de la grossesse est le battement du coeur du bébé, que l'on peut entendre autour de la dixième ou, plus souvent, de la douzième semaine grâce à l'échographie, ou encore, autour des dix-huitième

SIGNES POSSIBLES DE GROSSESSE

SIGNE	MOMENT DE L'APPARITION	AUTRES CAUSES POSSIBLES
Aménorrhée (absence de menstruation)	Habituellement durant toute la grossesse	Voyage, fatigue, crainte de la grossesse, problèmes hormonaux ou maladie, gain de poids excessif ou perte de poids excessive
Nausées matinales	De 2 à 7 semaines après la conception	Intoxication alimentaire, tension, infection et diverses maladies
Mictions fréquentes	Habituellement, de 6 à 12 semaines après la conception	Infection urinaire, diurétiques, tension
Picotements, sensibilité ou enflure des seins	Quelques jours à peine après la conception	Pilule contraceptive, menstruation
Changements de coloration des tissus vaginaux et cervicaux à mesure que le flux sanguin croît dans la région*	Premier trimestre	Menstruation
Coloration plus foncée de l'aréole autour du mamelon et élévation des minuscules glandes autour du mamelon	Premier trimestre	Déséquilibre hormonal
Apparition de lignes roses et bleues sous la peau des seins et, plus tard, sous celle du ventre	Premier trimestre	Déséquilibre hormonal

(suite à la page suivante)

(suite de la page précédente)

SIGNE	MOMENT DE L'APPARITION	AUTRES CAUSES POSSIBLES
Folles envies de manger	Premier trimestre	Mauvais régime alimentaire, imagination
Apparition d'une ligne foncée qui va du nombril au pubis	4e ou 5e mois	Déséquilibre hormonal

ou vingtième semaines, au moyen du stéthoscope[1]. Les premiers signes n'indiquent que la possibilité ou la probabilité de la grossesse. Associés à un test de grossesse fiable et à l'examen médical, ils aident à établir un diagnostic précis.

TESTS DE GROSSESSE

«Mon médecin dit que l'examen et le test de grossesse montrent que je ne suis pas enceinte, mais j'ai vraiment l'impression de l'être.»

Même si la médecine moderne a accompli des progrès remarquables, quand il est question du diagnostic de grossesse, elle cède encore parfois le pas à l'intuition féminine. La précision des tests varie, et aucun ne montre aussi tôt l'exactitude de certaines femmes qui ont «l'impression» d'être enceintes, parfois même quelques jours à peine après la conception. Il existe essentiellement trois sortes de tests de grossesse, et la lapine n'a pas à donner sa vie pour eux.

Le test de grossesse à faire soi-même. Ce genre de test est plus précis que par le passé, mais il n'est tout de même pas garanti. Très proche de l'analyse d'urine faite en laboratoire, il diagnostique la grossesse en détectant la présence de l'hormone de la gonadotrophine chorionique d'origine humaine dans l'urine. Certains tests peuvent montrer que vous êtes enceinte dès votre premier jour de retard menstruel, c'est-à-dire environ 14 jours après la conception. S'il est fait correctement (et le «si» est important), le test que l'on fait soi-même est à peu près aussi précis que celui que l'on fait faire en laboratoire ou dans le bureau du médecin. Dans ces conditions, le test positif a plus de chances d'être exact que le test négatif. Les tests que l'on fait soi-même présentent les avantages de l'intimité et de la rapidité des résultats. Cependant, ils peuvent coûter cher et, parce que vous aurez vraisemblablement moins confiance aux résultats, ils peuvent demander une seconde épreuve, ce qui accroît encore leur coût. (Il faut préciser que certaines marques vous permettent d'effectuer deux tests.) Le principal désavantage est que votre test peut être négatif alors que vous êtes enceinte; vous négligerez peut-être alors de voir votre médecin et de prendre soin de vous. Si vous

---

1. On peut s'assurer de la grossesse plus tôt au moyen de l'échographie ou d'un test sanguin.

SIGNES PROBABLES DE GROSSESSE

SIGNE	MOMENT DE L'APPARITION	AUTRES CAUSES POSSIBLES
Amollissement de l'utérus et du col*	De 2 à 8 semaines après la conception	Retard menstruel
Grossissement de l'utérus* et de l'abdomen	De 8 à 12 semaines après la conception	Tumeur
Contractions indolores intermittentes	Au début de la grossesse, de plus en plus fréquemment	Contractions intestinales
Mouvements foetaux	Ressentis pour la première fois entre la 14e et la 20e semaine de grossesse	Gaz, contractions intestinales

décidez d'utiliser un test à faire soi-même, procurez-vous ce test la veille du jour où vous entendez procéder à l'analyse (le test demande la première urine du matin).

Le test d'urine en laboratoire. Comme le test de grossesse à faire soi-même, celui que l'on fait faire en laboratoire peut détecter la présence de la gonadotrophine chorionique d'origine humaine avec une précision d'environ 95 p. cent, dès le vingtième jour qui suit la conception. Contrairement au précédent, il est effectué par un professionnel qui procédera vraisemblablement plus correctement. (Il arrive bien sûr que les laboratoires fassent aussi des erreurs.) Si vous prévoyez faire faire le test en laboratoire, téléphonez à la pharmacie la veille et demandez comment procéder. Ce test coûte moins cher, mais il reste moins fiable que l'analyse sanguine.

L'analyse sanguine. L'analyse de sérum sanguin peut détecter la grossesse avec une précision de plus de 95 p. cent dès le huitième ou le dixième jour qui suit la conception; et avec une précision proche des 100 p. cent (exception faite des erreurs de laboratoire) six semaines après la conception. Fort courante, l'analyse sanguine est effectuée à la demande de votre médecin; elle ne coûte rien et sa précision rend inutile tout test supplémentaire.

Peu importe le type de test que vous choisissez, vos chances d'obtenir un diagnostic précis augmentent quand vous faites suivre l'analyse d'un examen médical. Les manifestations physiques de la grossesse (épaississement et amollissement de l'utérus, altération de la texture du col) peuvent apparaître au médecin dès la sixième semaine de grossesse. Les tests

SIGNES DÉCISIFS DE GROSSESSE

SIGNE	MOMENT DE L'APPARITION	AUTRES CAUSES POSSIBLES
Visualisation du foetus à l'échographie	De 4 à 6 semaines après la conception	Aucune
Coeur foetal*	Entre 10 et 20 semaines**	Aucune
Perception des mouvements foetaux à travers la paroi abdominale	Après 16 semaines	Aucune

* Signes de grossesse recherchés à l'examen médical.
** Selon l'appareil utilisé.

négatifs erronés sont plus fréquents que les tests positifs erronés, et le médecin est plus à même de s'assurer que vous êtes enceinte que du contraire.

Si vous ressentez les premiers symptômes de la grossesse (absence de menstruation, seins gonflés et sensibles, nausées matinales, mictions fréquentes, fatigue) et que vous avez l'impression, test ou pas, examen ou pas, que vous êtes enceinte, comportez-vous comme si vous l'étiez jusqu'à ce que vous soyez fixée. Ni les tests ni les médecins ne sont infaillibles. Vous connaissez votre propre corps (au moins à l'extérieur) mieux que votre médecin. Demandez un nouveau test (de préférence une analyse sanguine) et un nouvel examen une semaine plus tard; il se peut qu'il soit encore trop tôt pour établir un diagnostic correct. Nous connaissons une petite fille qui est née sept mois et demi après que deux médecins et une analyse sanguine eurent déclaré à la mère qu'elle n'était pas enceinte!

Bien entendu il est possible que vous ressentiez tous les symptômes et tous les signes du début de la grossesse sans être enceinte. Aucun ne constitue, seul, la preuve absolue de la grossesse. Après deux tests de grossesse et un deuxième examen médical négatifs, vous devrez vous résoudre à accepter que la «grossesse» puisse être psychologique (peut-être parce que vous la souhaitez ardemment ou que vous la craignez tout autant). Il est également possible que les symptômes que vous éprouvez aient d'autres causes biologiques, que votre médecin devrait examiner. (*Voir les symptômes de la grossesse, p. 3.*)

DATE PRÉVUE

«J'ai des menstruations irrégulières. Comment puis-je savoir si la date prévue pour mon accouchement est exacte?»

La vie serait bien plus facile si, dès le début de la grossesse, il était possible de connaître le jour de l'accouchement. Mais la vie n'est pas souvent aussi simple. Selon certaines études, seulement 4 femmes sur 100 donnent naissance à leur enfant le jour prévu. Parce que la grossesse normale peut durer de 38 à 42 semaines, la plupart des autres accouchent deux semaines avant ou après la date prévue.

C'est pour cette raison que la médecine appelle la date prévue «date *estimée* de l'accouchement». La date que vous donne votre médecin constitue une estimation calculée comme suit : date du premier jour de la dernière menstruation normale, plus sept jours. À la nouvelle date obtenue, on enlève trois mois et l'on obtient la date de naissance prévue un an plus tard. (Date estimée de l'accouchement = date du début de la dernière menstruation + 7 jours - 3 mois + 1 an.) Si vos menstruations surviennent tous les vingt-huit jours, vous avez plus de chances que les autres femmes d'accoucher dans les jours qui précèdent ou qui suivent la date prévue. Si votre cycle menstruel est plus long que vingt-huit jours, vous accoucherez probablement après la date prévue. S'il est plus court, peut-être avant.

Si votre cycle est irrégulier cependant, ce calcul pourrait très bien ne pas fonctionner du tout. Supposons que vous n'avez pas eu vos règles depuis trois mois et que vous vous aperceviez que vous êtes enceinte. Quand avez-vous conçu? Au tout début de la grossesse, le seul indice dont dispose le médecin (à moins que vous ne puissiez certifier la date de la conception) est la grosseur de votre utérus. À cette indication viendront plus tard s'ajouter d'autres bornes qui permettront d'évaluer plus précisément le stade de votre grossesse : le moment où le coeur foetal se fera entendre pour la première fois (à 10 ou 12 semaines, avec un Doppler, ou aux environs de la 18e ou de la 20e semaine, avec un stéthoscope); le moment de la perception du premier mouvement foetal (autour de 20 semaines pour un premier enfant, de la 16e ou de la 18e semaine, pour les bébés suivants); la hauteur du fond utérin (le sommet de l'utérus) à chacune des visites (à la 20e semaine, par exemple, le fond utérin devrait atteindre le nombril). Si toutes ces indications semblent corroborer la date prévue, vous pouvez être presque certaine qu'elle est exacte (c'est-à-dire que vous accoucherez deux semaines avant ou après cette date). Si les indications et la date prévue ne coïncident pas, le médecin pourrait décider de vous soumettre à une échographie, qui déterminera avec plus de précision l'âge de votre gestation. (*Voir p. 33.*)

À mesure que l'accouchement approchera, d'autres signes viendront préciser la date du grand événement : contractions indolores qui deviennent de plus en plus fréquentes (et peut-être inconfortables), descente du foetus dans le bassin (engagement), amincissement du col (effacement) et, enfin, début de dilatation du col. Ces indices pourront aider à déterminer avec plus de précision la date prévue, mais ils ne constituent pas des preuves irréfutables : seul votre bébé connaît quelle sera la date de sa naissance. (*Pour plus d'informations, voir «Engagement», p. 216; et «Quand accoucherez-vous?» p. 217.*)

CE QUE VOUS DEVEZ SAVOIR:
Choisir votre médecin et travailler de concert avec lui

Même s'il faut être deux pour concevoir un enfant, il faut être au moins trois (le père, la mère et le professionnel de la santé) pour faire la transition entre l'oeuf fécondé et l'enfant né en santé. En supposant que votre conjoint et vous avez déjà mis en oeuvre la première partie du travail, la conception, le prochain défi qui vous attend consiste à choisir le troisième membre de votre équipe de grossesse... et de vous assurer que vous pourrez vivre — et faire votre travail — avec ce choix-là.

Il y a trente ans, les futures mères ne s'occupaient pas de choisir soigneusement leur médecin. À cette époque, les soins obstétricaux ne faisaient pas problème, parce que les choix qui s'offraient alors appartenaient au médecin. Quant à choisir un gynécologue, le premier venu valait bien le second. Après tout, comme les femmes étaient la plupart du temps inconscientes au moment de l'accouchement, il importait vraiment peu d'avoir de bonnes relations avec son médecin. Au lieu de participer pleinement à l'équipe, la future mère occupait à peine la position de spectatrice obéissante tandis que son médecin décidait de tout.

De nos jours, il existe à peu près autant de choix de naissance (les vôtres) qu'il y a de noms de médecins dans les *Pages jaunes*. Le jeu consiste à trouver le médecin avec qui vous pourrez vous entendre.

QUEL GENRE DE PATIENTE ÊTES-VOUS?

Quand vous essayez de trouver le genre de médecin qui vous convient, la première chose à faire est de déterminer le genre de patiente que vous êtes.

Etes-vous persuadée que le «médecin a toujours raison» (après tout, n'est-il pas allé à l'université, ne s'est-il pas spécialisé en médecine)? Aimez-vous le genre de médecin qui prend toutes les décisions sans vous consulter? Vous sentez-vous plus en sécurité quand toutes les dernières découvertes médicales sont mises à votre disposition? Dans vos rêves, le médecin vêtu d'un sarrau blanc qui prend votre pouls ressemble-t-il au docteur Welby ou au docteur Kildare? Si c'est le cas, vous vous sentirez probablement plus à l'aise avec un praticien d'approche traditionnelle, une sorte de bon dieu, voué sans relâche à sa propre philosophie obstétrique.

Croyez-vous plutôt que votre corps et votre santé vous appartiennent en propre? Avez-vous des idées bien arrêtées à propos de la grossesse et de l'accouchement? Pensez-vous que vous devriez en être le chef d'orchestre, depuis la conception jusqu'à l'accouchement, avec le minimum d'interférence de la part du professionnel de la santé que vous consultez? Dans ce cas, évitez les docteurs Welby et Kildare, et partez à la recherche d'un médecin ou d'une sage-femme disposés à passer au second plan pour vous céder la vedette et à vous servir de conseillers. Vous avez besoin de quelqu'un qui vous laissera aller sans disparaître complètement du tableau, tandis que vous prendrez toutes les décisions possibles, dans la mesure où la chose se peut du point de vue médical; de quelqu'un qui ne montre la voie à suivre que lorsqu'il est temps de dispenser à sa patiente un avis éclairé et définitif. N'allez cependant pas croire que ce genre de médecin «nouvelle vague» est moins doctrinaire que le médecin de pratique traditionnelle.

Peut-être encore préférez-vous le praticien qui fait de vous une sorte d'associée, qui prendra des décisions fondées sur son expérience et sur son savoir, mais qui vous inclut dans le processus. Ce genre de médecin fait de votre santé et de celle de votre bébé ses priorités absolues; il ignore l'inflexibilité des pratiques médicales et vos caprices. Il voit son rôle dans votre grossesse comme une participation située à mi-chemin entre celle de la vedette et celle du conseiller. Ce genre de médecin n'est ni obstiné ni pâte molle; selon la situation, il juge que, pour vous, l'accouchement naturel ou la césarienne constitue la meilleure solution; il n'a pas de parti pris en faveur ou contre la médication. Il ne voit pas de contradiction dans l'utilisation simultanée du moniteur foetal et de la chambre de naissance, si c'est ce qui convient le mieux à la mère et à l'enfant. Il conçoit la relation médecin-patiente comme un partenariat égal mais distinct, où chacun contribue en vertu de ce qu'il fait le mieux.

Peu importe le genre de patiente que vous êtes, si vous croyez que le futur père a autant droit au chapitre que le médecin et vous dans le processus de la grossesse et de l'accouchement, assurez-vous que le praticien choisi partage votre avis. Vous percevrez clairement son attitude dès la première visite, parfois même dès que vous prendrez le premier rendez-vous. Le père est-il invité à participer à l'examen et à la consultation? Les questions du père reçoivent-elles toute l'attention qu'elles méritent? Le médecin s'adresse-t-il aux deux parents, pas juste à la mère? Est-il parfaitement clair que le père sera présent à la salle de travail, à la chambre de naissance ou dans la salle d'accouchement?

OBSTÉTRICIEN? MÉDECIN DE FAMILLE? SAGE-FEMME?

Quand vous ramenez le choix du médecin idéal à trois types généraux, vous vous simplifiez la tâche, mais votre travail n'est pas fini pour autant. L'attitude lors de l'examen et la philosophie du praticien sont des facteurs importants, mais il y en a d'autres. Vous devez aussi vous arrêter au genre de pratique qui vous convient le mieux et qui satisfait le plus vos besoins.

Le gynécologue. Si votre grossesse comporte des risques[2], vous choisirez probablement un spécialiste formé pour faire face à toutes les complications possibles de la grossesse, du travail et de l'accouchement, c'est-à-dire un ou une gynécologue. Vous pourrez même vouloir choisir le spécialiste des spécialistes, le gynécologue spécialisé dans les grossesses à risque.

Si votre grossesse semble normale d'un point de vue obstétrique, vous pouvez toujours choisir un gynécologue (plus de 8 femmes sur 10 le font), ou un omnipraticien (de 10 à 20 p.cent des femmes le font) et une sage-femme (1 p.cent).

Le médecin de famille. La médecine familiale est une spécialité relativement

---

2. Une grossesse est dite à risque quand la mère a eu, par le passé, un problème de grossesse; quand elle éprouve des problèmes de santé comme le diabète ou l'hypertension, qu'elle a un Rh négatif ou des problèmes d'ordre génétique; qu'elle a moins de vingt ans ou plus de trente-cinq (même si les études ne considèrent pas toutes que les mères de plus de trente-cinq ans ont des grossesses à risque).

nouvelle, une sorte de retour à la médecine générale traditionnelle dans laquelle jadis le médecin s'occupait de tous les membres de la famille. La seule différence entre l'omnipraticien d'autrefois et le spécialiste de la médecine familiale d'aujourd'hui est la formation : contrairement à l'ancien omnipraticien, le spécialiste de la médecine familiale passe, après avoir reçu son doctorat, encore deux ans dans différents départements, y compris celui d'obstétrique. Si vous choisissez un spécialiste de la médecine familiale, il (ou elle) peut vous servir de spécialiste de médecine interne, de gynécologue et, le temps venu, de pédiatre. Ce genre de médecin devient un familier de la dynamique de votre famille; il s'intéresse à tous les aspects de votre santé, pas seulement à votre grossesse, et vous donne l'impression que la grossesse constitue une partie normale du cycle de la vie, pas un état qui demande des soins. Si des problèmes surgissaient, votre médecin de famille demanderait une consultation auprès d'un spécialiste, mais il garderait votre dossier.

La sage-femme. Si vous êtes à la recherche d'un praticien pour lequel vous serez le centre d'intérêt, en tant que personne, quelqu'un qui passera beaucoup de temps à discuter de vos sentiments et de vos problèmes, qui se montrera «flexible» et qui privilégiera tout ce qui est «naturel» dans la grossesse et dans l'accouchement, vous cherchez sans doute une sage-femme (même si certains médecins satisfont aussi à ces critères). Même si la sage-femme a reçu une formation médicale pour s'occuper des femmes dont la grossesse et l'accouchement ne présentent pas de risques, elle reste, selon toute vraisemblance, la personne qui risque le plus de considérer votre grossesse comme un état normal, et non comme un état qui demande des soins.

GENRE DE PRATIQUE

Vous avez opté pour un gynécologue, un médecin de famille ou une sage-femme. Il vous reste ensuite à choisir quel genre de pratique médicale vous convient le mieux. Les pratiques les plus courantes, leurs avantages et désavantages (même s'ils varient d'un couple de futurs parents à l'autre) sont :

La pratique en solo. Ce médecin travaille à son propre compte, sauf quand il se trouve au loin ou inaccessible, pour quelque raison que ce soit. Le gynécologue et le médecin de famille peuvent exercer en solo, mais la sage-femme ne peut exercer seule. L'avantage le plus important de la pratique en solo est que vous consultez le même praticien chaque fois que vous vous rendez à la clinique; vous apprenez à vous connaître et à vous sentir à l'aise l'un envers l'autre. Le principal désavantage est que, lorsque votre médecin n'est pas disponible, un médecin qui vous est un parfait étranger peut vous aider à mettre au monde votre bébé[3]. La pratique en solo peut aussi devenir un problème lorsque, au beau milieu de votre grossesse, vous découvrez que vous n'aimez pas votre médecin autant que vous ne l'auriez cru. Vous vous trouvez coincée, à moins de trouver le courage nécessaire pour en trouver un autre.

Le partenariat ou la pratique de groupe. Deux médecins (ou plus) de la même spécialité se partagent le soin aux patientes, les recevant à tour de rôle. Encore une fois, vous pouvez trouver des gynécologues et des médecins de famille de ce genre (parfois les deux types de médecins dans un même groupe). Le principal avantage de ce genre de pratique est que vous profitez de plusieurs avis

---

3. Vous pouvez remédier à la situation en demandant à rencontrer le médecin-substitut à l'avance.

différents, puisque vous voyez un médecin différent chaque fois (cela peut aussi vous déranger beaucoup). Quand les douleurs de l'enfantement se font rapprochées et fortes, vous savez également que vous trouverez à l'hôpital un visage familier. Le désavantage, c'est que vous pouvez fort bien ne pas aimer tous les médecins du groupe et que vous ne pourrez choisir celui qui assistera à la naissance de votre enfant.

La pratique combinée. La pratique combinée inclut un ou plusieurs gynécologues et une ou plusieurs sages-femmes. Les avantages et désavantages ressemblent beaucoup à ceux de la pratique de groupe. De plus, vous profitez de l'avantage de consulter une sage-femme qui peut vous accorder plus de temps et d'attention, de voir un médecin qui vous fait part de son expérience et qui vous fait passer des examens approfondis tout en répondant à vos questions les plus difficiles. Vous pouvez également profiter de la présence entraînée d'une sage-femme au moment de la naissance, avec l'assurance qu'un médecin se trouve sur place si un problème venait à se manifester.

La sage-femme. (Certaines lois spécifiques régissent la pratique des sages-femmes.) Ces praticiennes ont une formation d'infirmière la plupart du temps; elles se sont spécialisées dans les domaines de la santé de la mère et de l'enfant. Leur pratique les oriente vers tout ce qui est «naturel», ce qui peut paraître un avantage indéniable aux yeux de certains couples, surtout ceux qui souhaitent une naissance à la maison, entourés de leurs autres enfants, des membres de leur famille et de leurs amis. À moins que la sage-femme ne travaille de concert avec un médecin qui peut rapidement intervenir en cas d'urgence et qui peut faire appel aux ambulanciers, le risque, pour la mère et pour l'enfant, peut être grand.

TROUVER UN CANDIDAT

Quand vous avez une bonne idée du genre de praticien et du type de pratique obstétrique qui vous conviennent, vous devez trouver le candidat qu'il vous faut. Voici quelques sources d'informations :

■ Votre gynécologue ou votre médecin de famille (s'il ne s'occupe pas d'accouchements), ou encore votre interniste, si son type de pratique vous convient. (Les médecins ont tendance à recommander des collègues dont la philosophie ressemble à la leur.)

■ Des amis qui ont récemment eu des enfants et dont l'approche, vis-à-vis de la grossesse, ressemble à la vôtre.

■ Une infirmière spécialisée en obstétrique, si vous avez la chance d'en connaître.

■ La corporation des médecins peut vous fournir une liste de noms de médecins, mais elle ne vous donnera aucune autre sorte d'information.

■ La Ligue La Leche de votre quartier, si vous vous intéressez à l'allaitement.

■ L'hôpital de votre localité, si son département d'obstétrique vous convient (si vous y trouvez par exemple des chambres de naissance ou de la cohabitation quand la participation du père est souhaitée). L'hôpital peut vous fournir le nom des médecins de son département.

■ Les *Pages jaunes*, si tout le reste vous fait défaut, sous les rubriques «Médecins», «Obstétriciens» et «Gynécologues».

Une fois que vous avez déniché le nom du médecin auquel vous songez, téléphonez à son bureau et prenez rendez-vous pour une visite de présentation. Armez-vous de questions qui vous permettront de constater la correspondance dans vos façons de voir et l'accord de vos personnalités. Ne vous attendez pas à tomber d'accord avec lui (ou elle) sur tout : cela n'arrive même pas dans les mariages les plus heureux. Si vous jugez important qu'un médecin sache écouter et expliquer, demandez-vous si celui qui vous fait face satisfait à cette exigence. Si vous vous préoccupez des aspects émotionnels de la grossesse, demandez-vous si votre médecin partage ce souci. Demandez au médecin son opinion sur les sujets qui vous touchent : accouchement naturel ou accouchement sous médication; allaitement; travail provoqué; lavement; forceps; césarienne; accouchement à domicile. Ainsi, vous n'aurez pas de surprise désagréable quand il sera trop tard pour changer de médecin.

Peut-être que ce qui est le plus important lors de cette première rencontre est de laisser savoir au médecin quel genre de patiente vous êtes. D'après les réponses qu'il fera à vos questions, vous pourrez savoir si votre clientèle le laisse parfaitement à son aise.

Vous tiendrez probablement aussi à en savoir plus sur l'hôpital de votre médecin. Y trouve-t-on ce qui compte pour vous : chambres de naissance, cohabitation, soins intensifs néonatals, équipement de monitoring récent? Y fait-on preuve de souplesse à l'égard des habitudes qui vous touchent comme le rasage et l'administration de lavement? Permet-on au père de se trouver avec vous dans la salle de travail, la salle d'accouchement ou la salle d'opération, même en cas de césarienne? Serez-vous attachée à la table d'accouchement?

Avant de prendre votre décision finale, arrêtez-vous un instant : le médecin vous inspire-t-il confiance? Pour une femme, la grossesse constitue l'un des voyages les plus importants et vous voudrez sûrement entreprendre ce périple avec des membres d'équipage sur lesquels vous pourrez totalement compter.

TIRER LE MAXIMUM DE LA RELATION PATIENTE-MÉDECIN

Le choix du bon médecin n'est que la première étape. Pour la très grande majorité des femmes, qui ne sont prêtes ni à abdiquer totalement leurs responsabilités au profit du médecin ni à les assumer entièrement, l'étape suivante consiste à établir un bon partenariat avec le professionnel choisi. Voici comment :

■ Quand quelque chose d'intéressant vous vient à l'esprit entre les visites, inscrivez-le sur une liste que vous apporterez à votre prochain rendez-vous. (Vous aimerez sans doute placer quelques listes en des endroits choisis : sur la porte du réfrigérateur, dans votre sac à main, sur votre table de travail, sur votre table de nuit. Ainsi, vous pourrez toujours noter ce qui vous vient à l'esprit.) C'est la seule manière de ne pas oublier de poser certaines questions et de rapporter à votre médecin les symptômes que vous éprouvez. De la sorte, vous ne perdrez pas votre temps, vous ne ferez pas perdre celui de votre médecin, lorsque vous tenterez de vous souvenir des questions que vous vouliez poser.

■ Avec votre liste de questions, apportez un bloc-notes et un crayon lors de chaque visite pour inscrire les conseils de votre médecin. La plupart des gens sont trop nerveux, en présence d'un médecin, pour se souvenir des détails avec précision. Si votre médecin n'explique pas les choses suffisamment, posez des questions avant de quitter son bureau, pour que vous ne vous sentiez pas confuse une fois à la maison. Informez-vous des effets secondaires des traitements, de la durée de prescription présentée, du suivi de vos problèmes.

■ Même si vous ne voulez pas téléphoner à votre médecin au moindre tiraillement pelvien, vous ne devriez pas hésiter à le faire à propos des inquiétudes pressantes que vous ne pouvez apaiser, même en lisant un livre comme celui-ci, et qui ne peuvent attendre le prochain rendez-vous. Ne craignez pas d'avoir l'air idiote avec vos questions. À moins que votre médecin ne vienne tout juste de commencer à pratiquer, vos questions ne lui seront pas étrangères. Si vous avez mal, si vous saignez, précisez l'endroit, la durée, la quantité (de sang), et tout ce qui soulage ou accentue votre douleur. Rapportez également tous les symptômes d'accompagnement (fièvre, nausée, vomissements, frissons ou diarrhée). (*Voir «Quand devez-vous appeler le médecin», p. 92.*)

■ Quand vous apprenez qu'il existe de nouvelles techniques en obstétrique, ne brandissez pas la coupure de journal sous le nez de votre médecin en vous écriant : «Je dois avoir cela!». Apportez-la plutôt à votre prochain rendez-vous et demandez à votre médecin s'il croit que la découverte représente quelque valeur. Les médias rapportent souvent trop tôt les découvertes médicales, fréquemment avant qu'elles n'aient été testées et que des études sérieuses ne les aient évaluées. S'il s'agit véritablement d'un progrès valable, votre médecin pourrait fort bien le connaître déjà. S'il n'est pas au courant, il pourrait vouloir se renseigner davantage.

■ Quand vous apprenez quelque chose qui contredit ce que votre médecin vous a dit,

demandez son opinion quant à ce qu'on vous a raconté. Ne le mettez pas au défi pour le simple plaisir de tirer de lui une opinion.

■ Si vous pensez que votre médecin peut se tromper à propos d'un avis dispensé (comme de vous autoriser à avoir des relations sexuelles alors que vous avez déjà fait une fausse couche), dites-le lui. Ne le provoquez pas : faites-lui part de votre hésitation; cherchez plutôt la discussion. Le médecin voit énormément de patients; il peut lui arriver d'oublier des informations importantes relativement à votre situation obstétrique particulière.

■ Si quelque chose vous énerve, faites-lui connaître l'objet de votre agacement. Si vous laissez la rancune s'installer, vous compromettez votre relation.

■ Si le contact que vous entretenez avec votre praticien s'étiole lamentablement, songez à changer de médecin. Celui-ci (ou celle-ci) ne tire sûrement pas plus de plaisir que vous des mauvais sentiments qui vous habitent. Ne vous attentez toutefois pas à un bon suivi obstétrique si vous passez constamment d'un médecin à l'autre, dans l'espoir d'en dénicher un qui se pliera à *vos* caprices. Demandez-vous plutôt si le problème que pose le suivi de votre grossesse ne vient pas plutôt de vous.

CHAPITRE 2

Maintenant que vous êtes enceinte

Ce qui peut vous inquiéter

Maintenant que vous n'avez plus à vous demander si votre test de grossesse est positif, un tout nouveau genre de questions se pose : quel effet aura mon âge ou celui de mon mari sur ma grossesse et sur mon bébé? comment les problèmes chroniques ou génétiques familiaux agiront-ils sur lui? est-ce que notre façon de vivre antérieure tirera à conséquence? mon histoire médicale antérieure, en ce qui a trait à l'obstétrique, se répétera-t-elle? comment puis-je amoindrir les risques que pourrait présenter mon histoire médicale?

VOTRE DOSSIER GYNÉCOLOGIQUE

«Il y a plusieurs années, on m'a enlevé des fibromes. J'ai aussi subi quelques dilatations et quelques curetages. Quel effet est-ce que cela aura sur ma grossesse?»

Pour votre médecin, votre dossier gynécologique est important, parce qu'il lui fournit des indications précieuses quant à la cause des problèmes qui pourraient surgir. Dans la plupart des cas cependant, vous ne devriez pas craindre qu'une chirurgie subie pour vous débarrasser de petites tumeurs fibromateuses dans l'utérus, ou que quelques dilatations et curetages, à la suite d'avortements spontanés ou thérapeutiques, viennent agir sur votre grossesse (même s'il arrive à l'occasion que des gros fibromes qui n'ont pas été enlevés puissent empêcher une femme de concevoir ou provoquent une fausse couche ou un travail prématuré, et que les cicatrices laissées par la dilatation et le curetage entravent l'implantation).

Il est possible qu'une chirurgie *importante* pour enlever de gros fibromes affaiblissent suffisamment l'utérus pour qu'il ne puisse pas supporter le travail. Si, en examinant votre dossier, votre médecin détermine que c'est votre cas, il prévoira une césarienne. Il est aussi possible (même si les preuves en ce sens restent contradictoires) que les dilatations et les curetages *répétés* aient pour effet d'affaiblir le col (l'ouverture) de l'utérus, ce qui pourrait mener à une fausse couche de mi-trimestre ou à un travail prématuré. Si le médecin croit que votre col ne suffira pas à la tâche, s'il constate qu'il a commencé à s'ouvrir prématurément, il procédera peut-être à un cerclage du col pour le garder fermé jusqu'à ce que le foetus ait atteint la maturité (moment où il pourra enlever en toute sécurité les points de suture).

VOTRE HISTOIRE OBSTÉTRIQUE SE RÉPÈTE

«J'ai eu une première grossesse facile. Puis-je m'attendre à la même chose cette fois-ci?»

En général, votre première grossesse laisse assez justement présager des grossesses subséquentes. Si rien n'est venu la troubler, il est fort possible que la même chose se répète. Par ailleurs, si vous avez connu des problèmes la première fois, il serait bon de demander à votre médecin si ces ennuis risquent de se reproduire et quelles mesures préventives vous pouvez adopter pour remédier à la situation. Si vous avez accouché prématurément, par exemple, vous pouvez prendre certaines mesures pour tenter de vous rendre à terme (*voir p. 179*). Si vous avez souffert d'un diabète de grossesse, vous pouvez aussi prendre des mesures préventives avant que le sucre ne se manifeste dans vos urines (*voir p. 122*). Par ailleurs, si le problème qui vous a affectée relevait d'un incident (une infection ou un accident) ou d'un acte que vous avez fait au cours de votre première grossesse et que vous ne faites plus (comme de fumer), il est fort probable que tout se passera bien.

Certains problèmes peuvent ressurgir, peu importe ce que vous faites. Si, à cause d'une anomalie de la forme de votre utérus, votre premier bébé s'est présenté par le siège, par exemple, il se peut que les enfants suivants se présentent de la même manière. Si votre bébé était en position occipito-postérieure (arrière de la tête contre le dos de la mère) à cause de la forme de votre bassin, les frères et soeurs suivants risquent de l'être aussi (ce qui peut signifier, pour la mère, un travail douloureux au niveau du dos). Par ailleurs, si l'on n'a pas déterminé de cause précise à la position inhabituelle du bébé, les risques de récurrence ne sont probablement pas plus élevés que la moyenne.

CÉSARIENNES RÉPÉTÉES

«Je ne peux pas accoucher naturellement à cause de la forme anormale de mon bassin. Tout comme ma mère, je souhaiterais avoir six enfants, mais on m'a dit que la limite était fixée à trois césariennes.»

Ethel Kennedy pourrait vous en parler longtemps! L'indomptable épouse de

Robert F. Kennedy a, dit-on, mis au monde 11 enfants par césarienne à une époque où l'opération n'était ni aussi sûre ni aussi facile qu'aujourd'hui. Bien entendu, il n'est pas toujours possible de subir plusieurs césariennes. Bien des choses dépendent de la nature de l'incision et du genre de cicatrice qui a suivi. Abordez la question avec votre gynécologue, parce que seule une personne qui connaît bien votre dossier peut vous dire si vous pouvez devenir une Ethel Kennedy (ou une demi-Ethel Kennedy) ou non. Vous pourriez être surprise.

À cause de vos cicatrices cependant, vous devriez vous alarmer des signes de travail au cours des derniers mois de grossesse : contractions, pertes sanguines, rupture des membranes (*voir p. 222*). S'ils survenaient, avisez votre médecin et rendez-vous immédiatement à l'hôpital. Vous devriez aussi le prévenir de toute douleur abdominale inexpliquée ou persistante, et de tout saignement en cours de grossesse.

«J'ai donné naissance à mon premier enfant par césarienne d'urgence. Je suis enceinte à nouveau et on m'a dit : «césarienne un jour, césarienne toujours.»

Jusqu'à tout récemment, l'édit «césarienne un jour, césarienne toujours» était gravé dans la pierre, ou plutôt dans l'utérus des femmes qui avaient eu au moins un enfant par l'incision verticale traditionnelle. Même si bien des femmes qui ont accouché par césarienne en subissent d'autres, de nombreuses femmes (habituellement celles à qui on a fait une incision horizontale basse) peuvent aujourd'hui accoucher normalement, même après deux césariennes.

Votre capacité d'accoucher normalement dépendra des raisons qui ont motivé la première césarienne. Si l'opération s'est produite à la suite d'un incident de parcours (détresse foetale, détachement prématuré ou mauvaise position du placenta,

infection, présentation par le siège, toxémie), il est possible que vous puissiez accoucher naturellement cette fois-ci. Si la césarienne était due à une maladie chronique (diabète, hypertension artérielle, cardiopathie) ou à un problème permanent (un bassin défectueux), vous devrez sûrement repasser par la césarienne. Ne vous fiez pas à votre souvenir de la cause : vérifiez (ou demandez à votre médecin de le faire) le dossier de la naissance. Vous devrez aussi subir une nouvelle césarienne si l'incision originale a été pratiquée à la verticale, parce que cette sorte d'incision est plus susceptible de se rompre que l'incision horizontale basse.

Si vous avez très envie de connaître un accouchement par les voies naturelles cette fois-ci, parlez-en à votre médecin. Certains praticiens s'accrochent à l'édit et n'autorisent pas les patientes à l'utérus marqué d'une césarienne d'entrer en travail par crainte de rupture (ce qui se produit très rarement dans le cas d'une incision horizontale basse). En plus de trouver un médecin amène, disposé à vous accompagner depuis le début du travail jusqu'à l'accouchement, vous devrez accoucher dans un hôpital très bien équipé où vous serez surveillée 24 heures sur 24, au cas où un problème surviendrait.

Pour accoucher en toute sécurité par les voies naturelles, votre rôle est aussi important que celui du médecin. Vous devriez :

■ suivre sérieusement les cours prénatals, pour que votre travail soit le plus efficace possible;

■ aviser votre médecin dès que se produisent les signes de travail comme les contractions, les pertes sanguines ou la rupture des membranes;

■ vous attendre à ne recevoir aucune médication (ou très peu), parce que les médicaments sont susceptibles de masquer les problèmes imminents;

• avertir immédiatement votre médecin de toute douleur ou de toute sensibilité anormale *entre* les contractions.

Même si vous avez de bonnes chances d'accoucher normalement, sachez que même la femme qui n'a jamais subi de césarienne court de 10 à 20 p. cent de risques d'en avoir une. Ne soyez donc pas déçue si vous finissez par répéter la première expérience. Après tout, ce qui compte vraiment, c'est la naissance la plus sécuritaire possible pour votre merveilleux enfant.

GROSSESSES TROP RAPPROCHÉES

«Je suis devenue enceinte de mon deuxième enfant à peine 10 semaines après la naissance du premier. Je m'inquiète de l'effet que cela produira sur ma santé et sur le bébé que je porte.»

Une nouvelle grossesse, avant que vous vous soyez tout à fait remise de la dernière, demande déjà tellement à votre corps sans que vous ayez besoin d'en ajouter avec vos inquiétudes! Commencez par vous *détendre*. Même si une grossesse ne survient que rarement au cours des trois premiers mois après la naissance (c'est presque un miracle quand le bébé est nourri au sein), d'autres femmes avant vous se sont fait prendre. La plupart d'entre elles ont mis au monde des enfants parfaitement normaux, en bonne santé, et se sont inquiétées pour rien.

Il reste qu'il est important de connaître les effets de deux grossesses consécutives et de faire tout en son pouvoir pour remédier à la situation. La conception à moins de trois mois de l'accouchement classe la nouvelle grossesse dans la catégorie des grossesses à risque élevé, ce qui dans ce cas, n'est pas aussi grave que prévu, surtout si la maman fait de la prévention et est bien suivie.

• Obtenez les meilleurs soins prénatals aussitôt que vous croyez être enceinte. Comme pour toute grossesse à risque, vous feriez mieux de consulter un gynécologue. Vous devriez aussi suivre scrupuleusement les conseils de votre médecin et ne rater aucun rendez-vous.

• Suivez fidèlement — sinon religieusement — le *Régime infaillible* (*voir p. 61*). Du point de vue de l'alimentation, votre corps peut encore accuser un déficit et vous devrez peut-être compenser (surtout en protéines [au moins 100 g par jour], en fer [un supplément], et en calories [un gain pondéral insuffisant peut signaler que vous devez manger davantage]).

• Vous devez prendre suffisamment de poids. Votre nouveau foetus ne s'occupe pas de savoir si vous avez réussi à vous défaire des kilos en trop que son frère ou sa soeur vous a légués. Vous devez donc prendre entre 9 et 13 kilos au cours de la grossesse. Résignez-vous à ne pas perdre de poids de sitôt. Si vous prenez du poids graduellement, vous le perdrez relativement facilement après coup, surtout avec deux enfants pour vous tenir occupée!

• Si vous allaitez, sevrez immédiatement votre aîné. Bébé a déjà perdu une bonne partie des avantages de l'allaitement. À cet âge, le sevrage ne devrait pas présenter de difficulté, ni occasionner de traumatisme. Certaines femmes continuent d'allaiter, mais les réserves nutritionnelles nécessaires pour allaiter et pour mener à bien une grossesse sont grandes; la plupart du temps, c'est un combat perdu d'avance.

• Reposez-vous plus qu'il n'est humainement possible de le faire. Non seulement cela vous demandera-t-il de la détermination, mais cela exigera l'aide de votre mari et peut-être d'autres personnes. Délaissez les tâches et autres travaux domestiques et forcez-vous à faire la sieste quand bébé sommeille. Demandez à papa de s'occuper d'autant de boires nocturnes qu'il le peut, de voir aux repas, aux corvées domestiques et aux soins au bébé (particulièrement les soins qui exigent que vous souleviez le tout-petit).

- Faites de l'exercice, juste assez pour vous garder en forme (pas pour vous fatiguer). Demandez conseil à votre médecin.

- Éliminez ou amoindrissez tous les autres facteurs de risque, comme le tabac et l'alcool : votre corps n'a pas besoin de fournir des efforts supplémentaires. (*Voir p. 36.*)

TENTER LE SORT UNE SECONDE FOIS

«J'ai eu un premier bébé absolument parfait. Maintenant que je suis encore enceinte, je n'arrive pas à me défaire de l'impression terrifiante que je ne serai pas aussi chanceuse cette fois-ci.»

À la loterie, le gagnant d'un million de dollars a peu de chances de remporter le gros lot une deuxième fois, même si les probabilités en ce sens restent, pour lui, aussi bonnes que pour tout autre joueur. La mère qui a eu un bébé «parfait» court non seulement la chance de gagner le gros lot une autre fois, elle voit encore les probabilités en ce sens augmenter, parce qu'elle a démontré qu'elle pouvait mener une grossesse à terme. De plus, à chaque grossesse, elle a le pouvoir d'accroître légèrement ses chances (en éliminant la cigarette, l'alcool et la consommation de drogues et en améliorant son alimentation, en faisant plus d'exercices, en obtenant un bon suivi médical).

AVOIR UN BÉBÉ APRÈS TRENTE-CINQ ANS

«J'ai 38 ans et j'attends mon premier bébé (sans doute aussi mon dernier). Il est très important pour moi qu'il soit en bonne santé, mais j'ai lu bien des horreurs à propos des risques que présente la grossesse après trente-cinq ans.»

Le taux de natalité a chuté chez les femmes dans la vingtaine, mais il a connu une croissance sans précédent parmi les femmes de plus de trente-cinq ans. Celles-ci font partie d'un nouveau genre de mères : plus scolarisées (plus de la moitié ont fréquenté l'université), plus professionnelles, plus établies. Certaines croient qu'elles font de meilleures mères parce qu'elles sont plus mûres, qu'elles ont déjà fait leurs folies et qu'elles n'ont pas d'objection à rester à la maison à cause d'un bébé. Par contre, certaines autres trouvent que la maternité est plus difficile parce qu'elle fait davantage obstacle à leur vie si bien tracée, qu'elles ont moins d'entrain, et que bien des années les séparent de leurs rejetons. Quoi qu'il en soit, peu regrettent d'avoir eu leur bébé.

Si vous avez vécu plus de trente-cinq ans, vous savez que, dans la vie, rien ne va tout à fait sans risque. À tout âge, la grossesse en présente. Et il est vrai que les risques augmentent quelque peu avec l'âge. Par contre, il faut dire que la plupart des mères plus âgées trouvent que les avantages de commencer une famille lorsqu'elles sont prêtes à le faire valent bien tous les risques encourus (sans compter le fait que de nouvelles découvertes médicales viennent à tout moment diminuer ces risques).

Le risque le plus connu des mères plus âgées est celui de mettre au monde un enfant atteint du syndrome de Down. Le risque s'accroît chaque année : 1 naissance sur 10 000 pour les mères de vingt ans; 3 sur 1 000 pour les mères de trente-cinq ans; 1 sur 100 pour les mères de quarante ans. On suppose que ce risque accru et les autres anomalies chromosomiques sont plus fréquents chez les femmes plus âgées parce que leurs ovules (chaque femme naît avec une provision d'ovules qui doit durer toute sa vie) sont plus vieux, qu'ils ont été exposés aux rayons X, aux médicaments et aux drogues, aux infections, etc. (On sait maintenant que l'oeuf n'est pas toujours responsable de ces anomalies chromosomiques. On évalue à 25 p. cent [au minimum] le nombre de cas de syndrome de Down reliés à une défectuosité du sperme paternel. *Voir p. 21.*)

Même si, à l'heure actuelle, il est impossible de prévenir le syndrome de Down (qui se caractérise par un retard mental, un visage plat et des yeux bridés), on peut malgré tout le diagnostiquer par le biais de l'amniocentèse (comme bien d'autres désordres génétiques). Ce genre de test de diagnostic est devenu routinier pour les mères de plus de trente-cinq ans et pour les femmes dont la grossesse présente des risques. L'échographie fait aussi partie des examens de routine. Si l'on détecte le syndrome de Down ou toute autre anomalie, les parents peuvent mettre fin à la grossesse et tenter de nouveau leur chance. Si l'avortement leur est inacceptable, ils choisissent alors de poursuivre la grossesse, en sachant que les enfants atteints du syndrome de Down peuvent généralement mener des existences satisfaisantes, bien que sous-optimales. Non seulement ces enfants sont-ils très aimants et aimables, mais encore peuvent-ils souvent, s'ils sont formés tôt, apprendre à s'occuper d'eux-mêmes, voire à lire et à écrire.

Outre les anomalies chromosomiques du genre du syndrome de Down, les mères de plus de trente-cinq ans sont aussi légèrement plus sujettes que les autres à l'hypertension artérielle, au diabète (plus communs chez les groupes plus âgés en général), et à la fausse couche (souvent à cause d'un embryon de mauvaise qualité, trop déficient pour se développer normalement). L'accouchement peut être plus difficile à cause de la baisse du tonus musculaire et de la flexibilité des jointures et ce, même si au moins une étude a démon-tré que les mères plus âgées présentent le même taux de césariennes que les mères des autres groupes d'âges, un pourcentage plus élevé d'accouchements sans médication, et un pourcentage beaucoup moins élevé d'utilisation des forceps.

En dépit des risques (qui sont, en fait, beaucoup moins menaçants que ne le laissent croire d'ordinaire les médias), les mères plus âgées jouissent de multiples avantages. La médecine, par exemple, joue pour elles. Le dépistage de déficits de naissance par l'amniocentèse, l'échographie et d'autres techniques plus récentes, comme la foetoscopie et l'échantillon des villosités choriales (*voir «À propos du diagnostic prénatal», p. 31*), leur est particulièrement destiné. Certains médicaments peuvent stopper le travail prématuré (complication rencontrée plus fréquemment chez les mères de moins de dix-sept ans et de plus de trente-cinq ans). En cours de travail, le monitoring foetal peut lancer le signal de la détresse foetale et permettre l'implantation de mesures rapides pour prévenir des traumatismes supplémentaires.

Même si ces découvertes ont permis de réduire les risques de la grossesse après trente-cinq ans, elles s'effacent devant les mesures entreprises par les mères plus âgées pour améliorer leurs chances et celles de leurs bébés (exercices, régime alimentaire sain et soins prénatals de qualité). Contrairement à une foule de facteurs de risques individuels, l'âge avancé considéré seul ne classe pas nécessairement la grossesse de la mère dans la catégorie des risques élevés. Quand la mère plus âgée décide d'éliminer ou de diminuer les facteurs de risque, elle peut rajeunir son profil de gestation, rendre aussi bonnes que celles de la mère plus jeune ses chances de mettre au monde un enfant en bonne santé. (*Voir «Réduire les risques de la grossesse», p. 36.*)

L'ÂGE DU PÈRE

«J'ai 31 ans, mais mon mari en a plus de 50. Est-ce que l'âge paternel avancé pose des risques pour le bébé?»

Tout au cours de l'histoire de l'humanité, on a cru que, dans le processus reproductif, le rôle du père se limitait à la fertilisation. Ce n'est qu'au cours de notre siècle (trop tard pour venir en aide aux reines qui ont perdu leur tête pour n'avoir pas réussi à produire l'héritier mâle escompté) qu'on a découvert que le sperme paternel déterminait le sexe de l'enfant. Récemment, on a émis l'hypothèse que le sperme des pères plus âgés pourrait contribuer aux anomalies congénitales comme le syndrome de Down. Comme les ovules de la mère plus âgée, les ovocistes primaires du père (le sperme non développé) a été plus longtemps exposé aux facteurs environnementaux et ses gènes ou ses chromosomes ont pu être endommagés ou altérés. Des études isolées ont démontré que, dans 25 à 30 p. cent des cas de syndrome de Down, le chromosome responsable appartenait au père. Il semble également y avoir un risque accru de mongolisme quand le père a plus de cinquante ans (ou plus de cinquante-cinq, selon l'étude), même si la relation est moins facile à établir que dans le cas de l'âge de la mère.

La preuve n'est pourtant pas encore concluante, surtout à cause de l'inefficacité des recherches actuelles. La mise sur pied d'études à grande échelle, nécessaire à l'établissement de résultats concluants, a été rendue difficile par deux facteurs principaux. Tout d'abord, le syndrome de Down est relativement rare (1 ou 2 pour 1 000 naissances vivantes). Ensuite, la plupart du temps, le père plus âgé a épousé une mère plus âgée, ce qui rend moins facile la clarification du rôle de l'âge paternel.

En résumé, on ne sait pas vraiment si l'âge avancé du père est responsable du syndrome de Down et des autres anomalies congénitales. Les experts croient qu'il existe un lien quelconque (même s'ils ignorent à quel âge ce lien commence à jouer), mais admettent que le risque reste sûrement minime. À l'heure actuelle, les généticiens ne recommandent pas l'amniocentèse seulement à cause de l'âge du père. Cependant, si vous devez passer votre grossesse à vous ronger les sangs — probablement inutilement — à cause des effets potentiels de l'âge de votre conjoint sur votre bébé, vous pouvez toujours discuter de la question avec votre médecin et voir s'il recommande l'amniocentèse.

PROBLÈMES DE SANTÉ CHRONIQUES : LE DIABÈTE

«Je suis diabétique et je m'inquiète de l'effet de ma maladie sur mon bébé.»

Jusqu'à tout récemment, la grossesse représentait un gros risque pour la femme diabétique, et un risque encore plus grand pour le bébé à naître. Si elle bénéficie de soins médicaux spécialisés et constants, la diabétique d'aujourd'hui a à peu près autant de chances de mener sa grossesse à terme et de donner naissance à un bébé en santé que n'importe quelle autre femme. En fait, une étude a montré que les femmes diabétiques qui y avaient participé avaient tellement bien pris soin d'elles-mêmes au cours de leur grossesse qu'elles et leurs bébés avaient connu encore *moins* de problèmes que les autres femmes.

Que votre grossesse de diabétique se déroule bien n'ira pas sans efforts. Ces neuf mois vous rendront plus stressée qu'ils ne le feraient d'une femme non diabétique : votre taux de sucre dans le sang devra être surveillé continuellement, vos doses d'insuline devront être ajustées en conséquence; vous devrez rendre visite plus fréquemment à votre gynécologue et à votre médecin; et vous aurez besoin de plus d'autodiscipline que les autres femmes, parce que vous devrez suivre scrupuleusement un régime alimentaire sévère. La récompense (un enfant en santé) en vaut cependant la peine.

Les recherches ont prouvé que le secret de la réussite d'une grossesse diabétique consiste à maintenir le taux de glycémie (le taux normal de glucose dans le sang se situe habituellement sous les 100 mg par décilitre). Ces dernières années, la possibilité de contrôler, de chez soi, son taux de sucre, de s'administrer des doses réduites d'insuline, et les pompes à insuline ont permis à bien des femmes diabétiques de mener à bien leur grossesse. Bien d'autres facteurs viennent encore contribuer à une grossesse diabétique sûre.

Le fait de suivre les conseils du médecin. Vous recevrez plus de conseils médicaux que la plupart des femmes enceintes, et vous devrez les suivre religieusement.

Un bon régime alimentaire. Votre médecin, de concert avec la ou le diététiste et vous, devrait préparer un régime alimentaire qui réponde à vos besoins personnels. Ce régime alimentaire contiendra probablement bien des fibres qui, comme l'ont montré les études récentes, peuvent réduire les besoins en insuline au cours de la grossesse. Ce n'est pas le moment de faire relâche, même si (surtout en fin de grossesse) l'épuisement peut vous inciter à le faire. Au contraire, la grossesse constitue la période toute trouvée pour manger comme il le faut (à votre profit et pour le bien de votre bébé). Le contrôle diététique parfait est tellement important que nombre de spécialistes recommandent une formation en milieu hospitalier aux futures mères diabétiques, avant même la conception, ou au tout début de la grossesse.

Si les nausées matinales vous dérangent à un moment ou à un autre de votre grossesse, ne les laissez pas s'interposer entre l'alimentation de votre bébé et la nécessité de garder stable votre taux de glucose sanguin. N'entreprenez pas de jeûne et ne sautez pas de repas. Il est essentiel de manger régulièrement. Si vous avez du mal à absorber trois gros repas par jour, prenez en six ou huit petits, répartis équitablement et bien planifiés. (*Voir p. 82, pour des conseils généraux relativement aux nausées matinales.*)

Un gain pondéral raisonnable. L'approche idéale consiste à atteindre avant la conception le poids souhaité (ce dont vous devriez vous souvenir avant votre prochaine grossesse). Même s'il est trop tard pour ce faire, votre gain pondéral devrait se situer dans les limites strictes établies par votre médecin. Si vous entreprenez votre grossesse avec des kilos en trop, ne profitez pas de cette période pour perdre du poids. Le bien-être de votre enfant demande un apport calorique suffisant.

De l'exercice. Encore une fois, vous devriez demander une aide médicale pour établir un programme d'exercices qui tienne compte de votre horaire de médication et de votre régime alimentaire. L'exercice vous fournira plus d'énergie, il aidera à stabiliser votre sucre sanguin et à vous garder en forme pour l'accouchement.

Du repos. Le repos est nécessaire, surtout au cours du troisième trimestre. Évitez de gaspiller vos énergies et efforcez-vous de prendre des moments de détente (relaxation ou sieste) au milieu de la journée. Si vous travaillez, votre médecin pourrait vous conseiller de commencer tôt votre congé de maternité.

Un ajustement de la médication. Certaines hormones de grossesse combattent l'insuline. Pour cette raison, il est possible que votre dose d'insuline doive être ajustée à la hausse au cours du deuxième trimestre, quand la sécrétion des hormones placentaires augmente de façon substantielle. Si vous prenez des antidiabétiques oraux (qui traversent déjà le placenta), il est possible que vous deviez passer, en cours de grossesse, à l'insuline injectée, moins susceptible d'affecter le foetus.

Une réduction des autres facteurs de risque. En ce qui a trait à la grossesse, comme les risques sont cumulatifs (plus il existe de facteurs de risque, plus le risque est élevé), vous devriez vous efforcer d'éliminer ou de réduire autant de risques que possible. (*Voir «Réduire les risques de la grossesse», p. 36.*)

Un contrôle méticuleux. Ne vous inquiétez pas si votre médecin prescrit bien des tests (à l'hôpital et en clinique), surtout au cours du dernier trimestre, ou s'il vous suggère l'hospitalisation pour les dernières semaines de grossesse. Cela ne signifie pas que quelque chose cloche; au contraire, cela veut dire qu'il veut s'assurer que tout continue de bien aller. Ces examens visent à l'évaluation constante de votre état et de celui de votre bébé, pour déterminer le meilleur moment pour accoucher. On vérifiera régulièrement vos fonctions rétinienne et rénale. (Les problèmes rétiniens et rénaux tendent à s'aggraver durant la grossesse, mais reviennent à leur état antérieur après l'accouchement.) Une chute du taux d'oestriol, une hormone oestrogène (évaluée plusieurs fois par semaine) et un test de réactivité foetale (TRF), positif ou non, préviennent de la détérioration du placenta ou du foetus. L'examen du liquide amniotique (par le biais de l'amniocentèse) permet de connaître la maturité des poumons du foetus et le moment idéal pour accoucher. L'échographie permet, quant à elle, de mesurer votre bébé pour que l'accouchement ait lieu avant qu'il ne soit trop gros pour un accouchement par voies naturelles.

Ne craignez pas les complications si l'on place votre bébé à l'unité des soins intensifs néonatals tout de suite après l'accouchement : il s'agit d'une routine pour les enfants nés de mères diabétiques. On y observera votre bébé pour s'assurer qu'il ne présente pas de problèmes respiratoires (improbables si l'on avait jugé que ses poumons avaient atteint la maturité) ni d'hypoglycémie (plus fréquente, mais répondant rapidement et complètement au traitement).

Accouchement hâtif. Parce que les bébés de mères diabétiques ont tendance à être trop gros pour un accouchement par voies naturelles à terme (surtout quand on n'a pas réussi à maintenir la glycémie durant la grossesse), parce que leur placenta se détériore souvent rapidement (les privant souvent de nutriments vitaux et d'oxygène au cours des dernières semaines), et parce qu'ils sont sujets à l'acidose (un équilibre anormal entre les acides et les alcalins dans le sang) et à d'autres ennuis, on les fait souvent naître avant terme, soit aux environs de 37 semaines. Les divers examens dont il a été question plus haut permettent à votre médecin de choisir le bon moment pour provoquer le travail ou pour faire une césarienne (quand les poumons du bébé sont suffisamment mûrs et que la grossesse n'est pas assez avancée pour menacer le foetus). Les femmes au diabète léger, au diabète de grossesse, et certaines autres dont le diabète est bien maîtrisé, peuvent souvent accoucher à terme en toute sécurité.

PROBLÈMES DE SANTÉ CHRONIQUES : L'ASTHME

«Je suis asthmatique depuis mon enfance. J'ai peur que mes crises et que les médicaments que je prends ne nuisent à mon bébé.»

Même s'il est vrai que l'asthme grave range la grossesse parmi les gestations à risque élevé, les études montrent que ce risque peut disparaître presque complètement. Les asthmatiques qui sont suivies de près (par leur allergiste et leur gynécologue) durant leur grossesse ont autant de chances que les autres femmes de mener à bien leur grossesse et de mettre au monde des enfants en bonne santé. Traité, l'asthme n'a qu'un effet minime sur la grossesse, mais la grossesse a souvent, quant à elle, un effet considérable sur l'asthme. Chez un tiers des asthmatiques, l'effet est positif : l'état s'améliore. L'autre tiers des asthmatiques enceintes voient leur état demeurer stable. Le dernier tiers (d'ordinaire les femmes les plus atteintes) voit l'asthme s'aggraver, en général après le quatrième mois.

Peu importe la gravité de votre état, vous bénéficierez grandement d'un bon suivi :

■ Maîtrisez votre asthme avant la conception ou, si ce n'est déjà fait, en tout début de grossesse.

■ Identifiez les facteurs déclencheurs possibles. Les plus fréquents sont : les pollens, les poils d'animaux, la poussière et les moisissures. La fumée de tabac, les produits de nettoyage domestique et les parfums peuvent également créer des ennuis. Il serait bon de vous tenir loin de ces irritants. (*Voir «Allergies», p. 124, pour connaître les trucs qui vous permettent d'éviter ces allergènes*.) Vous pouvez prévenir les crises suscitées par l'exercice en prenant, avant de faire de l'exercice, les médicaments prescrits à cet effet par votre médecin. Si votre médecin a entrepris une immunothérapie (des piqûres contre l'allergie), vous pourrez probablement poursuivre le traitement. Il est fort possible que l'on ne commence pas une nouvelle série de piqûres en cours de grossesse.

■ Efforcez-vous d'éviter les rhumes, les grippes et autres infections respiratoires. (*Voir p. 49*.)

■ Si vous avez une crise d'asthme, traitez-la immédiatement au moyen de la médication prescrite, pour éviter que le foetus ne manque d'oxygène.

■ Ne prenez que les médicaments prescrits par votre médecin *durant la grossesse*, et suivez l'ordonnance qui se rapporte précisément *à la grossesse*. Si vos symptômes sont bénins, il est possible que vous n'ayez pas besoin de médication. S'ils sont moyens ou graves, il existe plusieurs types de médicaments, que l'on inhale ou que l'on ingère, considérés comme «probablement sûrs» pour le foetus. Les risques que présentent ces médicaments sont minimes quand on les compare aux bénéfices de la prévention de l'hypoxie foetale (trop peu d'oxygène).

■ Réduisez les autres facteurs de risque de la grossesse. Comme ces risques sont cumulatifs, vous devriez vous efforcer de les éliminer ou de les réduire le plus possible. (*Voir «Réduire les risques relatifs à une grossesse», p. 36*.)

L'essoufflement normal qui afflige la majorité des femmes en fin de grossesse (*voir p. 195*) peut paraître alarmant aux futures mères asthmatiques, mais il n'est pas dangereux. Au cours du dernier trimestre, tandis que la respiration se fait plus laborieuse à cause de la pression exercée par l'utérus distendu sur les poumons, les asthmatiques enceintes peuvent remarquer une aggravation de leurs crises. Le traitement adéquat est tout particulièrement important durant ces crises.

La tendance aux allergies et à l'asthme est héréditaire. Il serait sage que les asthmatiques allaitent leur nouveau-né (au sein, exclusivement) pendant au moins six mois, pour retarder l'apparition de la sensibilisation allergique chez leur enfant.

INCOMPATIBILITÉ DU FACTEUR Rh

«Mon médecin dit que les tests ont montré que je suis Rh négatif, alors que mon mari est Rh positif. Il me demande de ne pas m'en faire, mais ma mère a perdu son deuxième enfant à cause de cette incompatibilité.»

Toutes les femmes enceintes passent un test pour savoir si leur sang est Rh positif (le facteur dominant) ou négatif (sans facteur). Ces facteurs sanguins sont héréditaires. Si une femme est Rh positif (85 p. cent des femmes le sont), ou si elle et son mari sont Rh négatif, il n'y a pas lieu de s'inquiéter. Si, par contre, une femme est Rh négatif alors que son conjoint est positif, toutes ses grossesses devront être suivies de près.

Quand votre mère a eu ses enfants, le problème de l'incompatibilité du facteur Rh était de mauvais augure. Grâce aux découvertes médicales, l'inquiétude est désormais inutile.

Tout d'abord, s'il s'agit de votre première grossesse, le bébé n'est à peu près pas menacé. Les problèmes ne commencent que lorsque le facteur Rh pénètre le système circulatoire de la mère à l'accouchement (à l'avortement ou à la fausse couche) d'un enfant qui a hérité du facteur Rh de son père. Dans une réaction de protection immunitaire contre la substance «étrangère», la mère développe des anticorps. En soi, les anticorps sont sans danger, jusqu'à la grossesse subséquente. Si le bébé suivant est Rh positif, les anticorps de la mère peuvent traverser le placenta et pénétrer le système foetal, où ils s'en prennent aux globules rouges du sang du bébé. Ce phénomène peut occasionner une anémie, soit très faible, soit très grave, chez le foetus, selon le niveau d'anticorps de la mère. Il arrive rarement que les anticorps se forment lors de la première grossesse, quand le sang du foetus passe par le pla-

centa pour entrer dans le système circulatoire de la mère.

De nos jours, quand il y a incompatibilité, on prévient le développement des anticorps Rh pour protéger le foetus. Pour ce faire, les médecins utilisent une attaque en deux temps. À 28 semaines, on administre à la future mère Rh négatif qui ne montre pas de signes d'anticorps une dose de globuline Rh immun. Quelque soixante-douze heures après la naissance ou la fausse couche, on administre une autre dose. Si la grossesse prend fin sur un avortement volontaire, on administre également ce vaccin.

Si les tests montrent qu'une femme a déjà développé des anticorps Rh, on peut utiliser l'amniocentèse pour examiner le type sanguin du bébé. Si le Rh est positif, donc incompatible avec celui de la mère, on surveille de près l'état du foetus et le niveau d'anticorps maternels. Si des problèmes semblent imminents, il *peut* s'avérer nécessaire de changer le sang, de remplacer le sang Rh positif du foetus par un Rh négatif. Quand l'incompatibilité est grave (ce qui est rare), la transfusion peut même avoir lieu tandis que le foetus se trouve toujours dans l'utérus. La plupart du temps cependant, la transfusion peut attendre le moment de la naissance. Quand l'incompatibilité n'est pas grave, on ne procède pas nécessairement à la transfusion. Le médecin sera toutefois prêt à la pratiquer au moment de la naissance, si la situation l'exige.

L'administration des vaccins Rh a permis de réduire le besoin de transfusions dans le cas des grossesses incompatibles à moins de 1 p. cent. Au cours des prochaines années sans doute, cette technique de sauvetage deviendra peut-être un miracle de la médecine moderne du passé.

HERPÈS

«J'attendais avec impatience un résultat positif à mon test de grossesse. Maintenant que je suis enceinte, je vis dans la terreur, parce que je souffre d'herpès génital.»

Au cours des dernières années, l'herpès a donné lieu à plus de manchettes effrayantes que presque toutes les autres maladies. Avec raison. Aux États-Unis, on estime que la maladie a fait entre cinq et vingt millions de victimes. Cette infection encore incurable pourrait bientôt surpasser la gonorrhée et la chlamydia en tant que maladie la plus fréquemment transmise sexuellement. Chez les adultes, l'herpès peut s'avérer extrêmement douloureux, mais il est relativement bénin. Par contre, il peut être mortel pour le nouveau-né qui a attrapé la maladie dans le canal de la mère infectée. Heureusement, cette infection reste relativement rare chez les enfants (même si on la rencontre de plus en plus fréquemment [1 cas sur 1 000]) et, grâce aux soins médicaux, elle peut être évitée. Aujourd'hui, si elle le veut, la femme affligée d'herpès ne lègue à son enfant que ses cheveux bruns ou ses yeux verts.

Que la mère ou le père soit atteint, il est deux mesures de prévention que la mère peut prendre : une supervision médicale stricte et une excellente hygiène personnelle.

▪ Voyez un gynécologue régulièrement, dès avant la conception ou le plus tôt possible, si la grossesse est déjà commencée.

▪ Abstenez-vous de relations sexuelles, si votre partenaire ou vous souffrez d'une infection active.

▪ Lavez-vous les mains à fond à l'eau et au savon doux après être allée aux toilettes ou après une relation sexuelle; prenez un bain ou une douche chaque jour.

▪ Gardez vos lésions propres et sèches, saupoudrées de fécule de maïs.

▪ Portez des sous-vêtements de coton; évitez les vêtements serrés.

▪ Chaque semaine, subissez une culture virale (on prélève et on analyse un frottis vaginal) à compter de la 34e semaine, pour que l'on puisse déterminer, avant l'accouchement, s'il y a ou non infection active.

Il y a de fortes chances pour que vous ne souffriez pas d'une infection active au moment de l'accouchement; dans ce cas, il n'y a pas de problème. Par contre, si votre infection reprend du service au moment où vous vous apprêtez à accoucher (grâce à l'examen et aux cultures positives, votre médecin peut le savoir), vous subirez presque automatiquement une césarienne. Ainsi, votre bébé ne sera pas infecté.

AUTRES MALADIES TRANSMISES SEXUELLEMENT (MTS)

«J'ai entendu dire que l'herpès pouvait être dangereux pour le foetus. Est-ce vrai des autres maladies transmises sexuellement?»

La mauvaise nouvelle : oui, il existe d'autres maladies transmises sexuellement qui peuvent porter atteinte au bébé. La bonne nouvelle : on les diagnostique et on les traite facilement. On a longtemps cru que la gonorrhée causait la conjonctivite, la cécité et d'autres infections généralisées du foetus que l'on laissait naître par les voies naturelles infectées. Pour cette raison, on fait systématiquement subir aux femmes enceintes un test de dépistage dès leur première visite prénatale (*voir p. 79*). Si l'on découvre une infection, on la traite immédiatement au moyen d'antibiotiques. Par mesure de précaution supplémentaire, on met des gouttes de nitrate d'argent dans les yeux de tous les nouveau-nés au moment de la naissance.

On connaît aussi depuis longtemps les difformités des os et des dents, l'atteinte progressive du système nerveux, les enfants mort-nés, et les dommages cérébraux à retardement causés par la syphilis. On effectue des tests de dépistage après la première visite médicale. Avant le cinquième mois, quand l'infection commence habituellement à traverser la barrière placentaire, on administre un traitement aux antibiotiques pour empêcher l'atteinte au foetus.

Plus récemment, on a déterminé que la chlamydia et le sida (syndrome d'immunodéficience acquise) représentent des dangers potentiels pour le foetus. On rapporte à l'heure actuelle plus de cas de chlamydia que de cas de gonorrhée. Comme cette dernière pathologie, la chlamydia peut causer la stérilité, sans compter le fait que l'enfant né de mère infectée court aussi le risque de pneumonie ou d'infection oculaire. Même si on réussit à traiter la chlamydia et la gonorrhée chez le nouveauné, on peut aussi les prévenir avant la naissance au moyen d'antibiotiques. Le sida passe également de la mère à l'enfant.

La future mère qui croit avoir été infectée par une MTS devrait demander à subir des tests de dépistage.

=======

UN STÉRILET TOUJOURS EN PLACE

«Je porte un stérilet depuis deux ans, et je viens tout juste d'apprendre que je suis enceinte; j'aimerais garder le bébé. Est-ce possible?»

Il est toujours déroutant de devenir enceinte alors que l'on utilise une méthode de contraception, mais il faut dire que cela arrive. Avec un stérilet, les risques de grossesse sont de l'ordre de 1 à 5 sur 100,

selon le type de stérilet utilisé et selon que le dispositif intra-utérin (DIU) a été bien installé ou non. La femme qui devient enceinte avec un stérilet et qui désire rendre sa grossesse à terme a deux choix dont elle devrait discuter le plus rapidement possible avec son médecin : elle peut décider de laisser le stérilet en place ou de le faire enlever. Les recherches actuelles nous disent qu'elle a plus de chances de mener à bien sa grossesse en choisissant la deuxième option, surtout quand on enlève le stérilet dans les jours qui suivent le diagnostic. Quand on laisse le stérilet en place durant toute la grossesse, avec son fil qui sort du col de l'utérus, il y a peu de chances que la grossesse se rende à terme : il y a risque d'avortement spontané[1]. Quand on enlève le stérilet, le risque tombe à 20 p. cent. Cette donnée ne vous rassure peut-être pas, mais dites-vous bien que le taux de fausses couches, pour l'ensemble des grossesses, varie de 15 à 20 p. cent.

Si vous poursuivez votre grossesse avec votre stérilet, vous devriez, au cours du premier trimestre, prendre garde aux signes suivants : saignements, crampes, ou fièvre, parce que le dispositif intra-utérin augmente le risque de complications. (*Voir «Grossesse extra-utérine», p. 86 et 309; et «Fausse couche», p. 87 et 310.*) Si ces symptômes se manifestent, avertissez-en rapidement votre médecin.

=======

PILULE CONTRACEPTIVE ET GROSSESSE

«Je suis devenue enceinte alors que je prenais la pilule. J'ai continué à la prendre

---

1. Si la cordelette ne sort pas du col de l'utérus toutefois, le risque d'avortement spontané diminue, et il peut être plus sûr, à ce moment-là, de le laisser en place.

pendant tout un mois parce que je ne soupçonnais pas mon état. Maintenant, je m'inquiète des effets que cela aura sur mon bébé.»

Idéalement, vous devriez cesser de prendre des contraceptifs oraux trois mois ou deux cycles menstruels normaux complets avant de concevoir. La grossesse n'attend pourtant pas toujours le moment idéal, et il arrive occasionnellement qu'une femme conçoive alors qu'elle prend la pilule. En dépit de ce que vous pouvez avoir lu, il n'y a pas de raison de vous inquiéter. Du point de vue statistique, le risque de certains types de malformations foetales ne s'accroît que très légèrement quand la mère a conçu alors qu'elle prenait la pilule. Ce risque fort minime ne justifie pas huit mois d'inquiétude. Une discussion ouverte de la question avec votre médecin devrait vous rassurer.

SPERMICIDES

«Je suis devenue enceinte alors que j'utilisais un diaphragme et de la mousse spermicide. Sans savoir que j'étais enceinte, je m'en suis servie plusieurs fois encore. Est-il possible que les produits chimiques aient porté atteinte au sperme avant la conception, ou à l'embryon, après la conception?»

En Amérique du Nord, on évalue que de 300 000 à 600 000 femmes deviennent enceintes chaque année au moment où elles utilisent des produits spermicides et qu'elles continuent de les utiliser pendant les premières semaines suivant la conception. Ainsi, la question des effets des spermicides sur la conception et sur la grossesse prend beaucoup d'importance pour bien des couples de futurs parents et pour bien des couples qui en sont à choisir une méthode de contraception.

Heureusement, jusqu'à présent, la réponse s'est faite rassurante. On n'a jamais réussi à établir de lien entre l'utilisation de produits spermicides et l'incidence de certaines malformations congénitales, notamment le syndrome de Down et la malformation des membres. Les études les plus récentes et les plus convaincantes indiquent que les produits spermicides ne sont probablement pas tératogènes, c'est-à-dire qu'ils ne porteraient sans doute pas atteinte à l'enfant à naître. Alors, en vertu de l'information disponible, tout comme les 299 999 ou 599 999 autres futures mères, vous pouvez vous détendre : on dirait bien qu'il n'y a pas lieu de vous inquiéter.

À l'avenir, vous pouvez par contre utiliser une méthode de contrôle des naissances différente, plus fiable peut-être. Étant donné que toute exposition à des produits chimiques reste malgré tout objet de suspicion, la prochaine fois vous devriez cesser d'utiliser des produits spermicides avant de décider de concevoir.

PROVERA

«Le mois dernier, mon médecin m'a prescrit du Provera pour provoquer une menstruation en retard. Or, je suis enceinte. La mise en garde dit que les femmes enceintes ne devraient jamais prendre ce médicament. Mon bébé risque-t-il d'être difforme? Devrais-je songer à l'avortement?»

Même s'il n'est pas recommandé de prendre de la progestérone *Provera* durant la grossesse, il n'y a pas lieu de songer à l'avortement, comme vous le dira sans doute votre gynécologue. Il n'y a même pas lieu de vous inquiéter. Les mises en garde ne servent pas qu'à vous protéger, elles ont aussi pour but de protéger la compagnie contre les poursuites. Il est vrai que certaines études montrent que le risque de malformation, chez les enfants dont les mères ont pris du Provera, est de l'ordre de 1 sur 1 000, mais ce risque n'est que très légèrement supérieur à celui que courent tous les enfants à naître.

Il n'est même pas sûr que le *Provera* cause des malformations congénitales. Certains médecins, qui prescrivent le *Provera* pour prévenir les risques d'avortement spontané, croient que le médicament ne fait que *sembler* causer des malformations (en permettant à certaines femmes de mener à terme une grossesse qui, autrement, aurait pris fin sur une fausse couche). Nous ne saurons probablement pas avant plusieurs années d'études sur des centaines de milliers de femmes enceintes quels sont les effets — s'il y en a — de la progestérone sur le foetus. À partir de ce que nous savons pour le moment, on croit que si le *Provera* est un produit tératogène, son action est extrêmement limitée (*voir «Jouer à la roulette avec bébé», p. 56*). Rayez donc ce souci de votre liste d'inquiétudes.

DES

«Ma mère a pris du DES quand elle m'attendait. Est-ce susceptible d'affecter ma grossesse ou mon bébé?»

Avant que l'on ne connaisse les dangers liés à l'utilisation de l'oestrogène synthétique diethylstilbestrol (DES) dans la prévention des fausses couches, plus d'un million de femmes en avaient déjà pris. Maintenant que leurs filles, nées pour la plupart avec des difformités du système de reproduction (en majorité si infimes qu'elles n'ont pas d'importance des points de vue gynécologique et obstétrique) ont atteint l'âge d'enfanter, surgit l'inquiétude quant aux effets que le DES aura sur leur grossesse. Heureusement, ces effets semblent minimes : on croit qu'au moins 80 p. cent des femmes exposées au DES peu-

vent avoir des enfants. Quand les malformations sont graves toutefois, on dirait que le risque de grossesse extra-utérine, d'avortement spontané (particulièrement en milieu de trimestre) et d'accouchement prématuré s'accroît. La grossesse extra-utérine reste fort rare, même chez les femmes exposées au DES. Parce qu'elle peut menacer la vie même, il est important d'en connaître les symptômes et d'obtenir de toute urgence les soins qui s'imposent lorsqu'ils se manifestent.

Même si l'on ne peut rien en cas de grossesse extra-utérine, on peut toujours remédier à un avortement spontané ou à un accouchement prématuré. Ces complications relèvent généralement d'un col inadéquat ou affaibli (*voir p. 16, pour connaître la solution à ce problème*). Grâce au repos complet au lit et à l'utilisation de certains médicaments pour faire cesser le travail, il est souvent possible de réussir à retarder un travail prématuré. Pour vous assurer que l'on vérifiera soigneusement l'état de votre col durant toute votre grossesse (toutes les semaines ou toutes les deux semaines), faites connaître à votre gynécologue[2] votre exposition au DES lors de votre première visite.

PROBLÈMES GÉNÉTIQUES

«Je n'arrête pas de penser que je pourrais avoir un problème génétique et l'ignorer. Devrais-je consulter en médecine génétique?»

Il est probable que nous portions toutes quelques gènes délétères de problèmes génétiques plus ou moins graves. Heureusement, parce que la plupart des problè-

---

2. À cause du risque légèrement accru de complications, les femmes qui ont été exposées au DES devraient consulter, de préférence, un obstétricien.

mes génétiques (comme la maladie de Tay-Sachs, ou la fibrose kystique) ont besoin pour se manifester d'une paire de chromosomes de maman et d'une paire de chromosomes de papa — une possibilité fort limitée —, ils se produisent très rarement. L'un ou l'autre des parents peut subir des tests de dépistage avant ou pendant la grossesse. Les tests n'ont toutefois de raison d'être que s'il existe une possibilité supérieure à la moyenne que les deux parents soient porteurs d'une maladie particulière. L'un des indices est fréquemment de nature ethnique ou géographique. Les couples juifs, par exemple, dont les familles proviennent d'Europe de l'Est, devraient subir des tests de dépistage de la maladie de Tay-Sachs. (La plupart du temps, le médecin recommandera que l'un des deux parents subisse le test; le second ne sera nécessaire que si le premier a eu un résultat positif.) Les couples de Noirs devraient quant à eux subir le test de dépistage de l'anémie à hématies falciformes.

Les maladies qu'un parent porteur (hémophilie) ou affecté (chorée de Huntington) peut transmettre à son enfant se sont d'ordinaire déjà manifestées dans la famille et sont connues de tous les membres. Pour cette raison, il est important de connaître l'histoire médicale de la famille.

Heureusement, la plupart des futurs parents encourent peu de risques de problèmes d'ordre génétique et n'ont pas besoin de consulter en génétique. Dans bien des cas, le gynécologue abordera avec les couples les problèmes les plus fréquents et n'enverra consulter en génétique que ceux qui ont besoin d'une expertise plus poussée :

- les couples dont les tests sanguins montrent qu'ils sont tous les deux porteurs d'une maladie génétique;
- les parents qui ont déjà donné naissance à un ou plusieurs enfants atteints d'une malformation d'ordre génétique;
- les couples dont l'une ou l'autre des branches familiales présente des problèmes héréditaires;
- le père et la mère liés par le sang, à cause du risque élevé de maladie héréditaire quand les parents proviennent de la même famille (ce risque est de l'ordre de un sur huit chez les cousins germains);
- les femmes âgées de plus de trente-cinq ans.

Le conseiller en génétique est formé pour faire part aux couples de leurs chances de donner naissance à un enfant sain et pour les guider dans leur décision d'avoir ou non des enfants. Si les couples attendent déjà un enfant, ce conseiller peut leur recommander les tests prénatals appropriés.

La consultation génétique a déjà épargné à des centaines de milliers de couples à risques élevés la douleur de porter des enfants atteints de problèmes génétiques ou de problèmes graves. Le meilleur moment pour consulter est, bien sûr, avant la grossesse ou, chez les proches parents, avant le mariage. Il n'est cependant pas trop tard pour le faire une fois la grossesse confirmée.

Si l'on détecte un problème grave chez un foetus, les futurs parents doivent décider de poursuivre ou non la grossesse. Même si la décision leur appartient entièrement, le conseiller en génétique peut leur fournir des informations précieuses.

CE QUE VOUS DEVEZ SAVOIR :
À propos du diagnostic prénatal

Garçon ou fille? Bébé aura-t-il les cheveux blonds de grand-maman, les yeux verts de grand-papa? Aura-t-il la voix de papa; sera-t-il doué pour les chiffres comme maman? Ou bien, Dieu nous en garde, est-ce que ce sera le contraire? Quand on parle de grossesse, les questions se font beaucoup plus nombreuses que les réponses et donnent lieu à des débats animés, pendant neuf mois, autour de la table de la salle à manger, à toutes sortes de spéculations de la part des voisins et à des gageures de toutes sortes au bureau.

Il est pourtant une question que les parents ne prennent pas à la légère. C'est même une question qu'ils hésitent à poser : «Mon enfant sera-t-il en bonne santé?»

Jusqu'à tout récemment, on ne pouvait répondre à cette question qu'au moment de la naissance; on ignorait d'ailleurs jusqu'à la fin la couleur des cheveux et des yeux. On peut aujourd'hui répondre à certaines de ces questions (et, dans l'avenir sans doute, à toutes) dès la sixième semaine après la conception, par le biais du diagnostic prénatal.

À cause des risques qu'il présente, le diagnostic prénatal ne convient pas à tout le monde. La plupart des parents continueront de jouer au petit jeu de l'attente, avec l'assurance heureuse d'avoir pour eux la chance de mettre au monde un bébé en santé. Pour ceux dont les inquiétudes pèsent plus lourd que les soucis prénatals normaux, pour ceux dont l'âge, la santé, ou l'histoire médicale familiale fait pencher la balance et montre qu'ils courent plus de risques que la moyenne des parents de mettre au monde un enfant anormal, les avantages du diagnostic prénatal valent bien le risque qu'il présuppose.

Dans plus de 95 p. cent des cas, le diagnostic prénatal ne montre aucune anomalie apparente. Dans les autres cas, quand on découvre que quelque chose cloche chez l'enfant à naître, cela n'apporte aucun réconfort. Avec la consultation en génétique, l'information peut servir à prendre une décision vitale à propos de la grossesse en cours et de celles qui suivront. Voici les choix qui s'offrent aux parents :

L'avortement thérapeutique. Quand les tests de dépistage laissent présager une anomalie fatale ou très débilitante, et que l'interprétation des résultats par le généticien ou par un nouveau test confirme le diagnostic, bien des parents choisissent de mettre fin à la grossesse. Après consultation, la plupart des couples font une nouvelle tentative, avec l'espoir que les résultats et l'issue de la grossesse seront, la fois suivante, positifs.

La poursuite de la grossesse. Pour certains parents, la question de l'avortement thérapeutique ne se pose pas, peu importe la gravité du handicap qui affectera l'enfant à naître. En supposant qu'ils ne peuvent compter sur le troisième choix (voir plus bas), le diagnostic prénatal leur donne l'avantage de se préparer sur le plan émotif et sur le plan pratique à la naissance d'un enfant aux besoins spéciaux.

Le traitement prénatal du foetus. Ce choix ne s'offre aux parents que dans certains cas bien précis, même si, dans l'avenir, on peut s'attendre à le rencontrer de plus en plus fréquemment. Le traitement peut consister en une transfusion sanguine (en cas d'incompatibilité du facteur Rh), en une chirurgie (pour drainer une vessie obstruée, par exemple), ou en l'administration d'enzymes ou de médicaments (comme des stéroïdes pour accélérer le développement des poumons du foetus que l'on doit faire naître).

Voici les méthodes de diagnostic prénatal les plus couramment utilisées.

L'AMNIOCENTÈSE

Les cellules que perd le foetus en développement dans le liquide amniotique font de cette solution un indicateur fiable de l'état du foetus dans l'utérus. Le fait de pouvoir extraire une certaine quantité de ce liquide par le biais de l'amniocentèse permet d'effectuer une culture des cellules foetales (elles peuvent continuer à se développer) et de les étudier ensuite pour y rechercher des anomalies génétiques. Voilà l'une des découvertes les plus importantes dans le domaine du diagnostic prénatal. On recommande l'amniocentèse quand :

■ La mère a plus de trente-cinq ans. Entre 80 et 90 p. cent des amniocentèses sont effectuées en vertu de l'âge maternel avancé, et elles ont surtout pour fonction de découvrir la présence du syndrome de Down, fréquent chez les enfants de mères plus âgées.

■ Le couple a déjà eu un enfant présentant une anomalie chromosomique, comme le syndrome de Down, ou atteint d'un désordre métabolique, comme la maladie de Hunter.

■ Un membre de la famille ou l'un des enfants du couple présente des troubles du tube neural. (On fera probablement d'abord subir à la mère un test pour déterminer le taux d'alpha-foetoprotéine [AFP] dans son sang.)

■ La mère est porteuse d'un problème génétique comme l'hémophilie, qu'elle a 50 p. cent de risques de transmettre au fils qu'elle porte. L'amniocentèse permet d'identifier le sexe du foetus, mais elle ne dit pas encore si l'enfant est atteint ou non. La foetoscopie (voir p. 34) permet cependant de détecter certains de ces problèmes.

■ Les deux parents sont porteurs de problèmes autosomiques récessifs génétiques, comme la maladie de Tay-Sachs ou l'anémie à hématies falciformes, et courent ainsi un risque sur quatre de donner le jour à un enfant atteint.

■ On songe à provoquer l'accouchement pour protéger la santé de la mère ou de l'enfant; il est alors nécessaire de déterminer la maturité pulmonaire du foetus (les poumons étant parmi les derniers organes à fonctionner d'eux-mêmes).

Quand procède-t-on? Le diagnostic de second trimestre de l'amniocentèse a habituellement lieu entre la seizième et la dix-huitième semaine de grossesse, même s'il arrive qu'on la fasse dès la quatorzième semaine, ou aussi tard qu'à la vingtième. Plus tôt, il n'y aurait pas suffisamment de liquide amniotique, et plus tard, il serait trop tard pour un avortement en cas de malformation. Parce l'on doit procéder à la culture des cellules en laboratoire, la plupart des tests durent de vingt-quatre à trente-cinq jours, même si, pour quelques-uns, on peut obtenir des résultats immédiatement. Dans cette dernière catégorie, on retrouve les tests pour la maladie de Tay-Sachs, la maladie de Hunter et les malformations du tube neural.

On peut également procéder à l'amniocentèse en cours de troisième trimestre pour déterminer la maturité des poumons du foetus.

Comment procède-t-on? Après avoir revêtu une chemise d'hôpital et vidé sa vessie, la future mère s'allonge sur une table d'examen, le corps enveloppé à l'exception de l'abdomen. L'échographie localise ensuite le foetus et le placenta pour que le médecin les évite en cours d'opération. On enduit l'abdomen d'une solution antiseptique et on l'insensibilise au moyen d'un anesthésique utilisé localement, semblable à la novocaïne dont se servent les dentistes (la seule étape douloureuse de l'opération). On enfonce une longue aiguille creuse à travers la paroi abdominale jusque dans l'utérus (la seule partie apeurante de l'opération) et l'on retire une petite quantité de liquide amniotique. Avant et après l'amniocentèse, qui ne devrait pas durer plus d'une heure, on fait la lecture des signes vitaux de la mère et on vérifie les battements cardiaques du foetus.

À moins que cela ne fasse partie du diagnostic, les parents peuvent demander de ne pas connaître le sexe du bébé, de ne l'apprendre que de manière traditionnelle, c'est-à-dire dans la salle d'accouchement. (Rappelez-vous que les erreurs, bien que rarissimes, se produisent tout de même parfois.)

Est-ce inoffensif? Après l'amniocentèse, la majorité des femmes souffrent de crampes pendant quelques heures tout au plus; il arrive occasionnellement qu'elles présentent un léger saignement vaginal ou une fuite de liquide amniotique. Même si moins de 1 femme sur 200 souffre par la suite d'une infection qui mène à l'avortement spontané, l'amniocentèse, comme tout diagnostic prénatal, ne devrait avoir lieu que lorsque ses avantages dépassent les risques qui lui sont inhérents.

L'ÉCHOGRAPHIE

L'échographie a fait de l'obstétrique une science beaucoup plus précise et pour bien des parents, cette technique a rendu la grossesse beaucoup moins lourde d'inquiétudes. Par le biais des ondes sonores, qui rebondissent sur les structures internes, l'échographie permet de voir le foetus sans les risques de la radiographie. Si l'appareil utilisé dispose d'un écran semblable à celui d'un téléviseur, l'échographie four-nit aux futurs parents l'occasion unique de «voir» leur bébé — et peut-être même d'en obtenir une photographie qu'ils peuvent montrer aux parents et amis — même s'il faut parfois un spécialiste pour déterminer l'emplacement de la tête et des fesses dans cette image fort embrouillée.

On recommande particulièrement l'échographie quand la mère a un dossier douteux du point de vue obstétrique; par exemple, quand elle a eu une grossesse extra-utérine, une môle hydatiforme (en se formant, le placenta a pris l'allure d'une grappe de kystes qui ne pourraient subvenir aux besoins de l'embryon), quand elle a déjà donné naissance à un enfant atteint de malformation congénitale ou de maladie génétique, ou qu'elle a subi une césarienne. On utilise aussi l'échographie pour :

■ écarter le diagnostic de grossesse à la septième semaine, quand on soupçonne un faux diagnostic positif;

■ déterminer les causes de saignement ou de taches sanguinolentes en début de grossesse, comme dans le cas d'une grossesse extra-utérine ou d'un oeuf détruit (un embryon qui a cessé de se développer et qui n'est plus viable);

■ localiser un dispositif intra-utérin (DIU ou stérilet) en place au moment de la conception;

■ corroborer la date d'accouchement prévue pour voir si elle correspond à la grosseur du bébé;

■ localiser le foetus avant l'amniocentèse et durant l'examen des villosités choriales (*voir p. 37*);

■ connaître l'état de santé du bébé quand on n'a pas détecté de coeur foetal lors de l'examen Doppler à la quatorzième semaine, ou que l'on n'a pas réussi à percevoir de mouvement foetal à la vingt-deuxième semaine;

- déterminer s'il y a grossesse multiple ou non, surtout quand la mère a pris des médicaments pour favoriser la fertilité ou que l'utérus paraît plus gros que la normale;

- savoir si la croissance utérine rapide relève d'un excès de liquide amniotique;

- connaître l'état du placenta. Quand il se détériore, le placenta ne nourrit pas adéquatement le foetus, et peut causer un retard dans le développement du foetus ou de la détresse foetale. Dans ce cas, il peut être nécessaire de provoquer un accouchement hâtif;

- déterminer si le saignement qui se produit tard durant la grossesse est causé par un placenta prævia (le placenta implanté sur le col de l'utérus ou à proximité);

- évaluer la maturité du foetus quand on songe à un accouchement hâtif, qu'il soit induit ou qu'il s'agisse d'une césarienne; ou déterminer l'état du foetus que l'on croit retardataire;

- avant l'accouchement, s'assurer qu'on a bien affaire à une présentation par le siège ou à tout autre genre de position foetale rare.

Quand procède-t-on? Selon le cas, on pratique l'échographie à tout moment entre la cinquième semaine de gestation et l'accouchement.

Comment procède-t-on? En elle-même, l'opération n'est pas douloureuse (si l'on oublie l'inconfort occasionné par la vessie pleine) et ne dure pas longtemps (entre cinq et quinze minutes).

Au cours de l'examen, la future maman repose sur le dos, tandis que son abdomen est enduit d'une couche d'huile ou de gel qui améliore la conduction du son. On déplace lentement un transducteur sur l'abdomen, pour enregistrer l'écho à mesure que les ondes sonores bondissent du corps du bébé. Avec l'aide du médecin et selon la position du foetus, il peut être possible de voir le battement du coeur, la

courbe de la colonne vertébrale, la tête, les bras et les jambes. Il arrive même que l'on puisse apercevoir — et déterminer — le sexe du bébé. (Si vous ne souhaitez pas connaître le sexe de votre enfant avant sa naissance, informez-en votre médecin.)

Est-ce inoffensif? En vingt-cinq ans d'études et d'utilisation clinique, on n'a découvert aucun risque; par contre, d'innombrables avantages ont été associés à l'utilisation de la photographie ultrasonique. Malgré tout, comme des risques peuvent se manifester dans le futur, on procède tout de même avec précaution.

LA FOETOSCOPIE

La foetoscopie, c'est la science-fiction devenue réalité médicale. C'est un voyage aussi fantastique que ceux qu'a décrits Isaac Asimov : un instrument miniature, semblable à un télescope, doté de lampes et de lentilles, est introduit, grâce à une petite incision dans l'abdomen, dans la poche amniotique, où il peut examiner et photographier le foetus. Grâce au prélèvement de tissus et de sang qu'elle permet, la foetoscopie rend possible aussi le diagnostic de diverses maladies que l'amniocentèse n'arrive pas encore à détecter. Même s'il s'agit d'une technique relativement nouvelle, son utilité dans certains cas de grossesses à risques élevés accélère le processus de son acceptation dans la communauté obstétricienne. On la recommande le plus souvent quand il existe, dans la famille, des cas de maladies de la peau et du sang, surtout quand l'un ou l'autre ou quand les deux parents sont porteurs.

Quand procède-t-on? Généralement après la seizième semaine.

Comment procède-t-on? Après avoir nettoyé l'abdomen à l'antiseptique et l'avoir anesthésié localement, on y pratique une minuscule incision.

Pour atteindre l'utérus, on insère dans cette incision un endoscope à fibres optiques, en dirigeant l'appareil à l'aide d'une échographie. Grâce à ce périscope miniature, on peut observer le foetus, le placenta et le liquide amniotique. En plaçant l'appareil à la jonction du cordon ombilical et du placenta, on peut aussi extraire des échantillons de sang; de plus, il est possible de prélever de minuscules parties de tissu foetal ou placentaire qu'on analysera par la suite (c'est ce qu'on appelle une biopsie).

Est-ce inoffensif? À l'heure actuelle, la foetoscopie demeure un examen relativement dangereux, de 3 à 5 p. cent des femmes risquant d'y perdre leur bébé. Bien qu'il comporte un certain risque, cet examen s'avère très utile pour les femmes qui soupçonnent une déficience chez leur foetus; grâce à cette technique, on peut souvent identifier l'anomalie et y remédier.

LE TEST DE L'ALPHA-GLOBULINE EMBRYOSPÉCIFIQUE

L'alpha-globuline embryospécifique est une substance produite par le foetus et son taux élevé peut signaler une déformation du tube neural, tel qu'on en retrouve dans le spina-bifida (déformation de la colonne vertébrale) ou dans l'encéphalie (absence totale ou partielle du cerveau). Mais un taux élevé de cette substance peut également être dû à une grossesse multiple ou à une mauvaise estimation de la date de l'accouchement (le niveau monte toujours au cours de la grossesse); ce test n'est donc pas complètement fiable. Un niveau anormalement bas d'alpha-globuline peut indiquer la présence du syndrome de Down.

Il est devenu facile pour les médecins dans les hôpitaux de se procurer le nécessaire pour pratiquer ce test; c'est d'ailleurs ce qui le rend désormais courant et de plus

en plus populaire. Mais il comporte une bonne marge d'erreurs entraînant souvent, et inutilement, de graves problèmes sur le plan émotif. L'ensemble des examens qui suivent un diagnostic négatif peut être extrêmement pénible et coûteux. Les associations professionnelles suggèrent que ces tests ne soient administrés qu'aux femmes qui ont des raisons de croire qu'elles courent un risque particulier. Le test servirait alors uniquement aux femmes qui ont déjà eu un enfant atteint d'une déficience du tube neural ou à celles dont l'histoire familiale contient de pareils cas.

Quand procède-t-on? Entre la seizième et la dix-huitième semaine.

Comment procède-t-on? La première étape consiste à effectuer une simple prise de sang chez la mère. On passe à la seconde étape seulement si l'on constate que le taux d'alpha-globuline est élevé. Si les résultats de cette seconde étape révèlent encore un taux élevé, on procédera à une série d'examens pour déterminer si le tube neural est défectueux ou non; ces examens iront de l'amniocentèse (pour déterminer le taux d'alpha-globuline présent dans le liquide amniotique) jusqu'à l'échographie (pour voir le foetus).

Sur cinquante femmes dont la première prise de sang permet de lire de hauts taux d'alpha-globuline, seules une ou deux se retrouvent par la suite avec un bébé aux prises avec une affection. Parmi les quarante-huit autres femmes, certaines rendent compte entre temps qu'elles étaient enceintes de plusieurs bébés; d'autres, que leur grossesse est plus avancée que prévu; enfin, quelques-unes constatent que les premières analyses étaient inexactes.

Est-ce inoffensif? La première prise de sang n'est pas plus dangereuse pour la mère ou pour le bébé que n'importe quelle autre prise de sang. Le seul danger de ce test est d'en faire une analyse erronée qui

RÉDUIRE LES RISQUES RELATIFS À UNE GROSSESSE

Ayez de bons soins médicaux. Même une grossesse normale peut comporter des dangers si on néglige d'y apporter les soins prénatals adéquats. Il est important pour toute femme enceinte de consulter un médecin dès qu'elle soupçonne son état. Si vous croyez que votre grossesse comporte des risques, consultez un gynécologue expérimenté. Mais tout comme il est important d'avoir un bon médecin, il est aussi important d'être une bonne patiente. Prenez part activement aux soins médicaux en posant des questions et en relatant vos symptômes, mais ne tentez pas de vous soigner vous-même. (*Voir «Choisir votre médecin et travailler de concert avec lui», page 9.*)

Alimentez-vous bien. Consultez le *Régime infaillible* (*voir page 61*) pour connaître d'excellents moyens de vivre une grossesse réussie et de mettre au monde un enfant en excellente santé. Une bonne alimentation peut aussi aider à prévenir le diabète, l'hypertension et la pré-éclampsie.

Soyez en bonne forme physique. L'idéal est bien sûr d'entamer la grossesse en excellente forme, mais il n'est jamais trop tard pour commencer à tirer bénéfice d'une bonne condition physique. Faire régulièrement de l'exercice aide à prévenir la constipation et améliore la respiration, la circulation sanguine, le tonus musculaire et l'élasticité de la peau. La femme qui bénéficie de ces atouts peut vivre sa grossesse plus aisément et son accouchement risque d'être moins difficile et dangereux. (*Voir page 149.*)

Prenez du poids raisonnablement. Si vous prenez du poids graduellement, régulièrement et sans excès, vous pourrez éviter plusieurs complications, dont le diabète, l'hypertension, les varices, les hémorroïdes, un bébé de faible poids à sa naissance, ou un accouchement pénible à cause d'un bébé trop gros. (*Voir page 117.*)

Ne fumez pas. Le plus tôt une femme cesse de fumer pendant sa grossesse, le plus elle évite de risques, autant pour elle que pour son bébé, ces risques incluant la naissance prématurée et le bébé de faible poids à la naissance. (*Voir page 41.*)

Pratiquez la tempérance. Buvez très rarement de l'alcool, et même pas du tout. Cela réduira le danger de malformations congénitales et vous éviterez à votre bébé de souffrir du syndrome d'alcoolisme foetal, conséquence d'une grande consommation d'alcool chez la mère. (*Voir page 39.*)

Évitez les médicaments. Nous savons si peu de choses à propos des effets des médicaments sur le foetus qu'il vaut mieux éviter complètement d'en prendre pendant la grossesse, à moins que cela ne soit absolument nécessaire et que votre médecin ne vous en prescrive.

Prévenez les infections ou traitez-les rapidement. Vous devriez tenter de prévenir toute infection, que ce soit un simple rhume, ou une infection urinaire ou vaginale; et bien sûr, faites en sorte d'éviter les maladies vénériennes qui

(suite à la page suivante)

(suite de la page précédente)

sont de plus en plus courantes. Si vous êtes victime d'une quelconque infection, faites-vous soigner le plus tôt possible en mentionnant au médecin que vous êtes enceinte.

Méfiez-vous du syndrome de la femme parfaite. Les femmes des années 90 sont souvent très motivées par ce qu'elles font et dans bien des cas, elles ont entamé une carrière intéressante, ce qui fait qu'elles en font parfois trop. Reposez-vous pendant votre grossesse; cela est beaucoup plus important que de voir à ce que tout soit parfait, surtout si votre grossesse comporte des risques. N'attendez pas que votre corps vous fasse signe qu'il n'en peut plus avant de ralentir vos activités. Si votre médecin vous recommande de prendre votre congé de maternité plus tôt que prévu, écoutez-le. Plusieurs études ont démontré qu'un plus grand nombre de femmes donnaient naissance à des bébés prématurés quand elles avaient travaillé jusqu'à leur accouchement, surtout lorsque leur emploi exigeait qu'elle restent debout ou qu'elles fassent des efforts physiques.

conduirait à effectuer d'autres examens plus risqués; un mauvais diagnostic peut aussi amener la mère à provoquer l'avortement thérapeutique d'un enfant parfaitement normal. Pour éviter ces erreurs, les tests doivent absolument être exécutés par des techniciens compétents, avec un équipement sophistiqué, et les analyses doivent être effectuées par un médecin d'expérience ou par un bon conseiller en génétique.

═══

L'ÉCHANTILLON DE VILLOSITÉS CHORIALES

Contrairement à l'amniocentèse, l'examen des villosités choriales permet de détecter les déficiences foetales au début de la grossesse, avant que l'avortement ne devienne une opération complexe et traumatisante. Dans certains cas, les déficiences peuvent être traitées à l'intérieur même de l'utérus (cela se produira de plus en plus dans le futur), ce qui permet de mettre au monde des bébés bien en santé et à terme. Certains spécialistes croient que ce test deviendra routinier dans les années à venir, et qu'il remplacera même l'amniocentèse d'ici la fin de la présente décennie.

Il semble que l'examen des villosités choriales permette bientôt de détecter la plupart des quelque 3 800 maladies causées par une déficience génétique. Mais pour le moment, la technologie nécessaire pour effectuer ce test n'est pas encore très répandue. Ses caractéristiques sont presque les mêmes que celles de l'amniocentèse, sauf que cet examen ne permet pas de déterminer la maturité pulmonaire du foetus.

Quand procède-t-on? Habituellement entre la huitième et la douzième semaine, quelquefois dès la cinquième semaine.

Comment procède-t-on? Cet examen indolore sera peut-être un jour effectué par routine, dans le cabinet du médecin. Pour le moment, il ne se pratique que dans les grands centres médicaux. On insère d'abord dans le vagin un long et mince cathérer dont la position est repérée sur un écran par échographie. Le médecin peut ainsi voir le cathérer passer entre la matrice et le chorion, cette membrane extérieure de l'embryon qui deviendra sous peu le placenta nourricier. On prélève ensuite, par succion, un échantillon de ces villosités choriales (des excroissances de la membrane ressemblant vaguement à des ventouses) pour en faire l'analyse.

Les villosités choriales sont d'origine foetale; on peut donc en obtenir assez d'informations pour avoir une idée juste du bagage génétique du foetus. On peut obtenir des résultats dans les jours qui suivent, étant donné que les prélèvements fournissent de nombreuses cellules et parce que ces dernières se multiplient très rapidement.

Est-ce inoffensif? Cette technique est assez récente, mais des études ont déjà démontré qu'elle est suffisamment sécuritaire. Ces villosités choriales, dont on extrait des cellules pour les analyser, disparaissent au fur et à mesure que le foetus grandit; c'est pourquoi on croit qu'il n'y a aucun danger à les prélever. Les risques de complications provoquant une fausse-couche sont d'environ 3 cas sur 200 (presque trois fois plus qu'avec l'amniocentèse). Mais ces risques, de nombreuses femmes sont prêtes à les courir quand elles veulent obtenir rapidement des informations sur le foetus. De temps à autres, une anomalie nommée en mosaïque peut être détectée dans les villosités sans toutefois se retrouver dans le foetus; on a alors recours à l'amniocentèse pour faire une ultime vérification.

CHAPITRE 3

Le déroulement de la grossesse

CE QUI PEUT VOUS INQUIÉTER

Les femmes enceintes se sont toujours fait du souci. Mais il y a eu une évolution considérable à ce sujet au cours des générations puisque l'obstétrique (les futurs parents aussi) comprend de plus en plus ce qui affecte la santé et le bien-être du bébé qui va naître. Nos grands-mères, facilement influencées par les histoires de bonne femme, craignaient que la vue d'un singe pendant leur grossesse ne donne lieu à un rejeton qui ressemblerait à un singe, ou que le fait de taper sur leur ventre lorsqu'elles avaient peur laisserait une marque de naissance en forme de main à leur bébé. Nous qui, au contraire, sommes assaillies par un déluge d'informations (habituellement terrifiantes et quelquefois sans fondement) avons d'autres craintes : Est-ce que je respire trop d'air pollué ou est-ce que je bois de l'eau contaminée? Est-ce que mon emploi, le fait que mon mari fume, ou cette tasse de café que j'ai bue ce matin sont nuisibles à la santé de mon bébé? Que penser de cette radiographie que m'a faite le dentiste? Si on les prend comme des soucis, ces craintes peuvent sans raison rendre la grossesse inquiétante. Mais ces mêmes craintes, si elles se transforment en gestes concrets, peuvent vous donner une meilleure maîtrise et améliorer grandement vos chances d'avoir un bébé en santé.

L'ALCOOL

«J'ai bu quelques verres d'alcool à différentes occasions avant de savoir que j'étais enceinte. J'ai peur que cela ait nui à mon bébé.»

«Voilà que tu dois concevoir et porter un fils; maintenant prends garde et ne bois ni vin ni boisson enivrante et ne mange rien d'impur», dit un ange à la mère de Samson dans le Livre des Juges. Quelle chance pour elle! Elle pouvait se mettre à l'eau Perrier au moment où son fils n'était encore qu'une idée abstraite aux yeux de son père. Mais très peu d'entre nous reçoivent de tels présages. Et parce que la plupart du temps nous ne savons pas que nous sommes enceintes avant le deuxième mois, nous sommes susceptibles de faire des choses que nous n'aurions pas faites autrement. Comme boire un peu trop souvent. C'est d'ailleurs cette crainte qui est le plus fréquemment présente à la première visite prénatale.

Heureusement, cette peur est aussi l'une des plus faciles à calmer. Il n'y a pas de preuve que quelques consommations au début de la grossesse s'avèrent nuisibles pour votre bébé. Et une étude récente prouve que les femmes qui ont fait deux ou trois beuveries au début de leur grossesse n'accouchaient pas plus souvent de bébés avec des malformations congénitales ou des retards de croissance que celles qui ne boivent jamais.

Cependant, de fortes doses quotidiennes d'alcool au cours de la grossesse, telles qu'en consomment les bonnes buveuses ou les alcooliques, peuvent être reliées à une variété de problèmes, incluant un taux élevé de mortalité néo-natale et le syndrome alcoolique du foetus (SAF), une maladie où les bébés naissent avec un poids inférieur à la normale, habituellement déficients mentaux, et avec de multiples difformités (en particulier à la tête et au visage, aux membres et au système nerveux central). Le définition du terme «bonne buveuse» varie d'une étude à l'autre, mais il désigne en général une personne qui consomme chaque jour de cinq à six verres de bière, de vin ou de spiritueux. Les risques sont certainement proportionnels à la quantité : plus vous buvez, plus il y a de danger pour votre bébé. Et ces dangers augmentent avec l'utilisation d'autres drogues.

Mais même avec une consommation quotidienne réduite pendant la grossesse,

l'alcool semble causer des problèmes sérieux qui comprennent : le risque de fausse couche, de prématurité et de complications pendant le travail et l'accouchement, ainsi que des retards possibles de développement pendant la période néonatale et au cours de l'enfance. Bien que plusieurs femmes arrivent à boire plus légèrement pendant leur grossesse (un verre de vin par soir, par exemple) et à mettre quand même au monde des bébés en santé, rien ne nous permet de penser que ce soit là une bonne habitude. S'il existe une dose quotidienne d'alcool ne comportant pas de danger, cette dose n'est pas encore connue.

Ceci en partie parce que chaque foetus, comme chaque mère, a des composantes génétiques différentes et ne réagit pas de la même manière à une drogue comme l'alcool. La concentration d'alcool qui pénètre dans la circulation sanguine du foetus et de la mère est pratiquement la même; la femme enceinte partage donc avec son bébé chaque verre qu'elle boit. Ceci nous amène à vous suggérer d'arrêter de boire pendant le reste de votre grossesse, sauf peut-être un verre de vin à l'occasion d'un anniversaire ou d'une fête, même si vous ne devez pas vous en faire avec vos consommations antérieures. (Si vous buvez, faites-le toujours pendant le repas puisque la nourriture réduit l'absorption de l'alcool.)

Pour certaines femmes, cela est aussi facile à faire qu'à dire : celles-là s'éloigneront de l'alcool au début de leur grossesse et persisteront jusqu'à l'accouchement. Pour d'autres, en particulier pour celles qui «se détendent» avec des cocktails ou qui boivent du vin en mangeant, l'abstinence pourra nécessiter un grand effort et même un changement de style de vie. Si vous buvez pour vous détendre, essayez désormais d'utiliser d'autres méthodes de relaxation : la musique, les bains chauds, les massages, l'exercice, la lecture. Si l'alcool fait partie d'un rituel quotidien auquel vous tenez, essayez un *Virgin Mary* (un *Bloody Mary* sans vodka) au brunch, des cidres pétillants ou des boissons de malt au dîner, un spritzer à l'orange ou au pamplemousse (moitié jus, moitié soda), un *Faux Daiquiri* ou une *Sangria vierge* (*voir à la page 75*) à l'heure de l'apéritif, dans les verres et avec le cérémonial habituels. Si votre mari se joint à vous (au moins quand il est en votre compagnie), vous trouverez l'entreprise plus facile.

Le plus tôt une bonne buveuse arrête de boire pendant sa grossesse, le moins elle fait courir de risques à son bébé. On conseille parfois à une femme qui boit beaucoup et qui refuse de s'abstenir de mettre fin à sa grossesse, de demander de l'aide aux *Alcooliques Anonymes* ou d'aller dans une clinique de désintoxication.

LA CIGARETTE

«Je fume depuis dix ans. Est-ce que cela sera dommageable pour mon bébé?»

Heureusement, il n'y a pas de preuve que l'usage de la cigarette avant la grossesse (même pendant dix ou vingt ans) fasse tort au foetus en développement. Mais il est prouvé que le fait de continuer à fumer pendant la grossesse — en particulier au delà du quatrième mois — peut causer une foule de complications prénatales, allant de la fausse couche et des saignements précoces pendant le premier trimestre jusqu'à la rupture prématurée des membranes et le décollement du placenta pendant le dernier trimestre. On a aussi de bonnes raisons de croire que la cigarette chez la femme enceinte affecte directement et de façon très nette le développement du bébé dans l'utérus.

Le plus grand risque est celui de donner naissance à un bébé d'un poids inférieur à la normale, avec tous les dangers qui sont reliés à ce problème, en particulier le décès

périnatal (juste avant, pendant ou après la naissance). Les bébés des femmes qui fument trois paquets par jour courent quatre fois plus de danger d'avoir un résultat très bas à l'indice Apgar (l'échelle de base utilisée pour évaluer les bébés à la naissance), ce qui signifie qu'ils ne sont pas tout à fait en aussi bonne santé que les autres bébés. Et on a des preuves qu'en moyenne, ils ne rattrapent presque jamais les enfants des non-fumeuses, qu'ils peuvent avoir des déficiences intellectuelles ou physiques à long terme, et qu'ils peuvent aussi être hyperactifs. Une étude a démontré qu'à 14 ans, les enfants de fumeuses avaient tendance à être sujets à des maladies respiratoires, à être plus petits que les enfants des non-fumeuses et à avoir moins de succès à l'école.

On croyait jadis que la mauvaise nutrition prénatale était responsable des difficultés de ces enfants : en effet, on pouvait penser que les mères fumaient au lieu de manger. Mais de récentes études montrent que ce n'est pas le cas; les mères qui fument et qui mangent et engraissent autant que les mères qui ne fument pas donnent elles aussi naissance à des bébés plus petits. L'empoisonnement au monoxyde de carbone et une réduction de l'oxygène provenant du placenta semblent en être les causes. Un énorme gain de poids (18 kilos ou plus) peut en quelque sorte réduire les risques d'avoir un bébé trop petit chez la mère qui fume, mais cet excès de poids amène d'autres risques à la mère et à l'enfant. En conséquence, quand vous fumez, votre bébé vit dans un utérus rempli de fumée. Son rythme cardiaque s'accélère, il tousse, crache et, pire encore, il ne peut grandir et se développer comme il le devrait. Diminuer le nombre de cigarettes que vous fumez ne peut aider qu'un peu : plus vous fumez de cigarettes, plus il y a de risques pour votre bébé. Mais dans la plupart des cas, la diminution est illusoire parce que la fumeuse compense tout simplement en prenant des bouffées plus fréquentes et plus intenses et en fumant plus chacune des cigarettes, comme elle le fait aussi quand elle fume du tabac faible en nicotine et en goudron, croyant ainsi réduire le danger.

Mais il ne faut pas vous alarmer. Certaines études prouvent que les femmes qui cessent de fumer au début de leur grossesse (pas plus tard que le quatrième mois) peuvent ramener les risques de dommages chez le foetus au même niveau que chez les non-fumeuses. Le plus tôt est le mieux; l'abandon de la cigarette, même pendant le dernier mois, peut aider à préserver le sang qui se dirige vers le bébé pendant l'accouchement. Chez certaines femmes, l'abandon sera facile pendant les premiers mois; en effet, plusieurs développent un dédain soudain pour la cigarette, ce qui est probablement un message dicté par l'instinct de santé. Si vous n'avez pas la chance d'avoir une aversion aussi naturelle, essayez d'arrêter avez l'aide d'une méthode ou d'une thérapie anti-tabagisme.

Vous pouvez avoir des symptômes de sevrage lorsque vous cessez de fumer; les symptômes exacts varient d'une personne à l'autre. Les plus fréquents sont le besoin de tabac, l'irritabilité, l'anxiété, l'agitation, l'affaiblissement, les dérangements dans le sommeil et les problèmes gastro-intestinaux. Certaines personnes trouvent que la concentration, le jugement et le fonctionnement physique et mental sont tous atteints. Dans la plupart des cas, ces symptômes ne dureront pas plus de quelques jours, bien qu'à l'occasion, certains effets se prolongent. Les bénéfices dureront cependant toute la vie, pour vous et pour votre bébé. (*Pour des conseils sur l'abandon des mauvaises habitudes, voir à la page 43.*)

QUAND LES AUTRES FUMENT

«J'ai cessé de fumer, mais mon mari fume encore deux paquets par jour. J'ai toujours peur que cela ne cause du tort à mon bébé.»

Il devient de plus en plus évident que la fumée affecte non seulement la personne qui a une cigarette à la bouche, mais aussi tout le monde autour d'elle. C'est le cas pour un foetus en développement, si la mère s'approche du fumeur. Alors, si votre mari fume (ou qui que ce soit qui vit avec vous ou qui travaille près de vous), l'organisme de votre bébé sera contaminé par les sous-produits, presque autant que si vous fumiez vous-même.

Si votre mari vous dit qu'il ne peut cesser de fumer, demandez-lui à la rigueur de fumer hors de la maison ou dans une autre pièce, loin de vous. Il vaudrait mieux bien sûr qu'il arrête, non seulement pour sa propre santé mais aussi pour le bien-être à long terme du bébé. Des études ont prouvé que le tabagisme (du père ou de la mère) peut être responsable de problèmes respiratoires chez le nouveau-né et chez l'enfant après la naissance; il peut aussi nuire à la maturation des poumons. (Si vous décidez d'allaiter et de fumer, les poisons du tabac contamineront le lait que boira votre bébé.)

Vous ne serez sans doute pas capable de persuader vos collègues d'arrêter de fumer, mais vous pourrez arriver à les convaincre d'aller fumer ailleurs quand vous serez dans les alentours. (Dans certains groupements et compagnies, on supportera officiellement vos efforts pour créer des espaces pour non-fumeurs.)

COMMENT CESSER DE FUMER

Identifiez les raisons pour lesquelles vous fumez. Par exemple, fumez-vous par plaisir, pour vous stimuler ou pour vous détendre? Pour réduire vos tensions et vos frustrations, pour avoir quelque chose dans vos mains et votre bouche, pour satisfaire un besoin? Peut-être fumez-vous par habitude, sans y penser? Une fois que vous aurez compris vos motivations, vous devriez être capable de les remplacer par d'autres.

Identifiez votre motivation d'arrêter. Quand vous êtes enceinte, la motivation est très évidente.

Choisissez votre méthode pour cesser. Voulez-vous arrêter tout d'un coup ou aller en diminuant? Dans les deux cas, ne fixez pas le «dernier jour» trop loin. Prévoyez une journée complète, remplie d'activités, au cours de laquelle vous ferez des choses que vous n'associez pas avec la cigarette.

Essayez de sublimer votre envie de fumer. Parmi les conseils suivants, faites ce que vous croyez être le plus utile :

■ Si vous fumez surtout pour garder vos mains occupées, essayez de jouer avec un crayon, un collier ou une paille; tricotez, frottez votre argenterie, inventez une nouvelle recette culinaire, écrivez une lettre, jouez du piano, apprenez à peindre, faites des poupées de chiffon, faites des casse-tête ou des mots croisés, défiez quelqu'un à une partie d'échecs ou de scrabble; bref, faites tout ce qui pourra vous faire oublier de prendre une cigarette.

■ Si vous fumez pour obtenir une gratification orale, essayez un substitut : des légumes crus, du maïs soufflé, des bâtonnets de blé entier, de la gomme à mâcher à base de sorbitol, un cure-dent, un fume-cigarette vide. Évitez de grignoter des calories vides.

■ Si vous fumez pour vous stimuler, essayez d'obtenir votre stimulus à l'aide d'une marche vigoureuse, d'un livre captivant, d'une bonne conversation. Assurez-vous que votre diète contient tous les éléments nutritifs essentiels et que vous mangez souvent, pour ne pas vous sentir affaissée par la baisse de sucre dans votre sang.

■ Si vous fumez pour réduire vos tensions et pour vous détendre, essayez plutôt l'exercice ou les techniques de relaxation. Écoutez de la musique douce pendant que vous tricotez. Prenez une longue marche. Faites-vous donner un massage ou faites l'amour.

■ Si vous fumez pour le plaisir, cherchez le plaisir ailleurs, de préférence dans des endroits où l'on ne fume pas. Allez au cinéma, allez dans une boutique de bébé, visitez votre musée préféré, assistez à un concert ou à une pièce de théâtre, dînez avec une amie qui est allergique à la fumée. Ou essayez quelque chose de plus actif, comme un partie de tennis!

■ Si vous fumez par habitude, évitez les endroits où vous fumiez habituellement; fréquentez plutôt des endroits où il est interdit de fumer. Tenez-vous loin des gros fumeurs.

■ Si vous associez la cigarette avec une boisson, de la nourriture ou un repas en particulier, évitez ce plat ou cette boisson et prenez vos repas dans un nouvel endroit. (Supposons que vous fumez deux cigarettes au petit déjeuner mais

(suite à la page suivante)

(suite de la page précédente)

que vous ne fumez jamais au lit, alors déjeunez au lit pendant quelques jours.)

▪ Quand vous ressentez le besoin de fumer, prenez plusieurs respirations profondes en faisant une pause entre chacune d'elles. Retenez la dernière respiration pendant que vous allumez une allumette. Expirez lentement en soufflant sur l'allumette. Faites semblant que c'était une cigarette et écrasez-la.

Si vous trichez et fumez une cigarette, ne soyez pas désespérée. Revenez simplement, tout de suite, à vos résolutions, en sachant que chaque cigarette que vous ne fumez pas aidera votre bébé.

Considérez la cigarette comme une question non négociable. Quand vous étiez fumeuse, vous ne pouviez pas fumer au cinéma, dans le métro, dans certains magasins, même dans certains restaurants. C'était la règle. Maintenant vous devez vous dire que vous ne pouvez pas fumer, point. Il en est ainsi.

LA MARIJUANA ET LES AUTRES DROGUES

«Je fume de la marijuana à l'occasion — seulement dans les soirées sociales — depuis à peu près dix ans. Est-ce que mes chromosomes peuvent êtres modifiés au point de déranger le bébé que je porte? Et est-ce dangereux de fumer du cannabis pendant la grossesse?»

Comme c'était le cas pour la cigarette il y a vingt ans, on ne connaît pas encore tous les effets de l'utilisation de la marijuana. En conséquence, celles qui choisissent d'en fumer aujourd'hui servent de cobayes pour tester un produit dont les dangers ne seront pas de sitôt complètement connus. Et puisque la marijuana traverse le placenta, les mères qui en fument pendant leur grossesse font également de leurs enfants des cobayes avant même qu'ils ne soient nés.

On recommande en général aux couples qui essaient de concevoir de s'abstenir de fumer de la marijuana, parce qu'elle peut empêcher la conception. Mais si vous êtes déjà enceinte, vous ne devez pas vous en faire avec la prise antérieure de marijuana; il n'existe aucune preuve que cela affectera le foetus.

L'histoire se termine moins bien, cependant, quand il est question de celles qui fument pendant leur grossesse. Des études démontrent que les femmes qui prennent de la marijuana au moins une fois par mois pendant leur grossesse sont deux fois plus susceptibles que les autres d'avoir des traces de méconium dans leur liquide amniotique pendant le travail (une complication qui peut indiquer une souffrance foetale); elles sont aussi plus exposées à souffrir d'hyperémésie (vomissements chroniques et sévères qui peuvent nuire sérieusement à l'alimentation prénatale), à ne pas prendre suffisamment de poids et à être anémiques; de plus, elles sont sujettes à un travail plus dangereux parce qu'il sera trop rapide ou trop long, qu'il pourra s'interrompre ou nécessiter une césarienne; elles seront légèrement plus susceptibles d'avoir des bébés dont le poids à la naissance est inférieur à la moyenne; enfin, on sait qu'elles seront deux fois plus portées à avoir des bébés ayant besoin de manoeuvres de réanimation après l'accouchement. Même si la marijuana peut ne pas avoir d'effets toxiques directs sur le bébé qui se développe, elle affecte les fonctions du placenta et le système endocrinien du foetus, et peut nuire au succès du développement de la grossesse.

Alors traitez la marijuana comme vous le feriez pour toutes les autres drogues pendant la grossesse; n'en prenez pas, à moins d'en avoir besoin pour une raison médicale et qu'elle vous soit prescrite. Si vous en avez déjà fumé au début de votre grossesse, ne vous en faites pas. Comme les fonctions du placenta augmentent à mesure que la grossesse progresse, il est fort probable qu'aucun tort n'a été fait. Toute femme qui semble avoir de la difficulté à se débarrasser de ses habitudes de fumer de la marijuana devrait demander une aide professionnelle aussitôt que sa grossesse est confirmée.

Les femmes enceintes qui font usage d'autres drogues de «délassement» mettent aussi leur bébé en danger. On n'en connaît pas suffisamment sur les dangers, et leurs bienfaits ne valent pas la peine de courir un aussi grand risque. L'utilisation des drogues de la rue, dont l'acheteur ne connaît jamais l'exacte composition, présente des dangers plus grands encore. Une drogue qui crée une dépendance, comme l'héroïne, peut «accrocher» non seulement la mère mais aussi le foetus; elle aura alors des effets dévastateurs à la naissance.

LA CAFÉINE

«Je trouve difficile de passer à travers ma journée sans prendre mes deux tasses de café. Cependant, j'ai lu que la caféine peut donner lieu à des anomalies à la naissance et des bébés dont le poids est inférieur à la moyenne. Est-ce vrai?»

Cela est probablement faux, si l'on s'en tient aux plus récentes études scientifiques. La caféine (que l'on retrouve dans le café, le thé, les *colas* et les autres boissons gazeuses ainsi que dans le chocolat) ne traverse pas le placenta et n'atteint pas la circulation sanguine du foetus. Mais, bien que de précédentes études aient démontré les nombreux effets dangereux de la caféine sur les foetus des animaux, les études récentes sur les humains indiquent que l'usage modéré ne représente aucun risque pendant la grossesse (jusqu'à trois tasses de café ou l'équivalent par période de 24 heures).

Il existe tout de même des raisons valables d'abandonner le café, le thé et les *colas* pendant la grossesse, ou du moins de diminuer leur consommation. Premièrement, la caféine a un effet diurétique, qui draine hors du corps les liquides et le calcium, tous deux essentiels à la santé de la mère et du foetus. Si de toute façon vous avez un problème de mictions fréquentes, la caféine ne fera que l'augmenter. Deuxièmement, le café et le thé, en particulier quand ils sont pris avec du sucre et de la crème, vous bourrent sans être nutritifs et ils peuvent gâter votre appétit. En ce qui concerne les *colas*, non seulement vous bourrent-ils, mais ils sont de plus remplis de calories vides et d'une variété de produits chimiques douteux; on ne sait même pas si ceux qui sont diététiques sont sans danger quand vous êtes enceinte. (La saccharine n'est absolument pas recommandée quand vous êtes enceinte. L'aspartame (*Equal*, *Nutrasweet*) ne semble pas être nocive pour les foetus chez les femmes qui n'ont pas de difficulté à supporter la phenylalanine. Mais il serait quand même prudent d'éviter de l'utiliser jusqu'à ce que de plus amples études en confirment la sécurité.) Troisièmement, la caféine pourrait exacerber vos changements d'humeur, normaux pendant la grossesse, et nuire à l'efficacité de votre repos. Finalement, le fait que plusieurs femmes perdent le goût du café au début de leur grossesse nous porte à croire que mère Nature considère ce produit nuisible à la femme enceinte.

Comment vous débarrasser de l'habitude du café? La première chose à faire est de trouver une motivation, ce qui est facile pendant la grossesse. En effet, vous voulez donner à votre bébé le meilleur départ possible pour être en santé dans la vie. La seconde chose à faire, c'est de déterminer les raisons pour lesquelles vous en buvez. Si vous buvez du café ou du thé par goût ou pour le bienfait que vous apporte une boisson chaude, vous pouvez alors changer pour une boisson décaféinée de façon naturelle (mais sans sucre et pas plus de deux tasses par jour, sinon vous n'aurez plus de place pour les bonnes choses). Si vous buvez des *colas* pour le goût, nous ne pouvons vous recommander un substitut sans caféine, car aucune boisson gazeuse n'a sa place pendant la grossesse. Si vous avez soif, vous trouverez de toute manière que les jus et l'eau plate ou gazéifiée étanchent mieux la soif que les *colas*. Si vous avez besoin du remontant que vous procure la caféine, l'exercice et une bonne nourriture seront plus efficaces et de façon plus naturelle, en particulier si vous consommez beaucoup de protéines ou si vous faites quelque chose qui vous stimule (danser, faire du jogging, faire l'amour). Vous vous affaisserez sans doute pendant quelques jours après avoir arrêté de consommer de la caféine, mais vous vous sentirez vite mieux que jamais. (Bien sûr vous aurez quand même la fatigue des premiers mois de la grossesse.)

Si vous buvez du café, du thé ou du *cola* pour vous occuper, faites autre chose, une activité saine pour votre bébé. Tricotez-lui un chandail, allez faire une marche ou acheter un berceau, râpez des légumes pour le dîner. Si la boisson à base de caféine fait partie de votre rituel quotidien (la pause café, la lecture du journal, regarder la télévision), changez le moment et le lieu de ce rituel et changez aussi la boisson qui l'accompagne.

La réduction des effets du sevrage de la caféine. Mais comme le sait bien toute personne qui s'adonne au café, au thé ou au *cola*, c'est une chose que de vouloir abandonner la caféine et une autre que d'y arriver. Si vous êtes une grande consommatrice et que vous cessez brusquement, vous devez vous attendre à avoir des symptômes de sevrage qui comprennent des maux de tête, de la fatigue et de la léthargie. Mais vous pouvez réduire ces effets secondaires :

- Gardez à la hausse le taux de sucre dans votre sang; par le fait même, vous maintiendrez votre énergie. Mangez souvent, en particulier quand vous avez mal à la tête, et concentrez votre alimentation sur des aliments riches en protéines et en hydrates de carbone. Les suppléments de vitamines peuvent aussi aider.

- Faites des exercices en plein air tous les jours. Croyez-le ou non, ils augmenteront également votre niveau d'énergie.

- Assurez-vous de dormir suffisamment — ce qui sera probablement plus facile sans caféine.

- Si vous buvez de grandes quantités de café ou d'autres boissons à base de caféine, il sera préférable d'arrêter progressivement pendant une période de quelques jours pour réduire l'importance des symptômes du sevrage.

L'EXPOSITION AUX MICRO-ONDES

«J'ai lu que l'exposition aux micro-ondes est dangereuse pour le foetus en développement. Devrais-je débrancher mon appareil jusqu'à ce que le bébé soit né?»

Le four à micro-ondes peut être le meilleur ami des futures mamans qui travaillent; en effet, il rend possible la confection de repas rapides et nourrissants. Mais comme pour plusieurs des miracles de la technologie moderne, on raconte qu'il peut aussi être un des dangers de cette technologie. La controverse existe encore à savoir si oui ou non nous sommes affectés par l'exposition aux micro-ondes. De nouvelles recherches devront être faites avant que nous puissions trancher la question. On croit cependant que deux sortes de tissus humains sont particulièrement vulnérables aux effets des micro-ondes (le foetus en développement et les yeux) parce que ces tissus ont une faible capacité de dissiper la chaleur que les ondes génèrent. Au lieu de débrancher votre four à micro-ondes, vous devriez donc prendre des précautions. D'abord, assurez-vous que votre four est bien étanche (il existe des compteurs qui vérifient les fuites; certaines villes offrent ce service). Ensuite, ne vous tenez pas près du four lorsqu'il est en action. Enfin, suivez attentivement les directives du fabricant.

LA TOXOPLASMOSE

«Le résultat de mon test de toxoplasmose s'est avéré positif. Le médecin m'a dit qu'il est possible que je doive me faire avorter. J'ai le coeur brisé.»

On constate fréquemment la présence d'anticorps qui révèlent une exposition antérieure à la toxoplasmose. Mais cette infection est rarement active pendant la grossesse. Le parasite qui cause la maladie, le *toxoplasmus gondii*, est transmis aux humains par les matières fécales des chats et par la viande crue. L'atteinte chez les adultes est tellement légère que ses symptômes (une légère éruption, quelques douleurs, des glandes enflées et une faible fièvre) passent souvent inaperçus. Mais alors que la femme infectée pendant sa grossesse ne court aucun risque, son foetus peut souffrir de maladies graves, avoir des malformations et même mourir.

Cependant, avant que vous ne mettiez fin à votre grossesse, votre médecin voudra certainement faire d'autres tests pour savoir si l'infection est vraiment active. Les experts recommandent de prélever un nouvel échantillon de sang pour refaire le test de la toxoplasmose et, par la même occasion, de réexaminer le premier échantillon. S'il y a une augmentation des protozoaires depuis le premier test et s'il y a une présence accrue d'anticorps IgM, l'infection est probablement active. Mais dans 95 p. cent des cas, les tests subséquents s'avéreront négatifs.

Dans les rares cas où l'on confirme l'infection chez la mère, les futurs parents doivent examiner les faits, en discuter avec leur médecin et si possible voir un conseiller en génétique. Les risques d'infection pour le foetus pendant le premier trimestre sont relativement faibles, probablement moins de 25 p. cent, mais l'éventualité de séquelles laissées par l'infection reste élevé. Pendant le second trimestre la possibilité d'infection est un peu plus grande, mais les conséquences le sont un peu moins. Pendant le dernier trimestre, le bébé est plus enclin à être contaminé, mais le potentiel de dommages sérieux est minimal. Malheureusement, il n'existe aucune façon de vérifier si le foetus est porteur de la maladie, bien qu'à l'occasion l'échographie puisse détecter les dommages qui ont déjà été produits au cerveau.

Au moins une femme sur trois est déjà immunisée lorsqu'elle conçoit (le taux est plus élevé chez les femmes qui mangent de la viande crue ou très peu cuite ou qui ont des chats à la maison) et dans ce cas, elle ne court aucun risque de transmettre l'infection à sa progéniture. Si vous n'êtes pas immunisée, vous pouvez prévenir l'infection comme ceci :

■ Évitez les chats des autres et les animaux errants. Faites examiner les chats que vous avez à la maison pour savoir s'ils ont une infection active. Si vous avez un chat infecté, envoyez-le au chenil ou demandez à des amis de s'en occuper pendant au moins six semaines (la période d'infection). Évitez que les autres n'attrapent l'infection : ne leur donnez pas de viande crue à manger et ne leur permettez pas de se balader dehors, de chasser les souris et les oiseaux, ou de fraterniser avec d'autres chats. Faites vider la litière par quelqu'un d'autre.

▪ Ne jardinez pas et ne laissez pas les enfants jouer dans le sable où les chats ont pu laisser des matières fécales. Lavez vos légumes du jardin avec du détergent (en les rinçant très bien), pelez-les ou faites-les cuire.

▪ Ne mangez pas de viande crue. Évitez la viande qui n'a pas été cuite au moins à 60 °C (140 °F). Dans les restaurants, commandez de la viande bien cuite.

LES RADIOGRAPHIES

«J'ai eu une série de radiographies chez le dentiste avant de savoir que j'étais enceinte. Est-ce que cela a pu nuire à mon bébé?»

Ne vous en faites pas. Les radios du dentiste sont dirigées loin de votre utérus et un tablier de plomb protège efficacement votre utérus et votre bébé de toute radiation.

La sécurité des autres types de radios pendant la grossesse est cependant plus discutable. Personne ne sait exactement jusqu'à quel point une dose de radiation peut être sans danger ou quels en sont les dangers potentiels. On croit que les radiations directes peuvent affecter le foetus, au moins pendant le premier trimestre. Heureusement, les risques ont été réduits à mesure que les équipements se sont améliorés et raffinés; les appareils produisent maintenant de plus petites doses de radia-

tions et deviennent plus précis en se concentrant directement sur la région visée.

Bien sûr, il n'est pas très sage de courir des risques inutilement, si petits soient-ils. Mais il arrive qu'il soit nécessaire de le faire. La Corporation professionnelle des médecins et l'Association des radiologistes du Québec a mis au point un dépliant décrivant en détail les dangers et les avantages de chaque type de radiographie. Le comité sur la radiologie de l'*Académie américaine de pédiatrie* affirme, quant à lui, qu'étant donné la faible probabilité de malformations de naissance dues à l'exposition des femmes enceintes aux radiographies, nul n'est besoin de remettre à plus tard une radio si elle s'avère véritablement nécessaire pendant la grossesse et cela, même s'il s'agit d'une radiographie de l'abdomen. Mais il est bon de tenir compte des points suivants :

▪ Faites toujours savoir que vous êtes enceinte au médecin qui prescrit une radiographie et au technicien qui l'exécute.

▪ N'ayez pas de radio pendant votre grossesse, même chez le dentiste, à moins que les avantages ne soient plus grands que le danger couru. Votre médecin et votre dentiste peuvent vous aider à prendre une décision à ce sujet. (*Voir «Peser le pour et le contre, à la page 58.*)

▪ N'ayez pas de radiographie si le diagnostic peut s'établir autrement.

▪ Si une radio s'avère nécessaire, assurez-vous qu'elle sera prise dans un établissement autorisé à le faire. L'équipement doit y être moderne, en bonne condition, manipulé par des techniciens bien entraînés et consciencieux qui seront supervisés par un radiologiste d'expérience. Le faisceau d'ondes radio devrait, quand c'est possible, être ajusté de façon à exposer seulement la région minimale nécessaire; les autres régions, en particulier l'utérus, devraient être protégées par un tablier de plomb.

- Suivez précisément les directives des techniciens, en faisant surtout attention de ne pas bouger pendant l'exposition, pour éviter d'avoir à reprendre la radiographie.

- Le plus important, si vous avez une radio ou si vous avez à en subir une, c'est de ne pas perdre votre temps à vous soucier des conséquences possibles. Votre bébé est plus en danger lorsque vous oubliez de boucler votre ceinture de sécurité!

TOMBER MALADE

«J'ai peur que mon bébé ne souffre si je tombe malade. Et si j'ai de la fièvre, je crains qu'il n'existe rien que je puisse prendre sans danger.»

La grossesse est un de ces moments où l'adage est plus vrai que jamais : *Mieux vaut prévenir que guérir.* Vous n'aurez pas à vous préoccuper d'un remède pour le rhume si vous ne l'attrapez pas. Voici les meilleures façons d'y arriver :

- Gardez votre résistance à la hausse. Ayez la meilleure diète possible (*voir «Le Régime infaillible», à la page 61*), dormez suffisamment et ne vous épuisez pas en essayant d'en faire trop.

- Évitez comme la peste les gens malades. Restez à l'écart de ceux que vous savez malades (asseyez-vous loin de ceux qui toussent et qui éternuent dans l'autobus), et ne leur serrez jamais la main (cette pratique transmet non seulement des bons sentiments, mais aussi des microbes).

- Vous ne pourrez éviter complètement vos enfants s'ils ont un rhume ou la grippe. Mais vous pourrez éviter de toucher leurs vêtements et leurs mouchoirs souillés, de finir leurs repas ou de boire dans leur verre, et de les embrasser sur le visage. Voyez à ce qu'ils se lavent souvent les mains et à ce qu'ils couvrent leur bouche lorsqu'ils toussent ou qu'ils éternuent.

Désinfectez les appareils téléphoniques et toutes les surfaces qu'ils utilisent fréquemment. Autant que possible, demandez à votre mari, à votre mère ou à une amie qui n'est pas enceinte de tenir le rôle de l'infirmière. Si un enfant se présente avec une quelconque éruption, éloignez-vous d'eux et appelez immédiatement votre médecin, à moins que vous sachiez que vous avez été vaccinée contre la rubéole[1] et la varicelle.

Si, en dépit de vos efforts, vous attrapez un rhume ou la grippe (ce qui arrive à un moment donné à la plupart des femmes enceintes), vous pouvez vous sentir rassurée en pensant qu'une petite maladie, bien qu'elle soit désagréable pour vous, ne peut nuire à votre bébé.

Ce sont les traitements médicaux traditionnels (les antihistaminiques, l'aspirine et les antibiotiques) qui posent des problèmes. Ne prenez aucun de ces derniers ou quelque autre médication, sans l'avis de votre médecin; il ou elle saura ce qui est sans danger pendant la grossesse et ce qui sera efficace dans votre cas. L'aspirine n'est pas à conseiller, en particulier vers la fin de la grossesse, car elle peut amener des complications et des saignements pendant l'accouchement. Cependant, si vous avez déjà pris de l'aspirine, ne paniquez pas. Il n'existe pas de preuve que quelques comprimés soient dangereux, à moins qu'ils ne soient pris juste avant l'accouchement. On connaît moins les effets de l'acétaminophène (produit sans aspirine comme *Tylénol*, *Alasol* ou *Panadol*) et plusieurs médecins les permettent dans des cas très occasionnels pendant la grossesse. L'ibuprofène peut aussi être recommandée par certains médecins pendant les six premiers mois de la grossesse, mais on ne devrait pas l'utiliser du tout pendant le dernier trimestre. (De toute

1. Votre médecin aura fait un test de rubéole, au cours de votre premier examen prénatal. Assurez-vous de lui demander si vous êtes immunisée ou non.

manière, ces médicaments contre la douleur ne guériront pas le rhume et ne soulageront pas la plupart des symptômes du rhume.) Les médicaments pour le rhume et les sirops pour la toux en vente libre peuvent soulager, mais ils ne sont en général pas recommandés, en particulier au début de la grossesse, avant que le foetus ne soit bien développé.

Heureusement pour vous et pour votre bébé, les remèdes les plus efficaces pour le rhume et la grippe sont aussi les plus sûrs :

■ Tuez dans l'oeuf votre rhume, avant qu'il ne devienne un mauvais cas de bronchite ou une autre infection secondaire. Au tout premier éternuement, prenez le lit ou du moins prévoyez un peu plus de repos.

■ Quand vous êtes couchée ou que vous dormez, gardez votre tête légèrement surélevée pour faciliter votre respiration.

■ Ne privez de nourriture ni votre rhume, ni votre fièvre, ni votre bébé. Continuez le *Régime infaillible*, que vous ayez de l'appétit ou non, et forcez-vous à manger si c'est nécessaire. Assurez-vous de manger des agrumes ou de boire des jus tous les jours, mais ne prenez pas de supplément de vitamines C sans consulter votre médecin.

■ Abusez des liquides. Quand vous avez de la fièvre, que vous éternuez et que votre nez coule, votre corps perd des liquides dont vous et votre bébé avez un grand besoin. Gardez près de votre lit un thermos de jus de pamplemousse ou d'orange chaud (125 ml de concentré de jus congelé, non sucré, et une pinte d'eau bouillante), et buvez-en au moins une tasse à toutes les heures. Essayez aussi le bon vieux bouillon de poulet. Des recherches médicales ont prouvé qu'il aide vraiment.

■ Gardez vos voies respiratoires humides en installant un humidificateur, et en vaporisant l'intérieur de votre nez avec un atomiseur rempli d'eau salée.

■ Si votre gorge est endolorie et irritée ou si vous toussez, gargarisez-vous avec de l'eau chaude salée, à la température d'un thé chaud (1 c. à thé de sel avec 250 ml d'eau).

■ Faites baisser la fièvre naturellement. Prenez des bains ou des douches fraîches, ou épongez-vous avec de l'eau tiède; prenez des boissons fraîches et portez des vêtements légers. Si votre fièvre atteint 39 °C ou plus, appelez immédiatement votre médecin. (Une température du corps élevée pendant une longue période n'est pas bonne pour le bébé.)

■ Si votre rhume ou votre grippe est vraiment grave et que vous ne pouvez dormir ou manger, si vous expectorez des sécrétions verdâtres ou jaunâtres, appelez votre médecin. Il ou elle peut vous prescrire une médication topique qui ne traversera pas le placenta ou, s'il y a un risque de complications, un antibiotique ou un antihistaminique qui est sûr pendant la grossesse.

Souvenez-vous que vous et votre médecin devez peser le pour et le contre quand il s'agit de prendre des médicaments. Ne tardez pas à appeler votre médecin et ne refusez pas de prendre une médication qu'on vous a prescrite et dont on vous assure la sécurité parce que vous avez entendu dire que les médicaments étaient dangereux pendant la grossesse. Ils ne le sont pas.

LA DIARRHÉE

«J'ai un virus intestinal et ma sage-femme m'a interdit les produits laitiers jusqu'à ce que la diarrhée s'arrête. Est-ce sans danger?»

Vous écarter de votre diète pendant quelques jours ne fera aucun mal à votre bébé; par contre, une diarrhée qui se prolonge en fera. Alors suivez les conseils de votre praticienne. Prenez quand même vos suppléments de vitamines et de minéraux si vous le pouvez, buvez beaucoup de liquides (des jus dilués, de l'eau, des thés décaféinés) et autant de calories que possible en mangeant des rôties sèches, des pommes de terre au four (sans la pelure), du riz blanc bouilli ou à la vapeur, des bananes et les autres aliments permis.

Le repos au lit accélérera aussi votre guérison. Si votre diarrhée n'a pas cessé après quarante-huit heures, il est possible qu'on vous prescrive une médication.

LES MÉDICAMENTS

«Comment puis-je connaître, s'ils existent, les remèdes qui sont inoffensifs pendant la grossesse et ceux qui ne le sont pas?»

Aucun médicament n'est, pour la totalité de la population et dans la totalité des cas, totalement inoffensif, qu'il soit prescrit ou en vente libre. Lorsque vous êtes enceinte, chaque fois que vous prenez un médicament le danger existe pour deux individus, dont l'un est très petit et vulnérable. D'autre part, même pendant la grossesse il se présente plusieurs situations où les médicaments deviennent absolument indispensables à la santé, voire à la vie. Votre médecin et vous aurez à décider si oui ou non vous devrez prendre une quelconque médication à un moment précis de votre grossesse, en pesant les risques qu'un médicament pose et les bénéfices qu'il offre. (*Voir à la page 58*). Vous ne devriez prendre aucun médicament sans consultation médicale, ni le prendre s'il n'est pas absolument nécessaire.

Selon la circonstance, le choix d'un médicament dépendra des plus récentes informations disponibles sur sa sécurité. Les médicaments se présentent souvent dans des contenants qui affichent des informations sur leur sécurité, leur sécurité relative, leurs dangers possibles et leurs dangers absolus; ces étiquettes peuvent aider jusqu'à un certain point, mais la plupart sont périmées au moment de leur parution et on ne peut s'y fier. Les instructions à l'intérieur des emballages et les étiquettes ne sont pas très utiles puisque, dans la plupart des cas, on recommande de ne pas prendre ces médicaments pendant la grossesse sans consulter le médecin, même quand on croit que le produit est inoffensif. Dans les circonstances, votre meilleure source est votre médecin.

LES DANGERS DOMESTIQUES

«Plus je lis, plus je suis convaincue que la seule façon de protéger mon bébé de nos jours, c'est de passer les neuf prochains mois enfermée dans une chambre stérile. Même ma maison n'est pas assez sûre.»

Les menaces qui proviennent du nombre croissant des dangers environnementaux auxquels vous et votre bébé devez faire face ne sont pas très grands si on les compare aux dangers qui guettaient votre arrière grand-mère au moment où l'obstétrique moderne venait tout juste de naître. Tous les périls de l'environnement réunis (à part le tabac, l'alcool et les autres drogues) sont beaucoup moins menaçants pour vous et votre bébé aujourd'hui que ne l'était pour vos aïeules une sage-femme aux mains sales et sans expérience. En dépit de toutes les rumeurs de péril qui courent autour de nous, nous répétons : la grossesse et l'accouchement n'ont jamais été plus sûrs.

Mais bien que vous n'ayez pas besoin d'abandonner votre maison et de vous installer dans une chambre stérile, on vous recommande quand même quelques précautions en ce qui a trait aux dangers domestiques :

Les produits de nettoyage. Comme plusieurs produits domestiques sont en usage depuis des années et qu'on n'a jamais établi de corrélation entre une maison propre et des malformations de naissance, il est peu probable que le fait de désinfecter les cabinets ou de polir la table de la salle à manger compromettra le bien-être de votre bébé. En fait, c'est l'inverse qui se produira probablement : l'élimination des bactéries porteuses de microbes prévient les infections grâce à des produits à base de chlore et d'ammoniaque ou grâce à d'autres produits nettoyants. Cela peut même protéger votre bébé.

Aucune étude ne tend à prouver qu'une inhalation accidentelle d'un produit domestique porte préjudice au foetus en développement. Par ailleurs, aucune étude ne prouve que des inhalations fréquentes soient sans danger. Si vous avez été «exposée» à des agents de nettoyage, il n'y a pas de raison de vous inquiéter. Mais pour le reste de votre grossesse, soyez prudente en les utilisant. Laissez votre nez vous guider et lisez les conseils qui suivent afin d'éviter les produits chimiques qui peuvent être dangereux :

▪ Si le produit a une odeur ou des évaporations fortes, ne le respirez pas de trop près. Utilisez-le dans un pièce bien aérée ou ne l'utilisez pas du tout.

▪ Utilisez des vaporisateurs plutôt que des aérosols en bombe.

▪ Ne mélangez jamais (même quand vous n'êtes pas enceinte) l'ammoniaque avec un produit à base de chlore; le mélange produit des émanations très dangereuses.

▪ Évitez d'utiliser des produits comme les nettoyeurs de four et les liquides de nettoyage à sec dont les étiquettes indiquent qu'ils sont toxiques.

▪ Portez des gants quand vous nettoyez. Non seulement protégeront-ils vos mains contre l'usure et les éraflures, mais ils préviendront l'absorption par la peau des produits chimiques toxiques.

L'eau du robinet. Après l'oxygène, l'eau est le deuxième élément le plus important dans la vie. Bien que le jeûne ne soit pas médicalement recommandé, les humains peuvent survivre au moins une semaine sans manger, mais seulement quelques jours sans boire. En d'autres mots, il est plus dangereux de ne pas boire d'eau que de le faire.

Il est vrai que l'eau a déjà mis en péril les vies qu'elle maintenait parce qu'elle contenait des microbes de typhoïde et d'autres maladies mortelles. Mais les traitements modernes ont éliminé de tels dangers, au moins dans les régions développées du globe. Bien que certains soupçonnent que les produits chimiques qu'on utilise pour purifier l'eau représentent des risques pour le foetus, on n'a pas de preuves concluantes à ce sujet. Les dangers sont éliminés dans les villes qui utilisent un système de filtration plutôt que des produits chimiques pour purifier l'eau.

Dans certaines régions, les déchets chimiques des usines, des dépotoirs et des fermes constituent un danger potentiel de contamination. Si ce problème existe dans votre ville, vous en êtes probablement informée. Si c'est le cas ou même si vous n'avez que des soupçons, voici comment vous assurer de la qualité de votre eau.

▪ Informez-vous auprès de la Direction régionale de comté du ministère québécois de l'Environnement, auprès de votre municipalité ou auprès du département de santé communautaire (DSC), au sujet de la pureté et de la sécurité de l'eau que vous buvez. Ces informations sont d'ordre publique et vous y avez accès. Si jamais la qualité de votre eau est différente de celle du reste de votre quartier, faites-la vérifier (que ce soit parce que vos tuyaux sont défectueux, que votre maison se situe à proximité d'un dépotoir ou que sa couleur et son goût sont étranges).

• Si l'eau de votre robinet est douteuse, ou si elle a un drôle de goût, procurez-vous un filtre au charbon pour l'évier de la cuisine. (Il durera plus longtemps si vous ne l'utilisez que pour l'eau que vous buvez et avec laquelle vous cuisinez et non pas pour le lave-vaisselle et les autres besoins.) Ou utilisez de l'eau en bouteille pour boire et cuisiner.

Les insecticides. Bien que certains insectes, comme les chenilles, représentent un danger considérable pour les plantes et les arbres, et que d'autres, comme les fourmis et les cafards, dérangent votre sensibilité, ils sont rarement dangereux pour la santé des humains et même pour les femmes enceintes. Il est en général plus sûr de vivre avec eux que de les éliminer avec des insecticides chimiques, dont certains ont été liés à des malformations de naissance.

Bien sûr, il est possible que votre propriétaire ou vos voisins (s'ils n'attendent pas d'enfant ou n'ont pas de jeunes enfants) ne soient pas d'accord. Si on vaporise souvent votre quartier, évitez d'aller dehors autant que possible jusqu'à ce que l'odeur se soit dissipée, environ pendant deux ou trois jours. Si vous êtes à l'intérieur, gardez vos fenêtres fermées. Si votre propriétaire vaporise les appartements pour éliminer les cafards et les autres insectes, demandez-lui de ne pas le faire dans le vôtre. S'il l'a déjà fait, restez hors de l'appartement pendant une journée ou deux si c'est possible, et ouvrez les fenêtres pour aérer aussi longtemps que vous le pouvez. Les produits chimiques sont susceptibles d'être dangereux seulement pendant que les émanations sont encore présentes. Demandez à quelqu'un de nettoyer toutes les surfaces où vous préparez de la nourriture, dans la zone qui a été vaporisée et autour d'elle.

Sur votre propriété ou dans votre appartement, essayez une approche naturelle pour éliminer les insectes. Enlevez les mauvaises herbes au lieu de les vaporiser. Faites enlever à la main les larves des chenilles ou les autres insectes nuisibles que vous trouvez dans les arbres et sur les plantes. Ou essayez de convaincre les autorités qui sont responsables de la vaporisation de pesticides d'utiliser un mélange d'eau et de savon au lieu de produits chimiques; ce mélange tue les insectes en bouchant leurs voies respiratoires. La technique de l'eau et du savon peut nécessiter deux vaporisations, mais elle sera efficace. Éliminez les cafards et les fourmis avec de l'acide borique (en arrosant les secteurs de circulation dense); l'acide borique n'est pas nuisible à l'être humain (à moins qu'il n'en mange) et à ses foetus et il est probablement plus efficace que les insecticides courants. Les pièges à insectes sont également sans danger.

Si vous avez été accidentellement en contact avec des insecticides ou des herbicides, ne paniquez pas. Une brève exposition indirecte ne fera pas de tort à votre bébé. L'exposition fréquente et à long terme, pour celles qui travaillent quotidiennement avec des produits chimiques (comme dans les usines), augmente les risques.

Les émanations de peinture. Dans tout le règne animal, la période qui précède la naissance (ou la ponte des oeufs) est consacrée à la préparation soigneuse de l'arrivée de la progéniture. Les oiseaux garnissent leur nid de plumes, les écureuils remplissent leur trou dans les arbres avec des feuilles et des branches, et les parents humains passent en revue des tonnes de papiers peints et d'échantillons de tissus.

Et presque invariablement (quand ils arrivent à se mettre d'accord sur une couleur), il est question de peindre la chambre du bébé. Cela pouvait représenter un danger pour la santé du futur bébé dans le temps où la peinture était fabriquée à base d'arsenic ou de plomb. Mais la peinture moderne au latex est beaucoup plus sûre. Elle sèche rapidement, produit moins d'émanations et contient rarement du plomb. Mais la peinture n'est quand même pas la meilleure des activités pour la femme enceinte, même pour celle qui essaie désespérément de s'occuper pendant les dernières semaines d'attente. Il est d'abord dangereux de se balancer sur le dessus des échelles et l'odeur de la peinture peut provoquer la nausée. Essayez plutôt de confier cette partie de l'installation au futur papa ou à quelqu'un d'autre.

Pendant qu'on peinture, essayez de sortir de la maison. Que vous soyez présente ou non, assurez-vous que les fenêtres sont ouvertes pour aérer la pièce. Évitez complètement toute exposition aux dissolvants de peinture, qui sont très toxiques, et éloignez-vous quand on enlève la peinture (qu'on utilise des produits chimiques ou des ponçeuses).

LA POLLUTION ATMOSPHÉRIQUE

«Il me semble que tout est dangereux quand on est enceinte, même de respirer. Est-ce que la pollution de l'air fera tort à mon bébé?»

Bien sûr, si vous viviez dans un terminus d'autobus ou dans un poste de péage sur une autoroute congestionnée, vous exposeriez votre foetus à un excès de polluants, en le privant de l'oxygène qui lui est essentiel. Le fait de respirer dans une grande ville ne présente cependant pas autant de dangers que vous pourriez le croire, considérant surtout que vous n'avez pas le choix. Des milliers de femmes vivent et respirent dans des grandes villes à travers le monde et donnent naissance à des millions de bébés en santé. Même dans les

années 1960, quand la pollution avait atteint son pire niveau de densité dans les grandes villes industrielles, on n'a pas enregistré de dommages particuliers chez les nouveau-nés.

La respiration de tous les jours n'aura donc pas d'effet nuisible sur votre bébé. Même une quantité de monoxyde de carbone suffisante pour rendre la mère malade ne semble pas avoir d'effet néfaste sur le foetus au début de la grossesse (quoiqu'un empoisonnement au monoxyde de carbone plus tard dans la grossesse le puisse). Il est cependant logique d'éviter la plupart des polluants à dose exagérée :

■ Quittez pendant de longues périodes les pièces remplies de fumée, et faites-le souvent. Souvenez-vous que la fumée de pipe ou de cigare produit encore plus de fumée dans l'air que les cigarettes, parce qu'elle n'est pas respirée par le fumeur. Demandez aux membres de votre famille, à vos invités et à vos collègues de travail de ne pas fumer en votre présence.

■ Faites vérifier le système d'échappement de votre voiture pour être sûre qu'il n'y a pas de fuite de gaz toxiques et que le tuyau d'échappement n'est pas rouillé. Ne démarrez jamais votre voiture dans le garage quand les portes sont fermées; gardez la fenêtre arrière de votre familiale fermée quand la voiture est en marche; évitez de faire la file dans les stations-service quand les autres voitures vous crachent leur monoxyde de carbone; gardez la ventilation de votre voiture fermée quand vous conduisez dans une circulation dense.

■ Si vous êtes témoin d'une alerte à la pollution, restez à l'intérieur autant que vous le pouvez, les fenêtres fermées et l'air climatisé en marche, si vous en avez un. Suivez toutes les instructions que donneront les autorités et qui concernent particulièrement les résidents à risque.

■ Ne courez pas, ne faites pas de bicyclette, ne marchez pas le long des autoroutes bondées et ne faites pas d'exercice dehors quand il y a une alerte à la pollution. Vous inspirez plus d'air — donc de pollution — quand vous êtes active.

LES DANGERS EN MILIEU DE TRAVAIL

«On entend beaucoup parler des dangers en milieu de travail, mais comment savoir si l'endroit où je travaille est sûr?»

Les dangers en milieu de travail et les menaces qu'ils peuvent représenter pour les capacités de reproduction des hommes et des femmes, et pour la santé de leurs futurs enfants, commencent à peine à être identifiés et explorés. Les réponses concluantes sont évasives, comme lorsqu'on recherche une relation de cause à effet entre des facteurs environnementaux et de mauvaises fins de grossesse. D'abord, il est difficile de séparer les différents facteurs de risque dans la vie d'une femme, ou de prouver qu'un mauvais dénouement n'était pas causé par un accident génétique. Ensuite, bien que les études sur les animaux amènent souvent des résultats intéressants, il est impossible de certifier que ces résultats s'appliquent aux humains, puisqu'on ne peut de toute évidence faire ces expériences sur les humains.

Par conséquent, on ne peut déterminer les effets sur les êtres humains que par des études épidémiologiques. Ces études peuvent être effectuées de deux manières : d'abord, en examinant un grand nombre de femmes qui sont exposées à certains produits, pour voir si elles démontrent une augmentation dans un ou plusieurs types de mauvais dénouements de grossesse (fausses couches, malformations de naissance, etc.); ensuite, en observant un petit nombre de femmes qui ont eu des problèmes de grossesse, pour étudier la similitude dans les facteurs de risque. Dans les

deux cas, de telles études nous donnent des indices mais pas de réponses précises.

Selon nos connaissances actuelles, il est évident que certains milieux de travail représentent un danger pour la femme enceinte (les usines de produits chimiques, les salles d'opération, les départements de radiologie). Certains milieux de travail ne sont pas classés parce qu'on n'a pas fait suffisamment de recherches pour établir leur sécurité ou leur manque de sécurité. Certaines recherches indiquent qu'il y a une quantité d'inquiétudes injustifiées en ce qui concerne l'incidence des dangers en milieu de travail.

L'utilisation d'un terminal à écran vidéo, comme ceux des ordinateurs, représente une des plus fréquentes préoccupations chez les femmes enceintes qui travaillent. Le terminal à écran émettant des radiations, les femmes enceintes qui s'en servaient quotidiennement pour leur travail et qui ont eu des fausses couches, des bébés mort-nés ou avec des malformations, ont accusé ces appareils. Jusqu'à présent, les études semblent indiquer que ces problèmes sont dus au hasard et qu'on ne peut les associer au terminal; le niveau des radiations émises, d'après les experts, est beaucoup trop bas (moins élevé que les radiations du soleil) pour être considéré comme un facteur responsable. On a plutôt suggéré que le stress avec lequel plusieurs femmes manoeuvrent ces appareils pouvait seul être coupable de ces tragédies. Cependant, le sujet est encore très controversé et certaines études sont en cours pour tenter d'y voir clair. Entre temps les manufacturiers responsables s'efforcent, par des perfectionnements techniques, de réduire les dangers potentiels que peuvent causer leurs appareils.

Il existe bien sûr plusieurs dangers réels et prouvés en milieu de travail, et la femme enceinte devrait en être avertie. Au Québec, la Commission de Santé et de Sécurité au Travail (CSST) a mis au point une liste de quelques centaines de produits qu'une femme enceinte devrait éviter, parce qu'ils sont toxiques, parce qu'ils traversent le placenta et qu'ils peuvent affecter le foetus. Ce répertoire toxicologique est disponible pour le public si vous écrivez à : Répertoire toxicologique, 1199, rue Bleury, 4e étage, Montréal (Québec) H3C 4E1.

Dans certaines professions, comme chez les médecins et les infirmières qui ont accès aux salles d'opération, chez les techniciens en radiologie et bien sûr chez les employés des laboratoires et des pharmacies, on connaît bien les produits auxquels on est exposé. Mais d'autres secteurs ne donnent pas l'occasion d'être aussi bien informé. Selon la loi, vous avez le droit de connaître ces produits et votre employeur est obligé de vous informer à ce sujet. Vous pouvez aussi obtenir des informations sur les dangers en milieu de travail en contactant le service de Santé au travail du DSC de votre localité; vous pouvez peut-être avoir des informations concernant la sécurité des machineries et des équipements que vous manipulez à votre travail, en contactant directement le directeur médical attaché à l'entreprise. Si votre travail vous expose à des dangers, demandez qu'on vous transfère temporairement à un poste plus sûr ou, si votre budget le permet, commencez votre congé de maternité plus tôt.

Même si on considère que ce sont les produits chimiques qui représentent les risques les plus directs, ils ne sont pas les seuls. Les institutrices et les travailleuses sociales qui oeuvrent avec de jeunes enfants peuvent entrer en contact avec des infections dangereuses, comme la rubéole. Les employées des buanderies et celles qui travaillent dans les services de santé risquent d'être exposées à une variété d'infections; celles qui manipulent les animaux, qui coupent et inspectent les viandes peuvent attraper la toxoplasmose. Heureusement, on peut souvent éviter l'exposition aux infections, soit en étant immunisée, en portant des masques et des gants ou en prenant d'autres précautions, ce qui n'est pas le cas pour les produits chimiques. (*Voir les infections spécifiques, comme la toxoplasmose, à la page 47*).

CE QUE VOUS DEVEZ SAVOIR :
Jouer à la roulette avec bébé

Lorsqu'un joueur de roulette mise sur son numéro fétiche, il a de fortes chances que la boule d'ivoire ne s'arrête pas sur ce numéro. La même chose se produit quand une femme enceinte joue à la roulette avec son bébé (volontairement ou involontairement), en l'exposant aux médicaments tératogènes, médicaments qui peuvent être dangereux pour le foetus. La plupart du temps, la boule passera tout droit, n'aura aucun effet et le bébé ne sera pas affecté.

Même si le joueur est convaincu que la roulette est un jeu de hasard, en fait la boule d'ivoire s'arrête en fonction de son poids, de la friction qu'elle rencontre et de la force avec laquelle la roulette a été poussée. Et bien que de jouer à la roulette avec bébé puisse paraître un jeu de hasard, ce hasard dépend également d'une variété de facteurs :

La force de l'agent tératogène. Il est vrai que la thalidomide, un médicament que l'on utilisait dans les années 1960, a provoqué des malformations sévères chez les foetus qui y étaient exposés dans l'utérus, à un moment particulier de leur développement. Mais certaines hormones sexuelles, que l'on considère aussi tératogènes, produisent des malformations chez 1 foetus sur 1 000 seulement. Heureusement, les médicaments aussi forts que la thalidomide sont extrêmement rares. En fait, une étude portant sur les effets des médicaments courants, effectuée sur 50 000 grossesses, n'a trouvé aucune substance qui était semblable à la thalidomide dans ses effets tératogènes. D'autres tératogènes (comme les rayons x, les produits chimiques, etc.) varient également dans la force de leur effet.

Le foetus est-il génétiquement sensible aux tératogènes? Tout le monde ne succombera pas nécessairement aux microbes du rhume ou de la grippe; de la même manière, tous les foetus exposés aux tératogènes ne sont pas nécessairement sensibles à leurs effets.

Quand le foetus a-t-il été exposé aux tératogènes? La thalidomide, en dépit de son potentiel terrifiant, ne causait pas de dommages si elle était prise après le 52e jour de la grossesse. Les malformations qu'elle produisait étaient propres aux parties du corps qui se développaient au moment de l'ingestion et dépendaient de la sensibilité de cette partie. De la même façon, le virus de la rubéole produit des malformations congénitales chez plus d'un tiers des foetus qui y sont exposés pendant le premier mois, mais les risques chutent à moins de un pour cent après le troisième mois.

Quelle était l'importance de l'exposition? La plupart des effets des tératogènes sont reliés à la dose. Une brève radiographie pour établir un diagnostic n'est pas susceptible de créer de problèmes. Mais une série de traitements avec des radiations à haute dose le pourrait. Une cigarette de temps en temps pendant le premier mois ne peut pas mettre le foetus en danger; mais l'excès de tabac pendant toute la grossesse augmente certains risques de façon très significative.

Comment la mère se nourrit-elle en général? Des expériences sur les animaux ont démontré que certaines malformations que l'on croyait dues à des médicaments étaient en fait causées par une mauvaise alimentation; le médicament ne faisait que réduire l'appétit et par conséquent l'absorption d'eau et de nourriture. Tout comme vous résisterez plus facilement au virus du rhume si vous vous nourrissez bien et que vous n'êtes pas fatiguée, votre foetus résistera mieux aux tératogènes s'il est bien nourri — par vous, bien sûr.

Est-ce que les risques augmentent avec la combinaison de plusieurs facteurs? Le trio composé d'une mauvaise alimentation, de l'abus de la cigarette et de l'alcool, le duo comprenant la cigarette et les tranquillisants, et les autres «combinaisons perdantes» peuvent grandement augmenter les risques.

Y a-t-il un facteur de protection qui entre en jeu? Même quand tous les facteurs paraissent identiques, les foetus ne sont pas atteints de la même manière. Au cours d'expériences avec des foetus de souris possédant une lignée génétique identique, et exposés aux mêmes tératogènes, aux mêmes dosages et cela, à des stades identiques de leur développement, seulement une souris sur neuf est née avec des malformations. Personne ne sait exactement pourquoi. Un jour peut-être la science médicale découvrira-t-elle la solution à ce mystère.

PESER LE POUR ET LE CONTRE

Est-ce que la femme enceinte d'aujourd'hui devrait craindre pour la vie et la santé de son bébé parce qu'il ou elle se développe dans un monde rempli de menaces provenant de l'environnement? Absolument pas, et ceci pour différentes raisons. D'abord les médicaments et les autres facteurs de l'environnement sont responsables de moins de un pour cent des malformations de naissance. Les dangers sont en général extrêmement faibles, même si vous avez déjà été exposée à un tératogène en particulier. Ensuite, si vous ne l'avez pas été, la connaissance de ces risques peut vous aider à les éviter, et améliorer encore plus les chances de votre bébé. Enfin, en dépit des sinistres avertissements qui font quotidiennement la une des journaux, jamais les chances de mettre au monde un bébé normal et en santé n'ont été meilleures.

Bien sûr, il existe peu de choses dans la vie qui ne présentent aucun danger. Mais en côtoyant les dangers, nous apprenons à en peser les conséquences. Cela est plus important que jamais pendant la grossesse, car alors chaque décision affecte la sécurité et le bien-être de deux vies. Quand vous décidez si vous fumerez ou non, si vous prendrez un apéritif avant le dîner ou croquerez dans une tablette de chocolat plutôt que dans une pomme en regardant la télévision, vous devez peser le pour et le contre. Est-ce que le plaisir que vous tirerez d'une cigarette, d'un verre d'alcool ou d'une collation sans valeur nutritive vaut les dangers que ces consommations font courir à votre bébé?

Bien sûr, la plupart du temps votre réponse sera non. Mais de temps en temps,

vous déciderez qu'un petit risque vaut la peine d'être couru. Par exemple, un verre de vin pour porter un toast à votre anniversaire. Le danger pour votre bébé est pratiquement nul. Et l'avantage (un anniversaire plus réjouissant) en vaut la peine. Vous vous laisserez peut-être séduire à votre anniversaire par un gros morceau de gâteau, rempli de calories vides. Mais pour une fois seulement, vous ne priverez pas bébé de ses éléments nutritifs. Après tout, c'est votre anniversaire!

Certaines décisions, en ce qui concerne le pour et le contre, sont faciles à prendre. Par exemple, une consommation d'alcool régulière pendant la grossesse peut handicaper votre enfant pour la vie. (*Voir à la page 39.*) Vous priver du plaisir que vous éprouvez à boire peut demander un effort considérable, mais le choix à faire s'impose de lui-même : arrêtez ou n'ayez pas de bébé.

Supposons que vous ayez une infection et que votre fièvre soit assez haute pour représenter une menace pour votre bébé. Votre médecin n'hésiterait pas à vous prescrire une médication pour enrayer l'infection et pour faire baisser la fièvre : le médicament le plus sûr possible à la dose la plus basse possible, tout en restant efficace. Dans ce cas, les avantages à utiliser un médicament surpassent les dangers possibles. Une légère fièvre, d'autre part, ne fera pas de tort à votre bébé et elle aidera votre corps à lutter contre les infections. Alors avant d'avoir recours aux médicaments, votre médecin donnera probablement l'occasion à votre corps de guérir tout seul, afin d'éviter des produits qui représentent plus de dangers que d'avantages potentiels.

Il n'est pas toujours aussi facile de prendre une décision. Disons que vous avez un rhume qui vous empêche de dormir la nuit. Devriez-vous prendre une pilule pour le rhume afin de vous reposer? Ou devriez-vous souffrir des nuits blanches, ce qui ne fera de bien ni à vous ni à votre bébé?

Voici quelques approches qui vous aideront à vous décider :

▪ Cherchez d'abord des moyens qui vous permettront d'obtenir sans danger le soulagement que vous recherchez. Essayez d'utiliser une approche non médicamenteuse. (*Voir à la page 50.*) Si elle n'est pas efficace, continuez à évaluer votre option première, en l'occurrence les pilules pour le rhume.

▪ Demandez à votre médecin de vous faire connaître les dangers et les avantages de vos médicaments. Il est important de vous rappeler que tous les médicaments ne causent pas de malformations de naissance et qu'on peut en utiliser plusieurs sans danger pendant la grossesse. Chaque jour, de nouvelles études produisent plus d'informations au sujet de la sécurité ou des dangers des médicaments. Votre médecin a accès à ces informations.

▪ Faites vous-même un peu de recherche. Pour connaître les plus récentes informations sur la sécurité d'un médicament, en particulier pendant la grossesse, renseignez-vous auprès d'un pharmacien pour connaître la monographie du produit. (*Voir à la page 51.*)

▪ Déterminez les moyens qui existent pour augmenter votre bien-être tout en maintenant le danger à son plus bas niveau. Ainsi,

vous pourriez prendre un médicament qui soulage la douleur, mais ce sera le médicament le plus sûr, le plus efficace, dans la plus petite dose possible, pour le plus court laps de temps possible. De plus, assurez-vous d'obtenir le maximum des bienfaits que vous offre la méthode choisie, même si elle vous fait courir un risque. Ainsi, prenez votre pilule pour le rhume avant de vous coucher, au moment où vous êtes plus susceptible d'obtenir ce repos dont vous avez tant besoin.

▪ Parmi toute l'information que vous avez recueillie, révisez et soupesez avec votre médecin le pour et le contre, et prenez votre décision.

Pendant votre grossesse vous devrez prendre des décisions intelligentes dans des douzaines de situations, en pesant chaque fois le pour et le contre. Chacune de ces décisions aura un impact sur vos chances d'avoir un bébé en santé. Mais une mauvaise décision prise à l'occasion ne sera pas nécessairement catastrophique; elle changera seulement très légèrement vos chances. Si vous avez déjà fait quelques choix plus ou moins judicieux et que vous ne pouvez revenir en arrière, oubliez-les. Essayez tout simplement de prendre de meilleures décisions pendant le reste de votre grossesse. Et rappelez-vous que le hasard favorise le plus souvent votre bébé.

CHAPITRE 4

Le régime infaillible

Un nouvel être humain minuscule se développe en vous. De nombreux éléments contribuent déjà à ce qu'il naisse en santé. Mais vous pouvez augmenter de façon significative ses chances d'être en bonne santé, et même en excellente santé. En effet, chacune des bouchées de nourriture que vous digérez compte pour lui.

Il ne s'agit pas là seulement d'une théorie. Des études ont montré l'étroite relation qui existe entre la santé du bébé à la naissance et le régime alimentaire de la mère pendant sa grossesse. Selon une étude effectuée aux États-Unis, parmi les femmes qui avaient un régime classé de bon à excellent, au moins 95 p. cent avaient des bébés en bonne ou en excellente santé. Seulement 5 p. cent de leurs bébés avaient une santé précaire ou moyenne. D'autre part, seulement 8 p. cent des femmes qui s'alimentaient avec un régime sans valeur nutritive avaient des bébés en excellente ou en bonne santé et 65 p. cent de leurs nouveau-nés avaient un état de santé médiocre (mort-nés, prématurés, troubles fonctionnels ou malformations congénitales).

Bien sûr, la plupart des femmes sélectionnées pour cette étude n'avaient ni un excellent régime, ni un régime extrêmement pauvre (comme d'ailleurs la plupart des femmes enceintes). Leur régime était moyen, tout comme la santé de leur bébé. Quatre-vingt-huit p. cent avaient eu des bébés dont la santé était classée de bonne à moyenne. Mais seulement 6 p. cent d'entre elles avaient vu la santé de leur bébé classée comme vraiment excellente — ce qui, après tout, représente le voeu de la plupart d'entre nous. Si vos habitudes alimentaires ne sont pas des plus disciplinées ou vertueuses au départ, suivez le *Régime infaillible*. Cela représentera probablement pour vous un tout nouveau défi. Mais pensez aux résultats que vous obtiendrez grâce à vos efforts supplémentaires (de meilleures chances de santé pour votre bébé); vous admettrez que le défi en vaut la peine. (Et parce que le *Régime infaillible* nourrit votre bébé sans vous faire engraisser à l'excès, vos chances de reprendre rapidement votre taille seront également améliorées.)

NEUF PRINCIPES À SUIVRE POUR NEUF MOIS D'UNE ALIMENTATION SAINE

Rendez chaque bouchée valable. Vous n'avez que neuf mois pour donner à votre bébé, grâce à chaque repas et à chaque collation, le meilleur départ possible dans la vie. Rendez-les tous utiles.

Avant même de mâcher une bouchée de nourriture, pensez : «Est-ce que c'est ce que je peux donner de mieux à mon bébé?» Si cette bouchée peut être favorable à votre bébé, allez-y. Si elle ne fait que satisfaire votre goût de sucre ou apaiser votre appétit, mettez-la de côté.

Les calories n'ont pas toutes la même valeur. Par exemple les 150 calories vides que contiennent une tablette de chocolat n'ont pas la même valeur nutritive que les 150 calories contenues dans 82 ml (⅓ de t) de raisins secs remplis de minéraux et de vitamines. De la même manière, les 100 calories de dix croustilles très grasses n'égalent pas les 100 calories d'une pomme de terre au four. Choisissez donc vos calories avec soin, en optant pour la qualité plutôt que pour la quantité. (Votre bébé profitera beaucoup plus de 2 000 calories riches en valeurs nutritives que de 4 000 calories totalement vides.)

En vous privant, vous privez votre bébé. Jamais vous ne penseriez affamer votre bébé après sa naissance; vous ne devriez pas le faire non plus quand il est dans votre utérus. Le foetus ne peut pas vivre de votre chair, peu importe sa dimension. Il a besoin qu'on le nourrisse correctement et à des intervalles réguliers. Ne sautez jamais, jamais, de repas[1]. Même si vous n'avez pas faim, le bébé, lui, a faim. Si des brûlures d'estomac qui persistent ou une sensation constante de ballonnement gâtent votre appétit, séparez vos besoins alimentaires quotidiens en six petits repas au lieu de trois gros.

Devenez une experte. Comblez vos exigences alimentaires quotidiennes, le plus efficacement possible, selon vos besoins caloriques. Manger 90 ml (6 c. à table) de beurre d'arachide, qui contiennent 600 calories (ou 25 p. cent de votre ration quotidienne) est une façon considérablement moins efficace d'obtenir 25 g de protéines que de manger 100 g de thon qui équivalent à 125 calories. Et manger 375 ml (1 ½ t) de crème glacée (environ 450 calories) est une manière beaucoup moins efficace d'absorber 300 ml de calcium que de boire un verre de lait écrémé (90 calories). Le gras, parce qu'il contient deux fois plus de calories par gramme que les protéines ou les hydrates de carbone, est un choix de nourriture particulièrement inefficace. Choisissez de la viande maigre plutôt que grasse, du lait et des produits laitiers à faible teneur en gras plutôt que des produits laitiers entiers, des aliments bouillis plutôt que frits; étendez le beurre en petites quantités; faites sauter dans une cuillerée à thé de beurre plutôt que dans 60 ml (¼ de t).

Rien n'est simple avec les hydrates de carbone! Certaines femmes qui ont peur de prendre trop de poids pendant leur grossesse font l'erreur d'éliminer les hydrates de carbone de leur régime. Il est vrai que les hydrates de carbone simples (comme celles que l'on retrouve dans le pain blanc, le riz blanc, les céréales raffinées, les gâteaux, les biscuits, les pretzels, le sucre et les sirops) ont une faible valeur nutritive, et qu'ils ne contiennent pas grand-chose à part des calories. Mais les hydrates de carbone complexes (celles que l'on retrouve dans le pain et les céréales de blé

---

1. Ceci veut également dire de ne jamais jeûner pendant la grossesse. Une étude effectuée en Israël a démontré une augmentation des accouchements après le Yom Kippour, le Jour de l'Expiation, ce qui indique que le jeûne vers la fin de la grossesse peut provoquer un accouchement avant terme.

entier, le riz brun, les légumes, les haricots et les pois, bien sûr les pommes de terre cuites — en particulier avec leur pelure — et les fruits frais) procurent un supplément essentiel de vitamine B, des oligo-éléments, des protéines et d'importantes fibres, ce qui est bon non seulement pour votre bébé mais aussi pour vous. Ces aliments aideront à mettre en échec les nausées et la constipation, parce qu'ils sont nourrissants et peu engraissants, et ils vous permettront en même temps de garder votre poids plus bas.

Quand c'est sucré, c'est douteux. Aucune calorie n'est aussi vide, et de ce fait aussi inutile, qu'une calorie provenant du sucre. De plus, les chercheurs émettent l'hypothèse que le sucre est non seulement sans valeur nutritive, mais qu'il peut aussi être nuisible. Il peut être responsable du diabète, de maladies cardiaques, de dépression, d'hyperactivité. C'est pourquoi le *Régime infaillible* recommande de ne manger aucun sucre raffiné pendant la grossesse (brun, blanc, turbinado, miel, sirop d'érable, sirop de maïs). Il vaut mieux, surtout pour votre bébé, que chacune des calories que vous absorberez provienne d'aliments qui procurent un meilleur rendement nutritif.

Mangez des aliments qui ont un air de campagne. Si vos haricots verts n'ont pas vu leurs champs d'origine depuis des mois (parce qu'ils ont été bouillis, transformés, préservés et mis en boîte depuis leur récolte), il ne leur reste probablement pas beaucoup de valeur nutritive à offrir à votre bébé. Choisissez de préférence des légumes frais, ou si ce n'est pas leur saison, prenez-les congelés. Faites-les cuire à la vapeur ou faites-les frire légèrement pour qu'ils ne perdent pas leurs vitamines et leurs minéraux. On devrait aussi manger les fruits frais et non sucrés. Évitez les aliments préparés qui sont remplis de produits chimiques, de sucre, de sel et qui ont

une faible valeur nutritive. Choisissez une poitrine de poulet frais plutôt qu'une croquette de poulet, des nouilles fraîches (de préférence faites de blé entier) et du fromage au lieu de ragoûts déshydratés, une pomme cuite sans sucre plutôt qu'une pointe de tarte aux pommes.

Sensibilisez toute la famille à une bonne alimentation. Si vous avez, à la maison, des éléments subversifs qui vous poussent à faire des biscuits aux brisures de chocolat ou à ajouter des chips à votre liste d'épicerie, il est certain que vous aurez moins de succès en suivant le *Régime infaillible*. Pour éviter le sabotage, mettez toute la maisonnée à la diète avec vous. Faites des biscuits d'avoine aux fruits naturels, sans sucre (*voir page 75*), au lieu de les faire avec des brisures de chocolat; achetez des pretzels de blé entier ou des graines de tournesol rôties à la place des chips. En plus d'avoir un bébé plus en santé et une taille relativement plus fine, vous aurez en boni, après la naissance, un mari svelte et des enfants aînés qui connaîtront de meilleures habitudes alimentaires. Continuez à nourrir toute la famille avec le *Régime infaillible* après votre accouchement et vous donnerez à chacun de meilleures chances d'avoir une vie plus longue et plus saine.

Ne sabotez pas vous-même votre régime. La meilleure stratégie prénatale pour un bon régime est facilement ébranlée quand la femme enceinte ignore trois dangers potentiels pour le développement de sa progéniture : l'alcool, la cigarette et la caféine. Lisez sur chacun de ces sujets, dans ce livre, et renforcez vos bonnes habitudes alimentaires en conséquence.

LES DOUZE COMPOSANTES D'UNE RATION QUOTIDIENNE

Les calories. Il est vrai l'adage qui dit qu'une femme enceinte mange pour deux. Mais il est important de savoir que l'un d'entre eux est un minuscule foetus en développement dont les besoins caloriques sont beaucoup moins grands que les vôtres, c'est-à-dire d'à peine 300 calories par jour. En somme, si vous absorbez suffisamment de calories pour maintenir votre poids de grossesse, vous n'avez à consommer que de 300 à 500 [2] calories supplémentaires pendant votre grossesse[3]. Même si les nombreux régimes que vous pouvez voir semblent vous recommander de manger assez pour nourrir une famille de quatre, sachez qu'il est non seulement inutile de manger plus que cela, mais aussi que c'est imprudent.

Il y a quatre exceptions à cette règle de base et dans chacun des cas, la future maman devrait discuter de ses besoins caloriques avec son médecin. La première de ces exceptions, c'est la femme qui a un excès de poids, mais elle peut probablement réduire son apport calorique grâce à des conseils nutritifs adéquats. La seconde est la femme beaucoup trop maigre qui a besoin de plus de calories. Ensuite, il y a l'adolescente qui continue sa propre croissance et requiert donc une alimentation

spéciale; enfin, la femme portant plusieurs enfants doit quant à elle ajouter 300 calories pour chacun d'eux.

Le fait de manger 500 calories de plus par jour semble être un idéal de gourmande, mais ce n'est malheureusement pas le cas. Quand vous aurez englouti vos quatre verres de lait (pour un total de 380 calories) et pris vos grammes supplémentaires de protéines nécessaires, vous dépasserez probablement déjà votre ration permise.

Les protéines. Les acides aminés, dont les protéines sont en grande partie constituées, sont des corps construisant les cellules humaines et ils sont particulièrement importants quand vous fabriquez un nouveau bébé. Le manque de protéines semble être aussi responsable que le manque de calories quand les bébés sont petits pour leur âge de gestation. Alors, la femme enceinte devrait prendre au minimum 75 grammes de protéines par jour. Nous pensons qu'il est plus prudent de prendre 100 grammes, la dose habituellement recommandée dans les grossesses à risque, puisqu'une quantité supérieure peut vous aider à éviter que votre grossesse ne devienne à risque. Les *Groupes d'aliments* dans le *Régime infaillible* vous montrent comment vous pouvez obtenir vos 100 grammes facilement et de façon agréable, sans dépasser votre limite de calories. Si un jour vous manquez de ravitaillement, mangez simplement le blanc de deux oeufs à la coque (la plupart des protéines des oeufs se trouvent dans le blanc) : chacun vous fournira trois grammes de protéines de haute qualité pour aussi peu que 15 calories.

Les aliments riches en vitamines C. Votre bébé et vous avez besoin d'une dose quotidienne de vitamines C pour la croissance, la regénération des tissus, la guérison des plaies, le développement solide des os et des dents, et les différents autres processus métaboliques. En plus de la petite

---

2. Parce que le métabolisme augmente pendant la grossesse, il est possible que vous en ayez besoin davantage, en particulier au milieu et à la fin de votre grossesse. La seule façon de savoir si vous obtenez suffisamment de poids est de voir si vous prenez le poids recommandé (*voir à la page 117*). Ajustez votre consommation à votre gain de poids hebdomadaire mais assurez-vous de ne jamais éliminer les éléments nutritifs essentiels en même temps que les calories.

3. Pour savoir combien de calories sont nécessaires pour maintenir votre poids de grossesse, multipliez votre poids avant la grossesse par 12 si vous êtes sédentaire, par 15 si vous êtes plus active et par 22 si vous êtes très active.

portion que contient votre supplément prénatal quotidien, mangez chaque jour au
moins un aliment riche en vitamine C.
C'est dans les aliments frais et crus que
l'on retrouve le plus de vitamine C; en
effet, cette vitamine est progressivement
détruite par la chaleur, la lumière et l'air.
(*Voir «Les aliments riches en vitamine C»,
à la page 68, pour un bon choix d'aliments
qui en contiennent beaucoup.*)

Le calcium. Quand vous étiez à l'école
élémentaire, vous avez probablement
appris que les enfants avaient besoin de
beaucoup de calcium pour avoir des dents
et des os forts. De la même façon, le foetus en développement en a besoin pour
devenir un enfant qui grandira. Le calcium
est vital aussi pour le développement des
muscles, du coeur, des nerfs, pour la coagulation du sang et pour l'activité des enzymes. Soyez diligente avec vos quatre
verres de lait par jour ou l'équivalent en
aliments riches en calcium. Une des qua-
lités du lait réside dans le fait qu'on peut
le dissimuler dans une grande quantité
d'aliments : la soupe, les ragoûts, le pain,
les céréales, les desserts — en particulier
lorsque l'on utilise du lait écrémé en poudre, dont 85 ml (⅓ de t) équivaut à 250 ml
(1 t) de lait liquide. Il existe une excellente
manière de dissimuler 500 ml (2 t) de lait :
le double lait frappé. (*Voir recette à la
page 74.*) Pour celles qui ne peuvent tolérer le lait, les *Groupes d'aliments* vous
procurent une variété d'équivalents.

**Légumes secs, légumes verts en feuil-
les et fruits**. Les légumes favoris des
lapins vous fournissent, à vous aussi, la
vitamine A essentielle à la croissance des
cellules (les cellules de votre bébé se développent à une allure vertigineuse); vous en
obtiendrez aussi ce qu'il faut pour avoir
une peau et des os sains, et pour avoir de
nombreux autres bienfaits. Ils apportent
des quantités vitales de vitamine E, de
riboflavine, d'acide folique, de B[6], de

nombreux minéraux et des fibres qui combattent la constipation. Même si vous
n'êtes pas amatrice de légumes, vous en
trouverez certainement quelques-uns que
vous pouvez digérer en consultant les
Groupes d'aliments. (Si vous ne pouvez
digérer aucun légume au début de votre
grossesse, vous pourrez pendant quelque
temps les remplacer par des jus de légumes.) Prenez-en deux à trois portions par
jour.

Les autres fruits et légumes. En plus
des légumes verts et secs, et des produits
riches en vitamine C, vous devriez manger au moins un autre fruit ou légume par
jour pour obtenir plus de fibres, de vitamines et de minéraux. Nous vous en sug-
gérons une variété dans les *Groupes
d'aliments*.

Les céréales et les grains. Les aliments
de grains entiers (faits à base de riz,
d'avoine, de seigle, d'orge, de maïs, de
millet, de triticale, de soja, etc.) sont remplis de vitamines, en particulier de vitamines B, dont presque toutes les parties du
corps de votre bébé ont besoin pour se
développer. Ils sont aussi riches en oligo-
éléments comme le zinc et le sélénium,
dont on a tellement fait la publicité récemment, et en fibres dont on a également
vanté les mérites parce qu'elles combattent
la constipation. Les féculents peuvent aussi
aider à diminuer les nausées matinales en
début de grossesse. Vous pouvez inter-
changer les différentes sortes de grains,
mais il vaut mieux les varier. Soyez ima-
ginative. Recouvrez votre poulet d'une
croûte faite d'un mélange de farine de blé
entier ou de miettes de pain et de germes
de blé; ajoutez de la triticale à votre riz
pilaf. Un seul avertissement : n'utilisez que
des grains entiers. Les farines raffinées,
même lorsqu'elles sont enrichies, ne contiennent pas suffisamment d'oligo-éléments
et de fibres.

Les aliments riches en fer. Comme le développement du ravitaillement sanguin du foetus requiert une grande quantité de fer, vous en aurez plus besoin pendant ces neuf mois que pendant n'importe quelle période de votre vie. Essayez d'en obtenir autant que vous pouvez, de sources naturelles (*voir les «Groupes d'aliments»*). Mais parce qu'il est souvent difficile de satisfaire vos besoins en fer seulement avec des aliments, assurez-vous que votre supplément vitaminique en contient également.

Les aliments gras. Ce besoin est beaucoup plus facile à excéder qu'à remplir, puisque le gras est très concentré. Cinq (5) ml (1 c. à thé) d'huile dans la vinaigrette de votre salade ou de beurre sur votre pain sera suffisante pour la journée. Sachez que le gras utilisé pour la cuisson compte aussi. Donc, si vous avez fait frire vos oeufs dans 5 ml (1 c. à thé) de margarine, vous devez la soustraire de votre ration quotidienne. (*Voir les «Groupes d'aliments» pour connaître les quantités recommandées.*)

Les aliments salés. Il fut un temps où les autorités médicales conseillaient de réduire le sel (chlorure de sodium) pendant la grossesse parce qu'il contribue à la rétention d'eau et aux gonflements. Maintenant, on croit qu'une augmentation des liquides est nécessaire et normale, et qu'il faut une quantité modérée de sodium pour maintenir un niveau de liquide adéquat. Toutefois, une trop grande quantité de sel et des aliments très salés (comme les marinades, la sauce soja et les chips) n'est bonne pour personne, enceinte ou non. L'absorption exagérée de sodium est reliée de près à l'hypertension, un état qui peut causer des complications dangereuses pendant la grossesse, le travail et l'accouchement. Pour être sûre d'obtenir votre ration d'iode, utilisez du sel iodé. Règle générale,

salez vos aliments juste assez pour leur donner du goût.

Les liquides. Non seulement vous mangez pour deux, mais vous buvez aussi pour deux. Si vous avez toujours été une non-buveuse (une de ces personnes qui passent toute une journée en buvant à peine une gorgée de liquide), il est temps dorénavant de changer vos habitudes. Votre besoin en liquide s'accentue pendant la grossesse à mesure que les liquides de votre corps augmentent. Votre bébé aussi en a besoin. La plus grande partie de son corps, comme du vôtre, est composée d'eau. Un excédent de liquide garde aussi votre peau douce, diminue l'éventualité de la constipation, débarrasse votre corps des toxines et des déchets, et réduit les risques d'infection du système urinaire. Assurez-vous de prendre au moins huit verres par jour, et plus encore si possible. Bien sûr, il n'est pas nécessaire qu'ils proviennent tous directement du robinet. Vous pouvez compter le lait, les jus de fruits et de légumes, de petites quantités de café décaféiné (dont on a enlevé la caféine sans l'aide de produits chimiques) ou du thé, des soupes, des eaux gazéifiées (eau de Seltz, pas de club soda qui contient habituellement du sel).

Les suppléments. Considérez votre supplément vitaminique comme une assurance-santé supplémentaire. Même si vous vous alimentez avec la meilleure diète possible pendant votre grossesse, vous ne pouvez pas être sûre d'obtenir tous les éléments nutritifs dont vous et votre bébé avez besoin seulement à partir de votre consommation quotidienne d'aliments. D'abord, au début de la grossesse en particulier, les nausées, les brûlures d'estomac et les indigestions, ou l'aversion pour la nourriture peuvent vous empêcher de manger les bons aliments. Ensuite, l'entreposage, la cuisson et le contact avec l'air peuvent dépouiller les aliments de leurs vitamines. Et enfin, vos besoins en éléments nutritifs sont tellement grands pendant la grossesse qu'il est pratiquement impossible de les combler uniquement avec les aliments que vous mangez.

Vos suppléments vitaminiques devraient contenir, en plus de vitamines et des minéraux que l'on trouve habituellement dans les pilules de multivitamines, du calcium, du fer, de la vitamine B^{12} (particulièrement importante pour les végétariens), de l'acide folique et des oligo-éléments comme le zinc et le sélénium.

Souvenez-vous, cependant, qu'il n'est ici question que de *supplément*. Aucune pilule, peu importe sa composition, ne peut remplacer une bonne diète. Il est important que la plupart de vos vitamines et de vos minéraux proviennent des aliments, parce que c'est la manière la plus efficace d'utiliser les éléments nutritifs. Les aliments frais (non traités) contiennent non seulement les éléments nutritifs que nous connaissons et que nous pouvons synthétiser dans une pilule, mais aussi une grande quantité d'autres éléments que nous n'avons pas encore découvert. Il y a trente ans, les vitamines de grossesse ne contenaient pas de zinc et d'autres oligo-éléments que nous savons maintenant nécessaires à la santé. Mais le pain de blé entier en a toujours contenu. De même, la nourriture fournit des fibres et de l'eau (les fruits et les légumes sont remplis des deux), des calories et des protéines importantes qui ne peuvent être contenus dans une pilule. (Faites aussi attention à ces pilules qui prétendent remplacer les besoins quotidiens de légumes; ces prétentions sont totalement frauduleuses.)

Et ne pensez pas qu'un surplus de vitamines sera plus efficace que la dose normale. Tout supplément de vitamines qui excède la dose quotidienne recommandée (DQR) devrait être considéré comme une médication et ne devrait être pris que sous supervision médicale, quand les avantages dépassent les risques.

LES GROUPES D'ALIMENTS DU RÉGIME INFAILLIBLE[4]

ALIMENTS RICHES EN PROTÉINES

Mangez, chaque jour, quatre aliments parmi les suivants ou une combinaison de ces aliments, équivalant à quatre portions. Chaque portion contient entre 18 et 25 grammes de protéines et vous devriez en consommer de 75 à 100 grammes par jour.

3 verres de 227 ml (8 oz) de lait écrémé ou faible en gras, ou de babeurre.
185 ml (¾ de t) de fromage cottage à faible teneur en gras
70 g (2 ½ oz) de fromage Parmesan ou Édam
85 g (3 oz) de fromage suisse ou de cheddar
70 g (2 ½ oz) de fromage faible en gras
4 gros oeufs (le blanc seulement)
2 gros oeufs entiers plus le blanc d'un oeuf
100 g (3 ½ oz) de thon
70 g (2 ½ oz) de poulet ou de dinde, sans la peau

---

4. Plusieurs aliments remplissent plus d'un besoin nutritionnel; les groupes d'aliments peuvent donc se chevaucher. Trois verres de lait, par exemple, vous fourniront trois portions de calcium et une de protéines.

100 g (3 ½ oz) de poisson ou de cre-
vettes
140 g (5 oz) d'huîtres, de crabe ou de
homard
85 g (3 oz) de boeuf ou de porc maigre
85 g (3 oz) de veau
110 g (4 oz) de boeuf gras
100 g (3 ½ oz) d'agneau maigre ou de
foie
140 ou 170 g (5 ou 6 oz) de tofu
Une préparation de protéines[5] végétales
complètes

COLLATIONS RICHES EN PROTÉINES

Les noix et les graines
Les biscuits au blé entier
Les biscuits de soja
Du yaourt
Du fromage dur
Des oeufs à la coque
Des germes de blé

ALIMENTS À HAUTE TENEUR EN VITAMINE C

Mangez chaque jour au moins un aliment parmi les suivants ou une combinaison de ceux-ci. Votre corps ne peut pas emmagasiner cette vitamine; ne commettez donc pas l'imprudence de sauter une journée.

½ gros pamplemousse
1 petit pamplemousse
250 ml (1 t) de jus de pamplemousse
1 grosse orange fraîche
170 ml (6 oz) de jus d'orange

45 ml (3 c. à table) de jus d'orange con-
centré
185 ml (¾ de t) de jus de citron
1 mangue moyenne
165 ml (⅔ de t) de cubes de papaye
½ petit cantaloup
165 ml (⅔ de t) de fraises
1 ½ grosse tomate
310 ml (1 ¼ t) de jus de tomate
250 ml (1 t) de jus de légumes
375 ml (1 ½ t) de chou cru râpé (ou salade
de chou)
1 poivron rouge ou vert
165 ml (⅔ de t) de brocoli
185 ml (¾ de t) de chou-fleur cru ou cuit
185 ml (¾ de t) de chou frisé frais
125 ml (½ t) de chou rosette, cuit dans un
minimum d'eau
250 ml (1 t) de chou-rave
110 g (4 oz) d'épinards crus

ALIMENTS RICHES EN CALCIUM

Mangez quatre portions de ces aliments chaque jour ou une combinaison qui équivaut à quatre portions. Les végétariennes qui ne boivent pas de lait devraient également prendre un supplément de calcium, parce que l'organisme n'absorbe pas facilement le calcium contenu dans certains produits végétaux. Vous avez besoin de 1 280 à 1 300 milligrammes quotidiennement.

227 ml (8 oz) de lait écrémé ou de
babeurre
125 ml (½ t) de lait évaporé ou sans gras
45 g (1 ½ oz) de fromage cottage sans gras
40 g (1 ⅓ oz) de cheddar ou de fromage
canadien
35 g (1 ¼ oz) de fromage suisse
125 ml (1 t) de yaourt
85 ml (⅓ de t) de lait en poudre sans gras
110 g (4 oz) de saumon en conserve avec
les arêtes

---

5. Les préparations varient; certaines ont un ratio protéines/calories élevé, d'autres en ont un faible. Lisez donc les étiquettes, en vous souvenant que vous avez besoin de 20 à 30 grammes de protéines par portion.

85 g (3 oz) de sardines en conserve avec les arêtes

100 g (3 ½ oz) de maquereau du Pacifique en conserve avec les arêtes

De 30 à 45 ml (2 ou 3 c. à table) de graines de sésame moulues

Du lait de soja et des protéines de soja[6]

165 ml (⅔ de t) de chou rosette

375 ml (1 ½ t) de chou frisé frais, cuit

---

6. Les formules de soya sont variées; vérifiez les étiquettes de valeur nutritive pour déterminer les équivalents en calcium et rappelez-vous que vous avez besoin de 1 280 à 1 300 milligrammes de calcium par jour.

335 ml (1 ⅓ t) de cresson ou de navet frais, cuit

500 ml (2 t) de brocoli

38 ml (2 ½ c. à table) de mélasse noire

COLLATIONS RICHES EN CALCIUM

Amandes
Abricots
Figues sèches
Biscuits faits de graines de sésame ou de farine de soja

POUR LES VÉGÉTARIENNES

Les aliments qui suivent sont bons pour toutes les femmes enceintes; cependant les non-végétariennes ne devraient compter qu'une portion par jour de ces aliments dans leur ration quotidienne de protéines.

COMBINAISONS DE PROTÉINES VÉGÉTARIENNES COMPLÈTES

Choisissez 1 portion (de 10 à 13 grammes de protéines) dans la liste des légumineuses plus 1 portion dans la liste des grains pour avoir une combinaison complète de protéines.

LÉGUMINEUSES

250 ml (1 t) de haricots cuits (noirs ou bruns)

185 ml (¾ de t) de haricots ou de graines de soja

185 ml (¾ de t) de haricots chinois mung

250 ml (1 t) de pois chiche

250 ml (1 t) de lentilles

GRAINS

375 ml (1 ½ t) de grains (riz brun, gruau d'avoine, orge, millet, boulghour)[7]

---

7. Ces grains sont faibles en protéines; enrichissez-les avec 1 cuillerée à table de germe de blé par portion.

335 ml (1 ⅓ t) de riz sauvage

56 g (2 oz) [avant cuisson] de pâtes de soja

56 g ou 110 g (2 ou 4 oz) [avant cuisson] de pâtes de blé entier (selon leur teneur en protéines)

56 g (2 oz) [avant cuisson] de pâtes de soja

165 ml (⅔ de t) (avant cuisson) d'avoine

185 ml (¾ de t) de sésame, tournesol ou citrouille

28 g (1 oz) de pignons de pin

125 ml (½ t) de noix ou d'arachides du Brésil

56 g (2 oz) de noix d'acajou, de pistaches, de coco ou de noisettes

(Suite à la page suivante)

(Suite de la page précédente)

COMBINAISONS DE PROTÉINES COMPLÈTES DANS LES PRODUITS LAITIERS

Choisissez 1 portion (environ 10 grammes de protéines) dans la liste des légumineuses et des grains et 1 portion (environ 12 grammes de protéines) dans la liste des produits laitiers pour un apport complet de protéines.

LÉGUMINEUSES ET GRAINS

1 portion de haricots, de pois, de lentilles, de grains, de pâtes, de nouilles (Voir plus haut)
2 tranches de pain de grains entiers
165 ml (⅔ de t) de gruau
375 ml (1 ½ t) de céréales prêtes à manger

PRODUITS LAITIERS

56 g (2 oz) de fromage cheddar, canadien ou suisse (sans gras)
125 ml (½ t) de fromage cottage
60 ml (¼ de t) de parmesan
85 ml (⅓ de t) de lait en poudre sans gras plus 30 ml (2 c. à table) de germes de blé
37 ml (2 ½ c. à table) de beurre d'arachide
250 ml (1 t) de yaourt plus 30 ml (2 c. à table) de germes de blé
2 oeufs plus 1 blanc d'oeuf

LÉGUMES VERTS, LÉGUMES SECS ET FRUITS

Vous en avez besoin de deux ou trois par jour et l'un d'entre eux devrait être mangé cru. Essayez d'en choisir un sec et un vert chaque jour :

2 ou 3 abricots frais ou secs
½ mangue moyenne
250 ml (1 t) de papaye en cube
165 ml (⅔ de t) de pêches sèches
1 kaki moyen
125 ml (½ t) de citrouille en conserve
125 ml (½ t) de betteraves
165 ml (⅔ de t) de brocoli ou de navet
1 carotte crue ou 85 ml (⅓ de t) de carottes cuites
125 ml (½ t) de chou rosette
100 g (3 ½ oz) d'endives ou de chicorée
125 ml (½ t) de chou frisé ou de cresson
8 grosses feuilles de laitue vert foncé
100 g (3 ½ oz) d'épinards frais, 125 ml (½ t) d'épinards cuits
165 ml (⅔ de t) de courge
1 petite patate sucrée ou patate douce
165 ml (⅔ de t) de betteraves suisses

AUTRES FRUITS ET LÉGUMES

Mangez-en un parmi les suivants; deux seraient encore mieux :

1 pomme ou 125 ml (½ t) de sauce aux pommes non sucrée
6 à 7 pointes d'asperges
1 petite banane
250 ml (1 t) de germes de soja
185 ml (¾ de t) de haricots verts
165 ml (⅔ de t) de bleuets, de mûres, de framboises, de lingonnes
165 ml (⅔ de t) de choux de Bruxelles

*165 ml (⅔ de t) de cerises fraîches
dénoyautées*
165 ml (⅔ de t) de raisins
1 morceau de melon de miel (1/8 de melon)
250 ml (1 t) de champignons frais
1 pêche ou nectarine fraîche
1 cosse de gombo
125 ml (½ t) de persil
1 poire moyenne
*1 tranche d'ananas frais ou en conserve
sans sucre*
1 pomme de terre moyenne
165 ml (⅔ de t) de courgettes

GRAINS ENTIERS ET AUTRES HYDRATES DE CARBONE COMPLEXES

Mangez quatre ou cinq de ces aliments
chaque jour :

*1 tranche de pain de blé entier, de seigle
entier, ou autre grain entier ou de soja*
125 ml (½ t) de riz brun cuit
125 ml (½ t) de riz sauvage cuit
*125 ml (½ t) de céréales de grain entier
cuites (gruau, Wheatena, Ralston)*
*28 g (1 oz) de céréales de grain entier non
sucrées, prêtes à manger (Shredded
Wheat, Nutri-Grain, Grape Nuts, etc.)*
60 ml (¼ de t) de germes de blé
*125 ml (½ t) de millet, de boulbhour, de
triticale, de kacha (sarrasin)*
*125 ml (½ t) de pâtes de grain entier, de
soja ou de pâtes enrichies de protéines*
*Pain de maïs de 2 po × 2 po × 1 po (fait
de farine non traitée)*
125 ml (½ t) de haricots ou de pois

ALIMENTS RICHES EN FER

De petites quantités de fer se retrouvent
dans la plupart des fruits, des légumes, des

grains et des viandes que vous mangerez
tous les jours. Mais en plus de votre supplément, essayez de manger certains de ces
aliments particulièrement riches en fer :

*Fruits secs (raisins, abricots, prunes,
pêches, raisins de Corinthe)*
Foie et autres abats (de temps en temps)
Boeuf
Sardines
Mélasse noire
Biscuits de soja
Épinards

ALIMENTS À HAUTE TENEUR EN GRAS

Prenez-en 30 ml (2 c. à table) par jour, à
moins que vous n'engraissiez trop vite;
dans ce cas, limitez votre absorption à
15 ml (1 c. à table), choisie parmi les aliments suivants :

Huiles végétales polyinsaturées
*Margarine riche en produits polyinsaturés
(maximum 15 ml [1 c. à table] par jour)*
*Beurre (maximum 15 ml [1 c. à table] par
jour)*
*Mayonnaise (maximum 15 ml [1 c. à table]
par jour)*

Un aliment parmi les suivants peut remplacer 15 ml (1 c. à table) de gras :

½ petit avocat
45 ml (3 c. à table) de crème légère
*30 ml (2 c. à table) de crème riche (à
fouetter)*
30 ml (2 c. à table) de fromage à la crème
60 ml (4 c. à table) de crème sûre
20 amandes
*45 ml (3 c. à table) d'arachides, de paca-
nes ou de noix*

LES RECETTES DU RÉGIME INFAILLIBLE

Ces recettes ont non seulement pour but d'apaiser votre goût de sucre et de collations, mais elles vous donneront aussi des suggestions pour vos réceptions et quelques idées de petits déjeuners.

CRÈME DE TOMATES

Donne 3 portions

Dans une casserole, faire fondre à feu moyen :
15 ml (1 c. à table) de margarine ou de beurre

Ajouter et brasser, à feu très doux, pendant 2 minutes :
30 ml (2 c. à table) de farine de blé entier

Ajouter graduellement à feu lent :
435 ml (1 ¾ t) de lait évaporé

Laisser cuire, à feu lent, en brassant de temps en temps, jusqu'à épaississement. Mélanger ensemble jusqu'à consistance lisse :
750 ml (3 t) de jus de tomate ou de légumes
60 ml (4 c. à table) de pâte de tomate
Sel et poivre au goût
Origan et basilic (facultatif)

Continuer la cuisson à feu lent pendant cinq autres minutes, en brassant fréquemment. Servir la soupe chaude et parsemer au goût, avec :
15 ml (1 c. à table) de fromage cottage sans gras
Un soupçon de fromage parmesan ou de germes de blé

1 portion = une portion d'aliment riche en protéines plus 1 portion riche en vitamine C (plus 1 portion de légumes verts, si on utilise du jus de légumes)

GRUAU NOURRISSANT

Donne une portion

Amener à ébullition dans une petite casserole :
310 ml (1 ¼ t) d'eau

Ajouter, en brassant pour bien mélanger :
60 ml (¼ de t) de flocons d'avoine
30 ml (2 c. à table) de germes de blé (si vous avez des problèmes de constipation, remplacez le germe de blé en entier ou en partie avec du son non raffiné).
Sel au goût

Baisser le feu et laisser cuire cinq minutes ou plus, selon la texture désirée, en ajoutant de l'eau si nécessaire. Retirer la casserole du feu et ajouter en brassant :
85 ml (⅓ de t) de lait en poudre instantané

Servir immédiatement.

Variantes sucrées : Ajouter 30 ml (2 c. à table) de raisins secs et 15 ml (1 c. à table) de jus de pomme concentré quand vous ajoutez les germes de blé; de la cannelle moulue au goût quand vous ajoutez le lait.

Variante de saveur : Ajouter du poivre, du parmesan râpé ou du fromage cheddar (souvenez-vous de compter le cheddar comme une portion de produits laitiers) au goût quand vous ajoutez le lait.

1 portion = 1 portion de grain plus 1 portion d'aliments riches en calcium, plus 1 portion de protéines, plus beaucoup de fibres.

MUFFINS AU SON

Donne 12 à 16 muffins

Dans une petite casserole, faire cuire à feu doux pendant 5 minutes, en brassant :
165 ml (⅔ de t) de raisins secs
60 ml (¼ de t) de jus de pomme concentré, congelé et non dilué
60 ml (¼ de t) de jus d'orange concentré, congelé et non dilué

Mélanger ensemble dans un bol et bien mêler :
375 ml (1 ½ t) de farine de blé entier
125 ml (½ t) de germes de blé
375 ml (1 ½ t) de son non raffiné
6 ml (1 ¼ c. à thé) de bicarbonate de soude
125 ml (½ t) de noisettes hachées
5 ml (1 c. à thé) de cannelle moulue (facultatif)

Battre ensemble dans un bol séparé :
375 ml (1 ½ t) de babeurre faible en gras
185 ml (¾ de t) de jus de pomme concentré, congelé et non dilué
2 blancs d'oeuf, légèrement battus
85 ml (⅓ de t) de lait en poudre instantané
30 ml (2 c. à table) de margarine ou de beurre fondu, refroidi

Combiner les ingrédients secs et les liquides; fouetter pour bien mélanger. Ajouter les raisins et leur jus de cuisson. Remplir au ⅔ les moules à muffins non collants ou mettre des coquilles de papier dans les moules ordinaires. Cuire dans un four préchauffé à 162 °C (350 °F) environ 20 minutes, ou jusqu'à ce qu'un cure-dent en sorte propre, quand vous l'insérez dans le centre du muffin.

1 gros muffin = 1 portion de grains plus beaucoup de fibres

CRÊPES AU BABEURRE ET AU BLÉ ENTIER

Donne environ 12 crêpes (3 portions)

Note : Prévoir une heure dans la préparation pour faire reposer la pâte à crêpes.

Dans un mélangeur, réduire en purée :
250 ml (1 t) de babeurre faible en gras
5 ml (1 c. à thé) de jus de pomme concentré, congelé et non-dilué
185 ml (¾ de t) de farine de blé entier
75 ml (5 c. à table) de germes de blé
85 ml (⅓ de t) de lait en poudre sans gras
Une pincée de sel au goût
Cannelle moulue (facultatif)
Ajouter :
10 ml (2 c. à thé) de poudre à pâte

Dans un bol à mélanger, battre jusqu'à consistance ferme :
Les blancs de 2 gros oeufs

Mélanger rapidement le mélange de babeurre avec les blancs d'oeuf. Laisser reposer la pâte pendant une heure, puis faire chauffer un poêlon qui ne colle pas. Quand il est chaud, étendre :
Du beurre ou de la margarine

Mélanger la pâte et en verser une quantité suffisante dans le poêlon pour faire une crêpe de la taille désirée. Quand la surface de la crêpe commence à faire des bulles et que le dessous est bien bruni, tourner et faire brunir l'autre côté. Continuer à faire des crêpes jusqu'à ce qu'il n'y ait plus de pâte (vous aurez besoin de 10 à 15 ml [2 ou 3 c. à thé] de margarine ou de beurre). Servir accompagnées de :
Sauce aux pommes non-sucrée
Confiture (de fruits seulement) non sucrée ou de purée de pomme
Yaourt nature sans gras

Variante : Ajouter 60 ml (¼ de t) de raisins secs à la pâte.

1 portion = 1 portion de grains plus 1 portion de protéines plus ½ portion d'aliments riches en calcium, plus beaucoup de fibres

---

DOUBLE LAIT FRAPPÉ

Donne 1 portion

Note : Congeler les bananes, pelées et enveloppées dans un sac de plastique, de 12 à 24 heures à l'avance.

Dans un mélangeur, réduire en purée :
250 ml (1 t) de lait écrémé ou partiellement écrémé
85 ml (⅓ de t) de lait en poudre sans gras
1 banane très mûre, congelée, coupée en morceaux
5 ml (1 c. à thé) d'essence de vanille
Un soupçon de cannelle moulue, au goût.

Variante fruitée : Ajouter 125 ml (½ t) de baies, fraîches ou congelées et non sucrées, et 15 ml (1 c. à table) de jus de pomme concentré et congelé (dégelé et non dilué) avant de mélanger; éviter la cannelle.

Variante «crémeuse» : Ajouter 30 ml (2 c. à table) de concentré congelé de jus d'orange (dégelé et non dilué); éviter la cannelle.

Un lait frappé aux bananes = 2 portions d'aliments riches en calcium plus ⅔ de portion de protéines, plus 2 portions de fruits.

La variante fruitée = 2 portions d'aliments riches en calcium.

BISCUITS AUX FIGUES

Donne environ 36 biscuits en barre

Dans un bol, réduire en crème
15 ml (1 c. à table) de fructose
60 ml (4 c. à table) (½ bâtonnet) de beurre ou de margarine

Ajouter, en continuant de réduire en crème :
125 ml (½ t) plus 30 ml (2 c. à table) de concentré congelé de jus de pomme préalablement réchauffé à température moyenne

Ajouter, et mélanger en forme de pâte :
375 ml (1 ½ t) de farine de blé entier
250 ml (1 t) de germes de blé
8 ml (1 ½ c. à thé) d'essence de vanille

Diviser la pâte en deux morceaux, pour former deux barres rectangulaires. Envelopper séparément dans un papier ciré et faire refroidir au réfrigérateur pendant une heure.

Dans une casserole, mélanger ensemble et faire cuire à feu doux jusqu'à ce qu'elles amollissent :
450 g (1 lb) de figues sèches hachées
125 ml (½ t) de jus de pomme concentré, congelé et non dilué

Retirer du feu et ajouter en brassant jusqu'à consistance molle :
30 ml (2 c. à table) d'amandes hachées ou d'autres noix

Sur une grande tôle à biscuits légèrement graissée avec de l'huile ou un vaporisant, rouler une barre de pâte rectangulaire jusqu'à ce qu'elle soit très mince, en égalisant les rebords autant que possible. Étendre uniformément la pâte et le mélange de figues par-dessus. Rouler le deuxième rectangle de pâte entre deux feuilles de papier ciré de la même grandeur que le premier rectangle. Enlever une feuille de papier ciré et faire glisser la pâte en essayant de ne pas la briser par-dessus le mélange de figues. Presser légèrement et égaliser les rebords avec un couteau.

Faire cuire dans un four préchauffé à 162 °C (350 °F) pendant 15 à 30 minutes ou jusqu'à ce qu'elles soient légèrement dorées. Couper en carrés ou en losanges pendant qu'elles sont encore chaudes.

2 ou 3 biscuits = une collation nutritive plus beaucoup de fibres

BISCUITS À L'AVOINE ET AUX FRUITS

Donne 24 biscuits de 5 cm

Dans une casserole, faire cuire les fruits à feu lent jusqu'à consistance molle :
10 dattes, dénoyautées
90 ml (6 c. à table) de jus de pomme concentré, congelé et non dilué

Dans un mélangeur ou un robot culinaire, réduire le mélange en purée, puis verser dans un bol et ajouter :
30 ml (2 c. à table) d'huile végétale
375 ml (1 ½ t) de flocons d'avoine
250 ml (1 t) de raisins secs
De 60 à 125 ml (de ¼ à ½ t) de noix hachées
Cannelle au goût

Dans un bol séparé, battre légèrement
1 blanc d'oeuf

Ajouter délicatement dans le mélange à biscuits. Déposer environ une cuillerée à table à la fois, la pâte sur une tôle à biscuits graissée. Cuire dans un four préchauffé à 162 °C (350 °F) pendant 10 à 12 minutes.

2 ou 3 biscuits = une collation nutritive plus beaucoup de fibres

YAOURT AUX FRUITS

Donne environ 250 ml (1 t)

Dans un mélangeur, réduire en purée :
185 ml (¾ de t) de yaourt nature sans gras
125 ml (½ t) de pelures d'oranges fraîches, râpées
125 ml (½ t) de fraises fraîches ou de fraises décongelées et non sucrées
15 ml (1 c. à table) de concentré congelé de jus d'orange, dégelé et non dilué
25 ml (5 c. à thé) de concentré congelé de jus de pomme, dégelé et non dilué

3 ml (½ c. à thé) de cannelle moulue (facultatif)

250 ml (1 t) = 1 portion de fruit plus ¾ de portion d'aliment riche en calcium

FAUX DAIQUIRI AUX FRAISES

Donne 4 portions

Dans un mélangeur, réduire en purée :
500 ml (2 t) de fraises fraîches, lavées et sans leur queue, ou de fraises congelées sans sucre (ou remplacer par deux bananes très mûres, coupées en petits morceaux)
250 ml (1 t) de glaçons (diminuer à 125 ml (½ t), si vous utilisez des fruits congelés)
60 ml (¼ de t) de concentré de jus de pomme non dilué, au goût
15 ml (1 c. à table) de jus de limette
5 ml (1 c. à thé) d'essence de rhum

Servir froid dans des grands verres

1 portion = 1 portion de fruits

SANGRIA VIERGE

Donne 5 à 6 portions

Mélanger dans un grand pichet :
750 ml (3 t) de jus de raisin non sucré
185 ml (¾ de t) de jus de pomme concentré, congelé et non dilué
15 ml (1 c. à table) de jus de limette
15 ml (1 c. à table) de jus de citron

Mélanger en brassant et ajouter :
1 petit citron non pelé, tranché et dénoyauté
1 petite orange non pelée, tranchée et dénoyautée
1 petite pomme McIntosh, sans le coeur, coupée en huit

Bien mélanger et réfrigérer. Juste avant de servir, ajouter :

185 ml (¾ de t) d'eau de Seltz (soda non salé)

Servir dans un verre à vin sur glace

1 portion = 1 portion de fruits

========

PUDDING AUX BANANES

Donne 2 portions

Dans une petite casserole, amener à ébullition :
250 ml (1 t) d'eau
125 ml (½ t) de jus de pomme concentré, congelé et non dilué
125 ml (½ t) de jus de pomme

Ajouter, réduire le feu et laisser cuire jusqu'à épaississement :
125 ml (½ t) de farine (enrichie de fer)
30 ml (2 c. à table) de germes de blé

Refroidir. Ajouter ensuite :
165 ml (⅔ de t) de lait en poudre sans gras
5 ml (1 c. à thé) d'essence de vanille
3 ml (½ c. à thé) de cannelle moulue (facultatif)

Mettre de côté. Dans un bol à mélanger, battre jusqu'à consistance ferme :
2 blancs d'oeuf

Battre avec les blancs d'oeuf :
2 bananes très mûres, pilées, et arrosées de jus de citron

Introduire les blancs d'oeuf par petites quantités dans le mélange de farine. Monter dans des verres à sorbet individuels et faire refroidir. Si désiré, servir avec des noix hachées.

1 portion = 1 portion de protéines plus 1 portion de grains plus 1 portion de fruits plus 1 portion de calcium

========

BROWNIES AU CAROUBE

Donne 1 carré de 20 cm × 20 cm, ou 32 brownies de 2,5 cm × 5 cm

Cuire dans une petite casserole, à feu moyen, pendant 10 minutes :
45 ml (3 c. à table) de beurre ou de margarine
140 ml (½ t + 1 c. à table) de concentré congelé de jus de pomme, dégelé et non dilué
125 ml (½ t) de raisins secs

Retirer du feu et ajouter :
5 ml (1 c. à thé) d'essence de vanille

Dans un bol de grandeur moyenne, mélanger ensemble :
165 ml (⅔ de t) de farine de blé entier
5 ml (1 c. à thé) de poudre à pâte
60 ml (¼ de t) de poudre de caroube non sucrée
125 ml (½ t) de noix hachées

Mêler la préparation de jus de pomme avec celle de caroube, en mélangeant rapidement. Verser dans un moule à brownies non collant de 20 cm × 20 cm (8 po × 8 po). Cuire dans un four préchauffé à 162 °C (350 °F) pendant 10 minutes. Vérifier la cuisson avec un cure-dent. Laisser refroidir dans le moule, puis couper en carrés.

2 carrés = 1 collation riche en fibres, en protéines et en fer.

========

DEUXIÈME PARTIE

Neuf mois de compte à rebours

De la conception
à la délivrance

CHAPITRE 5

Le premier mois

CE QUE VOUS RÉSERVE LE PREMIER EXAMEN MÉDICAL

Le premier examen prénatal est le plus détaillé de tous[1]. On y retracera votre histoire médicale complète et on exécutera certains tests et examens qui n'auront lieu qu'à cette visite. Chaque médecin a bien sûr ses habitudes. Mais la plupart du temps l'examen comprendra :

La confirmation de votre grossesse. Votre médecin voudra vérifier les éléments suivants : les symptômes de grossesse que vous avez, la date de votre dernière menstruation, pour déterminer la date estimée de l'accouchement (DEA) ou la date prévue (*voir à la page 8*) ; il examinera votre bassin et votre utérus, pour avoir plus d'indices sur la durée approximative de la grossesse. S'il existe des doutes, il pourra prescrire un test de grossesse, si vous n'en avez pas déjà eu un.

Une histoire médicale complète. Arrivez préparée en vérifiant vos dossiers à la maison et en rafraîchissant votre mémoire sur les points suivants : vos antécédents médicaux personnels (les maladies chro-

niques, les maladies antérieures importantes ou les chirurgies, les médicaments que vous prenez présentement ou que vous avez pris depuis la conception, les allergies connues, y compris les allergies aux médicaments); l'histoire médicale de votre famille (maladies héréditaires et chroniques); votre histoire sociale (âge, profession, habitudes telles que la cigarette, la boisson, l'exercice, la diète); votre histoire gynécologique et obstétricale (âge des premières menstruations, longueur habituelle du cycle menstruel, durée et régularité de la période menstruelle; avortements, fausses couches et naissances antérieures; déroulement des grossesses, des périodes de travail et des accouchements passés).

Un examen physique complet. Cet examen peut comprendre : une évaluation de votre état de santé général en observant le cœur, les poumons, les seins, l'abdomen; la prise de votre tension artérielle qui servira de référence aux prochaines visites; la mesure de votre taille et de votre poids, habituel et présent; l'inspection des extrémités pour vérifier les veines variqueuses et l'oedème (enflure qui provient de l'excès de liquide dans les tissus); l'inspection et

[1]. Voir l'appendice pour l'explication des étapes à suivre et des examens à exécuter.

À QUOI RESSEMBLE BÉBÉ?

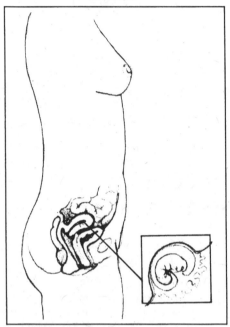

À la fin du premier mois, votre bébé est un minuscule embryon qui ressemble à un têtard, plus petit qu'un grain de riz. Pendant les deux prochaines semaines, le tube neural (qui deviendra le cerveau et la colonne vertébrale), le coeur, le système digestif, les organes des sens, et les bourgeons des bras et des jambes commenceront à se former.

la palpation des organes génitaux externes; l'examen interne de votre vagin et de votre bassin à l'aide d'un spéculum; l'examen de vos organes pelviens à l'aide des deux mains (une à l'intérieur du vagin et l'autre sur le ventre) et aussi par le rectum et le vagin; l'évaluation de la taille et de la forme de votre bassin osseux.

Une batterie de tests. Ces tests peuvent inclure : un prélèvement Pap pour la détection du cancer du col; des cultures vaginales afin d'éliminer les MTS; une prise de sang pour déterminer votre type sanguin, votre facteur Rh, l'hématocrite ou l'hémoglobine (pour vérifier l'anémie), et le dosage des anticorps contre la rubéole; le VDRL (pour la syphilis), l'analyse des urines pour la recherche de glucose (sucre), d'albumine (protéines), des cellules sanguines blanches, du sang et des bactéries; une cutiréaction à la tuberculine; un dépistage du virus HIV (sida); le dépistage de la drépanocytose ou de la maladie de Tay-Sachs, si cela est indiqué.

Une occasion de discuter. Apportez une liste de vos questions, des problèmes qui vous préoccupent et des symptômes que vous ressentez. Cette visite est aussi un bon moment pour parler de vos craintes, de la philosophie de l'accouchement, etc.

CE QUE VOUS POUVEZ RESSENTIR

Il est possible que vous ressentiez, à certains moments, l'un ou l'autre des symptômes suivants ou encore tous à la fois.

Sur le plan physique

- Absence de menstruations (bien qu'il soit possible que vous ayez de légères pertes au moment de vos menstruations ou quand l'oeuf fertilisé s'implante dans l'utérus[2].

- Besoin fréquent d'uriner.

- Nausées accompagnées ou non de vomissements, ou hypersalivation (ptyalisme).

2. Cela est rare, mais il est possible qu'une femme puisse avoir ses menstruations pendant les deux ou trois premiers mois. Bien sûr, tout saignement devrait être rapporté à votre médecin.

- Brûlures d'estomac et indigestion, flatulence et gonflements.

- Dédain de la nourriture et goûts particuliers.

- Changements au niveau des seins (plus prononcés chez les femmes qui ont ces changements avant leurs menstruations) : engorgement, pesanteur, sensibilité, picotements; assombrissement des aréoles (la partie pigmentée autour des mamelons); glandes sudorifiques des aréoles qui deviennent proéminentes (tubercules de Montgomery), comme une grosse chair de poule; un réseau de veines bleuâtres apparaît sous la peau alors que l'alimentation sanguine dans les seins augmente (ces lignes peuvent aussi être visibles plus tard).

Sur le plan émotif

- Instabilité pouvant se comparer au syndrome prémenstruel, à laquelle peuvent aussi s'ajouter de l'irritabilité, des changements d'humeur, de l'irrationalité, des envies de pleurer.

- Appréhension, craintes, joie, allégresse — certains ou tous ces sentiments.

CE QUI PEUT VOUS INQUIÉTER

LA FATIGUE

«Je suis toujours fatiguée. J'ai peur de ne pas être capable de continuer à travailler.»

Le contraire serait surprenant. Votre corps travaille en quelque sorte plus fort, même quand vous êtes au repos, que le corps d'une femme qui n'est pas enceinte lorsqu'elle escalade une montagne; sauf que vous ne pouvez pas voir ces efforts. D'une part, votre corps fabrique le système de support vital de votre bébé, le placenta, qui ne sera pas terminé avant la fin du premier trimestre. D'autre part, il s'ajuste aux multiples autres exigences physiques et psychologiques de la grossesse, qui sont considérables. Quand votre corps se sera habitué et que votre placenta sera complété (vers le quatrième mois) vous devriez avoir plus d'énergie. Jusque-là, il est possible que vous deviez travailler moins d'heures ou que vous ayez à prendre quelques jours de congé si vous vous traînez. Mais si votre grossesse progresse normalement, il n'y a absolument aucune raison de ne pas garder votre travail. La plupart des femmes enceintes sont plus heureuses si elles demeurent occupées.

Puisque votre fatigue est légitime, ne la combattez pas. Considérez-la comme un signal que vous lance votre corps quand il a besoin de repos. Bien sûr, cela est plus facile à dire qu'à faire. Mais il vaut la peine d'essayer.

Dorlotez-vous. Autant que possible, prenez soin de vous, ainsi que de votre bébé, sans vous sentir coupable. N'essayez pas d'être la future-maman-parfaite. Il est plus important de vous reposer que d'avoir une maison propre comme un sou neuf. Libérez vos soirées des activités qui ne sont pas essentielles. Passez-les en évitant d'être debout quand vous le pouvez, regardez la télévision, lisez, parcourez un livre de prénoms de bébés. Si vous avez des enfants plus vieux, jouez à des jeux tranquilles avec eux. Si vous pouvez vous permettre le luxe d'une sieste en après-midi, de grâce faites-le. Si vous ne pouvez pas dormir, étendez-vous avec un bon livre. Bien sûr, il est difficile de faire la sieste au bureau, mais vous pouvez vous étendre les jambes quand vous êtes devant votre bureau ou dans la salle de repos pendant l'heure du dîner.

Laissez les autres vous dorloter. Si des amis en visite vous offrent de passer l'aspirateur ou d'épousseter, acceptez leur offre. Laissez votre père ou votre soeur amener les enfants aînés au jardin zoologique ou au cinéma le samedi. Enrôlez votre mari dans des tâches comme le lavage et les courses.

Dormez une heure ou deux de plus chaque nuit. Privez-vous du téléjournal du soir et couchez-vous plus tôt; demandez à votre mari de préparer le petit déjeuner pour pouvoir dormir un peu plus longtemps le matin.

Assurez-vous que votre régime est suffisant. La fatigue du premier trimestre est souvent causée par une insuffisance en fer, en protéines ou simplement en calories. Vérifiez très bien le *Régime infaillible* (*voir page 61*) pour vous assurer que vous remplissez tous vos besoins. Et peu importe la fatigue que vous ressentez, ne soyez pas tentée de stimuler votre corps avec de la caféine, des tablettes de chocolat et du gâteau. Vous ne le tromperez pas longtemps, et après cette stimulation temporaire, votre taux de sucre redescendra à pic et vous vous sentirez plus fatiguée que jamais.

Quand la fatigue est prononcée, on peut envisager la possibilité d'une anémie, surtout si elle est accompagnée de pertes de conscience, de pâleur, d'essoufflements ou de palpitations. (*Voir à la page 123.*)

La fatigue diminuera probablement vers le quatrième mois, mais vous pouvez quand même vous attendre à ce qu'elle revienne pendant le dernier trimestre; c'est probablement là une manière qu'a trouvée

la nature de vous préparer aux longues nuits sans sommeil qui viendront quand le bébé sera là.

LES NAUSÉES MATINALES

«Je n'ai pas eu de nausées matinales. Est-il possible que je sois quand même enceinte?»

Les nausées matinales, comme les goûts de cornichons et de crème glacée, font partie de ces truismes au sujet de la grossesse qui ne sont pas nécessairement justifiés. Seule une partie des femmes enceintes ont des nausées matinales et des vomissements (de un tiers à la moitié). Si vous faites partie de celles qui n'en souffrent pas, c'est que vous êtes non seulement enceinte mais aussi chanceuse.

«Mes nausées matinales durent toute la journée. J'ai peur de ne pas pouvoir garder suffisamment de nourriture pour alimenter mon bébé.»

Heureusement, les nausées matinales (un mal qui ne porte pas bien son nom; il peut se produire aussi bien le matin, le midi ou le soir et même pendant toute la journée) entravent rarement la digestion au point de faire du tort au foetus. Et chez la plupart des femmes, ces nausées ne durent pas au-delà du troisième mois. Toutefois, il arrive à l'occasion qu'une femme enceinte n'en ait pas avant le deuxième trimestre. Celle qui attend des jumeaux, en particulier, peut malheureusement en ressentir pendant les neuf mois entiers.

Qu'est-ce qui cause les nausées matinales? Personne ne le sait vraiment, mais on ne manque pas de théories à ce sujet. On sait que le poste de commande des nausées et des vomissements est situé dans une région spécifique, à la base du cerveau. On a suggéré une myriade de raisons pour expliquer pourquoi cette région semble être plus stimulée pendant la grossesse; parmi ces raisons, notons l'augmentation de l'hormone de grossesse HCG dans le sang pendant le premier trimestre et l'extension rapide des muscles utérins. Le problème est créé par la détente relative du tissu musculaire du système digestif, qui rend la digestion moins efficace, et par l'excès d'acide provoqué par une carence alimentaire ou une mauvaise nutrition.

Mais ces éléments ne peuvent à eux seuls déclencher les nausées matinales puisqu'ils sont pour la plupart communs à toutes les femmes enceintes; elles n'ont pourtant pas toutes des nausées matinales et des vomissements. Quelques faits révélateurs semblent appuyer la théorie selon laquelle les facteurs psychologiques accentuent les facteurs physiques. D'une part, les nausées matinales sont inconnues chez certains peuples primitifs où le style de vie est plus simple, plus détendu et moins exigeant (on sait par contre que les nausées ont existé dans les anciennes civilisations occidentales). D'autre part, plusieurs femmes qui souffrent d'hyperémésie ou de vomissements excessifs guérissent sans traitement aussitôt qu'elles sont placées dans l'environnement relativement tranquille d'un hôpital, loin de leur famille et des problèmes de tous les jours. Les études montrent également que ces mêmes femmes sont faciles à hypnotiser, ce qui signifie qu'elles sont sensibles au pouvoir de suggestion; cette donnée peut facilement être mise en relation avec le fait que dans notre société, on croit que les nausées matinales sont inévitables pendant la grossesse. Il est très révélateur de constater que certaines femmes souffrent de nausées matinales et de vomissements débilitants lors de grossesses non désirées et non planifiées, mais n'en ont pas du tout pendant les grossesses qu'elles ont souhaitées. La fatigue physique et mentale semble aussi augmenter la possibilité de l'apparition des nausées; tout comme le fait de porter plusieurs foetus — probablement parce que le stress physique et émotif se multiplie.

Malheureusement les experts médicaux, qui ne connaissent pas les causes des nausées matinales, savent encore moins comment les guérir. Ils s'accordent toutefois sur certaines méthodes qui permettent d'alléger les symptômes et de minimiser leurs effets. Trouvez ce qui fonctionne le mieux pour vous :

■ Ayez un régime riche en protéines et en hydrates de carbone complexes : les deux combattent les nausées (*voir le «Régime infaillible», à la page 61*). Une bonne alimentation est à coup sûr à recommander. Mangez donc aussi bien que vous le pouvez.

■ Buvez beaucoup de liquides, en particulier si vous en perdez quand vous vomissez. Si, quand votre estomac est dérangé, vous avez plus de facilité à absorber les aliments liquides que les aliments solides, utilisez les liquides pour absorber vos éléments nutritifs. Concentrez-vous, parmi les suivants, sur ceux que vous pouvez facilement digérer : un double lait frappé (*voir à la page 74*); des jus de fruits et de légumes; des soupes, des bouillons et des consommés. Si les liquides vous donnent encore plus mal au coeur, mangez des aliments solides qui contiennent beaucoup d'eau, comme des légumes et des fruits frais, en particulier de la laitue, du melon et des agrumes.

■ Prenez un supplément vitaminique prénatal (*voir à la page 85*) afin de compenser pour les aliments que vous ne pouvez pas manger. Mais prenez-le quand vous êtes le moins susceptible de le vomir. Il est possible que votre médecin vous recommande une ration supplémentaire de 50 milligrammes de vitamine B^6, qui semble soulager les nausées chez certaines femmes. *Ne prenez aucune médication pour les nausées matinales.* Le *Bendectin* a été retiré du marché en 1983 parce qu'on mettait en doute sa sécurité. (N.D.L.T. :

Depuis, au Canada, on a mis sur le marché un autre médicament, le *Diclectin*, qui n'est prescrit que dans des situations graves, quand les nausées affectent tellement la mère qu'elle risque d'en perdre son bébé.)

• Évitez de regarder, de sentir et de goûter les aliments qui vous donnent mal au coeur. Ne jouez pas les martyrs en préparant un sandwich à la saucisse et aux oignons pour votre mari si cela vous fait courir aux toilettes.

• Mangez souvent... avant d'avoir faim. Quand votre estomac est vide, son acide n'a rien d'autre à manger que son propre revêtement. Et ceci peut provoquer les nausées. De même que peut le faire la baisse de sucre occasionnée par de longs intervalles entre les repas. Six petits repas sont mieux que trois gros. Traînez avec vous des collations nourrissantes (des fruits secs, des craquelins de blé entier) pour avoir des collations convenables, où que vous soyez.

• Mangez avant que les nausées ne commencent. Vous aurez ainsi plus de facilité à absorber la nourriture; de plus, le fait d'emplir votre estomac peut prévenir une attaque.

• Mangez au lit, pour les mêmes raisons qu'il vous faut manger souvent : pour garder votre estomac plein et votre taux de sucre dans le sang en équilibre. Avant d'aller au lit le soir, prenez une collation riche en protéines et en hydrates de carbone complexes : un verre de lait et un muffin au son par exemple. Vingt minutes avant de vous lever le matin, mangez quelque chose de riche en hydrates de carbone : quelques craquelins de blé entier, des gâteaux de riz ou une poignée de raisins secs. Gardez-les près de votre lit pour ne pas avoir à vous lever si vous avez faim au beau milieu de la nuit[3].

---

3. Si vous commencez à associer une collation d'hydrates de carbone particulière avec vos nausées (par exemple, les craquelins), changez de collation.

• Dormez et détendez-vous. La fatigue physique et la fatigue émotive augmentent toutes les deux les nausées matinales.

• Levez-vous lentement. La bousculade semble aggraver les nausées. Ne sautez pas de votre lit dès votre réveil. Restez au lit en digérant vos craquelins pendant 20 minutes, puis levez-vous lentement pour prendre un petit déjeuner tranquille. Cela semble impossible si vous avez d'autres enfants, mais essayez de vous lever avant eux pour vous assurer un moment de tranquillité, ou laissez votre mari s'occuper de leurs besoins matinaux.

LES MICTIONS FRÉQUENTES

«Je vais aux toilettes à toutes les demi-heures. Est-ce normal d'uriner aussi souvent?»

La plupart des femmes enceintes font en effet plusieurs détours vers les toilettes pendant le premier et le dernier trimestre. Une des raisons de l'augmentation initiale de la fréquence urinaire est l'augmentation de volume des liquides corporels et l'amélioration de l'efficacité des reins, qui aident le corps à se débarrasser plus rapidement de ses déchets. Une autre raison est la pression exercée par l'utérus, qui se situe encore dans le bassin, à côté de la vessie. Souvent, la pression est soulagée lorsque l'utérus monte dans la cavité abdominale, vers le quatrième mois. Elle ne reviendra probablement pas avant que le bébé ne «retombe», au cours du neuvième mois, et refasse pression sur la vessie. Mais comme l'emplacement des organes internes varie d'une femme à l'autre, le degré de fréquence peut aussi varier.

«Comment se fait-il que je n'urine pas souvent?»

L'absence d'augmentation visible dans la fréquence des mictions peut être parfaitement normale pour vous, en particulier si vous avez l'habitude d'uriner souvent. Vous devriez cependant vous assurer que vous buvez suffisamment de liquide (au moins huit verres par jour). Non seulement l'insuffisance de liquide peut-elle occasionner des mictions peu fréquentes, mais elle peut aussi provoquer une infection urinaire.

LES CHANGEMENTS AUX SEINS

«Je reconnais à peine mes seins, ils sont tellement gonflés et sensibles. Resteront-ils ainsi et s'affaisseront-ils après l'accouchement?»

Habituez-vous à votre allure «grosse poitrine». Même si elle n'est pas à la mode, elle fait partie de la grossesse. Vos seins grossissent (beaucoup plus qu'ils ne le font avant vos menstruations) parce que votre corps augmente sa production d'oestrogènes et de progestérone. Cette transformation, ainsi que les autres changements qui se produisent au niveau des seins pendant la grossesse, est en prévision de vous préparer à allaiter votre bébé quand il sera là. Les aréoles (la région pigmentée autour des mamelons) se foncent, s'étendent et se teintent parfois de taches plus foncées. Ce phénomène peut s'atténuer mais ne disparaîtra pas complètement après l'accouchement. Les petites élévations que vous pouvez remarquer sur les aréoles sont des glandes sébacées (sudoripares), qui deviennent plus proéminentes pendant la grossesse et retournent à la normale après l'accouchement. Les veines bleues formant une carte routière complexe qui traverse vos seins — souvent très marquée chez les femmes à la peau claire — sont un système d'approvisionnement en aliments nutritifs et en liquides qui nourriront bébé. Cette carte routière disparaîtra après l'accouchement ou pendant l'allaitement.

Heureusement, vous n'aurez pas à vous habituer à la sensibilité quelquefois angoissante de vos seins. Ils continueront à grossir pendant toute votre grossesse — peut-être même augmenteront-ils encore de l'équivalent de trois tasses. Mais ils cesseront d'être sensibles au toucher après le troisième ou le quatrième mois. En ce qui concerne leur affaissement après la naissance du bébé, cela dépendra au moins partiellement de vous. L'étirement et l'affaissement du tissu des seins résulte d'un manque de soutien pendant la grossesse — et non pas de la grossesse elle-même — bien que la tendance à l'affaissement puisse être génétique. Peu importe la fermeté actuelle de vos seins, protégez-les pour l'avenir en portant un bon soutien-gorge. Si vos seins sont particulièrement gros et ont tendance à s'affaisser, vous pouvez porter un soutien-gorge même la nuit.

LES SUPPLÉMENTS VITAMINIQUES

«Devrais-je prendre des vitamines?»

Il n'existe pratiquement personne qui s'alimente avec un régime parfait chaque jour, en particulier au début de la grossesse, au moment où les nausées matinales viennent fréquemment entraver l'appétit. Un supplément quotidien en vitamines est une assurance-diète : une garantie que votre bébé ne souffrira pas, même si vous faites un écart occasionnel. De plus des études ont prouvé que les femmes qui prennent un supplément vitaminique avant leur grossesse et pendant le premier mois réduisent de façon significative les risques de problèmes au niveau du tube neural (comme le spina bifida) chez leur bébé. De bons suppléments, spécialement formulés pour les femmes enceintes, sont en vente libre dans les pharmacies. (*Voir à la page 66 pour savoir ce qu'un bon supplément devrait contenir.*) Mais n'utilisez jamais de pilules vitaminées pour remplacer un bon régime; faites-le seulement pour le compléter. Toute vitamine qui procure plus que la dose recommandée pour une femme enceinte devrait être considérée comme un médicament et être prise seulement sous supervision médicale, quand les avantages dépassent les dangers.

GROSSESSE EXTRA-UTÉRINE

«J'ai des crampes occasionnelles. Est-il possible que j'aie une grossesse ectopique sans le savoir?»

La peur d'une grossesse ectopique (dans la trompe) obsède à peu près toutes les femmes qui sont enceintes pour la première fois et qui ont entendu parler de cette forme anormale d'implantation. Heureusement pour la grande majorité, c'est là une crainte non fondée. Une crainte qui peut être complètement écartée au cours de la huitième semaine de la grossesse, au moment où on aura diagnostiqué et mis un terme à la plupart des grossesse extra-utérines.

Seulement 10 grossesses sur 1 000 sont ectopiques, c'est-à-dire qu'elles s'implantent à l'extérieur de l'utérus, habituellement dans les trompes de Fallope. La majorité de ces grossesses sont diagnostiquées avant même que la femme ne réalise qu'elle est enceinte. Votre médecin vous a probablement déjà confirmé votre grossesse, à l'aide d'un test sanguin et d'un examen physiologique. Vous pouvez donc rayer ce souci de votre liste.

Plusieurs facteurs rendent les femmes susceptibles d'avoir une grossesse ectopique. En voici quelques-uns.

▪ Une grossesse ectopique antérieure.

▪ Des inflammations pelviennes antérieures.

▪ Une chirurgie abdominale ou tubaire donnant des cicatrices post-opératoires.

▪ Une ligature de trompes ratée (chirurgie de stérilisation) ou une ligature temporaire des trompes.

▪ Un stérilet encore en place au moment de la conception (un stérilet est plus susceptible de prévenir la conception dans l'utérus qu'à l'extérieur de l'utérus, ce qui explique l'augmentation relative de l'incidence des grossesses ectopiques chez celles qui utilisent un stérilet)[4].

▪ De multiples avortements provoqués; mais les preuves ne sont pas formelles à ce sujet.

▪ Peut-être l'exposition au diethylstbestrol dans l'utérus, en particulier s'il a provoqué des anomalies de structure du système reproducteur.

Même si les grossesses ectopiques sont rares, toutes les femmes enceintes — en particulier celles qui sont à risque — devraient se familiariser avec les symptômes. Les crampes occasionnelles ne font pas partie de ces symptômes; elles sont probablement le résultat de l'étirement des ligaments lorsque l'utérus se développe. Mais tous les symptômes qui suivent pourraient en faire partie et ils réclament l'évaluation immédiate d'un médecin. Si vous ne pouvez contacter votre médecin, rendez-vous immédiatement au service d'urgence de l'hôpital recommandé par son bureau.

▪ Une douleur qui ressemble à des crampes ou à des coliques, habituellement au bas du ventre, qui commence dans un côté, bien que la douleur puisse s'irradier dans tout l'abdomen. La douleur peut augmenter quand vous forcez pour aller à la selle, quand vous toussez ou quand vous bougez. Si la trompe se rompt, la douleur devient très aiguë et persistante pendant un

---

4. Mais le fait d'avoir porté un stérilet avant la grossesse ne semble pas augmenter les risques.

bref moment pour ensuite se diffuser dans la région pelvienne.

- Des pertes vaginales brunes ou un saignement léger (intermittent ou persistant) peuvent précéder la douleur de quelques jours ou de quelques semaines. S'il n'y a pas de rupture de la trompe, il est possible qu'il n'y ait pas de saignements; mais s'il y a rupture, des saignements abondants peuvent se produire.

- Des nausées et des vomissements (chez 25 à 50 p. cent des femmes dont la grossesse est ectopique). Ils peuvent cependant être difficiles à distinguer des nausées matinales.

- Des étourdissements et des faiblesses chez certaines femmes. Si la trompe se rompt, il est fréquent d'observer un pouls faible et rapide, une peau moite et des pertes de conscience.

- Certaines femmes éprouvent des douleurs aux épaules.

- Une sensation de pression rectale, pour certaines femmes.

Si ces symptômes s'avéraient une indication de grossesse extra-utérine, une rapide intervention médicale pourrait la plupart du temps sauver les trompes de Fallope de la patiente et garder ainsi intacte sa capacité de reproduction.

L'ÉTAT DE SANTÉ DE VOTRE BÉBÉ

«Je suis très nerveuse parce que je suis incapable de vraiment sentir mon bébé. Est-il possible qu'il meure sans que je m'en aperçoive?»

À ce stade, alors qu'on ne remarque aucune augmentation du volume de votre ventre ou qu'aucune activité foetale n'est encore évidente, il est difficile d'imaginer qu'il y a un bébé réellement vivant qui grandit en vous. Mais il est très rare qu'un foetus ou un embryon meure sans être expulsé hors de l'utérus par une fausse couche. Quand une telle chose se produit, la femme voit disparaître tous les signes de grossesse, y compris la sensibilité et l'augmentation du volume des seins et elle peut avoir des pertes brunes, sans saignements réels. À l'examen, le médecin découvrira que l'utérus, au lieu de grossir, a diminué de volume.

Si, à un moment donné, tous vos symptômes de grossesse disparaissaient, demandez un rendez-vous à votre médecin. C'est là une approche plus sûre que de rester à la maison à vous faire du souci.

LA FAUSSE COUCHE

«Avec ce que j'ai lu et ce que ma mère me dit, j'ai peur que tout ce que j'ai fait, tout ce que je fais et tout ce que je ferai provoque une fausse couche.»

Chez la plupart des femmes enceintes, la joie est retenue pendant le premier trimestre par la crainte d'une fausse couche. Certaines s'empêchent même de répandre l'heureuse nouvelle avant le quatrième mois, au moment où elles commencent à être sûres que leur grossesse se poursuivra. Et ce sera le cas pour environ 90 p. cent d'entre elles.

Même s'il est difficile pour les parents de le croire quand elle se produit, une fausse couche est souvent une bénédiction. En effet, une fausse couche précoce est en général un processus de sélection naturelle par lequel un embryon ou un foetus défectueux est éliminé avant d'avoir la chance de se développer (le foetus sera défectueux à cause de facteurs environnementaux, comme les radiations ou les drogues; à cause d'une mauvaise implantation dans l'utérus, d'une anomalie génétique, d'une infection maternelle, d'un accident du hasard ou de raisons inconnues).

Heureusement, la plupart des femmes qui font une fausse couche ne deviennent pas des avorteuses à répétition. En fait, le fait d'avoir une fausse couche est tellement courant que plusieurs médecins croient que presque toutes les femmes en auront au moins une au cours de leur période de reproduction. Plusieurs de ces fausses couches passent inaperçues, se produisant avant même que la femme ne se rende compte qu'elle est enceinte, et elles sont perçues comme une menstruation un peu plus abondante et douloureuse.

Il reste beaucoup à apprendre sur les causes de la fausse couche précoce, mais il existe différents facteurs qui ne semblent pas être responsables. Les voici.

▪ Les problèmes antérieurs avec un stérilet. Les cicatrices sur l'endomètre (l'enveloppe de l'utérus) qui proviennent d'une infection causée par un stérilet peuvent empêcher le foetus de s'implanter dans l'utérus, mais ne devraient pas provoquer une fausse couche une fois que l'implantation est bien établie. Pas plus que la difficulté de maintenir en place un stérilet dans le passé ne devrait affecter la grossesse.

▪ Une histoire obstétricale de multiples avortements[5]. Des cicatrices sur l'endomètre dues à de multiples avortements, ainsi qu'à des infections causées par des stérilets, peuvent empêcher l'implantation mais ne devraient pas, sauf indication contraire, être responsables d'une fausse couche précoce.

▪ Les activités physiques auxquelles vous êtes habituée, comme de suspendre des rideaux, déplacer des meubles légers, jouer au tennis, etc.[6]

▪ Un dérangement émotif résultant d'une dispute, du stress au travail ou de problèmes familiaux.

▪ Une chute ou un accident mineur chez la mère ne devraient pas provoquer de fausse couche. Mais des blessures graves peuvent faire du tort au foetus; vous devriez donc observer rigoureusement certaines règles de prudence, comme de porter votre ceinture de sécurité et de ne pas monter sur des chaises bancales.

Cependant, on soupçonne plusieurs facteurs d'augmenter les risques d'avortement spontané. Certains sont des événements qui n'arrivent qu'une seule fois et ils ne devraient pas affecter les futures grossesses (par exemple une infection grave comme la pneumonie, une grosse fièvre, la rubéole, les rayons X, des médicaments qui nuisent au foetus, un stérilet en place au moment de la conception). D'autres facteurs de risques, lorsqu'ils sont détectés, peuvent être contrôlés au cours des prochaines grossesses (la malnutrition, la cigarette, l'incompatibilité du facteur Rh, l'insuffisance hormonale ainsi que certains problèmes médicaux chez la mère). Il existe encore quelques facteurs de risques de fausse couche qu'on ne peut facilement maîtriser, comme certaines maladies chroniques chez la mère et des malformations de l'utérus, bien que certaines puissent être corrigées grâce à la chirurgie.

Ce qui ne doit pas vous inquiéter. Il est important de reconnaître que chaque crampe, chaque douleur ou chaque petite perte n'est pas nécessairement l'avertissement d'une fausse couche imminente. Au moins un des symptômes inoffensifs énumérés ci-après peut apparaître dans presque toutes les grossesses normales, à certains moments[7] :

5. Bien qu'elles ne soient pas la cause d'une fausse couche précoce, les dilatations répétées provenant d'avortements ou d'autres procédés peuvent engendrer une atonie utérine ou un utérus faible — souvent reliés à une fausse couche tardive. (Voir à la page 140.)

6. Dans les grossesses à risque, il est possible que le médecin limite ces activités ou qu'il prescrive un repos strict au lit. Mais vous ne devriez limiter vos activités que sur l'ordre de votre médecin.

7. Vous devriez prendre l'habitude de parler à votre médecin de chaque douleur, crampe, ou saignement. Dans la plupart des cas, sa réaction apaisera vos soucis.

SIGNES POSSIBLES DE FAUSSE COUCHE

Téléphonez à votre médecin, à tout hasard...

▪ Quand vous saignez et que vous avez des douleurs ou des crampes dans le bas du ventre. (Les douleurs dans un côté du ventre en début de grossesse peuvent être causées par une grossesse extra-utérine et vous devriez aussi en avertir votre médecin.)

▪ Quand la douleur est violente et reste inchangée pendant plus d'une journée, même si elle n'est pas accompagnée de pertes ou de saignements.

▪ Quand les saignements sont aussi abondants qu'en période menstruelle, ou que les pertes légères continuent pendant plus de trois jours.

Demandez une aide médicale d'urgence...

▪ Quand vous avez déjà fait une fausse couche et que vous avez des saignements, des crampes ou les deux.

▪ Quand les saignements sont assez abondants pour imbiber plusieurs serviettes sanitaires en une heure, ou quand la douleur devient insupportable.

▪ Quand vous perdez des caillots ou des substances grisâtres en plus du sang, ce qui pourrait signifier qu'une fausse couche est déjà amorcée. Si vous ne pouvez joindre votre médecin, rendez-vous au service d'urgence le plus près ou à celui que son bureau vous aura recommandé. Il est possible que votre médecin vous demande de garder les substances que vous avez perdues (dans un bocal, un sac de plastique ou un autre contenant propre) pour essayer de déterminer si une fausse couche est imminente, complètement ou partiellement. Dans ce dernier cas, vous aurez besoin d'une dilatation et d'un curetage pour la compléter.

▪ Crampes ou douleurs légères d'un côté ou dans les deux côtés de l'abdomen. Elles sont probablement causées par l'étirement des ligaments qui supportent l'utérus. À moins que les crampes ne soient violentes, constantes ou accompagnées de saignements, il n'y a pas lieu de s'inquiéter.

▪ Pertes pendant la période approximative où vous auriez eu vos menstruations ou environ 7 à 10 jours après la conception, quand la petite cellule qui deviendra votre bébé se rattache à la paroi de l'utérus. Un léger saignement est fréquent à ce moment-là et n'indique pas nécessairement un problème de grossesse dans la mesure où il n'est pas accompagné de douleurs au bas du ventre.

Si vous soupçonnez une fausse couche. Si vous avez un des symptômes énumérés dans le tableau ci-dessus, appelez votre médecin. Si vos symptômes apparaissent dans la liste placée sous la rubrique «Demandez une aide médicale d'urgence» et que votre médecin n'est pas disponible, laissez-lui un message, appelez l'équipe d'Urgences-santé (9-1-1) ou rendez-vous au service d'urgence le plus près de chez vous.

En attendant de l'aide, allongez-vous si vous le pouvez ou reposez-vous sur une chaise en surélevant vos pieds. Ceci ne peut pas empêcher la fausse couche si elle doit se produire, mais vous aidera à vous détendre. Pour vous décontracter, pensez au fait que la plupart des femmes qui ont des saignements en début de grossesse rendent leur enfant à terme et ont des bébés en santé.

Si, à l'examen, le médecin découvre que votre col est dilaté, il présumera que vous avez fait une fausse couche ou qu'elle est en cours. En pareil cas, on ne pourra rien faire pour éviter la perte du foetus. Dans la plupart des cas, il sera déjà mort avant le début de la fausse couche, ce qui déclenchera un avortement spontané.

Il arrive qu'une fausse couche ne soit pas complète; seule une partie du placenta, de l'enveloppe amniotique et de l'embryon est alors expulsée. Si vous avez fait ou croyez avoir fait une fausse couche, et que les saignements ou la douleur continuent, téléphonez à votre médecin immédiatement. Vous aurez probablement besoin d'une dilatation et d'un curetage pour stopper les saignements. Cette procédure est simple mais nécessaire; le médecin dilatera votre col et grattera ou aspirera les tissus foetaux et placentaires qui restent. Votre médecin voudra probablement examiner les matières que vous avez perdues ou qu'il a grattées pour obtenir des indications sur ce qui a pu causer votre fausse couche.

La perte d'un bébé est traumatisante, même au début de la grossesse. Mais ne laissez pas la culpabilité s'ajouter à votre douleur : ce n'est pas votre faute. Permettez-vous d'avoir du chagrin. Le fait de partager vos sentiments avec votre conjoint, votre médecin ou une amie vous aidera. Dans certaines localités, il existe des groupes de soutien pour les couples qui ont perdu un bébé en cours de grossesse. Demandez à votre médecin s'il y en a un dans votre région.

La meilleure thérapie est probablement de redevenir enceinte au plus tôt. Avant de le faire, discutez avec votre médecin des causes probables de votre fausse couche et, si c'est possible, prenez des mesures pour les corriger avant de concevoir de nouveau.

Quelles que soient les raisons de votre fausse couche, plusieurs médecins vous suggéreront d'attendre de trois à six mois avant de commencer une autre grossesse — bien que vous puissiez souvent reprendre les relations sexuelles après six semaines. Envisagez cette période d'attente de façon positive. Prenez-en avantage en améliorant vos habitudes et votre régime alimentaire. Vous avez d'excellentes chances d'avoir une grossesse normale et un bébé en santé la prochaine fois.

«Je ne me sens pas vraiment enceinte. Ai-je pu faire une fausse couche sans m'en rendre compte?»

Même si elle est fréquente, la crainte de faire une fausse couche sans vous en rendre compte est injustifiée. Une fois qu'une grossesse est établie, les signes qu'elle avorte ne passent pas inaperçus. Le simple fait de «ne pas se sentir enceinte» n'est pas une raison pour se faire du souci. Partagez vos inquiétudes avec votre médecin, lors de votre prochaine visite; il vous rassurera sans aucun doute.

CE QUE VOUS DEVEZ SAVOIR:
Avoir des soins médicaux réguliers

Ces dernières années, on a encouragé les gens à prendre connaissance de certains aspects de leur santé. On propose de plus en plus que les particuliers prennent eux-mêmes leur tension artérielle et leur pouls, qu'ils traitent à domicile leurs entorses aux muscles et qu'ils évaluent leur gorge irritée ou une douleur aux oreilles. Ce mouvement a changé la relation que nous avons avec le médecin et a fait de nous de meilleurs patients. Mieux encore, il nous a rendus conscients de nos responsabilités face à notre santé et il nous a donné la possibilité d'envisager un avenir plus en santé.

Comme vous pouvez vous en rendre compte en lisant ce livre, même pendant la grossesse il y a une foule de mesures que vous pouvez prendre pour rendre vos neuf mois plus sûrs, pour que votre travail et votre accouchement soient plus faciles et pour que le produit final soit plus en santé. Mais ce serait abuser du concept d'autonomie que d'essayer de traverser seule cette période, même pendant quelques mois. L'autonomie est valable si elle se fonde sur une association entre vous et votre professionnel de la santé. Pendant la grossesse, les conseils professionnels réguliers sont d'une très grande importance. Une étude récente a démontré que les femmes qui avaient eu des visites prénatales fréquentes (une moyenne de 12,7) avaient eu des bébés plus gros et avec un taux de survie supérieur à ceux dont la mère avait peu consulté (une moyenne de 1,4).

LE CALENDRIER DES VISITES PRÉNATALES

Idéalement, votre première visite chez le médecin ou la sage-femme devrait avoir lieu au moment où le bébé ne semble encore qu'une idée abstraite. C'est un idéal que plusieurs d'entre nous ne peuvent atteindre, en particulier celles dont la grossesse n'était pas prévue. Un deuxième choix, qui est tout aussi bon, serait de consulter dès le moment où vous soupçonnez avoir conçu. Un examen interne aidera à confirmer votre grossesse et un examen physiologique découvrira les problèmes potentiels qui peuvent nécessiter une surveillance. Après quoi, votre calendrier de visites variera selon le médecin que vous voyez et selon le fait que votre grossesse est à risque ou non. Dans l'éventualité d'une grossesse sans histoire et à faible risque, vous pouvez probablement vous attendre à voir votre médecin une fois par mois jusqu'à la fin de la 32e semaine. Après cela, il est possible que vous commenciez à y aller aux deux semaines jusqu'au dernier mois, où les visites à chaque semaine sont d'usage.

Pour savoir à quoi vous attendre à chaque visite prénatale, voyez les chapitres qui correspondent à chaque mois.

PRENEZ SOIN DE VOUS À TOUS POINTS DE VUE

Il est compréhensible que vous soyez préoccupée par les sujets obstétricaux pendant votre grossesse. Vos soins médicaux devraient commencer par votre ventre,

QUAND DEVEZ-VOUS APPELER VOTRE MÉDECIN

Il est bon d'établir un protocole avec votre médecin au cas où une urgence se produirait. Si vous ne l'avez pas fait et que vous avez des symptômes qui nécessitent des soins médicaux immédiats, essayez ce qui suit. Téléphonez d'abord au bureau du médecin. Si elle ou il n'est pas disponible et ne rappelle pas dans les minutes qui suivent, rappelez au bureau et laissez un message disant quel est le problème et à quel endroit vous vous dirigez. Puis rendez-vous au service d'urgence le plus près ou appelez Urgences-santé (9-1-1).

Quand vous faites part à votre médecin d'un des problèmes qui suivent, n'oubliez pas de lui mentionner tous les autres que vous avez eus, même s'ils vous semblent éloignés du problème actuel. Assurez-vous également que vous êtes bien précise, en mentionnant la durée des symptômes, leur fréquence, leur violence, ce qui semble les soulager ou les exacerber.

▪ Violentes douleurs au bas du ventre, d'un côté ou des deux côtés, qui ne se calment pas : avertissez-en votre médecin la journée même; si les douleurs sont accompagnées de saignements, ou de nausées et de vomissements, appelez votre médecin immédiatement.

▪ Légères pertes vaginales : avertissez votre médecin la journée même.

▪ Saignements abondants (en particulier quand ils sont accompagnés de douleurs abdominales ou dorsales : téléphonez immédiatement.

▪ Épanchement de liquide provenant du vagin, ce qui indique la rupture de l'enveloppe amniotique : appelez immédiatement.

▪ Augmentation soudaine de la soif, accompagnée d'une diminution ou de la disparition des mictions pendant une journée entière : téléphonez immédiatement.

▪ Enflure ou gonflement des mains, du visage, des yeux : téléphonez la journée même. Si elle se produit soudainement et qu'elle est significative, ou accompagnée de maux de tête ou de troubles de vision : téléphonez immédiatement.

▪ Maux de tête douloureux qui persistent depuis plus de deux ou trois heures : téléphonez la journée même. S'ils sont accompagnés de troubles de vision ou de gonflements des yeux, du visage, des mains : téléphonez immédiatement.

▪ Mictions douloureuses ou qui brûlent : téléphonez la journée même. Si elles sont accompagnées de frissons et de fièvre (plus de 102 °F ou 39 °C) ou de maux de dos : téléphonez immédiatement.

▪ Absence de mouvements foetaux qui dure depuis plus de cinq jours pendant le cinquième mois : téléphonez la journée même. À partir du sixième mois, absence de mouvements pendant 24 heures : téléphonez immédiatement.

▪ Troubles de vision (embuée, atténuée ou double) qui persistent pendant deux ou trois heures : téléphonez immédiatement.

▪ Évanouissements ou étourdissements : avertissez le médecin la journée même.

▪ Frissons et fièvre de plus de 100 °F ou 37,8 °C (sans symptômes de grippe ou de rhume) : téléphonez la journée même. Fièvre supérieure à 102 °F ou 39 °C : téléphonez immédiatement.

(Suite à la page suivante)

(Suite de la page précédente)

■ Nausées et vomissements graves, si vous vomissez plus de deux à trois fois par jour pendant le premier trimestre, si vous vomissez plus tard pendant votre grossesse alors que cela ne vous était pas arrivé avant : contactez le médecin la journée même. Si les vomissements sont accompagnés de douleurs ou de fièvre : téléphonez immédiatement.

■ Augmentation de poids soudaine, de plus de deux livres, et qui ne semble pas être reliée à un excès de nourriture : avertissez le médecin dans la journée. S'il y a présence d'oedème aux mains et au visage, de maux de tête ou de troubles de vision : téléphonez immédiatement.

mais sans s'arrêter là. Et n'attendez pas que les problèmes surgissent. Faites une visite chez votre dentiste; la plupart des interventions dentaires, en particulier celles qui sont préventives, peuvent être effectuées sans danger pendant la grossesse (*voir à la page 49*). Voyez votre allergiste, si nécessaire. Vous ne commencerez probablement pas une série d'injections maintenant, mais si vos allergies sont graves, il ou elle voudra surveiller votre état. Votre médecin de famille devrait aussi surveiller toute maladie chronique ou autre problème de santé qui n'appartient pas au domaine de l'obstétrique; si vous vous faites suivre par une sage-femme pendant votre grossesse, vous devriez voir un médecin de famille pour tous les problèmes médicaux.

Si de nouveaux problèmes surgissent pendant que vous êtes enceinte, ne les ignorez pas. Même si vous avez observé des symptômes qui vous semblent inoffensifs, il est plus important que jamais de consulter votre médecin rapidement. Votre bébé a besoin d'une mère absolument en santé.

CHAPITRE 6

Le deuxième mois

CE QUE VOUS RÉSERVE L'EXAMEN MÉDICAL

Si vous en êtes à votre première visite prénatale, lisez la section *Ce que vous réserve votre premier examen prénatal* (*voir page 79*). Si c'est votre deuxième examen, il faut vous attendre à ce que votre médecin vérifie les points suivants (bien que vos besoins particuliers et les habitudes personnelles de votre médecin puissent apporter des variantes à cet examen)[1] :

▪ Poids et tension artérielle.

▪ Urine, pour déterminer votre taux de sucre et de protéines.

▪ Mains et pieds pour l'oedème (enflure); jambes pour les varices.

▪ Symptômes que vous avez eus, en particulier ceux qui sont inhabituels.

▪ Préparez une liste de questions et de problèmes dont vous voulez discuter.

CE QUE VOUS POUVEZ RESSENTIR

Il est possible que vous ressentiez, à un moment ou à un autre, tous les symptômes suivants ou seulement quel-

ques-uns d'entre eux. Certains peuvent avoir surgi le mois précédent et d'autres peuvent être nouveaux. Ne soyez pas surprise si, malgré vos symptômes, vous ne vous sentez pas encore enceinte.

---

1. Voir l'appendice pour l'explication des étapes à suivre et des examens à exécuter.

Sur le plan physique

▪ Fatigue et somnolence.

▪ Besoin fréquent de miction.

▪ Nausées, accompagnées ou non de vomissements, et hypersalivation (ptyalisme).

▪ Constipation.

▪ Brûlures d'estomac et indigestion, flatulence et gonflements.

▪ Dédain de la nourriture et goûts particuliers.

▪ Changements au niveau des seins, engorgement, pesanteur, sensibilité, picotements; assombrissement des aréoles (partie pigmentée autour des mamelons); les glandes sudoripares des aréoles qui deviennent proéminentes comme un grosse chair de poule (tubercules de Montgomery); réseau de lignes bleuâtres qui s'étend sous la peau (ce réseau sert de ravitaillement en sang pour augmenter le volume des seins).

▪ Faiblesses ou étourdissements occasionnels.

▪ Vêtements qui commencent à être serrés à la taille et au buste; ventre qui semble plus gros (probablement plus parce que vos intestins sont distendus que parce que votre utérus a grossi).

À QUOI RESSEMBLE BÉBÉ?

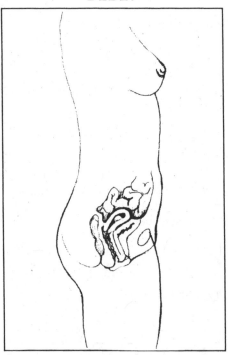

Vers la fin du deuxième mois, l'embryon commence à ressembler à un humain; il mesure environ 3 cm de la tête aux fesses (dont un tiers est occupé par la tête) et il pèse environ 9 grammes. Il a un coeur qui bat, des bras et des jambes avec un début de doigts et d'orteils. Les os commencent à remplacer les cartilages.

Sur le plan émotif

▪ Instabilité pouvant se comparer au syndrome prémenstruel; irritabilité, changements d'humeur, irrationalité et envies de pleurer.

▪ Appréhension et craintes, ou joie et allégresse.

Ce qui peut vous inquiéter

CHANGEMENTS AU NIVEAU DES VEINES

«J'ai des lignes bleues disgracieuses sous la peau des seins et du ventre. Est-ce normal?»

Tout à fait. Ces lignes font partie du réseau de veines qui augmente pour fournir l'excédent de circulation sanguine qui se produit pendant la grossesse. Vous ne devez absolument pas vous en inquiéter : elles vous signalent simplement que votre corps réagit comme il le doit. Elles apparaissent plus tôt chez les femmes qui sont très minces. Chez d'autres femmes le réseau de veines peut être moins visible, absolument pas évident ou n'apparaître que plus tard pendant la grossesse.

«Depuis que je suis enceinte, j'ai d'affreuses lignes rouges et violacées sur les cuisses. Est-ce que ce sont des varices?»

Elles ne sont pas vraiment jolies, mais ce ne sont pas des varices. Ce sont des marques d'araignée, ou télangiectasies veinulaires, qui sont provoquées par les changements hormonaux de la grossesse. Elles s'atténueront et disparaîtront après l'accouchement.

« Ma mère et ma grand-mère ont eu toutes deux des veines variqueuses pendant leurs grossesses, ce qui leur a causé des problèmes ensuite. Puis-je faire quelque chose pour éviter ce problème pendant ma grossesse?»

Puisque les varices sont souvent héréditaires, il est sage que vous pensiez dès maintenant à leur prévention. En particulier parce que les varices ont tendance à s'aggraver au cours des grossesses subséquentes.

Normalement, les veines en santé retournent le sang des extrémités vers le coeur. Étant donné que le sang circule dans le sens inverse de la gravité, les veines sont munies de valves qui empêchent le sang de circuler à l'envers. Chez certaines personnes, ces valves sont inexistantes ou défaillantes, ce qui porte le sang à s'amasser dans les veines et provoque une dilatation. Les veines faciles à distendre peuvent augmenter les prédispositions aux varices. Le problème est plus courant chez les gens qui sont obèses et se produit quatre fois plus souvent chez les femmes que chez les hommes. Chez les femmes qui ont une prédisposition, elles apparaissent parfois pour la première fois au cours d'une grossesse. Il y a plusieurs raisons à cela : une augmentation de la pression de l'utérus sur les veines du bassin; une augmentation de pression sur les veines des jambes, une augmentation du volume sanguin; enfin, les hormones de la grossesse qui décontractent le tissu musculaire des veines, provoquant ainsi une plus grande ouverture.

Les symptômes des varices ne sont pas difficiles à reconnaître, mais ils varient beaucoup en gravité, selon les cas. Les veines enflées peuvent provoquer des douleurs violentes, des malaises légers, une sensation de lourdeur ou elles peuvent ne présenter aucun symptôme. Vous pouvez voir apparaître un léger dessin de veines bleuâtres, et des veines en forme de serpent peuvent jaillir en allant des chevilles jusqu'aux cuisses ou jusqu'à la vulve. Dans les cas graves, la peau qui recouvre les veines devient enflée, sèche et irritée. Occasionnellement, une thrombophlébite (l'inflammation d'une veine accompagnée d'un caillot) peut se développer sur une varice.

Heureusement, on peut souvent prévenir les varices pendant la grossesse ou du moins en diminuer les symptômes, en suivant les conseils ci-dessous :

■ Évitez de trop engraisser.

■ Ne restez pas debout ou assise pendant de longues périodes; quand vous êtes assise ou étendue, surélevez si possible vos jambes au-dessus du niveau du coeur.

■ Portez des bas de soutien ou des bas élastiques; mettez-les avant de sortir de votre lit le matin et enlevez-les juste au moment de vous coucher le soir.

■ Ne portez pas de gaine serrée — spécialement une gaine-culotte — ni des bas ou des chaussettes à bordures élastiques qui coupent la circulation.

■ Faites beaucoup d'exercices : une marche énergique de 20 à 30 minutes chaque jour.

■ Prenez suffisamment de vitamine C; selon l'avis de certains médecins, elle aide à garder les veines élastiques et saines.

On ne recommande pas le traitement chirurgical des varices pendant la grossesse, bien qu'il puisse être envisagé après l'accouchement. Cependant, dans la plupart des cas, les varices régresseront ou guériront spontanément après l'accouchement, habituellement au moment où vous aurez repris votre taille.

PROBLÈMES DE PEAU

«Ma peau se couvre de boutons comme lorsque j'étais adolescente.»

L'éclat de la grossesse que certaines femmes ont la chance de projeter n'est pas seulement causé par le bonheur, mais par une augmentation de sécrétions des huiles de la peau, due aux changements hormonaux. Ainsi que le sont, hélas, les boutons moins éclatants de la grossesse de certaines femmes (en particulier celles qui ont des problèmes de peau avant leurs menstruations). Bien que ces boutons soient difficiles à éli-

miner complètement, les conseils qui suivent devraient vous aider à minimiser le problème :

■ Soyez fidèle au *Régime infaillible*. Il est bon pour votre peau autant que pour votre bébé.

■ Ne passez pas à côté d'un robinet sans remplir votre verre; l'eau est le moyen le plus efficace de purifier les pores de la peau.

■ Lavez souvent votre visage avec un nettoyant doux. Évitez les crèmes grasses et le fond de teint qui encrassent la peau.

■ Si votre médecin est d'accord, prenez un supplément de vitamine B^6 (25 à 50 milligrammes). Cette vitamine est quelquefois utile dans le traitement des problèmes de peau engendré par les hormones.

Certaines femmes connaissent un problème de sécheresse et de démangeaison de la peau pendant la grossesse. Vous pouvez vous soulager en hydratant votre peau. Ainsi qu'en buvant beaucoup de liquide et en gardant votre maison bien humidifiée pendant l'hiver. Les bains et les lavages fréquents, en particulier avec du savon, ont tendance à augmenter la sécheresse. N'en abusez donc pas.

ÉPAISSISSEMENT DE LA TAILLE

«Pourquoi ma taille commence-t-elle déjà à épaissir? Je croyais que cela ne paraîtrait pas avant le troisième mois au moins.»

L'épaississement de votre taille peut très bien être une conséquence normale de votre grossesse, en particulier si vous l'avez commencée mince, avec très peu de peau pour cacher la croissance de votre utérus. Elle peut aussi être le résultat d'une distension intestinale, qui se produit très fréquemment en début de grossesse.

D'autre part, il est aussi très possible que cette «manifestation» ne soit autre chose que des bourrelets de graisse autour de la taille — une indication que vous engraissez trop rapidement. Si jusqu'à présent vous avez pris plus de 1 ½ kilo (environ 3 lb), analysez votre régime; il est fort possible que vous absorbiez trop de calories, peut-être des calories vides. Réexaminez notre *Régime infaillible* et lisez pour vous renseigner sur le gain de poids (*voir à la page 117*).

PERDRE SA SILHOUETTE

«J'ai peur de perdre ma silhouette pour toujours, et mon mari aussi.»

Cette peur est très compréhensible — en particulier pour une personne qui faisait déjà attention à sa taille. Mais c'est une crainte que vous pouvez également maîtriser. Plusieurs femmes ont en effet l'air grasses et molles après leur accouchement, non pas parce qu'elles ont porté un enfant mais plutôt parce qu'elles ont pris trop de poids, qu'elles ne se sont pas bien alimentées, ou qu'elles n'ont pas fait suffisamment d'exercices pendant leur grossesse. Le gain de poids pendant la grossesse n'a qu'un seul but : nourrir le foetus en développement. Si une femme ne prend que le poids nécessaire à cette fin et qu'elle garde sa forme physique, sa silhouette devrait revenir à la normale quelques mois après la naissance du bébé, spécialement si elle allaite. Consultez le *Régime infaillible* et lisez au sujet du gain de poids (*voir à la page 117*).

Avec de bons soins prénatals, vous pouvez avoir meilleure allure que jamais après votre grossesse, parce que vous aurez appris à prendre soin de votre corps le mieux possible. Votre mari pourra également avoir fière allure après votre grossesse, car il aura bénéficié de votre régime de vie assaini.

BRÛLURES D'ESTOMAC ET INDIGESTION

«J'ai tout le temps des indigestions et des brûlures d'estomac. Est-ce que cela affectera mon bébé?»

Vous êtes malheureusement consciente de vos malaises gastro-intestinaux; mais votre bébé, quant à lui, en est parfaitement inconscient et ces malaises ne l'affectent pas, aussi longtemps que vous ne dérogerez pas à vos bonnes habitudes alimentaires.

Ce sont en général les abus qui produisent une indigestion, aussi bien pendant la grossesse qu'en temps normal. Cependant, il existe quand même d'autres raisons qui expliquent pourquoi les troubles de digestion vous tourmentent plus particulièrement pendant votre grossesse. Au début, votre corps produit une grande quantité de progestérone et d'oestrogènes, qui ont tendance à relâcher les tissus musculaires mous de tout le corps, y compris ceux du système gastro-intestinal. En conséquence, la nourriture descend plus lentement dans votre organisme et peut provoquer un ballonnement. Cela vous incommode certainement, mais c'est bon pour votre bébé. En effet, ce ralentissement permet à votre système sanguin de mieux absorber les éléments nutritifs et par conséquent vous aurez un placenta qui nourrira mieux.

Les brûlures d'estomac se produisent lorsque les sphincters qui séparent l'oesophage de l'estomac se relâchent, ce qui provoque à l'occasion un reflux de la nourriture et des sucs digestifs de votre estomac vers l'oesophage. L'acidité gastrique irrite la paroi sensible de l'oesophage, ce qui cause une sensation de brûlure à peu près au niveau du coeur. Ces brûlures n'ont rien à voir, bien sûr, avec votre coeur. Pendant les deux derniers trimestres, le problème est accentué par l'augmentation de volume de votre utérus, qui fait pression sur votre estomac en le repoussant, ainsi que son contenu, encore plus en direction de l'oesophage.

Il est pratiquement impossible de passer neuf mois sans indigestion; c'est un des inconvénients les plus désagréables de la grossesse. Il existe cependant des moyens assez efficaces d'éviter la plupart du temps les brûlures d'estomac et les indigestions, et de diminuer les malaises lorsqu'ils se produisent :

- Évitez de prendre trop de poids : l'excès de poids provoque une pression sur l'estomac.

- Ne portez pas de vêtements trop serrés autour de la taille et du ventre.

- Mangez lentement en prenant de petites bouchées et en mâchant longtemps.

- Éliminez de votre régime tout aliment qui vous procure des malaises. Les plus nuisibles sont les aliments forts et très épicés; les aliments gras; les viandes traitées (saucisse fumée, saucisson de Bologne, saucisse et bacon); le chocolat, le café, l'alcool, les boissons gazeuses; la menthe verte et la menthe (même sous forme de gomme à mâcher).

- Ne fumez pas.

- Évitez de vous pencher en vous plaçant la tête plus bas que la ceinture; pliez plutôt vos genoux.

- Dormez en surélevant d'environ six pouces le pied de votre lit.

- Détendez-vous.

- Si rien ne réussit à soulager vos symptômes, demandez à votre médecin si vous pouvez prendre un antiacide et des médicaments contre les brûlures d'estomac qui sont en vente libre et qui ne sont pas contre-indiqués pendant la grossesse. Ne prenez pas de préparations contenant du sodium ou du bicarbonate de soude.

AVERSION ET GOÛT IRRÉSISTIBLE POUR CERTAINS ALIMENTS

«Certains aliments que j'ai toujours aimés — en particulier les légumes verts — ont maintenant un drôle de goût. Par ailleurs, j'ai un goût irrésistible d'en consommer d'autres moins nourrissants.»

Nous connaissons tous le cliché du mari tourmenté, son imperméable jeté pardessus son pyjama, courant à travers la ville au milieu de la nuit pour satisfaire les goûts de sa femme qui tient subitement à manger une pinte de crème glacée aux pistaches ou une livre de cornichons sucrés. Mais ce phénomène arrive plus souvent dans la tête des caricaturistes que dans la vraie vie. Il est rare que les goûts des femmes enceintes les amènent aussi loin — elles ou leur mari.

Mais plusieurs se rendent compte que leurs goûts, en ce qui concerne la nourriture, changent quelque peu en début de grossesse. On peut endosser la théorie longtemps en faveur selon laquelle ces changements sont des signes dont il faut tenir compte : notre corps aurait le goût de choses qui lui sont nécessaires et il nous avertirait ainsi. Cette théorie fonctionne quelquefois. Ainsi le café noir, que d'habitude vous teniez à prendre pour entamer votre journée de travail, devient souvent totalement sans intérêt; l'apéritif avant le dîner vous semble trop fort même quand il est faible; soudain vous ne semblez pas pouvoir contenter votre envie d'agrumes. Par contre, si vous ne pouvez plus supporter la vue du poisson, si subitement le brocoli devient amer, ou si vous êtes mordue pour un sandwich à la crème glacée, n'accordez pas trop aisément à votre estomac le mérite de vous envoyer les bons signaux.

Le fait est qu'on ne peut se fier de façon totale aux signaux du corps en ce qui concerne la nourriture. Sans doute sommes-nous trop éloignés de la nature pour pouvoir bien interpréter ces signes. Quand la nourriture venait directement de la nature, longtemps avant que l'on n'invente les sandwichs à la crème glacée, un goût d'hydrates de carbone ou de calcium vous aurait dirigée vers les fruits ou les baies et vers le lait ou le fromage. Avec la grande variété d'aliments disponibles de nos jours (souvent appétissants mais la plupart du temps malsains), il ne faut pas se surprendre que votre corps soit confus.

Vous ne pouvez pas ignorer complètement les aversions et les goûts. Mais vous pouvez y faire face sans mettre les besoins nutritifs de votre bébé en danger. Si vous avez des goûts pour des aliments qui sont bons pour vous et votre bébé, de grâce allez-y et mangez-les. Si vous avez des goûts d'aliments que vous savez mauvais, cherchez alors un substitut satisfaisant : des raisins secs, des abricots séchés, un verre de jus de pomme au lieu d'une tablette de chocolat; des bretzels de blé entier non salés ou légèrement salés à la place de ceux qui sont trop salés et sans valeur nutritive.

Si vous avez une soudaine aversion pour le café, l'alcool ou le chocolat, tant mieux! Elle rendra leur abandon beaucoup plus facile. Si vous ne pouvez tolérer le poisson, le brocoli ou le lait, vous ne devez pas vous forcer à en manger, mais vous devez chercher des aliments qui peuvent remplacer les sources nutritives qu'ils fournissent. (*Voir le «Régime infaillible» pour trouver des substituts.*)

La plupart des goûts marqués et des aversions disparaissent ou diminuent après le quatrième mois. Et ceux qui demeurent sont peut-être provoqués par des besoins émotifs — le besoin d'un peu plus d'attention, par exemple. Si vous et votre mari comprenez ce besoin, il devrait être facile à maîtriser. Vous pourriez, au lieu de demander au milieu de la nuit une pinte de crème glacée, résoudre le problème en prenant un bain romantique et en vous caressant à deux (ou plutôt à trois).

AVERSION POUR LE LAIT

«Je ne peux supporter le lait, et le fait d'en boire quatre tasses par jour me rendrait malade. Est-ce que mon bébé souffrira si je n'en bois pas? »

Premièrement, votre bébé n'a pas besoin de lait mais plutôt de calcium. Puisque le lait est une source très accessible de calcium, il devient l'aliment le plus recommandé pour combler les besoins supplémentaires en calcium pendant la grossesse. Mais il existe plusieurs substituts qui peuvent jouer le même rôle. Plusieurs personnes qui ne tolèrent pas le lactose (le sucre contenu dans le lait) peuvent très bien supporter d'autres sortes de produits laitiers, tels que le fromage dur, le yaourt brassé et le lait Act Aid. Si vous ne pouvez tolérer ces derniers, vous pouvez toujours obtenir la dose de calcium nécessaire à votre bébé en mangeant les aliments qui ne font pas partie des produits laitiers dans la liste des aliments riches en calcium (*voir page 68*).

Si votre problème face au lait n'est pas psychologique, mais plutôt une question de goût, il existe plusieurs manières d'obtenir le calcium dont vous avez besoin sans offenser vos papilles gustatives. Vous les trouverez tous dans la liste des aliments riches en calcium.

RÉGIME SANS VIANDE

«Je mange du poulet et du poisson mais pas de viande rouge. Est-il possible que, sans manger de viande, je fournisse à

mon bébé tous les éléments nutritifs dont il a besoin?»

Votre bébé peut être aussi heureux et en santé que le rejeton d'une mère qui se nourrit de viande. En fait, le poisson et le poulet nourrissent très bien votre bébé, et ce sont des aliments qui contiennent plus de protéines et moins de gras que le boeuf, le porc, l'agneau et les abats. Et on peut retrouver tous les éléments nutritifs des viandes rouges en grande quantité dans d'autres aliments d'un régime bien balancé — en particulier dans la volaille et le poisson, les grains entiers (les germes de blé, les céréales, le pain de blé entier et le riz brun), les oeufs, les légumes verts en feuilles et les légumes secs, les fruits séchés et les produits laitiers.

RÉGIME VÉGÉTARIEN

«Je suis végétarienne et en parfaite santé. Mais tout le monde — y compris mon médecin — me dit que je dois manger de la viande, du poisson, des oeufs et des produits laitiers pour avoir un bébé en santé. Est-ce vrai?»

Les végétariennes de toutes les allégeances peuvent avoir des bébés en santé sans compromettre leurs principes diététiques. Mais lorsqu'elles planifient leur régime, elles doivent faire encore plus attention que les futures mamans qui mangent de la viande. En particulier, elles doivent s'assurer d'obtenir tous les éléments qui suivent :

Des protéines en quantité suffisante. Les végétariennes ovo-lacto, qui mangent des oeufs et des produits laitiers, peuvent s'assurer une absorption suffisante de protéines en mangeant une grande quantité des deux. Les adeptes du végétalisme (qui ne mangent ni oeufs ni produits laitiers) doivent prendre une combinaison de protéines végétales. (*Voir la combinaison complète de protéines végétariennes, à la page 69.*) Certains produits analogues à la viande représentent une bonne source de protéines; d'autres sont faibles en protéines et riches en calories. Lisez les étiquettes.

De bonnes quantités de calcium. Le calcium ne représente aucun problème chez les végétariennes qui mangent des produits laitiers, mais celles qui n'en mangent pas doivent manoeuvrer adroitement. Utilisez la liste d'aliments riches en calcium, pour être sûre de combler vos besoins en calcium (*voir à la page 68*). Les aliments à base de soja sont utiles parce qu'ils contiennent passablement de calcium, mais n'utilisez pas de lait de soja rempli de saccharose (sucre, sirop de maïs, miel). Utilisez plutôt un extrait de graines de soja pur. Pour une assurance supplémentaire, les adeptes du végétalisme devraient également prendre un supplément prescrit de calcium.

Des vitamines B^{12}. Les végétariennes, en particulier celles qui ne mangent pas de produits laitiers, n'obtiennent souvent pas suffisamment de cette vitamine parce qu'on la retrouve principalement dans les produits d'origine animale. Donc, elles devraient s'assurer de prendre un supplément vitaminique qui contient du B^{12} ainsi que de l'acide folique et du fer.

De la vitamine D. Cette vitamine ne se retrouve pas de façon naturelle dans les aliments sauf dans les huiles de foie de poisson. Le lait est en grande partie additionné de vitamine D, mais chez celles qui ne boivent pas de lait, cette vitamine devrait faire partie de leur supplément. (Attention cependant de ne pas prendre de vitamine D à des doses qui dépassent vos besoins de grossesse, elle pourrait devenir toxique.)

Suffisamment du reste. Les végétariennes ont besoin d'un appétit supérieur à la moyenne, parce qu'en plus de tous les éléments qui précèdent, elles devront trouver de l'espace pour les autres aliments que l'on recommande aux femmes enceintes dans le *Régime infaillible*. Ceci ne signifie pas qu'elles doivent prendre plus de poids. Puisque la nourriture végétarienne est en général plus faible en gras (et donc en calories) que la viande, le fait de manger davantage ne devrait pas les faire engraisser plus.

LES ADEPTES DE LA MAUVAISE ALIMENTATION

«J'ai un penchant pour les aliments sans valeur nutritive : beignes au déjeuner; hamburgers, frites et colas pour dîner. J'ai peur que mon bébé ne soit sous-alimenté si je n'arrive pas à changer mes mauvaises habitudes.»

Vous avez raison de vous en faire. Avant de devenir enceinte vos écarts alimentaires ne faisaient de tort qu'à vous; maintenant ils peuvent en faire aussi à votre bébé. Nourrissez-vous de beignes, de hamburgers et de colas et vous priverez votre bébé d'une nourriture convenable pendant les neuf mois les plus importants de sa vie. Mangez ces aliments en plus d'un régime équilibré et votre bébé ne sera pas le seul à grossir.

Heureusement, on peut se débarrasser de n'importe quelle mauvaise habitude : l'héroïne, le tabac et, à plus forte raison, la mauvaise alimentation. Voici quelques suggestions pour faire en sorte que ces changements soient aussi indolores qu'utiles :

Changez d'abord le lieu où vous avez l'habitude de manger. Si votre déjeuner se résume à manger une pâtisserie au bureau, déjeunez à la maison avant d'aller travailler. Si vous ne pouvez résister aux hamburgers le midi, allez dans un restaurant qui n'en sert pas, ou apportez un sandwich fait à la maison.

Cessez de vous alimenter avec ce qui vous tombe sous la main. Commencez à considérer chaque bouchée comme une chance d'aider votre bébé à grandir et à se développer. Ne mangez pas en fonction de ce qui vous tombe sous la main. Préparez-vous d'avance et choisissez ce qu'il y a de mieux.

Résistez à la tentation. N'apportez pas à la maison de sacs de biscuits, de bonbons, de chips, de liqueurs douces (les autres membres de la famille survivront quand même — en fait ils se sentiront mieux). Quand le klaxon de la cantine sonne, ne l'écoutez pas : gardez plutôt des collations nourrissantes dans votre bureau ou dans votre sac à main. Vous avez le choix : des raisins secs, des noix, des bâtonnets de blé entier, des fruits, des jus et des oeufs durs. Quand vous passez en face de votre bar laitier favori, traversez la rue.

Ne vous servez pas du manque de temps comme excuse. Préparer un sandwich au thon pour apporter au bureau ne prend pas plus de temps que faire la queue chez Burger King. Et en fait, couper une pêche fraîche et la mettre dans un contenant de yaourt prend moins de temps que de faire une tarte aux pêches. Si l'idée de préparer un vrai repas chaque soir vous semble écrasante, cuisinez en prévoyant deux à trois dîners d'avance et donnez-vous des soirs de congé. Et cuisinez simplement : les sauces élaborées ne sont pas nutritives et elles sont riches en calories.

Ne vous servez pas non plus d'un budget restreint comme excuse. Un verre de jus d'orange ou de lait coûte moins cher qu'une bouteille de Coke. Une poitrine de poulet bouilli et une pomme de terre au four sont beaucoup moins coûteuses qu'un Big Mac et des frites.

Changez d'alimentation tout d'un coup. Ne vous dites pas que vous pouvez prendre juste un cola aujourd'hui ou juste un beigne. Cette méthode ne fonctionne presque jamais quand vous voulez vous débarrasser d'une mauvaise habitude. Décidez simplement de ne pas manger d'aliments sans valeur nutritive, au moins jusqu'à votre accouchement. Vous pourriez avoir la surprise de découvrir, après la naissance du bébé, que vous vous êtes habituée à cette nouvelle façon de vous nourrir et que vous auriez de la difficulté à revenir à l'ancienne.

Étudiez le Régime infaillible. Qu'il devienne une partie de votre vie.

MANGER DU «FAST-FOOD»

«Je sors avec mes amies une fois par mois et nous mangeons du «fast food» après le cinéma. Dois-je éviter de le faire jusqu'à la fin de ma grossesse?»

Si cela vous fait vraiment plaisir, vous pouvez de temps en temps manger dans un de ces restaurants pendant votre grossesse, mais seulement si vous commandez soigneusement et avec modération. D'abord, essayez de choisir un endroit où il y a un bar à salade. De cette manière vous serez assurée d'avoir votre ration de légumes verts et secs et, si possible, une portion de fromage. Prenez comme repas principal un hamburger simple, un sandwich au poisson ou au poulet, un taco ou peut-être une pointe de pizza — de préférence avec une pâte faite de blé entier. Renoncez aux frites (vous pourrez en voler quelques-unes à vos copines), aux boissons gazeuses, aux tartes et aux laits frappés (souvent ils ne

contiennent pas beaucoup de lait et même pas du tout et ils sont remplis de sucre, de colorants, de saveurs artificielles et de gras saturé. Buvez du jus, du lait ou de l'eau pure et apportez-vous un fruit pour croquer au dessert.

LES PRODUITS CHIMIQUES DANS LES ALIMENTS

«Il y a tellement d'additifs dans les aliments préparés, d'insecticides sur les légumes, de BPC dans les poissons, de DES dans la viande et de nitrate dans les saucisses fumées! Existe-t-il quelque chose que je peux manger sans danger pendant ma grossesse?»

Des rapports nous indiquent que presque tous les aliments, en Amérique du Nord, contiennent des produits chimiques. Cela est bien suffisant pour effrayer les gens — en particulier les femmes enceintes qui non seulement ont peur pour leur santé, mais craignent aussi pour celle de leur futur bébé. Par l'entremise des médias d'information, les produits chimiques sont devenus synonymes de danger et les produits naturels, synonymes de santé. Mais une généralisation n'est jamais tout à fait juste. Il est vrai que tout ce que nous mangeons contient des produits chimiques. Mais certains sont sans danger (quelques-uns sont même bénéfiques!) et d'autres sont moins sûrs. Cependant, même si les produits naturels sont souvent meilleurs que les autres, ils peuvent aussi être mortels. Un champignon «naturel» peut être vénéneux; les oeufs, le beurre et le gras animal «naturels» sont responsables de nombreuses maladies cardiaques, le sucre et les miels «naturels» provoquent des caries.

Alors ne classez plus les aliments en deux catégories : les naturels et les autres. Pensez plutôt aux aliments qui sont recommandés pendant la grossesse et à ceux qui ne le sont pas. Quand vous avez des doutes (et pour plusieurs aliments, on ne connaît pas les règles de sécurité), évitez-les. Mais ne soyez pas fanatique. Il n'existe aucun ingrédient pris en petites doses occasionnelles qui ait causé des malformations de naissance. La plupart des femmes enceintes mangent une bonne quantité d'aliments sans lire les étiquettes... et elles ont des bébés parfaitement normaux.

Toutefois, vous voudrez sans doute être aussi prudente que possible et éviter de manger des aliments qui pourraient être dangereux. Servez-vous de ce qui suit pour vous guider quand viendra le temps de faire votre marché.

▪ Servez-vous du *Régime infaillible* comme base de régime; il vous évite automatiquement les dangers potentiels.

▪ N'utilisez pas de saccharine ou d'asparthame pour sucrer vos aliments (leur effet n'est pas encore assez connu).

▪ Chaque fois que c'est possible, cuisinez vos propres repas; non seulement vous éviterez les ingrédients douteux mais vous obtiendrez plus de valeurs nutritives.

▪ Contactez la Direction générale de protection de la santé (DGPS), division des aliments, pour avoir la liste des poissons qui ne sont pas contaminés par les BPC ou par d'autres produits chimiques. En général les poissons de mer, par exemple le thon, la perche de mer, la sole, le flétan et le vivaneau, sont plus sûrs que les poissons des rivières et des lacs. Ne mangez jamais de poisson ou de fruits de mer crus. Évitez les fruits de mer qui sont souvent contaminés, comme les huîtres (même si vous les faites cuire).

▪ Évitez en général les aliments qu'on préserve à l'aide de nitrate ou de nitrite; les saucisses fumées, le salami, la mortadelle, les viandes et les poissons fumés.

▪ Quand vous avez le choix entre un produit qui contient des colorants, des saveurs artificielles, des préservatifs et d'autres additifs, et un autre qui n'en contient pas, choisissez le second.

▪ N'utilisez pas de glutamate de sodium ou d'essence artificielle qui en contient.

▪ Choisissez des coupes de viande maigre et de la volaille, en enlevant le gras et la peau : ils emmagasinent les produits chimiques dont on nourrit les animaux de ferme. Pour les mêmes raisons, ne mangez pas trop souvent d'abats (foie, rognons, etc.).

▪ Lavez tous vos fruits et légumes avec un détergent à vaisselle liquide et rincez-les très bien avant de les manger, pour enlever les résidus chimiques; grattez leur peau quand c'est possible. Il n'est pas nécessaire d'acheter des produits de culture organique; les études ont prouvé qu'ils contiennent souvent autant de produits chimiques que les produits en vente dans les supermarchés et ils sont beaucoup plus coûteux.

LIRE LES ÉTIQUETTES

Je désire nourrir très bien mon bébé, mais je trouve difficile de savoir ce que j'obtiens quand je vais au supermarché.»

Les étiquettes sont plus souvent destinées à vous vendre un produit qu'à vous aider à savoir ce qu'il contient. Faites attention quand vous achetez quelque chose et apprenez à lire ce qui est écrit en petits caractères ainsi que la liste des ingrédients et leur valeur nutritive.

La liste des ingrédients vous renseignera, par ordre d'importance, sur la composition exacte du produit. Vous saurez si les céréales sont principalement composées de sucre (alors vous les éviterez) ou de blé entier (alors vous les choisirez). Vous aurez aussi une idée approximative de la quantité de sel, de gras et d'additifs qu'elles contiennent.

Plus de la moitié des produits que vous retrouvez sur les rayons de votre épicerie ont une étiquette décrivant leur valeur nutritive, et celle-ci est particulièrement utile à la femme enceinte qui compte ses protéines et ses calories. En effet, ces étiquettes indiquent, pour chaque portion, le nombre de grammes de protéines et la quantité de calories. Cependant, le pourcentage de la dose quotidienne recommandée par le gouvernement peut s'avérer moins utile, parce que la DQR pour les femmes enceintes est différente de celle qu'on indique sur l'étiquette. Tout de même, un aliment qui contient une riche variété d'éléments nutritifs devient un bon produit à acheter.

Il est beaucoup plus important de lire les petites inscriptions que les grosses. Vous pouvez lire en grosses lettres sur une boîte de muffins anglais : «Contient du blé entier, du son et du miel»; mais rien n'empêche alors que vous lisiez, en plus petits caractères, que l'ingrédient principal est une farine blanche (et non de blé entier). Le muffin pourra aussi contenir une minuscule quantité de miel et de son (ces derniers apparaissant alors vers la fin de la liste des ingrédients).

«Enrichi» et «fortifié» sont aussi des qualificatifs dont il faut se méfier. On peut ajouter quelques vitamines à un aliment qui a une faible valeur nutritive, mais cela ne veut pas dire pour autant qu'il devient bon. C'est le cas de bien des céréales qui contiennent 50 p. cent de sucre et auxquelles on a ajouté des vitamines qui ne valent pas grand-chose (l'étiquette nutritionnelle vous informera sur le pourcentage de sucre dans plusieurs autres produits). Il est préférable de manger un bol de flocons d'avoine qui possède déjà des vitamines naturelles.

CE QUE VOUS DEVEZ SAVOIR : Être prudente

La maison. L'autoroute. Le jardin. Les plus grands dangers qui menacent une femme ne sont pas d'ordre médical; ce sont plutôt les accidents qu'il faut craindre.

Les accidents paraissent souvent dus au hasard. Mais la plupart sont le résultat direct d'une imprudence (souvent de la part de la victime elle-même) et on peut en éviter plusieurs avec un peu d'attention et de bon sens. Voici quelques dispositions que vous pouvez prendre pour prévenir les blessures et les accidents.

■ Reconnaissez que vous n'êtes pas aussi agile que vous l'étiez avant votre grossesse. À mesure que grossira votre ventre, votre centre de gravité changera et votre équilibre deviendra plus précaire. Vous aurez aussi de la difficulté à voir vos pieds. Ces changements contribueront à vous rendre plus vulnérable.

■ Attachez toujours votre ceinture dans l'auto et dans l'avion.

■ Ne grimpez jamais sur une chaise ou une échelle bancale et, mieux encore, ne grimpez pas du tout.

■ Ne portez pas de talons hauts et fins, de pantoufles trop grandes ou de babouches que vous pouvez échapper et qui provoqueront des chutes et des entorses aux chevilles. Ne marchez pas sur des planchers

glissants en pieds de bas ou avec des souliers à semelles molles.

■ Soyez prudente quand vous entrez et sortez de la baignoire : assurez-vous que votre
douche ou votre baignoire ont des surfaces anti-dérapantes et des barres d'appui
solides.

■ Vérifiez les endroits qui pourraient être
dangereux dans votre maison et votre jardin : les tapis qui n'ont pas de dessous anti-
dérapants, en particulier s'ils sont sur des
escaliers; les jouets et les objets qui traî-
nent dans les descentes d'escaliers; les
escaliers et les corridors mal éclairés; les
fils qui courent sur le plancher; les planchers trop cirés; les marches et les allées
glacées.

■ Observez les règles de sécurité dans tous
les sports que vous pratiquez; suivez nos
conseils sur les exercices que vous pouvez
faire sans danger. (*Voir page 149.*)

■ N'en faites pas trop. La fatigue est l'un
des plus importants facteurs d'accidents.

CHAPITRE 7

Le troisième mois

CE QUE VOUS RÉSERVE L'EXAMEN MÉDICAL

Des variations causées par vos besoins particuliers ou par les habitudes spécifiques de votre médecin peuvent se produire[1]. Mais normalement, il faut vous attendre ce mois-ci à ce que votre médecin vérifie les points suivants :

- Poids et tension artérielle.

- Urine, pour déterminer le taux de sucre et des protéines.

- Coeur foetal.

- Taille et forme de l'utérus, par palpation externe, afin de réévaluer la date estimée de l'accouchement (DEA).

- Hauteur utérine.

- Mains et pieds pour l'oedème (enflure), jambes pour les varices.

- Questions et problèmes dont vous voulez discuter : préparez votre liste.

CE QUE VOUS POUVEZ RESSENTIR

Il est possible que vous ressentiez à un moment ou à un autre quelques-uns des symptômes suivants ou tous à la fois. Certains peuvent avoir surgi le mois précédent et d'autres peuvent être nouveaux. Il se peut que vous ayez également moins de symptômes propres à la grossesse.

1. Voir l'appendice pour l'explication des étapes à suivre et des examens à exécuter.

Sur le plan physique

- Fatigue et somnolence.

- Besoin fréquent de miction.

- Nausée accompagnée ou non de vomissements ou hypersalivation.

- Constipation.

- Brûlures d'estomac et indigestion, flatulence et gonflements.

- Dédain de la nourriture et goûts particuliers.

- Changements au niveau des seins : engorgement, pesanteur, sensibilité, picotements; assombrissement des aréoles (parties pigmentées autour des mamelons); glandes sudoripares des aréoles qui deviennent proéminentes comme une grosse chair de poule (tubercules de Montgomery); réseau de lignes bleuâtres qui s'étend sous la peau.

- Augmentation marquée des veines servant à alimenter l'abdomen et les jambes.

- Maux de tête occasionnels.

- Faiblesses ou étourdissements occasionnels.

- Vêtements qui commencent à être serrés à la taille et au buste (l'abdomen devrait paraître plus gros vers la fin du mois).

- Augmentation de l'appétit.

Sur le plan émotif

- Instabilité pouvant se comparer au syndrome prémenstruel, à laquelle peuvent

À QUOI RESSEMBLE BÉBÉ?

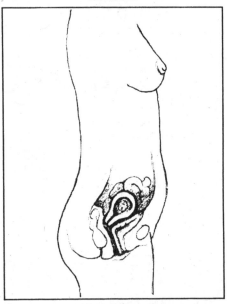

À la fin du troisième mois, le petit être que vous portez en vous mesure de 6 à 7,5 cm et pèse environ 15 grammes. D'autres organes se développent; les systèmes circulatoire et urinaire sont en fonction; le foie produit de la bile. Les organes génitaux sont développés mais le sexe est difficile à déterminer à l'échographie.

aussi s'ajouter de l'irritabilité et des envies de pleurer.

- Sensation nouvelle de calme.

- Appréhension et craintes, joie et allégresse.

CE QUI PEUT VOUS INQUIÉTER

CONSTIPATION

«Toutes mes amies semblent avoir des problèmes de constipation. Pas moi; en fait je n'ai jamais été aussi régulière. Est-ce normal?»

À cause de leur mère, leurs amies, les livres et même les médecins, les femmes enceintes s'attendent tellement à être constipées que celles qui le deviennent trouvent cela normal, et celles qui ne le sont pas se font du souci.

Il y a certes des raisons qui amènent les femmes enceintes à craindre la constipation. D'une part, une plus grande présence de certaines hormones provoque le relâchement de la musculature intestinale, ce qui ralentit l'élimination. D'autre part, l'utérus grossit, faisant pression sur l'intestin dont l'activité normale est alors entravée.

Mais on n'a pas raison de croire que la constipation est inévitable dans le cas de chaque grossesse. Plusieurs femmes n'en font jamais l'expérience, probablement parce qu'elles contrebalancent la lenteur de l'intestin par un régime approprié et de l'exercice.

Certaines femmes enceintes ont au contraire des selles plus fréquentes parce qu'elles absorbent plus de nourriture et de fibres[2]. Tant que les selles ne sont pas molles, liquides, sanguinolentes ou muqueuses, il n'y a pas lieu de s'inquiéter.

Pour les femmes qui souffrent vraiment de constipation, il y a moyen d'enrayer le problème et d'éviter la formation d'hémorroïdes (un résultat fréquent de l'irrégularité). (*Voir page 163.*) Voici comment :

Ajoutez des fibres à votre régime. Mangez des fruits frais et des légumes (crus ou légèrement cuits, avec leur peau si possible), des grains entiers (céréales et pain), et des fruits séchés (raisins, prunes, abricots). En général, suivez le *Régime infaillible* : il vous fournira aussi les meilleurs moyens d'enrayer la constipation. Mais si vous n'avez pas l'habitude de manger des fibres, n'ajoutez que graduellement des aliments riches en fibres, car ils risquent d'entraîner des coliques s'ils sont pris à haute dose.

Noyez votre ennemi. La meilleure méthode pour lutter contre la constipation, c'est d'absorber une grande quantité de liquides. La plupart des liquides, tout particulièrement l'eau ainsi que les jus de fruits et de légumes, permettent l'amollissement des selles et une meilleure progression de celles-ci dans l'intestin. Certaines personnes trouvent spécialement efficace l'eau chaude aromatisée au citron (mais sans sucre). Pour une constipation sévère, le jus de prune est recommandé.

Entreprenez un programme d'exercices. Intégrez à votre routine quotidienne une bonne marche d'une demi-heure et accompagnez-la d'autant d'exercices qu'il vous plaira de faire, dans la mesure où ces exercices sont permis pendant la grossesse. (*Voir «Les exercices pendant la grossesse», page 149.*)

FLATULENCES (GAZ)

«Je suis très gonflée par les gaz et j'ai peur que la pression, qui m'est si désagréable, affecte également le bébé.»

Bien abrité dans son cocon utérin, et protégé par le liquide amniotique qui absorbe

---

2. Les suppléments de fer peuvent causer de la diarrhée ou de la constipation. Si votre supplément semble affecter votre système, consultez votre médecin pour qu'il vous en suggère un autre.

les coups, votre bébé ne peut être touché par vos dérangements intestinaux. En fait, il (ou elle) est probablement apaisé par le bouillonnement et le gargouillement de vos mélodies gastriques.

La seule chose qui pourrait déranger le bien-être de votre bébé serait les gonflements (qui augmentent souvent à la fin de la journée), seulement dans le cas où ceux-ci vous empêcheraient de manger régulièrement et correctement. Pour empêcher que cela n'arrive (et pour diminuer votre propre inconfort), prenez les mesures suivantes :

Régularisez votre digestion. La constipation est une cause fréquente de gaz et de gonflements.

Ne vous bourrez pas. Les repas copieux augmentent la sensation de gonflement. Ils surchargent également votre système digestif, qui n'est pas à son meilleur durant la grossesse. Au lieu de trois gros repas par jour, mangez-en six petits.

Ne vous gavez pas. Quand vous mangez trop vite, vous avalez autant d'air que de nourriture. Cet air forme dans votre intestin des poches de gaz douloureuses (aérophagie).

Restez calme. Et surtout pendant les repas : la tension et l'anxiété peuvent en effet vous faire avaler de l'air.

Tenez-vous à l'écart des producteurs de gaz. Votre estomac les connaît peut-être : il s'agit des oignons, du chou et de ses cousins le chou de Bruxelles et le brocoli, des fritures, des sucreries (que de toute façon, vous ne devriez pas consommer) et, bien sûr, des fameuses fèves au lard.

PRENDRE DU POIDS

«Je n'ai pris qu'un demi-kilo pendant mon premier trimestre. Ma copine, qui est également enceinte, en a pris trois. Qu'est-ce qui est suffisant et qu'est-ce qui est excessif?»

L'augmentation du poids ne doit pas être identique pour toutes les femmes : l'une qui est extrêmement maigre rendra probablement service à son bébé en prenant trois kilos pendant le premier trimestre (dans la mesure où elle les prend en mangeant des produits hautement nutritifs); l'autre qui est déjà obèse n'aidera personne en gagnant du poids rapidement et ne pourra probablement se permettre de ne gagner qu'un demi-kilo durant le premier trimestre (ne pas prendre de poids serait peut-être encore mieux). Cependant, pour la maman dont le poids est moyen, prendre trois kilos est probablement exagéré et prendre un demi-kilo n'est pas assez. Grossir de un ou deux kilos semble la norme. (*Voir page 117.*)

VERGETURES

«J'ai peur d'avoir des vergetures. Peut-on éviter cette calamité?»

Plusieurs femmes craignent plus les vergetures que les cuisses flasques (en particulier celles qui aiment bien les bikinis). Néanmoins, 90 p. cent des femmes retrouveront sur leurs seins ou leur abdomen, à un moment de leur grossesse, l'empreinte de ces lignes roses ou rougeâtres.

Les vergetures sont causées par l'extension de la peau et par la rupture des fibres sous-cutanées, à l'occasion d'une augmentation rapide du poids corporel. Les femmes enceintes qui ont un bon tonus épidermique (par hérédité ou parce qu'elles l'ont développé au cours des années avec des exercices et une bonne nutrition) peuvent passer à travers plusieurs grossesses en évitant ces rayures révélatrices. D'autres peuvent minimiser et même prévenir les vergetures en grossissant uniformément, graduellement et modérément. Il est bon d'augmenter l'élasticité de votre peau en vous alimentant avec le *Régime infaillible* (*voir page 61*), mais aucune crème, lotion ou huile coûteuses ne préviendra ou n'allégera les vergetures. Il est cependant possible que votre mari aime les appliquer sur votre ventre; elles éviteront au moins que votre peau ne se dessèche.

Si effectivement vous voyez apparaître des vergetures pendant la grossesse, consolez-vous en pensant qu'elles vont se transformer graduellement en de minces filets grisâtres, après l'accouchement.

======

ASPIRINE ET MAUX DE TÊTE

«La semaine dernière j'ai pris deux aspirines pour un violent mal de tête. Maintenant je lis que l'aspirine peut causer des anomalies à la naissance. Est-il possible que j'aie mis mon bébé en danger?

Parmi les millions de personnes qui ont regardé dans leur pharmacie aujourd'hui et qui ont ouvert un flacon d'aspirine, très peu ont pensé un instant aux risques qu'elles couraient. Pour la plupart des gens, l'absorption occasionnelle de l'aspirine est très utile et parfaitement inoffensive. Mais pendant la grossesse, l'aspirine et les nombreux médicaments ordinairement en vente libre deviennent un danger potentiel.

Si vous avez pris une ou deux aspirines à une ou à quelques occasions pendant le premier trimestre, ne vous en faites pas. Elles ne causeront pas de dommage à votre bébé. Toutefois, pendant le reste de votre grossesse, sachez que comme n'importe quel médicament, l'aspirine devrait être prise seulement en cas d'absolue nécessité et ce, uniquement avec l'accord de votre médecin.

Les recherches démontrent qu'il peut y avoir un lien entre de fréquentes doses d'absorption d'aspirine, à n'importe quel moment de la gestation, et des problèmes de développement du foetus.

Pendant le troisième trimestre, même une ou deux aspirines peuvent être dangereuses. Parce qu'elles sont antiprostaglandines et que les prostaglandines font partie du mécanisme de l'accouchement, l'aspirine peut prolonger la grossesse aussi bien que le travail et mener à d'autres complications pendant l'accouchement. L'aspirine empêche la formation de caillots; en absorber pendant les deux mois précédant l'accouchement peut donc provoquer des hémorragies pendant le travail ainsi que des problèmes de saignements chez le nouveau-né.

L'absorption d'un substitut à l'aspirine n'est pas vraiment une solution pendant la grossesse. L'acétaminophène, vendue sous différentes marques de commerce (*Tylenol*, *Atasol* et *Panadol*) n'est répandue que depuis les années 1970 et tous les risques attachés à cette substance ne sont pas encore connus. On sait qu'elle peut causer des dommages au foie de ceux qui en prennent et on suppose qu'elle peut aussi endommager le foie du foetus quand la mère en prend en grande quantité pendant sa grossesse. Par conséquent, prenez de l'acétaminophène seulement en cas d'absolue nécessité et seulement avec l'approbation de votre médecin.

L'aspirine et l'acétaminophène sont deux ingrédients que l'on retrouve dans une foule de remèdes populaires, comme l'*Alka-Seltzer*, dans les médicaments pour soulager le rhume et les allergies (dont plusieurs ne sont pas recommandés pendant la grossesse), et dans les calmants. Lisez attentivement les étiquettes; c'est là une bonne habitude à prendre, non seulement pendant la grossesse mais aussi en tout temps.

L'*ibuprofène*, le dernier arrivé dans la famille des traitements contre la douleur, a été commercialisé sous les noms de *Acti-profen* et de *Medipren*. Il devrait également ne pas être absorbé sans avis médical pendant la grossesse, et surtout pendant le dernier trimestre, au moment où il peut causer le plus de problèmes au bébé avant sa naissance ainsi que diverses complications pendant le travail.

Les maux de tête sont extrêmement fréquents pendant la grossesse. Ils sont souvent causés par de la tension et par des changements hormonaux. Les sinusites peuvent également devenir plus fréquentes. En effet, les hormones de grossesse occasionnent souvent la congestion des muqueuses. Mais ce n'est pas parce que vous devez éviter les pilules qu'il vous faut pour autant endurer des maux de tête sans broncher. Il existe plusieurs moyens d'enrayer et de prévenir les maux de tête, mais il faut pour cela agir sur leurs causes.

Mangez régulièrement. La faim engendre souvent des maux de tête.

Dormez suffisamment. Le manque de sommeil peut aussi causer des maux de tête. Faites des pauses dans vos journées.

Recherchez la paix et la tranquillité. Éloignez-vous de la musique forte, des soirées tapageuses, des grands magasins bondés.

Ne vous laissez pas étouffer. Si les pièces surchauffées, non ventilées ou remplies de fumée déclenchent chez vous des maux de tête, sortez faire une petite promenade.

Détendez-vous. La plupart des maux de tête de la grossesse sont classés dans la catégorie des tensions, ce qui n'est pas surprenant. En général, la relaxation aide : étendez-vous dans une chambre sombre et tranquille. La méditation, le yoga et les techniques de relaxation sont encore plus recommandés. Vous pouvez prendre un cours ou lire un livre sur les méthodes de relaxation, ou simplement essayer ceci :

asseyez-vous les yeux fermés. Relâchez vos muscles en commençant par les pieds et détendez ensuite vos jambes, votre torse, votre cou et votre visage. Ne respirez que par le nez. Et en expirant, répétez le mot «Oui» dans votre tête. Continuez pendant 10 ou 20 minutes.

Pour soulager les maux de tête causés par la sinusite. Appliquez en alternance des compresses chaudes et froides sur les régions douloureuses; gardez chacune pendant dix minutes et faites cet exercice quatre fois par jour.

Si vos maux de tête persistent ou reviennent souvent, s'ils sont très sévères ou accompagnés de troubles de la vision ainsi que de gonflements des mains et du visage, signalez-le à votre médecin.

RUBÉOLE

«J'ai été en contact avec quelqu'un qui avait la rubéole. Devrais-je me faire avorter?»

C'est là un problème auquel seulement une femme sur sept doit faire face. Heureusement, les six autres sont immunisées contre la rubéole, puisqu'elles l'ont déjà contractée (habituellement pendant leur enfance) ou parce qu'elles ont été vaccinées (en général au début de leur adolescence). Il se peut que vous ne sachiez pas si vous êtes immunisée ou non, mais vous pouvez le découvrir grâce à un test d'anticorps de la rubéole. Ce dernier mesure le taux d'anticorps de la rubéole présents dans votre sang et la plupart des médecins le font de routine à la première visite prénatale. Si vous n'avez pas passé cet examen, vous devriez le faire dès maintenant.

S'il appert que vous n'êtes pas immunisée, vous ne devez pas nécessairement envisager de mesures draconiennes immédiatement. Le seul fait d'avoir été exposée ne fera pas de tort à votre bébé. Pour que le virus soit dommageable, il doit vous infecter vous-même. Et si vous contractez la maladie après le troisième mois, les risques sont très légers.

Malheureusement, il n'existe aucun moyen actif d'empêcher une femme d'attraper la rubéole, si elle a été en contact avec cette maladie. On a découvert que les injections de gamma globuline, que l'on donnait de routine avant, n'avaient aucun effet de prévention sur la maladie. Si jamais vous attrapez la rubéole pendant le premier trimestre de votre grossesse (ce qui ne peut être déterminé qu'avec une prise de sang, les symptômes n'étant pas toujours évidents), votre bébé risque de développer de sérieuses malformations congénitales : environ 35 p. cent pendant le premier mois et de 10 à 15 p. cent vers la fin du troisième mois. Vous devriez en discuter avec votre médecin; mais en dernier ressort, c'est vous et votre mari qui devrez décider si oui ou non vous poursuivez votre grossesse.

Si vous n'êtes pas immunisée et n'attrapez pas la maladie, évitez complètement ce dilemme pendant vos futures grossesses en demandant à votre médecin de vous vacciner après votre accouchement. Par précaution, on vous préviendra de ne pas devenir enceinte pendant les deux ou trois mois qui suivent la vaccination. Mais si vous le devenez accidentellement pendant ces mois — ou si vous avez été vaccinée pendant la présente grossesse avant de savoir que vous étiez enceinte — ne vous inquiétez pas. On n'a jamais rapporté de cas de rubéole congénitale chez les bébés dont les mères avaient été vaccinées par inadvertance au début de leur grossesse ou qui avaient conçu peu après le vaccin.

DÉSIRS SEXUELS

«Toutes mes amies disent que leur désir sexuel a augmenté au début de leur gros- *sesse. Elles me parlent d'orgasmes inachevés et multiples. Pourquoi ai-je, quant à moi, si peu de désir?»*

La grossesse provoque des changements dans votre vie sur plusieurs plans. Il y a des femmes qui, n'ayant jamais eu d'orgasme et pas tellement de désirs sexuels, en font l'expérience pour la première fois lorsqu'elles sont enceintes. Il y en a d'autres qui, ayant d'habitude un appétit sexuel vorace et de multiples orgasmes, se rendent compte que soudainement elles n'ont aucun désir et sont difficiles à stimuler. Ces changements dans la sexualité peuvent être déconcertants, culpabilisants, merveilleux ou un mélange déroutant des trois. Et ils sont parfaitement normaux.

Comme vous le verrez en lisant la rubrique «Les relations sexuelles pendant la grossesse» (*voir page 128*), il y a plusieurs explications logiques à ces changements et aux sentiments qu'ils provoquent. Certains de ces facteurs sont beaucoup plus présents au début de la grossesse; ainsi vous serez moins portée sur la chose si vous avez des nausées et vous endormez beaucoup; vous serez peut-être très encline à faire l'amour en pensant qu'il n'est plus nécessaire de craindre ou de désirer une grossesse; peut-être aussi vous sentirez-vous coupable de voir vos inhibitions s'envoler et de constater que votre sentiment maternel ne se manifeste pas encore. Les autres facteurs, comme les changements physiologiques qui rendent l'orgasme plus puissant, plus facile à atteindre ou même plus fuyant, se poursuivront quant à eux pendant toute la gestation.

Il est très important de reconnaître que votre sexualité — ainsi que celle de votre mari — peut être plus capricieuse pendant votre grossesse. Vous pouvez ressentir beaucoup de désir une journée et pas du tout le lendemain. Vous aurez besoin de compréhension mutuelle et de communication pour passer à travers cette phase.

SEXUALITÉ ORALE

«J'ai entendu dire que la sexualité orale était dangereuse pendant la grossesse. Est-ce vrai?»

Le cunnilingus est sans danger pendant la grossesse si votre partenaire prend garde de ne pas introduire d'air dans votre vagin. L'air pourrait s'infiltrer dans votre circulation sanguine et causer une embolie (obstruction des vaisseaux sanguins) susceptible de causer la mort de la mère et de l'enfant.

La fellation, parce qu'elle ne s'applique pas aux organes génitaux de la femme, est toujours sans danger pendant la grossesse et certains couples préfèrent ce substitut lorsque la pénétration ne leur est pas permise.

CRAMPES APRÈS L'ORGASME

«J'ai des crampes abdominales après l'orgasme. Est-ce un signe que mes relations sexuelles font du tort à mon bébé? Est-ce qu'elles peuvent provoquer une fausse couche?»

Les crampes — qu'elles surviennent pendant ou après l'orgasme, et qu'elles soient accompagnées ou non de maux de dos — sont aussi inoffensives que fréquentes pendant une grossesse normale sans risque. Leurs causes peuvent être physiologiques : une combinaison de la congestion nerveuse et de la congestion très normale créée par l'excitation sexuelle et par l'orgasme. Elles peuvent également être d'ordre psychologique : elles sont souvent le résultat de la crainte que les relations sexuelles et l'orgasme ne fassent du tort au bébé.

Les crampes ne sont pas un signe de heurt pour le foetus. La plupart des experts s'accordent à dire que les relations sexuelles et l'orgasme pendant une grossesse normale sont parfaitement sûrs et ne sont pas responsables de la fausse couche. Si les crampes vous dérangent, demandez à votre mari de vous masser doucement le bas du dos. Le massage devrait non seulement soulager les crampes mais aussi la tension qui les engendre peut-être[3]. (*Pour en savoir plus long sur les relations sexuelles, voir «Les relations sexuelles pendant la grossesse», page 128.*)

BATTEMENTS DE COEUR DU BÉBÉ

«Le médecin de ma copine a entendu les battements de coeur de son bébé à deux mois et demi. J'ai une semaine de gestation de plus qu'elle et mon médecin n'a pas encore entendu ceux de mon bébé.»

Il est possible d'entendre les battements de coeur du bébé dès la 10e ou la 12e semaine, avec un instrument appelé Doppler (un appareil manuel qui amplifie le son). Mais un stéthoscope conventionnel n'est pas assez puissant pour détecter ces battements avant la 17e ou la 18e semaine. Même avec des instruments sophistiqués, il est possible qu'on ne puisse entendre les battements du coeur à cause de la position du bébé ou à cause d'autres facteurs d'interférence, comme l'excès de la couche de gras dans le ventre de la mère. Il est également possible qu'une légère erreur de calcul dans les dates puisse causer ce délai. Attendez le mois prochain. À votre 18e semaine, vous pourrez certainement avoir la joie d'entendre les battements de coeur de votre bébé.

---

3. Certaines femmes ont également des crampes dans les jambes après les relations sexuelles. (*Voir page 162 pour des conseils sur la façon de les soulager.*)

CE QUE VOUS DEVEZ SAVOIR :
Prendre du poids pendant la grossesse

Mettez deux femmes enceintes ensemble, n'importe où (dans la salle d'attente d'un médecin, dans un autobus, à un rendez-vous d'affaire) et il est certain que les questions vont jaillir. «C'est pour quand?» «Votre bébé bouge-t-il?» «Avez-vous eu des malaises?» Et peut-être la favorite de toutes : «Quel poids avez-vous pris?»

Les comparaisons sont inévitables, et quelquefois elles dérangent un peu. Des femmes qui s'empressent de manger pendant le premier trimestre atteignent parfois jusqu'à dix livres très rapidement et se demandent ensuite «Ai-je exagéré»? D'autres, l'appétit découragé par les nausées matinales, engraissent à peine et, parfois, maigrissent même un peu. Chacune se demande : «Est-ce que mon poids est le bon?»

Gain total. Jadis, il était de mise chez les médecins de limiter le gain de poids pendant la grossesse à 7 kilos. On reconnaît maintenant que c'était insuffisant pour garantir une bonne santé au nouveau-né. Les bébés dont les mères ont gagné moins de 9 kilos sont plus susceptibles d'être prématurés, petits pour leur âge de gestation et de souffrir d'un retard de croissance dans l'utérus.

La nouvelle norme est cependant presque aussi dangereuse. On conseille maintenant de manger à satiété, peu importe le poids. Il y a de sérieux dangers à gagner trop de poids : l'évaluation et les mesures du foetus deviennent plus difficiles à établir; l'excès de poids fatigue les muscles, et donne des maux de dos et de jambes; il augmente l'épuisement et les varices; si le régime est riche en gras et en hydrates de carbone et faible en protéines, il peut

en résulter de la toxémie; le bébé peut devenir trop gros pour un accouchement par voies naturelles; si on a besoin d'une chirurgie, comme la césarienne, celle-ci devient plus difficile et les complications post-opératoires sont plus fréquentes; après la grossesse, il peut être ardu de se débarrasser de cet excès de poids.

Même si une femme qui a gagné énormément de poids peut avoir un bébé trop gros, le gain de poids de la mère et celui du bébé ne coïncident pas toujours. Il est possible de prendre 18 kilos et d'avoir un bébé de 3 kilos, ou d'en prendre 9 et d'avoir un rejeton de 4 kilos. La qualité de la nourriture qui entre en jeu dans le gain de poids est plus importante que la quantité.

Le gain de poids qu'il est bon de prendre pour une femme enceinte est de 9 à 13 kilos, et n'excède pas 15 kilos. De 3 à 4 kilos iront au bébé et de 6 à 10 kilos serviront au placenta, aux seins, au liquide amniotique et aux autres sous-produits (*voir page 118*). Ceci assure également un retour plus rapide au poids d'avant la grossesse.

Certaines femmes auront probablement besoin que leur médecin ou leur sage-femme ajuste ce tableau : celles qui, au début de leur grossesse, sont extrêmement maigres ou grasses, et celles qui attendent des jumeaux ou qui ont des problèmes médicaux.

Proportions de l'augmentation. La femme moyenne doit prendre à peu près 1,5 à 2 kilos pendant le premier trimestre et environ 500 grammes par semaine, pour un total de 5,5 à 6,5 kilos, pendant le second trimestre. L'augmentation du poids devrait continuer à raison de 500 grammes

RÉPARTITION DE VOTRE GAIN DE POIDS

Bébé	3,5 kg
Placenta	700 grammes
Liquide amniotique	800 grammes
Croissance de l'utérus	900 grammes
Tissu des seins	500 grammes
Volume sanguin	1,25 kg
Liquide dans les tissus	1,33 kg
Gras	3,25 kg
TOTAL	12,25 kg (en gain de poids)

par semaine pendant le septième et le huitième mois. Au neuvième mois, la femme devra ne prendre que de 500 à 1000 grammes seulement (ou même pas du tout) pour ne prendre que de 3,6 à 4,5 kilos pendant tout le troisième trimestre.

Il est rare qu'une femme prenne du poids selon la formule idéale. Et elle n'aura pas tort de se permettre quelques fluctuations (350 grammes pendant une semaine, 500 grammes pendant l'autre). Mais toute femme enceinte devrait avoir comme objectif de prendre du poids le plus régulièrement possible, sans se permettre d'augmentation ou de réduction trop rapide.

Si, pendant deux semaines consécutives, vous ne gagnez pas de poids, si vous prenez trop de poids entre le quatrième et le huitième mois, si vous engraissez de plus de 1,5 kilo durant une semaine de votre deuxième trimestre ou de plus de 900 grammes pendant une semaine de votre troisième trimestre, consultez votre médecin.

Attention à celui qui vous dit à la première visite que vous pouvez manger tout ce qui vous plaît et qui vous conseille de ne pas vous en faire avec l'embonpoint. Si vous prenez 13 kilos avant la fin du sixième mois, il sera le premier à vous mettre à la diète. Ce sera pourtant le moment où votre bébé aura le plus besoin d'une bonne nutrition pour le développement optimal de son cerveau. Enregistrez soigneusement votre poids à partir du début et vous n'aurez jamais à mettre votre bébé à la diète.

CHAPITRE 8

Le quatrième mois

CE QUE VOUS RÉSERVE L'EXAMEN MÉDICAL

Vos besoins particuliers et les habitudes personnelles de votre médecin peuvent apporter des variantes à cet examen[1]. Mais vous pouvez quand même vous attendre, ce mois-ci, à ce que le médecin vérifie les points suivants :

- Poids et tension artérielle.

- Urine, pour déterminer votre taux de sucre et de protéines.

- Coeur foetal.

- Taille et forme de l'utérus, par palpation externe, afin de réévaluer la date estimée de l'accouchement (DEA).

- Hauteur utérine.

- Mains et pieds pour l'oedème et jambes pour les varices.

- Symptômes que vous avez eus, spécialement ceux qui sont inhabituels.

- Préparez votre liste de questions et de problèmes : vous pourrez en discuter.

CE QUE VOUS POUVEZ RESSENTIR

Il est possible que vous ressentiez, à un moment ou à un autre, quelques-uns ou tous les symptômes suivants. Certains peuvent exister depuis le mois précédent et d'autres peuvent être nouveaux. Il se peut également que vous ayez moins de symptômes propres à la grossesse.

---

1. Voir l'appendice pour l'explication des étapes à suivre et des examens à exécuter.

Sur le plan physique

- Fatigue.

- Besoin d'uriner moins fréquent.

- Baisse ou disparition des nausées et des vomissements (chez certaines femmes les «nausées matinales» continueront et chez d'autres, ce qui est très rare, elles viendront de commencer).

- Brûlures d'estomac, indigestion, flatulence et gonflements.

- Seins qui continuent de grossir (les enflures et la sensibilité diminuent).

- Maux de tête occasionnels.

- Faiblesse et étourdissements occasionnels, en particulier quand vous changez vite de position.

- Congestion nasale et saignements de nez occasionnels; bourdonnement dans les oreilles.

- Augmentation de l'appétit.

- Léger oedème (enflure) des chevilles et des pieds, et quelquefois des mains et du visage.

- Varices sur les jambes ou hémorroïdes.

- Léger écoulement vaginal blanchâtre (leucorrhée).

- Mouvement du foetus vers la fin du mois (à ce stade, ceci arrivera seulement si vous êtes très mince ou si ce n'est pas votre première grossesse).

Sur le plan émotif

- Instabilité comparable au syndrome prémenstruel, à laquelle peuvent s'ajouter l'irritabilité, les changements d'humeur, l'irrationalité et des envies de pleurer.

- Joies ou appréhensions, si vous avez enfin commencé à vous sentir enceinte.

- Frustration, si vous ne vous sentez pas encore enceinte alors que vous n'êtes plus capable de porter vos vêtements habituels et que les vêtements de maternité ne vous vont pas encore.

- Sentiment de ne pas être tout à fait vous-même : vous oubliez tout, vous échappez les objets et vous avez des problèmes de concentration.

CE QUI PEUT VOUS INQUIÉTER

TENSION ARTÉRIELLE ÉLEVÉE ET PRÉ-ÉCLAMPSIE

«Mon médecin m'a dit que ma tension artérielle était haute. Devrais-je m'en soucier?»

Une légère augmentation de la tension artérielle à votre première visite ne veut pas dire grand-chose. Peut-être étiez-vous simplement nerveuse ou en retard à votre rendez-vous; peut-être avez-vous couru ou étiez-vous préoccupée par un dossier à terminer au bureau. Si on avait vérifié votre tension le lendemain ou plus tard la même journée, on l'aurait sans doute trouvée normale. Parce qu'il est difficile de déterminer la cause d'un cas isolé de hausse de tension, il est possible que votre médecin vous conseille de ne pas vous en faire jusqu'à la prochaine visite.

Cependant, si votre tension artérielle demeure légèrement élevée, vous faites

À QUOI RESSEMBLE BÉBÉ?

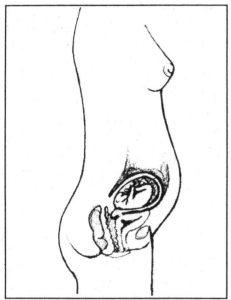

À la fin du quatrième mois, le foetus, qui mesure maintenant 10 cm, est nourri par le placenta et il développe des réflexes. Il suce son pouce et avale. La grosseur de son corps commence déjà à devancer celle de sa tête; les papilles gustatives apparaissent; les doigts et les orteils sont bien définis. Mais même s'il a une forme humaine, il ne peut survivre hors de l'utérus.

peut-être partie du faible pourcentage de femmes (1 ou 2 p. cent) qui développent une tension artérielle élevée passagère pendant leur grossesse (hypertension de grossesse). Ce genre d'hypertension est parfaitement inoffensif, selon l'état actuel des connaissances, et disparaît après l'accouchement.

La tension artérielle considérée comme normale pendant la grossesse varie quelque peu pendant le neuvième mois. Une tension de base (celle qui est normale pour vous) est établie à votre première visite prénatale. Généralement, la tension baisse légèrement pendant les mois subséquents. Mais à l'approche de l'accouchement,

autour du septième mois, elle commence habituellement à remonter un peu.

Pendant le premier ou le second trimestre, si la tension s'élève à 30 mmHg systole (le plus haut point) ou à 15 mmHg diastole (le point le plus bas) au-dessus de la lecture de base (ou plus que cela pendant le premier trimestre) et demeure aussi haute après au moins deux lectures à six heures d'intervalle, l'état de la femme enceinte requiert une surveillance étroite et peut-être même un traitement.

Il peut exister un problème de pré-éclampsie si la hausse de la tension artérielle est accompagnée d'une augmentation de poids soudaine (plus de 1,3 kilos par semaine pendant le second trimestre, ou plus de 900 grammes par semaine pendant le troisième), d'un oedème sérieux (gonflements causés par la rétention d'eau) particulièrement aux mains et au visage ainsi qu'aux chevilles, ou du passage de protéines dans les urines[2]. Chez les femmes qui voient régulièrement leur médecin, on diagnostique le problème avant que n'apparaissent les problèmes suivants : vision embrouillée, maux de tête, irritabilité ou maux d'estomac.

Personne ne sait ce qui cause l'éclampsie pendant la grossesse et pourquoi elle se développe plus souvent pendant les premières grossesses. Des recherches font le lien entre l'éclampsie et une alimentation particulièrement pauvre en protéines, mais on n'a pas de preuves concluantes à cet effet. On sait qu'elle peut mener à une éclampsie beaucoup plus sévère, caractérisée par des convulsions et un coma. Si on soupçonne la pré-éclampsie, on peut tenter un traitement à domicile en premier lieu. Mais quand le diagnostic de l'éclampsie a été posé, on peut ordonner un repos partiel ou complet et, au besoin, une médication spécifique.

---

2. Voir l'appendice pour des explications sur les protéines dans les urines.

Si la grossesse n'a pas atteint la 35e semaine, ce traitement conservateur peut se continuer jusqu'à ce que le foetus atteigne une maturité suffisante pour survivre hors de l'utérus. Il vaut mieux provoquer l'accouchement quand la santé de la mère s'est rétablie ou s'est améliorée. En effet, la prolongation de la pré-éclampsie peut mener à une détérioration de l'environnement vital dans l'utérus, à des dommages vasculaires permanents chez la mère et aussi à un risque plus grand de convulsions dangereuses. Grâce à la médecine moderne, les chances que la mère et le bébé s'en sortent bien sont excellentes.

On classe dans les cas à risques les femmes qui commencent leur grossesse avec de l'hypertension (tension artérielle élevée). Mais ces femmes se portent généralement bien quand elles augmentent leur temps de repos, quand elles suivent une diète faible en sodium, sont l'objet d'une surveillance attentive et, au besoin, d'une médication spécifique.

SUCRE DANS L'URINE

«À ma dernière visite chez le médecin, celle-ci m'a dit qu'il y avait du sucre dans mes urines. Elle m'a dit de ne pas m'en faire, mais je suis persuadée d'avoir le diabète.»

Suivez l'avis de votre médecin : ne vous en faites pas. Un petit peu de sucre dans vos urines à l'occasion ne fait pas de vous une diabétique. Ce qui se produit probablement c'est que votre corps fait justement ce qu'il doit faire : il s'assure que le foetus, qui dépend entièrement de vous pour s'approvisionner, obtient suffisamment de glucose (sucre).

Comme l'insuline régularise le niveau de glucose dans votre sang et s'assure que vos cellules corporelles se nourrissent suffi-

samment, la grossesse engendre un mécanisme anti-insuline qui fait que votre circulation sanguine garde assez de sucre pour nourrir votre foetus. C'est une bonne idée, mais elle ne fonctionne pas toujours parfaitement. Parfois, l'effet anti-insuline est tellement puissant qu'il laisse plus de sucre qu'il n'en faut à la mère et à l'enfant; plus en tout cas que ce que les reins sont capables de supporter.

L'excédent est alors «éliminé» dans les urines. Ce processus contribue à produire du «sucre» dans votre sang, un événement pas tellement fréquent pendant la grossesse, spécialement durant le second trimestre, au moment où l'effet de l'anti-insuline augmente.

Chez la plupart des femmes, le corps répond à l'augmentation du niveau de sucre dans le sang par l'augmentation de sa production d'insuline, ce qui réglera le cas avant la prochaine visite chez le médecin. Mais certaines femmes, en particulier les diabétiques ou celles qui ont des tendances au diabète, peuvent être incapables de produire des quantités suffisantes d'insuline pour contrôler l'augmentation du sucre dans le sang; elles peuvent aussi avoir des tissus qui résistent à l'insuline. D'une manière ou d'une autre, elles continuent à présenter des taux de sucre élevés, aussi bien dans le sang que dans les urines. Chez les femmes qui n'étaient pas diabétiques avant, cette affection s'appelle le diabète de grossesse.

Si à votre prochaine visite vous avez du sucre dans vos urines, le médecin peut prescrire une prise de sang appelée glycémie. Cet examen révèle de façon précise la réponse du corps face au sucre dans les vaisseaux. Les symptômes qui indiquent le développement du diabète pendant la grossesse comprennent la faim et la soif démesurées, les urines plus fréquentes au milieu du trimestre, de fréquentes infections vaginales à champignons et une augmentation de la tension artérielle.

De 1 à 2 p. cent des femmes enceintes développent un diabète de grossesse et le taux augmente en fonction de l'âge de la mère (le diabète est plus fréquent en vieillissant). Ce genre de diabète disparaît en général au moment de l'accouchement, mais il revient quelquefois plus tard dans la vie. Les femmes qui ont développé un diabète de grossesse devraient être au courant de cette possibilité afin de prendre à l'avenir des mesures préventives. Elles s'efforceront de maintenir un poids idéal, de prendre de bonnes habitudes alimentaires, de faire de l'exercice et de consulter régulièrement le médecin.

On considérait autrefois que les futures mamans diabétiques et leur foetus étaient des cas à risque. Mais tout cela a changé. Quand le sucre dans leur sang est contrôlé de près, les mères diabétiques peuvent avoir une grossesse normale et accoucher d'un bébé en santé. (*Voir pages 21 et 286 pour plus d'information sur le diabète et la grossesse.*)

ANÉMIE

«Une copine est devenue anémique pendant sa grossesse. Comment puis-je savoir si je le suis et comment le prévenir?»

Même si près de 20 p. cent des femmes enceintes souffrent d'anémie causée par une carence en fer, on peut facilement éviter cette affection, la plupart du temps avec un bon régime et en avalant une ou quelques pilules chaque jour.

On fait un test d'anémie (formule sanguine) à la première visite prénatale, mais très peu de femmes s'avèrent anémiques à ce stade. Certaines femmes peuvent être devenues enceintes alors qu'elles étaient déjà atteintes (ce qui est fréquent pendant leur période de fertilité à cause de leur perte de sang pendant les menstruations). Mais avec la conception et l'arrêt des menstruations, les réserves de fer — si

l'apport alimentaire est adéquat — se refont. La plupart des cas de déficience en fer ne se produisent pas avant la vingtième semaine (au moment où les besoins du foetus augmentent).

Il peut ne pas y avoir de symptômes dans le cas d'une anémie légère. Mais quand la carence est plus sévère, la femme peut être pâle, fatiguée, faible et avoir des palpitations, des essoufflements et même des pertes de conscience. Dans chaque cas, c'est la mère qui devient victime du manque de fer, au moment où sont réduits ses globules rouges (ceux qui transportent l'oxygène). C'est un des rares cas ou le foetus se nourrit aux dépens de sa mère; le bébé en souffre donc rarement.

Comme toutes les femmes enceintes sont susceptibles d'avoir une anémie par carence en fer, on considère certains groupes comme étant à risques élevés : celles qui ont eu plusieurs bébés rapprochés, celles qui vomissent beaucoup ou mangent très peu à cause des nausées matinales, celles qui portent plus d'un bébé à la fois et celles qui se nourrissent mal avant ou pendant la grossesse.

Pour prévenir l'anémie par carence en fer, toutes les femmes enceintes devraient prendre un supplément de fer (de 30 à 60 mg). De plus, leur diète devrait contenir une variété d'aliments riches en fer (*voir le «Régime infaillible», page 61*). Ce même régime vous sera probablement prescrit par votre médecin si vous devenez anémique[3].

SAIGNEMENTS DE NEZ ET CONGESTION NASALE

«Mon nez est souvent congestionné et il saigne sans raison apparente. Je me fais

---

3. Les suppléments de fer peuvent causer de la diarrhée ou de la constipation. Si votre supplément semble affecter votre système, consultez votre médecin pour qu'il vous en suggère un autre.

du souci parce que je sais que les saignements de nez peuvent être un signe de maladie.»

La congestion nasale, souvent accompagnée de saignements de nez, est un malaise fréquent pendant la grossesse. Cela est probablement dû à un taux élevé d'oestrogènes véhiculés dans votre corps, ce qui apporte une augmentation du flot sanguin dans les muqueuses de votre nez. Ces muqueuses ramollissent et coulent, comme le fait votre utérus en préparation à l'accouchement.

Vous pouvez vous attendre à ce que la congestion s'accentue au cours des mois; elle ne s'améliorera qu'après l'accouchement. Vous pouvez également avoir des écoulements menant à une toux et à des haut-le-coeur. Ne prenez pas de médicament ou de vaporisateur nasal pour régler ce problème. Assurez-vous d'être bien hydratée pour compenser la perte causée par les éternuements ou les écoulements. La congestion et les saignements sont plus fréquents l'hiver, au moment où les systèmes de chauffage introduisent de l'air chaud et sec dans la maison et assèchent votre nez. L'utilisation d'un humidificateur peut aider à apporter une solution à cette sécheresse. Vous pourriez renforcer vos vaisseaux et réduire les risques de saignement en prenant 250 mg de vitamine C (avec l'approbation de votre médecin) et en mangeant des agrumes. (Mais ne prenez pas de fortes doses de vitamines.)

Vous pouvez également essayer de lubrifier vos narines avec un peu de *Vaseline*. Quelquefois le saignement peut se produire quand vous vous mouchez trop fort. Apprenez la bonne manière de vous moucher : fermez d'abord une narine avec votre pouce et, avant de pousser du côté opposé, éjectez les mucosités hors de votre nez. Répétez le processus avec l'autre narine en alternant jusqu'à ce que vous puissiez respirer librement.

ALLERGIES

«Mes allergies semblent avoir empiré depuis le début de ma grossesse. Mon nez coule et mes yeux piquent tout le temps.»

Il est possible que vous confondiez la congestion nasale fréquente pendant la grossesse avec les allergies. Il est aussi possible que la grossesse ait aggravé vos allergies (bien que certaines femmes plus chanceuses trouvent un soulagement temporaire pendant leur grossesse. Si vos allergies empirent, vous ne pouvez pas vous fier à votre médication habituelle. Vérifiez auprès de votre médecin ce que vous pouvez prendre en toute sécurité pour apaiser les symptômes sévères. Certains antihistaminiques et autres médicaments semblent être relativement sans danger pendant la grossesse. Mais vous ne devriez utiliser les médicaments que lorsque tous les autres moyens se sont avérés inutiles. Si votre écoulement nasal est abondant et que vous éternuez beaucoup, hydratez-vous davantage pour compenser la perte de liquide.

Cependant, la meilleure façon de faire face aux allergies pendant la grossesse est en général la prévention : évitez autant que possible les substances qui vous affectent.

■ Si le pollen ou les allergènes extérieurs vous dérangent, restez à l'intérieur, à l'air climatisé ou filtré, aussi souvent que vous le pouvez pendant votre saison critique. Lavez-vous les mains et le visage si vous revenez de l'extérieur et portez des verres fumés enveloppants pour empêcher le pollen d'atteindre vos yeux.

■ Si la poussière est responsable de vos problèmes, essayez de trouver quelqu'un qui époussettera et balayera pour vous. Un aspirateur, une vadrouille mouillée ou un balai recouvert d'un linge humide soulèveront moins de poussière qu'un balai ordinaire, et un linge absorbant sera mieux qu'un plumeau. Évitez les endroits renfermés comme les greniers et les bibliothèques contenant de vieux livres. Demandez à quelqu'un de ranger les choses qui recueillent de la poussière dans votre maison, comme les draperies et les tapis.

- Si vous êtes allergique à certains aliments, éloignez-vous de ces derniers, même s'ils sont recommandés pendant la grossesse. Consultez le *Régime infaillible* (*voir page 61*) pour leur trouver des équivalents.

- Si vous êtes allergique aux animaux, avertissez vos amis à l'avance pour qu'ils puissent sortir leur animal de la pièce et enlever ses poils avant votre arrivée. Bien sûr, ne gardez pas d'animal à la maison à moins qu'il ne vive dans un espace séparé du vôtre.

- Les allergies à la fumée de cigarette sont plus faciles à maîtriser de nos jours puisqu'il y a moins de fumeurs et que plusieurs d'entre eux se retiendront de fumer si vous leur demandez. Pour votre bien-être et celui de votre bébé, vous devriez toujours être dans un environnement de non-fumeur. Ne soyez pas gênée de dire : «Oui, la fumée me dérange».

PERTES VAGINALES

«J'ai remarqué de légères pertes vaginales blanchâtres. J'ai peur d'avoir une infection.»

De minces pertes laiteuses et inodores (appelées leucorrhée) sont normales pendant la grossesse. Elles ressemblent beaucoup à celles qu'ont certaines femmes avant leurs menstruations ou au moment de l'ovulation. Ces pertes peuvent devenir assez abondantes; aussi certaines femmes se sentent-elles plus à l'aise quand elles portent des serviettes sanitaires pendant les derniers mois de la grossesse. Les pertes ne devraient pas vous inquiéter outre mesure; elles sont surtout incommodantes et peut-être vous priveront-elles de l'amour oral à cause de l'odeur et du goût qui déplaît à certains hommes. Il est important de maintenir propre et sèche la région génitale; des sous-vêtements de coton sont recommandés. Cependant, n'utilisez pas de douche vaginale, à moins qu'elle ne soit prescrite par votre médecin. (Même dans cette éventualité, n'utilisez pas de poire jetable; utilisez plutôt un sac à douche, ne le tenez pas plus haut que deux pieds au-dessus de la canule afin de garder la pression faible. La canule ne doit pas être introduite à plus d'un pouce de l'entrée du vagin et les lèvres devraient être maintenues ouvertes pour permettre au liquide de s'écouler librement. Ce procédé empêche les risques d'embolie causée par l'air, et qui peut être mortelle.

Il est possible que vous ayez une infection si vous commencez à souffrir de pertes vaginales qui sont jaunâtres, verdâtres ou épaisses, qui ont une odeur fétide ou qui sont accompagnées de brûlures, de démangeaisons, de rougeurs ou de douleurs. Avertissez alors votre médecin ou votre sage-femme pour traiter l'infection (probablement avec des suppositoires ou des gels vaginaux, des onguents ou des crèmes qu'on insère avec un applicateur. Vous pouvez activer votre guérison en maintenant une hygiène rigoureuse, spécialement quand vous allez aux toilettes (essuyez-vous toujours de l'avant vers l'arrière), et en suivant le *Régime infaillible*. Si l'infection a été transmise sexuellement, on recommande généralement d'éviter les relations sexuelles jusqu'à ce que vous et votre mari soyez guéris. Malheureusement, même après avoir enrayé l'infection, celle-ci revient souvent. Mais une simple vaginite ne pose aucun problème à votre bébé.

Si votre vaginite est causée par un champignon appelé *Candida albican*, il est prudent qu'elle soit traitée pour éviter que, sous forme de muguet, elle n'infecte le bébé au cours de l'accouchement.

MOUVEMENTS DU FOETUS

«Je n'ai pas encore senti mon bébé bouger; est-ce que quelque chose ne va pas? Est-il possible que j'identifie mal ses mouvements?»

Les mouvements du foetus peuvent être à la fois une grande source de joie et une grande source d'inquiétude. Plus qu'un test de grossesse positif, qu'un ventre qui grossit ou même que le son du coeur foetal, leur présence confirme que vous avez une nouvelle vie qui grandit en vous. Leur absence engendre la peur que cette vie nouvelle ne soit pas assez robuste.

Même si l'embryon commence à faire des mouvements spontanés vers la septième semaine, ces mouvements ne deviennent apparents pour la mère que lorsqu'ils sont plus forts. Cette première sensation de la vie qui vous habite, cet «événement», peut arriver quelque part entre la 14e et la 26e semaine, mais en moyenne plus près de la 18e ou de la 20e. Cette moyenne varie fréquemment. Une femme qui a déjà été enceinte est susceptible de reconnaître les mouvements plus tôt (parce qu'elle sait à quoi s'attendre) qu'une femme qui attend son premier enfant. Une femme très mince peut noter des mouvements faibles très tôt alors qu'une femme obèse peut s'en rendre compte seulement lorsqu'ils sont devenus plus vigoureux.

Quelquefois la première perception est légèrement retardée en raison d'une erreur dans le calcul de la date d'accouchement, à cause de la position du foetus dans l'utérus, ou encore parce que la femme n'a pas reconnu les mouvements.

Personne ne peut dire à une femme qui est enceinte pour la première fois à quoi s'attendre exactement. Cent femmes enceintes peuvent décrire ce premier événement de cent façons différentes. Les descriptions les plus fréquentes sont «un battement dans l'abdomen» et «des papillons dans l'estomac»; mais ces mouvements ont aussi été décrits comme des «secousses et des coups», des «saccades», des «grondements d'estomac», «quelque chose qui frappe mon ventre», «une bulle qui éclate», «des tortillements», «la sensation d'être tournée la tête en bas dans un manège». On confond souvent les premiers mouvements avec des gaz ou des douleurs causées par la faim. «Je croyais avoir un insecte sur ma chemise, mais en essayant de l'enlever j'ai compris que c'était le bébé qui bougeait», se rappelle une femme.

Bien qu'il soit fréquent de ne pas sentir le bébé bouger jusqu'à la 20e semaine et même plus tard, votre médecin peut vous prescrire une échographie pour vérifier l'état du bébé, si vous n'avez encore rien senti, et s'il n'a pas été capable d'obtenir une réaction du foetus aux environs de la 21e semaine. Cependant si les battements du coeur foetal sont forts et si tout le reste semble progresser normalement, il peut attendre encore pour faire cet examen.

«J'ai senti des petits mouvements tous les jours la semaine dernière et depuis quelques jours, je ne sens rien. Y a-t-il quelque chose d'anormal?»

L'angoisse de la sensation des premiers mouvements est remplacée plus tard par une autre angoisse : les mouvements du foetus ne semblent pas assez fréquents, ou ils ont disparu depuis quelques jours. Alors que de telles angoisses sont compréhensibles, elles ne sont vraiment pas nécessaires. À ce stade de la grossesse, la fréquence des mouvements peut varier beaucoup, il n'y a pas lieu de s'inquiéter si vous n'avez pas de nouvelles de votre bébé depuis trois, quatre ou même cinq jours. Même si le bébé bouge sans arrêt, seulement quelques-uns de ses mouvements sont assez forts pour que vous les sentiez. D'autres mouvements peuvent ne pas être perçus à cause de la position du foetus (par exemple introvertie au lieu d'extravertie) ou même à cause de votre propre activité (quand vous marchez ou bougez beaucoup, le bébé dort habituellement bercé par vos mouvements; et même si ce n'est pas le cas, il se peut que vous soyez trop occupée pour percevoir ses mouvements). Il est aussi possible que vous dormiez pendant les périodes les plus actives de votre bébé qui sont, pour plusieurs foetus, en plein milieu de la nuit.

À partir du sixième mois, l'activité du foetus devient plus forte et plus régulière, ce qui fait que 24 heures d'inactivité deviennent une raison d'appeler votre médecin, sans toutefois causer automatiquement une panique.

SILHOUETTE

«Je déprime quand je me regarde dans un miroir ou quand je me pèse : je suis devenue tellement grosse.»

Dans une société aussi préoccupée par la minceur que la nôtre, où le moindre surplus de gras désespère les femmes, votre nouvelle taille peut devenir source de déprime. Cela ne devrait pas. Il y a une grande différence entre le poids pris sans raison et celui qui est pris pour la meilleure et la plus merveilleuse des raisons : votre enfant qui grandit en vous.

De plus, selon certains observateurs, une femme enceinte n'est pas seulement belle à l'intérieur mais elle l'est aussi à l'extérieur. Plusieurs femmes et leur maris considèrent le nouveau reflet arrondi par la grossesse comme la plus ravissante et la plus sensuelle des formes féminines.

Tant que vous mangez bien et que vous ne dépassez pas les limites recommandées (*voir page 117*) vous n'avez pas à vous sentir «grosse». Tous les centimètres additionnels de votre nouvel embonpoint sont dus à votre grossesse et ils disparaîtront rapidement lorsque le bébé sera né. Si vous dépassez les limites, un sentiment d'échec ne vous aidera en rien et augmentera peut-

être même votre appétit. La seule chose qui peut vous aider, c'est de vous en tenir à de bonnes habitudes alimentaires. (*Voir «Le Régime infaillible», page 61.*)

RÉALITÉ DE LA GROSSESSE

«Maintenant que mon ventre est gonflé, j'ai réellement admis que j'étais enceinte. Même si cette grossesse était prévue, j'ai soudain peur. Je me sens prise au piège par le bébé et je ressens même un peu d'hostilité envers lui.»

Il arrive que même les parents les plus désireux d'avoir un enfant remettent leur décision en question quand la grossesse commence à devenir une réalité; et ils se sentent souvent coupables de ce sentiment. Un petit intrus invisible vient soudain de surgir entre eux, les privant d'une liberté acquise depuis longtemps, et revendiquant plus que personne ne l'avait jamais fait auparavant, tant sur le plan physique qu'émotif. Cet enfant, même avant sa naissance, dérange tout le rythme et les habitudes de leur vie : leur façon de passer les soirées, leur style d'alimentation, et même leur manière de faire l'amour. Et le fait de savoir que ces changements deviendront encore plus imposants après l'accouchement augmente la confusion de leurs sentiments et leurs appréhensions. Non seulement est-il normal de sentir une légère ambivalence, de la peur et même un peu d'opposition, mais cela est même sain, dans la mesure où on y fait face. Et c'est maintenant le moment de le faire. Débarrassez-vous tout de suite de vos ressentiments pour ne pas avoir à les vivre après la naissance. Acceptez le fait que vous ne serez plus aussi libre de sortir tard le samedi soir, ni de vous évader dans des petits voyages de fins de semaine; peut-être ne pourrez-vous plus travailler à temps plein et dépenser sans compter. La meilleure façon de vous dégager de ces impressions négatives est de partager vos sentiments avec votre partenaire. Encouragez-le à en faire autant.

Il est vrai que votre vie ne sera jamais plus la même quand vous serez trois. Mais à mesure que certaines parties de votre vie se restreindront, d'autres s'ouvriront. Il est possible que vous vous sentiez renaître grâce à la naissance de votre bébé. Et cette nouvelle vie peut devenir la meilleure que vous ayez eue jusqu'à maintenant.

CONSEILS SUPERFLUS

«Maintenant que tout le monde peut voir que je suis enceinte, chacun a un conseil à me donner, de ma belle-mère jusqu'à des étrangers dans les ascenseurs. Ça me rend folle.»

À moins de vous réfugier dans une île déserte, il n'y a aucun moyen d'échapper à cette abondance de recommandations. En voyant un ventre arrondi, il semble que «l'expert» ressort toujours en nous! Faites votre jogging autour du parc et il est certain que quelqu'un vous réprimandera : «Vous ne devriez pas jogger dans votre état!» Revenez à la maison avec deux sacs d'épicerie et vous entendrez : «Pensez-vous que vous devriez transporter des paquets aussi gros?» Essayez d'attraper une courroie dans le métro et on vous avertira : «Si vous vous étirez comme ça, le cordon s'enroulera autour du cou de votre bébé et il l'étouffera.»

Que doit faire la future maman devant de tels conseils et devant les inévitables prédictions au sujet du sexe du bébé? Souvenez-vous d'abord que la plupart du temps, ce que vous entendez est sans fondement. Parmi les anciennes histoires de bonne-femme, celles qui étaient effectivement fondées ont été récupérées par la médecine. Les autres peuvent être tenues pour des mythes. S'il vous arrivait d'en douter, si certaines remarques vous obsédaient, parlez-en avec votre médecin, votre sage-femme ou votre instructeur de cours prénatals.

Que les conseils de votre entourage soient plausibles ou farfelus, ne vous laissez pas mettre en rogne. La tension n'est bonne ni pour vous ni pour votre bébé. Gardez plutôt votre sens de l'humour et utilisez une de ces deux approches : avertissez poliment votre expert que vous avez un médecin de confiance et qu'il vous conseille très bien. Ou, tout aussi poliment, souriez, dites merci et continuez votre route en oubliant aussitôt ces sornettes.

Mais peu importe votre réaction, il est préférable de vous habituer à ce phénomène. La seule chose qui attire plus les experts qu'une femme enceinte, c'est une femme qui vient d'avoir un bébé.

CE QUE VOUS DEVEZ SAVOIR : Les relations sexuelles pendant la grossesse

Chaque grossesse commence en faisant l'amour, si l'on fait exception des grands miracles de la médecine et des interventions divines. Pourquoi alors vous faire du souci avec ce qui était simple quand vous êtes devenue enceinte? Presque tous les couples voient apparaître de légers changements dans leur vie sexuelle pendant les neuf mois de la grossesse, que cela devienne plus agréable, totalement inexistant, ou simplement un peu moins facile.

Il existe une immense variété dans l'appétit sexuel des gens. Ce qui, pour un couple, représente une vie sexuelle satisfaisante peut n'être absolument pas acceptable pour un autre; ainsi, certains se contenteront de relations une fois par semaine, quelquefois par «obligation», et d'autres trouveront que de faire l'amour une fois par jour n'est pas suffisant. Pendant la grossesse, ces variations peuvent être encore plus marquées. Et pour compliquer encore les choses, les bouleversements sexuel, physique et émotif peuvent faire en sorte que le couple qui faisait l'amour à tous les jours se retrouve sans désir et que celui qui se satisfaisait d'une fois par semaine voit sa libido devenir insatiable!

Même si l'intensité diffère d'un couple à l'autre, on observe des hauts et des bas dans l'appétit sexuel de presque tout le monde pendant la grossesse. Il n'est pas surprenant que la diminution de l'appétit sexuel soit fréquente au début (dans une enquête, 54 p. cent des femmes ont rapporté une diminution de la libido au cours du premier trimestre). Après tout, la fatigue, les nausées, les vomissements et les seins douloureux ne font pas de vous une compagne de lit idéale. Chez les femmes qui se sentent bien pendant les trois premiers mois, les désirs sexuels demeurent plus ou moins les mêmes.

Et une proportion assez considérable de femmes enceintes voient augmenter de façon significative leur libido, souvent parce que les premières hormones rendent leur vulve engorgée et hypersensible, ou qu'une sensibilité accrue au niveau des seins leur apporte du plaisir, bien que cette sensibilité puisse être douloureuse pour certaines. Il est possible que ces femmes fassent pour la première fois l'expérience de l'orgasme ou des orgasmes multiples.

Le désir revient souvent (mais pas toujours) pendant le milieu du trimestre, quand le couple est mieux ajusté physiquement et psychologiquement à la grossesse. Il décroît de nouveau à l'approche de l'accouchement, encore plus radicalement que pendant le premier trimestre, et pour des raisons évidentes : d'abord, il est de plus en plus difficile pour la femme de bouger, à cause de la grosseur de son abdomen; ensuite, les douleurs et l'inconfort de la grossesse qui avance sont capables de refroidir même les passions les plus chaudes; et enfin, il est difficile de se concentrer sur autre chose que sur cet événement tant attendu.

Les plaisirs et les désirs sexuels semblent diminuer chez certains couples, mais certainement pas chez tous. Dans un groupe de femmes, 21 p. cent ont déclaré au cours d'une enquête n'éprouver que peu de plaisir pendant leurs relations sexuelles avant la conception. Le pourcentage de ces femmes s'est élevé à 41 p. cent à 12 semaines de gestation et à 59 p. cent à l'approche du neuvième mois. La même étude démontre qu'à 12 semaines, 1 couple sur 10 n'avait pas de relations sexuelles du tout; à l'approche du neuvième mois, plus d'un tiers s'abstenait. Mais souvenez-vous aussi que l'étude a démontré que plus de quatre femmes sur dix tiraient encore du plaisir de leurs relations sexuelles à ce stade.

Vous pouvez donc avoir, pendant votre grossesse, des relations sexuelles meilleures que jamais; vous pouvez les trouver désirables mais difficiles, et elles peuvent aussi devenir une obligation désagréable. Vous pouvez même les abandonner complètement. La norme dans la façon de faire l'amour quand vous êtes enceinte, c'est vous qui la déterminez, comme pour bien d'autres aspects de la grossesse.

COMPRENDRE SA SEXUALITÉ PENDANT LA GROSSESSE

Malheureusement, la plupart des médecins se retiennent de parler de sexualité. Souvent, ils ne disent pas aux futurs parents à quoi s'attendre en ce qui a trait à la partie la plus intime de leurs relations, et cela rend plusieurs couples inquiets face à la manière de procéder.

Le fait de comprendre la différence entre l'amour pendant la grossesse et l'amour en temps normal peut calmer les peurs et les soucis, et rendre les relations (ou l'absence de relations) plus acceptables et plus plaisantes. Il y a plusieurs changements physiologiques qui affectent le désir aussi bien que le plaisir sexuel. Vous pouvez composer avec certains de ces changements pour minimiser leur effet sur votre vie sexuelle; mais vous devrez certainement apprendre à vivre avec votre nouvel état et, surtout, à aimer dans les nouvelles conditions qui sont les vôtres.

Nausées et vomissements. Si vos nausées matinales persistent jour et nuit, il est possible que vous deviez attendre qu'elles passent. (Dans la plupart des cas, les malaises vont commencer à diminuer vers la fin du premier trimestre.) Si elles se produisent seulement à certaines heures, gardez votre emploi du temps flexible, et utilisez bien vos bons moments. Ne vous imposez pas d'avoir des désirs quand vous vous sentez moche; le stress émotif aggrave souvent les nausées matinales. (*Voir les conseils pour diminuer les nausées matinales, page 82*).

La fatigue. La fatigue devrait passer vers le quatrième mois. Jusque-là, faites l'amour pendant la journée si l'occasion se présente au lieu de vous coucher tard, même si cela vous semble moins romantique. Si vos après-midi de fin de semaine sont libres, profitez-en pour faire des siestes qui se termineront avec l'amour. (*Voir page 81 pour plus de détails sur la fatigue.*)

Le changement dans votre taille. Il peut être incommodant de faire l'amour avec un ventre qui ressemble au Mont Tremblant. À mesure que la grossesse progresse, les exercices auxquels vous oblige le ventre qui grossit peuvent vous sembler sans intérêt. Il y a cependant des manières agréables de contourner ce problème. (*Voir page 133.*) Il est vrai qu'une silhouette féminine aux formes si arrondies peut refroidir les partenaires. Mais la beauté est un concept très relatif que vous pouvez tous les jours réinventer. De nombreuses sociétés ont vu dans le ventre gonflé des femmes enceintes un symbole hautement désirable.

L'engorgement des organes génitaux. L'augmentation de la circulation sanguine dans la région pelvienne augmente les réactions sexuelles chez certaines femmes. Mais elle peut également rendre les relations sexuelles moins satisfaisantes (en particulier plus tard dans la grossesse) quand le sentiment d'inconfort persiste après l'orgasme, laissant la femme au même point que si elle n'avait pas fait l'amour. L'engorgement des organes génitaux de la femme enceinte peut également augmenter le plaisir chez l'homme (il se sent caressé et confortablement blotti au creux de vous), ou le diminuer (il sent trop l'emprise et perd son érection).

La sensibilité des seins. Au début de la grossesse, il se peut que vous deviez éviter qu'on vous touche les seins en faisant l'amour parce qu'ils sont trop douloureux. (N'oubliez pas d'en parler à votre partenaire, pour éviter de souffrir en silence et d'être contrariée par ses caresses.) À la fin du premier trimestre, au moment où la douleur diminue, la grande sensibilité des seins augmente le plaisir chez certains couples. D'autres en retirent du plaisir tout au long de la grossesse, parce que les seins sont devenus gros et fermes, souvent pour la première fois.

Les changements dans les sécrétions vaginales. Ces sécrétions deviennent plus abondantes et changent de consistance, d'odeur et de goût. L'augmentation de lubrifiant rend les rapports plus agréables chez les couples où la femme a toujours eu le vagin sec ou trop étroit. Elles peuvent aussi rendre le canal vaginal tellement humide et glissant qu'un homme aura de la difficulté à rester en érection. L'odeur et le goût plus prononcés des sécrétions peuvent également rendre le cunnilingus désagréable pour certains hommes. Un massage d'huiles parfumées peut masquer le problème.

Les saignements causés par la sensibilité de l'utérus. Le col de l'utérus devient lui aussi engorgé pendant la grossesse. Il est traversé par plusieurs vaisseaux sanguins qui irriguent l'utérus et il est beaucoup plus fragile qu'avant la grossesse. Ceci veut dire qu'une pénétration profonde peut parfois causer des saignements, en particulier plus tard dans la grossesse quand l'utérus arrive à maturation pour l'accouchement. Si cela arrive (et que votre médecin a exclu les possibilités de fausse couche et d'autres problèmes), évitez simplement les pénétrations profondes.

Écoulement de colostrum. Cet écoulement se produit pendant la stimulation sexuelle chez certaines femmes et il peut être déconcertant en plein milieu des préludes. Il n'y a pas de quoi vous en faire, bien sûr, mais si cela vous dérange ou dérange votre partenaire, vous pouvez l'éviter facilement en évitant de toucher aux seins.

De nombreuses craintes peuvent faire obstacle au plaisir sexuel pendant la grossesse. Mais vous pouvez en éliminer plusieurs.

La peur de blesser le foetus ou de provoquer une fausse couche. Aucune de ces craintes n'est justifiée pendant une grossesse normale. Le foetus est bien à l'abri et protégé dans son enveloppe amniotique qui est hermétiquement fermée par le bouchon muqueux.

La peur qu'un orgasme n'engendre une fausse couche ou un accouchement précoce. L'utérus se contracte effectivement après l'orgasme et ces contractions peuvent être assez prononcées chez certaines femmes, se poursuivant aussi longtemps qu'une demi-heure après les relations. Cependant, elles ne sont pas un signe de travail. Les orgasmes, en particulier les orgasmes intenses provoqués par la masturbation, ne peuvent être interdits que dans le cas d'une grossesse à risque, pour éviter les fausses couches et le travail prématuré.

La peur que le foetus ne «regarde» ou «se rende compte». Même si le foetus peut apprécier les doux bercements des contractions utérines pendant l'orgasme, il ne peut ni voir ni comprendre ce qui se passe pendant les relations sexuelles et ne s'en souviendra certainement pas. Les réactions foetales (les mouvements ralentis pendant les relations, suivis de coups et de tortillements, et les battements de coeur accélérés après l'orgasme) sont provoqués uniquement par l'activité utérine et hormonale.

La peur d'une infection causée par l'introduction du pénis. Aussi longtemps que l'homme n'a pas de maladies vénériennes, les relations sexuelles ne semblent causer aucun danger à la mère ou au foetus pendant les sept ou huit premiers mois. Le bébé est enfermé en toute sécurité dans son enveloppe amniotique qui ne peut être pénétrée ni par le sperme ni par des organismes infectieux. La plupart des médecins croient que c'est le cas même pendant le neuvième mois, du moins tant que l'enveloppe demeure hermétique (avant que les membranes ne soient rompues). Mais parce qu'elles pourraient rompre à un moment ou à un autre, certains médecins suggèrent de porter un condom pendant les relations durant les quatre à huit dernières semaines de la grossesse, comme protection supplémentaire contre l'infection.

L'anxiété causée par le futur. La mère et le père sont tous les deux sujets à des sentiments confus face à l'événement béni, aux responsabilités et au changement de style de vie qui s'en viennent; et face au coût émotif et financier d'élever un bébé. Tout cela peut déranger la détente quand ils font l'amour. Cette ambivalence, dont plusieurs futurs parents font l'expérience, devrait être discutée ouvertement.

Le changement dans les relations entre homme et femme. Un couple peut avoir du mal à accepter l'idée qu'ils ne seront dorénavant plus simplement amants, ou mari et femme, mais aussi père et mère. Le transfert du stade amant-maîtresse à celui de parents peut être difficile à faire pour un des partenaires ou pour les deux. Plusieurs d'entre nous n'ont même pas encore réussi à se faire à l'idée que leurs propres parents ont vécu des relations sexuelles, même si nous sommes la preuve vivante que ces relations ont eu lieu. D'autre part, certains couples découvriront que la nouvelle dimension de leur relation apporte avec elle une intimité différente et peut-être de nouvelles stimulations.

Hostilité inconsciente. Hostilité du futur père envers la future mère, parce qu'il est jaloux qu'elle soit devenue le centre d'attraction, ou celle de la future mère envers le père, parce qu'elle sent qu'elle est la seule à endurer les souffrances (en particulier quand la grossesse est difficile) alors qu'ils étaient deux à vouloir le bébé et qu'ils seront deux à en profiter. Il faut discuter de ces sentiments ensemble.

La croyance que les relations sexuelles pendant les six dernières semaines provoqueront le début du travail. Il est exact que les contractions utérines provoquées par l'orgasme augmentent à mesure que la grossesse avance. Mais à moins que l'utérus ne soit «mûr», ces contractions ne semblent pas provoquer le travail — comme peuvent d'ailleurs vous le confirmer certains couples qui, ayant dépassé la date prévue de l'accouchement, se sont forcés à avoir des relations des nuits durant, espérant ainsi déclencher le processus. Cependant, puisque personne ne sait ce qui déclenche le travail, et que des études ont effectivement démontré une augmentation des naissances prématurées chez les couples qui avaient des rapports sexuels pendant les dernières semaines de la grossesse, on prescrit souvent l'abstinence aux femmes qui ont tendance à accoucher avant terme.

La peur de «frapper» le bébé quand la tête est engagée. Même les couples qui, avant la grossesse, étaient détendus face à leurs relations sexuelles, peuvent, à ce stade, se restreindre parce que le bébé est «trop près d'eux». Plusieurs médecins pensent que même s'il est impossible de vraiment faire mal au bébé, une pénétration profonde à ce moment n'est pas recommandée.

Il y a aussi des facteurs psychologiques qui peuvent influencer pour le mieux les relations sexuelles.

Les changements d'attitude : de la procréation à la récréation. Certains couples qui ont eu de la peine à procréer peuvent être enchantés d'avoir enfin des relations sexuelles seulement pour le plaisir — plus de thermomètre, de graphique, de calendrier et d'anxiété. Chez eux, les relations sexuelles deviennent plaisantes pour la première fois depuis des mois et souvent des années.

Même si les rapports sexuels pendant la grossesse peuvent être différents de ceux que vous avez eus auparavant, ils sont parfaitement sans danger. En fait, ils sont bons pour vous à bien des égards : ils vous aident à vous mettre en forme, en préparant les muscles de l'utérus pour l'accouchement; ils vous rapprochent de votre époux; et ils vous détendent, ce qui est bénéfique pour tous, y compris pour le bébé.

Puisque les relations sexuelles ont tellement à offrir aux futurs parents, chaque couple devrait idéalement en prendre avantage pendant toute la grossesse. Hélas, ce n'est pas toujours possible. Dans le cas d'une grossesse à risque, il se peut qu'on interdise les relations sexuelles à certains moments ou même pendant les neuf mois entiers. Dans ce cas, on peut permettre les relations sans orgasme pour la femme, ou les caresses, à condition qu'il n'y ait pas de pénétration. Il est essentiel de savoir précisément ce qui est sans danger et de connaître les moments où il n'y a pas de danger; si votre médecin vous dit de vous abstenir, demandez-lui s'il parle des relations sexuelles, de l'orgasme ou des deux, et si les restrictions sont temporaires ou doivent durer pendant toute la grossesse.

QUAND DOIT-ON LIMITER LES RELATIONS SEXUELLES?

■ Chaque fois qu'un saignement se manifeste.

■ Pendant le premier trimestre, quand la femme a déjà eu une fausse couche ou des menaces de fausse couche pendant les grossesses précédentes et en présente les signes pendant la grossesse actuelle.

■ Pendant les 8 ou 12 dernières semaines, si la femme a déjà accouché prématurément, si elle a eu des menaces d'accouchement prématuré auparavant, ou si elle présente des signes de travail précoce pendant la grossesse actuelle.

■ Si les membranes (la poche des eaux) se sont rompues.

■ Quand on connaît l'existence d'un placenta prævia (le placenta est dans une position anormale, près ou en avant du col de l'utérus, d'où il peut être prématurément délogé, mettant en danger la mère et le bébé).

■ Pendant le dernier trimestre, si la femme porte plusieurs enfants.

PROFITEZ-EN PLUS, MÊME SI VOUS EN AVEZ MOINS

On construit rarement des relations sexuelles bonnes et durables — ni des mariages bons et durables — en une journée (ou une nuit). Ils grandissent avec la pratique, la compréhension, la patience et l'amour. Ceci s'applique également dans le cas d'une relation sexuelle qui subit les soubresauts émotifs et physiques de la grossesse. Voici quelques moyens de les «surmonter». Quand vous faites l'amour, souvenez-vous que la qualité est plus importante que la quantité, et ceci encore plus pendant la grossesse. Ne laissez jamais la fréquence ou l'absence de vos relations faire obstacle aux autres aspects de votre vie conjugale.

■ Insistez plus sur le sentiment que sur la relation physique. Si l'un de vous n'a pas envie de faire l'amour ou si vos rapports ne sont pas complètement satisfaisants, cherchez d'autres moyens d'atteindre l'intimité. Les possibilités sont beaucoup plus nombreuses que toutes les positions énumérées dans l'ensemble des livres sur la sexualité. En voici quelques-unes : les baisers prolongés et le pelotage du bon vieux temps, les jeux de main, les caresses dans le dos, les massages de pieds, le partage d'un lait frappé dans votre lit (*voir recette page 74*), la lecture de poèmes d'amour, une bonne émission de télévision que l'on regarde collés sous les couvertures, un dîner romantique à la chandelle, une rencontre pour déjeuner dans un endroit tranquille, ou quoi que ce soit qui fera roucouler les tourtereaux que vous êtes.

▪ Identifiez les tensions que la maternité prochaine a engendrées chez vous et notez les changements d'intensité dans vos désirs sexuels propres et respectifs. Discutez ouvertement de vos problèmes; ne les cachez pas. S'ils vous semblent trop importants à résoudre, demandez de l'aide d'un professionnel.

▪ Quand vous commencez à avoir peur que les relations sexuelles nuisent à votre bébé, pensez de façon positive : c'est un bon entraînement physique pour le travail et l'accouchement (très peu d'athlètes peuvent se permettre d'avoir un entraînement si agréable)!

▪ Considérez comme une découverte le fait de devoir trouver de nouvelles positions pendant la grossesse, mais donnez-vous le temps de vous ajuster à chaque nouvelle position que vous essayez. Les positions confortables sont souvent les suivantes : l'homme au-dessus, un peu sur le côté ou supporté par ses bras (pour ne pas que son poids écrase la femme); la femme au-dessus (mais évitez les pénétrations trop profondes); les deux partenaires sur le côté, face-à-face ou face-à-dos.

▪ Ayez des attentes réalistes. Même si certaines femmes atteignent l'orgasme pour la première fois pendant la grossesse, il y a au moins une étude qui démontre que la plupart des femmes sont moins susceptibles de l'atteindre régulièrement pendant la grossesse qu'avant, en particulier pendant le dernier trimestre, où seulement une femme sur quatre jouit intensément. Vous ne devez pas toujours viser l'orgasme; quelquefois le simple rapprochement physique peut aussi bien vous satisfaire.

▪ Si le médecin vous a interdit les relations sexuelles pendant toute la période de la grossesse, demandez-lui si vous pouvez avoir des orgasmes de masturbation réciproque. Si vous ne le pouvez pas, parce qu'il y a danger de fausse couche (en effet, l'orgasme de la masturbation peut quelquefois être plus puissant que celui de la pénétration), vous pouvez toujours retirer du plaisir à masturber votre mari.

▪ Si le médecin vous a interdit l'orgasme mais non le coït, il vous est quand même possible de faire l'amour sans atteindre l'orgasme. C'est un bon moyen de vous sentir près l'un de l'autre.

Même si la qualité ou la quantité de vos relations sexuelles n'est pas ce qu'elle a déjà été, la compréhension de la dynamique des rapports sexuels pendant la grossesse peut garder votre relation forte — elle peut même la renforcer — sans qu'il y ait de coïts fréquents ou inquiétants.

CHAPITRE 9

Le cinquième mois

CE QUE VOUS RÉSERVE L'EXAMEN MÉDICAL

Vos besoins particuliers et les habitudes personnelles de votre médecin peuvent apporter des variantes à cet examen[1]. Mais vous pouvez quand même vous attendre, ce mois-ci, à ce que le médecin vérifie les points suivants :

- Poids et tension artérielle.
- Urine, pour le sucre et les protéines.
- Coeur foetal.

- Taille et forme de l'utérus par palpation externe.
- Hauteur utérine.
- Mains et pieds pour l'oedème et jambes pour les varices.
- Symptômes que vous avez eus, spécialement ceux qui sont inhabituels.
- Préparez votre liste de questions et de problèmes : vous pourrez en discuter.

CE QUE VOUS POUVEZ RESSENTIR

Il est possible que vous ressentiez, à un moment ou à un autre, tous les symptômes suivants ou seulement quelques-uns. Vous ne les aurez peut-être pas tous notés parce que vous vous y serez habituée. Vous en aurez peut-être remarqué d'autres, moins fréquents.

---

1. Voir l'appendice pour l'explication des étapes à suivre et des examens à exécuter.

Sur le plan physique

- Mouvements du foetus.

- Augmentation des pertes vaginales blanchâtre (leucorrhée).

- Malaises au bas de l'abdomen (causés par l'étirement des ligaments).

- Constipation.

- Maux d'estomac et indigestions, flatulence et gonflements.

- Maux de tête occasionnels, faiblesse ou étourdissements.

- Congestion nasale et saignements occasionnels; oreilles bouchées.

- Appétit robuste.

- Crampes dans les jambes.

- Léger oedème (enflure) aux chevilles et aux pieds, et parfois aux mains et au visage.

- Veines variqueuses sur les jambes et hémorroïdes.

- Augmentation du pouls (battements du coeur)

- Orgasmes plus faciles ou plus difficiles.

- Maux de dos.

- Changements dans la pigmentation de la peau sur le ventre et sur le visage.

À QUOI RESSEMBLE BÉBÉ?

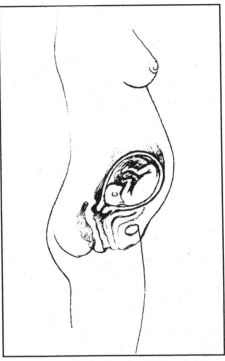

Vers la fin du cinquième mois, l'activité de ce foetus de 20 à 25 cm est assez forte pour être ressentie par la mère. Un duvet velouté recouvre son corps; des cheveux commencent à pousser sur sa tête; des sourcils et des cils blancs apparaissent, une pellicule protectrice recouvre le foetus.

Sur le plan émotif

- Acceptation des réalités de la grossesse.

- Humeur plus égale, avec irritabilité occasionnelle; distractions persistantes.

Ce qui peut vous inquiéter

FATIGUE

«L'exercice et les gros travaux ménagers me fatiguent; devrais-je les arrêter?»

Vous devriez les arrêter non pas quand ils vous fatiguent mais bien avant. Il n'est pas bon de vous épuiser. Cela est toujours vrai mais encore plus pendant la grossesse puisque l'excès de travail abîme non seulement vos forces mais aussi celles de votre bébé. Soyez très attentive aux signaux de votre corps. Si vous manquez de souffle en faisant du jogging ou si l'aspirateur vous semble peser une tonne, reposez-vous.

Travaillez par petites périodes. La plupart du temps, le travail sera fait sans que vous vous sentiez épuisée. Si, à l'occasion, vous ne réussissez pas à finir votre travail, considérez cela comme un avant-goût des jours où les exigences de la maternité vous empêcheront de terminer ce que vous aviez entrepris.

ÉVANOUISSEMENTS ET ÉTOURDISSEMENTS

«Je me sens étourdie quand je me relève d'une position assise ou couchée. Et hier j'ai failli m'évanouir en faisant les courses. Est-ce normal? Est-que cela peut faire du tort à mon bébé?»

Nous avons tous vu des films où un évanouissement inopiné nous révélait sans l'ombre d'un doute que la jeune première était enceinte. Mais les scénaristes des années 40 étaient sans doute mal informés. Même si les étourdissements et les évanouissements sont assez fréquents en cas de grossesse, ils apparaissent rarement avant le deuxième trimestre, quand le volume total du sang de la mère augmente de façon marquée.

Les étourdissements que vous ressentez quand vous vous levez d'une position assise ou couchée sont appelés de l'hypotension, soit une chute de tension artérielle. Le remède est simple : levez-vous toujours lentement.

Il est possible aussi que vous soyez étourdie parce que le taux de sucre dans votre sang a baissé. Cette chute est généralement due au fait que vous avez attendu trop longtemps avant de manger; vous pouvez y remédier en mangeant plus souvent et plus légèrement, ou en prenant des collations entre les repas. Traînez dans votre sac une boîte de raisins secs, un fruit, des craquelins de blé entier ou des bâtonnets; ceux-ci vous permettront rapidement de remonter votre taux de sucre.

Vous pouvez également avoir un étourdissement dans un endroit surchauffé, spécialement si vous êtes trop habillée. La meilleure manière de réagir est alors de sortir à l'air frais ou d'ouvrir une fenêtre. Il serait aussi utile d'enlever votre manteau et de desserrer vos vêtements, en particulier autour du cou et de la taille. Si vous vous sentez étourdie et croyez que vous allez vous évanouir, essayez de favoriser la circulation vers votre cerveau. Étendez-vous, si possible, en surélevant vos pieds, ou asseyez-vous en mettant votre tête entre vos genoux jusqu'à ce que l'étourdissement passe. S'il n'y a pas d'endroit pour vous étendre ou vous asseoir, agenouillez-vous et penchez-vous comme pour attacher votre chaussure. Les vrais étourdissements sont rares, mais si vous vous évanouissez vraiment, ne vous en faites pas; même si l'apport sanguin à votre cerveau est temporairement réduit, ceci n'affectera en rien votre bébé[2].

La prochaine fois que vous verrez votre médecin, faites-lui part de vos malaises. Les évanouissements sont parfois un signe d'anémie sévère ou de maladie.

POSITION DE SOMMEIL

«J'ai toujours dormi sur le ventre. Maintenant, j'ai peur de le faire. Et je n'arrive pas à être à l'aise dans d'autres positions.»

---

2. Les premiers soins pour les futures mamans qui se sont évanouies sont ceux des mesures préventives.

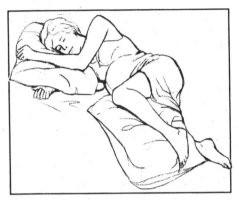

Dormez sur le côté.

Il est parfois aussi traumatisant d'abandonner une position de sommeil pour une femme enceinte que de perdre un ours en peluche pour une fillette de six ans! Vous y perdrez peut-être le sommeil pendant quelque temps, mais vous vous habituerez sans doute à de nouvelles positions. Et c'est maintenant le temps de le faire, avant que votre ventre devenu plus gros ne rende l'entreprise impossible.

On ne recommande pas aux femmes enceintes de dormir sur le ventre et sur le dos, bien que ces deux positions soient les plus fréquemment utilisées. Dormir sur le ventre devient inconfortable dès que votre ventre commence à grossir. Dormir sur le dos est sans doute plus confortable, mais alors le poids complet de votre utérus repose sur votre dos, sur vos intestins et sur votre veine cave inférieure (la veine qui retourne la circulation sanguine du bas du corps en direction du coeur). Cette position peut donc empirer les maux de dos et les hémorroïdes, déranger les fonctions digestives, bloquer la respiration et la circulation vers l'utérus et peut-être même provoquer l'hypotension ou baisse de tension artérielle.

On ne vous dit pas pour autant de dormir debout. Mais il est préférable, pour vous et votre bébé, de vous mettre en boule ou de vous étirer sur le côté (le côté gauche est plus recommandé), une jambe au-dessus de l'autre et un oreiller entre les deux. Cette position permet non seulement à votre placenta de recevoir un maximum d'éléments nutritifs, mais elle favorise les fonctions rénales, ce qui signifie une meilleure élimination des déchets de l'organisme et des fluides, et moins d'oedème aux chevilles, aux pieds et aux mains.

Très peu de gens cependant arrivent à passer la nuit entière dans la même position. Ne vous en faites pas si vous vous réveillez sur le dos ou sur le ventre. Recouchez-vous simplement sur le côté. Vous vous sentirez peut-être mal à l'aise pendant quelques nuits, mais votre corps s'ajustera bientôt à cette nouvelle position.

MAUX DE DOS

«J'ai très mal dans le dos. J'ai peur de ne pas pouvoir me lever du tout vers le neuvième mois.»

Les douleurs et les inconforts de la grossesse sont les effets secondaires d'un changement physique général en préparation de cet événement important qu'est la naissance de votre bébé. Ainsi en est-il des maux de dos. Pendant la grossesse, les articulations de votre bassin, habituellement fermes, commencent à s'assouplir pour permettre le passage du bébé. De plus, votre ventre devenu plus gros que d'habitude vous pousse probablement à redresser les épaules et à courber le cou. Tout ceci vous déséquilibre et il en résulte un dos profondément courbé et des muscles du dos endoloris.

Mais les douleurs ont beau avoir une raison d'être, elles font mal! Voici quelques conseils qui aideront à vous soulager.

Comme d'habitude, la meilleure approche est la prévention. Assurez-vous dès le début de votre grossesse d'avoir toujours une bonne posture. Gardez constamment à l'esprit le fait que vous ne devez pas pencher le bassin vers l'avant, et cambrer le bas de votre dos. Redressez plutôt votre bassin légèrement vers l'arrière. Les conseils qui suivent devraient également vous aider :

▪ Ne dépassez pas le poids recommandé. L'excès de poids ne fera qu'augmenter la masse qui surcharge déjà votre dos.

▪ Ne portez pas de talons trop hauts ou même de talons trop bas, sans un support. Certains médecins recommandent des talons larges de 5 centimètres pour garder le corps bien équilibré.

▪ Apprenez la bonne façon de soulever les objets lourds (paquets, enfants, livres, etc.). Ne les soulevez pas brusquement. Stabilisez d'abord votre corps en plaçant vos pieds écartés, à la même distance que les épaules, et rentrez vos fesses. Pliez vos genoux, plutôt que votre taille, et soulevez les objets en forçant avec vos bras et vos jambes au lieu de forcer avec votre dos. (*Voir l'illustration.*) Si les maux de

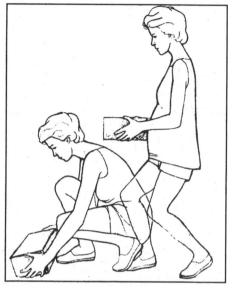

Pliez vos genoux pour vous pencher.

dos vous causent des problèmes, évitez de transporter des objets lourds.

▪ Ne vous étirez pas pour remettre la vaisselle dans les armoires ou pour suspendre un tableau. Au lieu de cela, utilisez un petit tabouret solide. L'étirement fait pression sur les muscles du dos.

▪ Apprenez à marcher, à vous asseoir et à vous étendre sans mettre de pression sur votre dos, c'est-à-dire les fesses rentrées et le ventre vers l'intérieur.

▪ Faites des exercices qui renforcent vos muscles abdominaux et tenez correctement votre bassin. (*Voir «L'inclinaison du bassin», page 150.*).

▪ Ne restez pas debout trop longtemps. Si vous devez le faire, placez un pied sur un tabouret, avec le genoux plié. Ceci empêchera le bas de votre dos de courber vers l'intérieur. Quand vous vous tenez debout sur un plancher dont la surface est dure, en lavant la vaisselle ou en cuisinant par exemple, mettez un petit tapis antidérapant sous vos pieds; celui-ci vous servira de coussin.

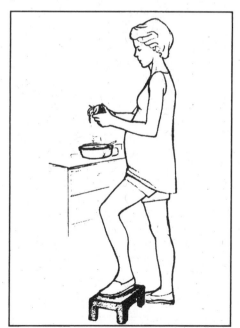

Prenez une position qui évite les maux de dos.

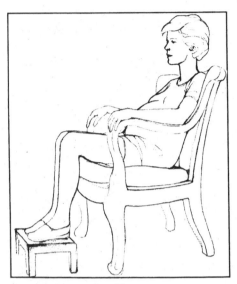

Asseyez-vous confortablement.

■ Utilisez un coussin chauffant (enveloppé dans une serviette) ou prenez des bains chauds (mais pas trop) pour soulager les muscles et les spasmes.

■ Dormez sur un matelas ferme ou mettez une planche sous votre matelas si celui-ci est trop mou.

FAUSSES COUCHES TARDIVES

«Je sais qu'on dit qu'après les trois premiers mois, il ne faut pas avoir peur des fausses couches. Mais je connais une femme qui a perdu son bébé pendant son cinquième mois.»

Il est vrai qu'en principe, vous n'avez pas à vous en faire après le premier trimestre. Cependant, il arrive à l'occasion qu'une femme perde son bébé entre la 12e et la 20e semaine. C'est ce qu'on appelle une fausse couche tardive. Mais parmi les cas d'avortements spontanés, à peine 25 p. cent sont des fausses couches tardives; de plus, ces fausses couches arrivent rarement

pendant les grossesses sans risque et sans incident. Après la 20e semaine, quand le foetus pèse plus de 500 grammes (17 ½ onces) et qu'il a une possibilité de survivre en-dehors de l'utérus avec des soins appropriés, on ne considère plus l'accouchement comme une fausse couche mais plutôt comme une naissance prématurée.

Les causes des fausses couches précoces sont reliées au foetus; au contraire, une fausse couche qui se produit pendant le second trimestre est habituellement due à des problèmes dans le placenta ou chez la mère[3]. Il arrive que le placenta se sépare prématurément de l'utérus, qu'il soit anormalement implanté ou qu'il n'arrive pas à produire les hormones nécessaires à la poursuite de la grossesse.

Peut-être la mère a-t-elle pris certains médicaments ou subi une opération qui a affecté ses organes pelviens; peut-être aussi souffre-t-elle d'une infection grave, d'une maladie chronique incontrôlée, de malnutrition sévère, d'un dysfonctionnement endocrinien, d'une incompatibilité non traitée du facteur Rh avec le foetus, de myomes (tumeurs de l'utérus), d'une malformation de l'utérus ou d'une atonie utérine (utérus qui s'ouvre avant terme). Les traumatismes physiques importants, comme les accidents, semblent jouer un rôle mineur dans les fausses couches.

Les symptômes précoces d'une fausse couche au second trimestre comprennent des pertes roses pendant quelques jours ou des pertes brunes peu abondantes pendant plusieurs semaines. À ce stade, on prescrit souvent le repos au lit. Si les traces de sang disparaissent, vous aurez une indication qu'elles n'étaient pas reliées à une fausse couche et vous pourrez retourner à une activité normale. Cependant, si on découvre que votre utérus a commencé à se dilater, on peut diagnostiquer une ato-

---

3. On peut prévenir plusieurs causes de fausse couche reliées à la mère grâce à de bons soins médicaux.

nie du col de l'utérus et pratiquer un cerclage (une suture pour fermer le col jusqu'aux dernières semaines de la grossesse). Ceci peut souvent prévenir la menace de fausse couche. D'autre part, si les traces de sang deviennent des saignements abondants accompagnés de crampes, la fausse couche est imminente et probablement inévitable. L'hospitalisation peut s'avérer nécessaire pour prévenir l'hémorragie; la persistance des crampes et des saignements, après une fausse couche, indique que la fausse couche est incomplète et on peut devoir pratiquer un curetage pour nettoyer l'utérus.

Quand on réussit à identifier les causes d'une fausse couche tardive, on peut empêcher que la tragédie ne se reproduise. Si on a diagnostiqué une atonie utérine, on peut prévenir une fausse couche ultérieure par un cerclage au début de la grossesse, avant que l'utérus ne commence à se dilater. Si la fausse couche était due à une insuffisance hormonale, une substitution d'hormones peut permettre aux futures grossesses de progresser normalement. On peut mieux contrôler les maladies chroniques, comme le diabète ou l'hypertension, et éviter les infections aiguës ou la malnutrition. On peut traiter in vitro, le cas échéant, l'incompatibilité du facteur Rh. Dans certains cas, on pourra corriger par la chirurgie une malformation de l'utérus ou des myomes.

DOULEURS ABDOMINALES

«Je me fais beaucoup de souci au sujet des douleurs que j'ai de chaque côté du bassin.»

Les douleurs que vous ressentez sont probablement causées par l'étirement des muscles et des ligaments qui supportent votre utérus. Elles peuvent ressembler à des crampes aiguës et lancinantes que vous ressentez le plus souvent quand vous vous levez d'une chaise ou d'un lit, ou quand vous toussez. Elles peuvent être brèves ou durer des heures. Tant que ces douleurs ne sont qu'occasionnelles et non persistantes, il n'y a pas lieu de s'inquiéter, à moins qu'elles s'accompagnent de fièvre, de frissons, de saignements ou d'évanouissements. Vous devriez pouvoir les soulager en reposant vos pieds et en vous étendant dans une position confortable. Parlez-en à votre médecin lors de votre prochaine visite.

CHEVEUX ET ONGLES QUI POUSSENT VITE, PAUME DES MAINS QUI ROUGIT

«Mes cheveux et mes ongles me semblent n'avoir jamais été aussi beaux. Par ailleurs, la paume de mes mains a toujours l'air rouge. Est-ce le fruit de mon imagination?»

Les cellules de votre peau sont particulièrement bien nourries pendant la grossesse. En effet, les hormones de la grossesse provoquent une circulation sanguine très abondante. Deux heureux effets de ce phénomène sont des ongles et des cheveux qui poussent très rapidement. (Certaines femmes enceintes voient apparaître des poils partout, même sur leur ventre jadis glabre.)

Les rougeurs des paumes (et de la plante des pieds) ont un effet moins heureux et donnent l'impression d'avoir les mains abîmées par la vaisselle même si vous n'en lavez jamais. Tous ces effets secondaires disparaîtront après l'accouchement.

CHANGEMENTS DE PIGMENTATION DE LA PEAU

«En plus d'avoir une ligne foncée au milieu du ventre, j'ai maintenant des taches sur le visage. Est-ce que cette décoloration est normale et va-t-elle disparaître après la grossesse?»

Voilà encore un effet des hormones. De la même manière qu'elles l'ont fait sur les aréoles autour de vos mamelons, ces hormones colorent maintenant la *linea alba*, une ligne blanche que vous n'avez sans doute jamais remarquée, qui descend du nombril au pubis. Désormais, nous appellerons cette ligne *linea negra* ou ligne noire. Certaines femmes, en général celles qui ont un teint foncé, découvriront des taches sombres sur la peau de leur front, de leur nez et de leurs joues. (Chez les femmes noires, ces taches sont blanches). Ces marbrures, que l'on appelle *chloasma* ou «masque de grossesse», disparaîtront après l'accouchement. Entre temps, l'eau oxygénée n'éclaircira pas le chloasma, mais le fond de teint le masquera. Le soleil peut intensifier cette coloration; utilisez donc une protection solaire à base de *Paba* (acide para aminobenzoïque) quand le temps est ensoleillé. On s'accorde de plus en plus à dire que l'excès de pigmentation est causé par un manque d'acide folique. Alors assurez-vous que votre supplément en vitamine en contient et que tous les jours, vous mangez suffisamment de légumes verts, d'oranges, de pain ou de céréales de blé entier.

SOINS DENTAIRES

«Ma bouche semble soudain être devenue la zone d'un séisme. Mes gencives saignent quand je me brosse les dents, et je crois avoir une carie, mais j'ai peur d'aller chez le dentiste à cause de l'anesthésie.»

Votre attention est concentrée sur votre ventre pendant la grossesse. Vous en oubliez sans doute votre bouche. Pourtant, vos gencives et vos dents sont extrêmement sollicitées pendant cette période. N'attendez donc pas d'avoir des problèmes avant de consulter un dentiste.

Les gencives sont souvent très touchées : de nombreuses femmes enceintes y remarquent des enflures dues à l'augmentation de la production d'hormones. (Cette enflure est comparable à celle des membranes nasales et vaginales.) Une inflammation des gencives, suivie de saignements, est donc une menace qui vous guette. À l'occasion, ce sont les dents elles-mêmes qui en souffrent.

Vous devriez donc voir votre dentiste au moins une fois pendant la grossesse, même si vous n'avez aucun problème. Si vous pensez avoir une carie, prenez rendez-vous dès maintenant. Le foetus souffrira moins si vous allez chez le dentiste que si vous négligez vos dents. En effet, des dents cariées peuvent être une source d'infection qui s'étendra à tout l'organisme, mettant en danger aussi bien la mère que le foetus. Et on doit soigner rapidement des dents de sagesse infectées ou douloureuses.

Cependant, il est bon de prendre des précautions spéciales pour les soins dentaires pendant la grossesse afin de ne pas compromettre l'envoi d'oxygène au foetus avec une anesthésie. Dans la plupart des cas, une anesthésie locale est suffisante. S'il faut absolument une anesthésie générale, ayez recours à un anesthésiste d'expérience. Pour plus de sécurité, discutez-en avec votre médecin et votre dentiste.

Si jamais une intervention vous laissait avec des joues semblables à celles d'un écureuil et que vous ne pouviez plus manger de nourriture solide, vous auriez à effectuer des changements à votre régime.

Dans un régime uniquement composé de liquide, vous pouvez obtenir des éléments nutritifs suffisants (temporairement) en buvant des laits frappés riches en protéines et en vitamines. (*Voir la recette du double lait frappé, page 74*). Ajoutez-y des jus d'agrumes (s'ils ne brûlent pas vos gencives) ainsi que des soupes aux légumes réduites en purée avec du yaourt, du fromage cottage ou du lait écrémé. Quand vous pourrez manger une diète molle, mangez des légumes et de la viande en purée, des oeufs brouillés, du yaourt non sucré, de la purée de pomme, des bananes écrasées et des céréales crémeuses et chaudes, enrichies de lait en poudre écrémé.

Bien sûr, le meilleur traitement pour les problèmes dentaires est encore la prévention. Un programme de prévention dentaire suivi attentivement pendant la grossesse — et de préférence pendant toute la vie — évitera la plupart des problèmes.

■ Voyez votre dentiste au moins une fois pendant votre grossesse, de préférence au début (pour l'informer que vous êtes enceinte). Faites-vous nettoyer les dents. Évitez les radiographies, à moins d'absolue nécessité et, le cas échéant, prenez les précautions suggérées à la page 48. Les réparations de routine qui nécessitent une anesthésie devraient être retardées; en effet, même une anesthésie locale peut faire pénétrer des substances nuisibles dans votre sang et, par le fait même, dans celui du foetus. Si vous avez déjà eu des problèmes avec vos gencives dans le passé, vous devriez également consulter un périodontiste.

■ Suivez le *Régime infaillible*, en mangeant peu ou pas de sucre raffiné, en particulier entre les repas; et gavez-vous de nourriture riche en vitamine C. Le sucre favorise la carie dentaire ainsi que les maladies de gencives; la vitamine C renforce les gencives et réduit les possibilités de saignements. Assurez-vous aussi de prendre tous les jours la dose requise de calcium (*voir page 68*). Le calcium est nécessaire pendant toute la vie pour garder des dents et des os en santé.

■ Utilisez la soie dentaire et brossez-vous les dents régulièrement. (Si votre dentiste ne vous fait pas ces recommandations, vous allez probablement chez un mauvais dentiste.)

■ Pour réduire davantage les bactéries, brossez-vous aussi la langue. Votre haleine n'en sera que plus fraîche.

VOYAGES

«Mon mari et moi avions prévu de partir en voyage ce mois-ci. Devrions-nous renoncer à notre projet?»

Les voyages pendant le second trimestre ne présentent aucun danger pour la plupart des femmes; ils sont plutôt une occasion extraordinaire de s'évader à deux, ce qui risque de ne pas se reproduire avant longtemps.

Vous aurez cependant besoin de la permission de votre médecin; si votre tension artérielle est trop élevée, si vous faites du diabète ou si vous avez des problèmes médicaux ou obstétricaux, il est possible qu'il ne vous donne pas le feu vert. (Ceci ne veut pas dire que vous ne pouvez pas prendre de vacances. Si vous ne pouvez voyager, prenez une chambre dans un hôtel ou dans un centre de villégiature situés à une heure de route de chez vous et... amusez-vous bien!) Même pendant une grossesse à faible risque, il n'est pas bon de parcourir de longues distances au cours du premier trimestre, car les possibilités de fausse couche sont alors plus grandes et votre corps est en train de s'adapter aux tensions physiques et psychologiques de la grossesse. Il en est de même au cours du dernier trimestre, car si jamais le travail commençait plus tôt que prévu, vous seriez loin de votre médecin et de votre hôpital.

On recommande d'éviter en tout temps les séjours en haute altitude pendant la grossesse, parce que l'adaptation à une baisse d'oxygène peut être trop imposante pour la mère comme pour le foetus. Si vous êtes obligée de faire un tel voyage, limitez les efforts pendant plusieurs jours après votre arrivée. Vous diminuerez ainsi les risques d'avoir le «mal des montagnes»[4]. Au cours du dernier trimestre de votre grossesse, il est possible que votre médecin vous recommande un examen de votre tension, d'abord à votre arrivée, ensuite quotidiennement pendant les deux jours suivants, et enfin deux fois par semaine pendant quelques semaines. Dans le cas de signes de détresse foetale, il serait justifié de vous administrer de l'oxygène et de vous faire redescendre immédiatement à plus basse altitude.

Quand vous aurez eu la permission de votre médecin, vous n'aurez besoin que de planification et de quelques précautions pour vous assurer un séjour agréable et sans danger.

Prévoyez un voyage reposant. N'entreprenez pas un périple qui vous conduira dans neuf villes en six jours; contentez-vous d'une seule destination. Ne vous laissez pas imposer, par un groupe trop actif, un rythme qui n'est pas le vôtre; préférez les voyages où vous pouvez décider vous-même du rythme des activités. Alterner les heures de visite ou de magasinage avec des temps de lecture et de repos.

Continuez à suivre votre *Régime infaillible.* Peut-être êtes-vous en vacance, mais votre bébé, lui, ne l'est pas. Il continue à se développer et à grandir, et il a les mêmes besoins nutritifs qu'avant. Il n'est

pas nécessaire de faire de durs sacrifices; il s'agit simplement d'être prudente. Commandez avec précaution et vous serez capable de savourer la cuisine locale tout en comblant votre bébé. (*Voir «La meilleure façon de manger au restaurant», page 147.*) Ne sautez pas le déjeuner ou le dîner pour pouvoir manger un copieux souper.

Méfiez-vous de l'eau à l'étranger. Assurez-vous que l'eau est sans danger avant d'en boire. Remplacez-la par des jus de fruits ou par de l'eau embouteillée pour obtenir votre ration quotidienne de liquide. Dans certaines régions, il peut être dangereux de manger des fruits avec leur pelure ou des légumes crus. Pour obtenir de plus amples informations sur ces restrictions, sur les autres dangers concernant la santé à l'étranger et sur l'immunisation, contactez la clinique des voyageurs du DSC (département de santé communautaire) ou du CLSC de votre localité.

Apportez un nécessaire de santé dans vos bagages. Assurez-vous d'apporter suffisamment de vitamines pour le voyage; de paquets de lait en poudre écrémé si vous avez peur de ne pas trouver de lait frais; un petit pot de germe de blé pour enrichir le pain blanc ou les céréales au cas où il n'y aurait pas de grains entiers; des médicaments prescrits par votre médecin pour le mal des transports; votre livre de référence préféré sur la grossesse; des chaussures confortables et assez grandes pour vos pieds enflés après de longues marches; un désinfectant en aérosol au cas où vous devriez utiliser les toilettes publiques.

Ayez sous la main le nom d'un obstétricien local. Juste en cas de besoin. Peut-être votre médecin pourra-t-il vous en fournir un. Sinon, contactez l'association médicale de la ville où vous vous trouvez. Certaines grands hôtels peuvent aussi vous fournir ce genre d'informations. Si, pour une raison ou une autre, vous avez un

---

4. Les symptômes du mal des montagnes comprennent : perte d'appétit, nausées, vomissements, gaz, nervosité, maux de tête, lassitude, souffle court, insuffisance urinaire et changements psychologiques.

besoin urgent d'un médecin et que vous ne puissiez en trouver, appelez l'hôpital le plus près ou dirigez-vous vers son service d'urgences.

Maîtrisez vos irrégularités intestinales. Les changements d'horaire et de régime peuvent provoquer des problèmes de constipation. Pour les prévenir, assurez-vous de consommer suffisamment de fibres et de liquides, et de faire un minimum d'exercice. (*Voir Constipation, page 111.*) Il est également conseillé de prendre le petit déjeuner le plus tôt possible afin d'aller à la selle avant de partir pour la journée.

Quand vous avez envie, allez-y. Ne favorisez pas les infections urinaires en retardant le moment d'aller aux toilettes. Allez-y aussitôt que vous en ressentez le besoin.

Si vous voyagez en auto : gardez un sac rempli de collations nourrissantes et un thermos de jus ou de lait à portée de la main; arrêtez-vous au moins toutes les deux heures et marchez de cinq à dix minutes afin de réactiver votre circulation et d'éviter les phlébites; portez votre ceinture de sécurité en tout temps.

Si vous voyagez en avion : vérifiez à l'avance auprès de votre compagnie aérienne pour connaître leurs règlements concernant les femmes enceintes. Prenez des arrangements pour retenir une place à l'avant de l'avion; si votre place n'est pas réservée, demandez un pré-embarquement. Ne faites pas le voyage dans une cabine non pressurisée. Tous les avions commerciaux sont pressurisés; mais les petits avions privés ou de ravitaillement peuvent ne pas l'être, et les changements de pressurisation peuvent vous priver, vous et votre bébé, d'oxygène. Buvez beaucoup d'eau, de lait ou de jus de fruits afin de contrer la déshydratation occasionnée par les voyages en avion, et apportez-vous des collations nourrissantes et des fruits frais

pour remplacer la nourriture des compagnies aériennes qui est pauvre en nutriments. (Les menus spéciaux ovo-lacto végétariens sont en général plus nourrissants. Levez-vous et étirez vos jambes pendant au moins cinq à dix minutes à toutes les deux heures pour garder une bonne circulation. Portez votre ceinture de sécurité confortablement installée au bas de votre ventre. Si vous voyagez vers un pays éloigné, tenez compte du décalage horaire. Reposez-vous avant de partir et prévoyez du repos après votre arrivée.

Si vous voyagez en train : assurez-vous qu'il y a un wagon-restaurant offrant un menu complet. Dans le cas contraire, apportez-vous de bons repas ou des collations nourrissantes. Faites une petite promenade à toutes les deux heures pour stimuler votre circulation sanguine. Si vous voyagez de nuit, réservez une couchette. Vous ne voulez sûrement pas être exténuée dès le début de vos vacances.

CEINTURES DE SÉCURITÉ

«Est-il prudent d'attacher ma ceinture de sécurité dans l'avion ou dans la voiture?»

Quelle peut être d'après vous la plus grande cause de décès chez les femmes enceintes? L'accouchement? La toxémie? La fièvre puerpérale? Pas du tout. La cause la plus fréquente de décès chez les femmes enceintes demeure les accidents d'automobile. Et le meilleur moyen d'échapper à cette fatalité, aussi bien qu'à de sérieuses blessures pour vous et votre bébé, c'est de toujours vous attacher. Les statistiques prouvent, de manière concluante, qu'il est beaucoup plus sûr de s'attacher que de ne pas le faire. Pour une sécurité maximale et un minimum d'inconfort, attachez votre ceinture de sécurité au bas de votre ventre, le long de votre bassin. Si la ceinture est au niveau de l'épaule, utilisez-la. Et n'ayez pas peur que la pression de la ceinture produite lors des arrêts brusques ne blesse votre bébé; il (ou elle) est très bien protégé.

SPORTS

«J'aime jouer au tennis et nager. Est-ce sans danger de continuer?»

Dans la plupart des cas, la grossesse n'entraîne pas du tout l'abandon de la vie sportive. Il vous suffit simplement d'avoir un peu de discernement et de modération. La plupart des médecins permettent aux patientes dont la grossesse est normale de continuer les sports auxquels elles sont habituées; on les mettra cependant en garde contre un certain nombre de dangers. Voici quelques-uns des avertissements que vous pourriez recevoir : «Ne faites pas d'exercice jusqu'à votre limite de fatigue. On recommande certainement à tout le monde de garder la forme, mais il y a des réserves pour la femme enceinte. (*Voir «Les exercices pendant la grossesse»*, page 149.)

MANGER AU RESTAURANT

«J'essaie d'avoir un régime équilibré, mais avec un repas d'affaires presque tous les jours, cela me semble impossible.»

Pour la plupart des femmes enceintes, ce n'est pas de remplacer deux vermouths par un verre d'eau Perrier qui est difficile pendant les repas d'affaires; c'est plutôt de faire coïncider un menu-santé avec des sauces à la crème, de beaux plats sans valeur nutritive et d'appétissantes sucreries. Mais avec les indications qui suivent,

vous pouvez mettre toutes les chances de votre côté :

■ Éloignez le panier de pain, à moins qu'il ne soit rempli de biscottes de grains entiers. Et vous devriez même vous limiter en ce qui concerne les grains entiers; ne prenez que la dose prescrite dans votre régime et faites-en autant avec le beurre et la margarine; quand vous beurrez votre pain, souvenez-vous qu'il y aura peut-être d'autre gras dans votre repas (par exemple, une salade avec de la vinaigrette ou des légumes au beurre).

■ Commandez une salade comme entrée et demandez qu'on mette la vinaigrette à part, ou préparez-la vous-même avec de l'huile et du vinaigre. Respectez le *Régime infaillible* en ce qui a trait à l'absorption de gras.

■ Si vous commandez une soupe, optez pour un consommé clair, un bouillon ou un potage aux légumes à base de lait ou de yaourt. Évitez les crèmes en général (à moins que vous ne soyez certaine qu'elles sont faites à base de lait) et les soupes à l'oignon gratinées.

■ Choisissez un plat principal riche en protéines et faible en gras. Les meilleurs choix sont en général le poisson, le poulet et le veau s'ils ne sont pas frits ou noyés dans le beurre ou dans une sauce riche. Si tous les plats sont accompagnés de sauce, demandez votre sauce à part. Souvent, les chefs accepteront vos demandes spéciales; vous pourrez alors commander du poisson bouilli sans gras (à moins qu'il n'y en ait qu'un tout petit peu). Les mets au vin peuvent être un bon substitut car l'alcool s'évapore à la cuisson.

■ Comme légumes d'accompagnement, les pommes de terre blanches ou sucrées sont appropriées si elles ne sont pas frites, et recouvertes de beurre ou de sucre; vous pouvez aussi commander du riz brun, du kashka, du gruau d'avoine, en plus de légumes frais pas trop cuits.

LA MEILLEURE FAÇON DE MANGER AU RESTAURANT

■ L'idéal, c'est d'aller dans de bons restaurants.

■ Quand vous allez dans des restaurants ethniques, assurez-vous que les viandes, les poissons et la volaille sont mis en évidence et non pas dissimulés dans des ragoûts ou dans des casseroles. Sont recommandés pour vous les restaurants italiens (remplacez les pâtes par des assiettes de poisson, de poulet ou de veau); les restaurants français (la nouvelle cuisine française est préférable à la cuisine traditionnelle); les restaurants juifs (évitez les viandes grasses et les sauces, les féculents superflus et les marinades salées); la cuisine du Moyen-Orient (commandez de la volaille, des viandes et des poissons cuits au four ou grillés, servis avec du blé entier ou du riz brun). Les restaurants de cuisine-santé pourraient entrer dans cette catégorie mais pas tous. Les menus proposés — le fromage par exemple — sont souvent faibles en protéines et riches en gras; les desserts qu'on vous annonce «sans sucre» contiennent souvent l'équivalent de ruches entières de miel. Choisissez bien.

■ Ne fréquentez pas les restaurants à tout propos pendant votre grossesse. En ce qui concerne les restaurants chinois, assurez-vous d'y obtenir suffisamment de protéines et ne commandez pas de repas complets, de sauce aigre-douce et de fritures; évitez le riz blanc; renoncez à la sauce soya qui est très riche en sodium; pour les restaurants japonais, évitez complètement les *sushi*, comme d'ailleurs toutes les viandes et tous les poissons crus, ainsi que les *teriyaki* et *sukiyaki*, trempés dans le soya; dans un restaurant allemand, méfiez-vous des calories vides contenues dans les panures, des boulettes de viande, des sauces, du gras et du nitrate contenus dans les saucisses et les saucissons; dans les restaurants mexicains et espagnols, il est souvent difficile d'identifier les protéines dans les sauces, les ragoûts et le riz blanc; le choix, dans ces restaurants, présente souvent une très faible valeur nutritive; dans la cuisine d'Amérique du Sud, la volaille et le poisson sont souvent trop frits, les légumes trop cuits, le gras de porc omniprésent et les grains entiers absents.

Une incartade culinaire occasionnelle ne nuira pas aux bienfaits de votre *Régime infaillible*. Mais n'en abusez pas.

■ Vous devriez limiter les desserts à des fruits frais ou cuits sans sucre, quand vous mangez au restaurant. Vous vous gâterez à la maison avec les gourmandises sans sucre suggérées dans le *Régime infaillible*. (*Voir pages 74 à 76.*) Les baies ou les fruits peuvent être garnis d'une bonne cuillerée de crème fouettée non sucrée, mais ne doivent pas être trempés dans des fines liqueurs.

MATERNITÉ

«Est-ce que je serai heureuse avec mon bébé quand il sera là?»

COMMENT PORTE-T-ON BÉBÉ AU CINQUIÈME MOIS?

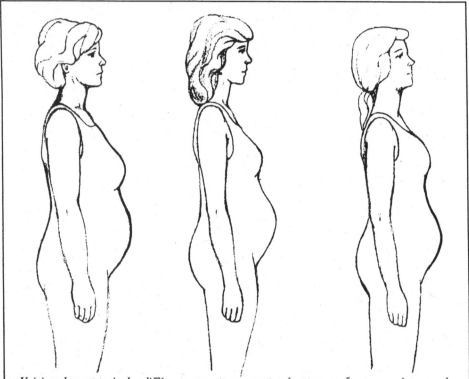

Voici seulement trois des différents aspects que peut présenter une femme enceinte vers la fin du cinquième mois. Il y a des variantes sans fin qui dépendent de sa taille, de sa forme, du nombre de kilos pris, et de la position de l'utérus; vous pouvez porter plus haut, plus bas, plus gros, plus petit, plus large ou plus compact.

La plupart des gens se demandent, quand ils entreprennent de grands changements dans leur vie, s'ils seront heureux ensuite, que ce soit avant un mariage, une nouvelle carrière ou une naissance imminente. Et s'ils ne sont pas réalistes, il se peut fort bien qu'ils soient déçus. Si votre perception de la maternité se résume à des promenades matinales agréables dans le parc, des journées ensoleillées au jardin zoologique, des heures entières à manipuler de jolis vêtements miniatures, alors vous êtes appelée à subir un choc. Il y aura plusieurs matins qui se poursuivront jusqu'au soir sans que vous et votre bébé ayez eu le temps de voir la lumière du jour; vous passerez plusieurs journées ensoleillées dans la salle de lavage et très peu de petits costumes s'en tireront sans quelques taches de purée de banane ou de vitamines. Et si votre ambition est de ramener de l'hôpital un bébé de cinéma qui gazouille toute la journée, vous vivrez de grandes déceptions. Non seulement votre nouveau-né ne sourira pas avant quelques semaines, mais son unique moyen de communiquer avec vous restera longtemps les cris, les pleurs et les larmes. Ces moyens de communication se manifesteront plus particulièrement quand vous serez assise pour dîner, que vous commencerez à faire l'amour, que vous aurez besoin d'aller aux toilettes ou que vous serez tellement fatiguée que vous ne pourrez plus bouger.

Vous pouvez quand même vous attendre aux expériences les plus merveilleuses et les plus miraculeuses de votre vie. Vous ressentirez certainement une joie incomparable en berçant ce petit paquet chaud et endormi (même si le chérubin était un démon plein de coliques un instant plus tôt). Cette joie vous dédommagera largement pour toutes les nuits blanches, les dîners en retard, les montagnes de vêtements à laver et les moments d'amour manqués. Et ceci, sans compter le plaisir que vous aurez à observer le premier sourire sans dent qui vous sera destiné.

Pouvez-vous espérer être heureuse avec votre bébé? Oui, si vous n'attendez pas une image de bébé, mais un bébé bien en chair et en os.

CE QUE VOUS DEVEZ SAVOIR :
Les exercices pendant la grossesse

Les chefs d'entreprise en font. Les gens de l'âge d'or en font. Les médecins, les avocats et les ouvriers de la construction en font. Alors pourquoi pas vous?

Nous parlons bien sûr de l'exercice. Et pour une femme enceinte normale, la réponse à cette question semble être : vous devriez.

Il est démodé de percevoir la grossesse comme une maladie et la femme enceinte comme une invalide, trop faible pour monter un escalier ou pour transporter un sac d'épicerie. Cela est aussi démodé que de

POSITION DE BASE ET EXERCICES KEGEL

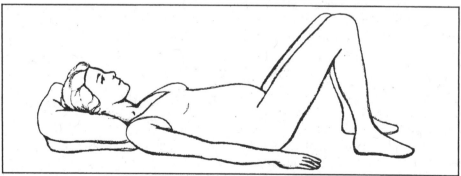

Couchez-vous sur le dos, les genoux pliés, les pieds séparés d'environ 30 cm (12 pouces) et à plat sur le sol. Posez un coussin sous votre tête et vos épaules, et étendez vos bras de chaque côté de votre corps. Pour faire les exercices Kegel, contractez les muscles du vagin et de l'anus. Gardez-les serrés aussi longtemps que vous le pouvez (de 8 à 10 secondes), puis relâchez-les lentement et reposez-vous quelques secondes avant de recommencer. Faites au moins 25 contractions pendant la journée. Ces exercices peuvent aussi être faits debout ou en urinant (voir page 379).

L'INCLINAISON DU BASSIN

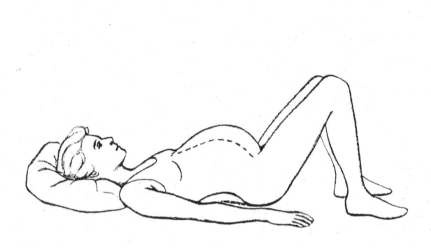

Prenez la position de base (voir page 149). Expirez en pressant le bas du dos contre le sol. Puis inspirez en relâchant votre colonne. Répétez plusieurs fois. Cet exercice peut aussi être fait en vous tenant debout, le dos appuyé contre un mur (inspirez en appuyant le bas de votre dos contre le mur). La version debout représente un excellent moyen d'améliorer votre posture et une bonne solution de rechange si le médecin vous recommande de ne pas vous coucher sur le dos après le quatrième mois.

pratiquer une anesthésie générale pendant un accouchement de routine. Même s'il n'y a pas énormément de recherches qui ont été effectuées sur l'exercice chez la femme enceinte, on considère que l'activité physique modérée est non seulement absolument sans danger, mais aussi extrêmement bénéfique pour la mère enceinte et pour son bébé.

Cependant, même si vous avez très hâte de partir faire votre jogging, faites d'abord un saut chez votre médecin. Même si vous vous sentez très bien, vous devez avoir son approbation avant de commencer. Il est possible que les femmes enceintes classées dans la catégorie «à risques» doivent diminuer l'exercice ou même l'éliminer complètement de leur emploi du temps. Mais si votre grossesse se situe parmi la grande majorité des grossesses normales, et si votre médecin vous a donné le feu vert, habillez-vous et allez-y gaiement.

LES BIENFAITS DE L'EXERCICE

Il appert que les femmes qui ne font pas d'exercice pendant la grossesse deviennent progressivement moins en forme, à mesure que les mois passent et en particulier parce qu'elles deviennent de plus en plus lourdes. Un bon programme d'exercices intégré à votre vie quotidienne peut contrer cette tendance à perdre la forme. Il y a quatre types d'exercices qui peuvent être utiles pendant la grossesse : les exercices aérobiques, la gymnastique suédoise spécialement conçue pour la grossesse, les techniques de relaxation et les exercices Kegel.

Les exercices aérobiques. Certaines activités rythmiques et répétitives sont assez exigeantes pour augmenter l'apport d'oxygène dans vos muscles sans toutefois brûler vos réserves : la marche, le jogging, la bicyclette, la natation et le tennis en simple. Les exercices aérobiques stimulent le coeur et les poumons ainsi que l'activité des muscles et des articulations; ils produisent ainsi des changements dans tout le corps et provoquent une plus grande capacité d'utilisation et de transformation de l'oxygène, ce qui est important pour vous et pour votre bébé. Si l'exercice est trop difficile pour être soutenu pendant les 20 à 30 minutes nécessaires à l'obtention de

cet «effet d'entraînement», ou pas assez difficile (le tennis en double), on ne le considère pas comme aérobique.

Les exercices aérobiques améliorent la circulation (en favorisant le transport de l'oxygène et des éléments nutritifs vers votre foetus) tout en diminuant les risques de varices, d'hémorroïdes et de rétention d'eau; ils augmentent le tonus et la force musculaire; ils soulagent souvent les maux de dos et la constipation, facilitent le transport du poids de la grossesse et rendent l'accouchement plus facile; ils augmentent aussi l'endurance (vous rendant ainsi plus capable de faire face à un travail long); ils brûlent les calories (vous permettant d'absorber, en plus grande quantité et sans gagner de poids, la bonne nourriture dont vous et votre bébé avez besoin, et de retrouver plus facilement votre silhouette après l'accouchement); ils diminuent la fatigue et procurent un meilleur sommeil; ils donnent un sentiment de bien-être

LA POSITION DU DROMADAIRE

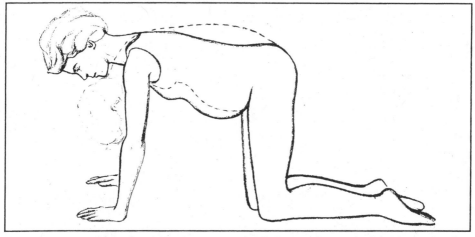

Cet exercice est utile pendant votre grossesse et durant le travail, pour soulager la pression que fait votre utérus hypertrophié sur votre colonne. Appuyez-vous sur vos mains et vos pieds en gardant votre dos dans une position naturelle et détendue (ne laissez pas votre colonne s'affaisser); tenez votre tête droite et votre cou en ligne avec votre colonne. Bombez ensuite votre dos, en resserrant votre ventre et vos fesses, et laissez tomber votre tête complètement vers le bas. Laissez aller votre dos et remontez votre tête dans sa position initiale. Répétez plusieurs fois.

DÉTENDRE LE COU

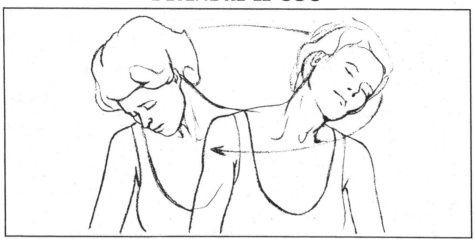

Le cou est souvent un centre de tension reliée au stress. Le présent exercice vous aidera à détendre votre cou ainsi que le reste de votre corps. Asseyez-vous dans une position confortable (la position du tailleur est sans doute la meilleure), les yeux fermés. Roulez doucement votre tête, en faisant un cercle complet et en inspirant. Expirez et détendez-vous en laissant tomber votre tête confortablement vers l'avant. Répétez de quatre à cinq fois, en alternant de côté et en vous détendant entre chaque roulement.

et de confiance; et en général ils rehaussent votre habileté à faire face au défi physique et émotif de la maternité.

La gymnastique suédoise. Les mouvements de cette gymnastique sont légers et rythmiques; ils tonifient et développent les muscles et améliorent votre posture. Spécialement conçus pour les femmes enceintes, ces mouvements peuvent aider à soulager les maux de dos, ils peuvent procurer un bien-être physique et mental et préparer votre corps pour la tâche difficile de l'accouchement.

Les techniques de relaxation. Les exercices de respiration et de concentration qui détendent le corps et l'esprit aident à conserver votre énergie pour le moment où vous en aurez besoin; ils favorisent la concentration et votre écoute face à votre propre corps. Tout cela aide une femme à mieux faire face au défi de la naissance. Les techniques de relaxation sont efficaces lorsqu'elles sont accompagnées

d'autres exercices physiques. Mais vous pouvez ne pratiquer que ces exercices si l'on vous a interdit les autres.

Renforcement du périnée. Pratiquez les exercices Kegel; c'est une habitude simple qui tonifie les muscles de la région pelvienne et périnéale en les renforçant en vue de l'accouchement. L'élasticité ainsi augmentée aidera la guérison après l'accouchement. Cet exercice est un de ceux qu'une femme enceinte peut pratiquer partout et en tout temps.

COMMENT METTRE AU POINT UN BON PROGRAMME D'EXERCICES

Commencez dès maintenant. Le meilleur temps pour vous mettre en forme est avant la grossesse. Mais il n'est jamais trop tard pour commencer, même si vous en êtes déjà à votre neuvième mois.

Commencez lentement. Vous vous êtes enfin décidée à faire de l'exercice et vous avez peut-être dépensé un peu d'argent pour vous acheter des espadrilles et un collant de danse. Il est tentant alors de partir en grande, de courir trois kilomètres le premier matin et de faire deux séances d'exercices dans l'après-midi. Des débuts aussi enthousiastes ne mènent pas à la forme physique mais plutôt à des muscles endoloris, à des résolutions qu'on ne tient pas et à un abandon à plus ou moins court terme. Ils peuvent aussi être dangereux.

Bien sûr, si vous avez suivi un programme d'entraînement avant votre grossesse, vous pouvez probablement le continuer; mais vous devrez peut-être le modifier (*Voir «Du sport sans danger», page 155*). Si vous débutez, allez-y en douceur. Commencez par dix minutes de réchauffements suivis de cinq minutes d'exercices plus soutenus. Arrêtez plus tôt si vous commencez à être fatiguée. Après quelques jours, si votre corps se comporte bien, augmentez les exercices de quelques minutes chaque jour.

Commencez toujours lentement. Les réchauffements peuvent être ennuyeux quand vous avez hâte de commencer (ou de finir) vos exercices. Mais comme le sait tout athlète, ils sont une partie essentielle d'un bon programme d'exercices. Ils permettent de ne pas imposer d'effort trop soudain au coeur et à la circulation sanguine; ils font aussi en sorte que les muscles et les articulations, qui sont beaucoup plus vulnérables «à froid» — et particulièrement pendant la grossesse — n'aient pas de blessure. Marchez avant de courir, étirez-vous avant la gymnastique suédoise, nagez lentement avant votre course.

LA POSITION DU TAILLEUR ET LES ÉTIREMENTS

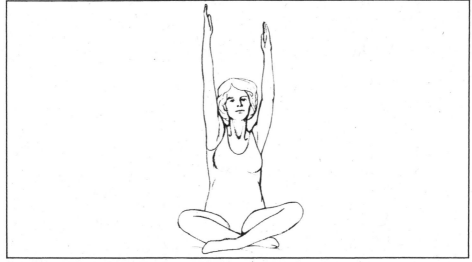

Il est particulièrement confortable de s'asseoir les jambes croisées pendant la grossesse. Asseyez-vous souvent ainsi, et faites des étirements de bras : placez vos mains sur vos épaules, puis levez les deux bras au-dessus de votre tête. Étirez un bras plus haut que l'autre, comme pour atteindre le plafond, puis relâchez-le et faites la même chose avec l'autre bras. Répétez dix fois de chaque côté.

Terminez aussi doucement que vous avez commencé. Il arrive souvent qu'une séance de conditionnement physique intensif mène à un affaissement; et cela n'est pas sain sur le plan physiologique. L'arrêt brusque emprisonne le sang dans les muscles, réduisant ainsi l'alimentation sanguine qui se dirige vers les autres parties de votre corps et vers votre bébé. Il peut en résulter des étourdissements, des évanouissements, des battements de coeur trop rapides ou des nausées. Finissez donc vos exercices avec d'autres exercices : marchez pendant environ cinq minutes après le jogging, barbotez après une nage vigoureuse, pratiquez la gymnastique suédoise et des assouplissements après presque tous vos exercices et couronnez le tout de quelques minutes de relaxation.

Surveillez l'heure. Quand on fait seulement un peu d'exercices, ce n'est pas efficace; mais quand on en fait trop, on peut se rendre malade. Un conditionnement physique complet, de l'échauffement à la période de relaxation, peut prendre entre trente minutes et une heure. Des exercices de vingt à trente minutes tous les deux jours représentent un objectif raisonnable pour une femme en santé qui était complètement inactive avant sa grossesse. La femme qui était déjà active avant sa grossesse peut en faire plus, avec l'accord de son médecin.

Persistez. Si vous faites des exercices de façon irrégulière (une semaine quatre fois et une autre semaine, une fois) vous ne serez pas plus en forme. Les exercices réguliers sont préférables (trois ou quatre fois par semaine, mais chaque semaine). Si vous êtes trop fatiguée pour faire un exercice aérobique astreignant, n'exigez pas trop de vous; essayez quand même de faire des réchauffements pour que vos muscles demeurent souples et pour ne pas perdre votre discipline. Plusieurs femmes se sentent mieux lorsqu'elles font de l'exercice tous les jours.

Intégrez vos exercices à votre horaire normal. Le meilleur moyen d'être sûre de faire vos exercices, c'est de leur allouer un temps précis; à la première heure le matin; avant de partir travailler; pendant la pause-café, si vous avez l'espace nécessaire; ou avant le souper. Si vous n'avez pas de période libre déjà établie pour une session d'exercices, vous pouvez en créer une dans vos activités quotidiennes. Marchez jusqu'à votre lieu de travail, si vous le pouvez; stationnez votre voiture ou descendez de l'autobus assez loin de votre bureau et marchez le reste du chemin; accompagnez à pied votre enfant plus vieux jusqu'à l'école (ou chez ses amis) au lieu de le conduire en auto. Passez l'aspirateur pendant vingt minutes consécutives, après un réchauffement, et vous ferez faire de l'exercice à votre corps en même temps que vous nettoierez le tapis. Au lieu de vous affaler devant le téléviseur avec votre époux après la vaisselle du souper, demandez-lui de vous accompagner pour faire une marche. Peu importe vos occupations de la journée, si vous le voulez, vous trouverez toujours moyen de faire de l'exercice.

Compensez pour les calories que vous brûlez. L'aspect le plus intéressant d'un programme d'exercices est probablement le fait que vous devrez manger plus abondamment. Mais comme toujours, prenez des calories utiles. Profitez de cette occasion pour manger plus d'aliments recommandés pour le bébé. Vous devrez consommer de 100 à 200 calories additionnelles pour chaque demi-heure d'exercices soutenus, et au moins un plein verre de liquide de plus pour compenser la perte en eau causée par la transpiration. Vous en aurez plus besoin quand la température sera élevée ou que vous transpirerez à profusion. Buvez avant, pendant et après les exercices. Lorsque vous vous pèserez, vous obtiendrez des indications sur votre perte de liquide : 500 ml pour 500 grammes perdus pendant l'exercice.

Si vous décidez de faire de l'exercice en groupe. Prenez un cours ou inscrivez-vous à un programme spécialement conçu pour les femmes enceintes. Faites attention, tous ne sont pas des experts; demandez des références sur votre instructeur avant de vous inscrire. Certaines femmes travaillent mieux en groupe que seules (en particulier celles qui manquent d'auto-discipline) et les classes leur apportent un soutien et une gratification. Les meilleurs programmes maintiennent une intensité modérée, proposent des rencontres trois fois par semaine et un programme individualisé qui ne force pas toutes les femmes à faire les mêmes exercices; ils n'utilisent pas de musique au rythme rapide qui pousse les participantes à aller trop loin; et ils ont un réseau de spécialistes médicaux disponibles pour répondre à vos questions.

DU SPORT SANS DANGER

Ne faites pas d'exercices le ventre creux. On recommandait jadis de ne jamais se baigner immédiatement après avoir mangé; et on avait bien raison. Mais il est tout aussi peu recommandé de faire des exercices le ventre creux. Si vous n'avez pas mangé depuis plusieurs heures, prenez une petite collation et buvez de 15 à 30 minutes avant de commencer les réchauffements. Si le fait de manger si peu de temps avant vous rend mal à l'aise, prenez votre goûter une heure avant.

Habillez-vous pour la circonstance. Portez des vêtements qui s'étirent quand vous faites des exercices. Le tissu doit laisser respirer votre corps. Vos sous-vêtements doivent être en coton. Des chaussures de course bien ajustées ou des espadrilles bien matelassées protégeront vos articulations quand vous marcherez ou courrez.

Faites tout avec modération. Pendant la grossesse, ne vous épuisez jamais en faisant vos exercices; les sous-produits chimiques du surmenage ne sont pas bons pour le foetus. (Si vous êtes une athlète entraînée, vous ne devriez pas atteindre votre capacité maximale, même si cela ne vous épuise pas.) Il y a différentes façons de savoir si vous exagérez. D'abord, si vous vous sentez bien, ça va. Si vous avez quelque douleur que ce soit, ça ne va pas. Une petite transpiration est normale; une sueur abondante est un signe d'excès. Un pouls qui demeure à 100, cinq minutes après la fin de vos exercices, signifie que vous en avez trop fait. Il en va de même si vous avez besoin d'une sieste quand vous avez fini. Vous devez vous sentir stimulée et non épuisée.

Sachez vous arrêter. Votre corps vous fera signe quand il sera temps d'arrêter. Ces signaux comprennent une douleur, quelle qu'elle soit; une crampe ou un point; des contractions utérines; la tête légère ou des étourdissements; de la tachycardie ou des palpitations; de sévères essoufflements; des saignements; une perte du contrôle musculaire; des nausées; des maux de tête. Si le repos ne vous soulage pas, consultez votre médecin et appelez immédiatement si vous saignez. Pendant le second et le troisième trimestre, il se peut que vous notiez une baisse d'efficacité. Il vaut mieux alors ralentir.

Restez au frais. Ne faites pas d'exercices quand il fait très chaud ou humide; ne prenez pas de saunas, de bains de vapeurs ou de bains chauds. Jusqu'à preuve du contraire, les exercices et les environnements qui font monter la température d'une

COMMENT CHOISIR LES BONS EXERCICES

Choisissez le type d'exercices qui vous fait du bien. Même si vous pouvez probablement continuer à pratiquer un sport ou un exercice pour lequel vous avez déjà des habiletés, il n'est pas recommandé d'en entreprendre un nouveau pendant la grossesse. Ne pratiquez des sports dangereux (comme le ski alpin et l'équitation) que si vous êtes vraiment une experte.

Voici quelques exercices que même une novice peut entreprendre pendant sa grossesse :

- La marche, de préférence à un rythme rapide.

- La natation en eau peu profonde.

- La bicyclette, sur un appareil immobile.

- La gymnastique suédoise spécialement conçue pour la grossesse.

- Les exercices pour donner du tonus au bassin.

- Les exercices de relaxation.

Voici ceux que même les expertes devraient éviter :

- La plongée sous-marine (l'équipement de plongée peut nuire à votre circulation sanguine; et les malaises de décompression peuvent affecter le foetus).

- Le ski nautique (l'eau peut s'introduire dans votre vagin lors d'une chute).

- Les plongeons et les sauts dans la piscine (l'eau peut pénétrer dans votre vagin et causer des blessures).

- Le sprint (il demande trop d'oxygène d'un coup).

- Le ski à plus de 1 000 mètres d'altitude (la haute altitude réduit la quantité d'oxygène chez la mère et chez le foetus).

- La bicyclette sur des pavés ou des pistes mouillées (vous pouvez tomber), et la bicyclette en position de course, penchée vers l'avant (qui peut donner mal au dos).

- Les sports de contact, comme le football et la lutte (ils représentent trop de risques de blessures).

- La gymnastique qui n'est pas prévue pour la grossesse, avec des exercices qui tirent sur votre abdomen (comme les redressements assis ou le relèvement des deux jambes); qui peuvent faire pénétrer de l'air dans votre vagin (comme pédaler les jambes en l'air); qui étirent l'intérieur des cuisses et les muscles abducteurs; qui exigent de garder les plantes des pieds collées en s'asseyant sur le sol et en balançant les genoux vers le bas; qui causent une lordose (une courbure exagérée de la colonne vers l'intérieur); qui exigent des contorsions et des ponts; qui demandent des positions où les genoux sont collés à la poitrine (évitez ceux-ci seulement pendant la première moitié de votre grossesse); qui demandent une profonde flexion ou extension des articulations en sautant et en changeant rapidement de direction.

femme enceinte de plus de 1 °C ou 1,5 °C doivent être considérés comme dangereux (le sang est détourné hors de l'utérus vers la peau, quand le corps essaie de réduire la température). Alors faites de l'exercice à un moment frais de la journée ou dans un endroit frais.

Allez-y avec prudence. Même la sportive la plus exercée peut manquer d'habileté lorsqu'elle est enceinte. À mesure que votre centre de gravité est projeté vers l'avant avec votre utérus, une chute devient une éventualité encore plus grande. Soyez consciente et attentive. Plus tard dans votre grossesse, évitez les sports qui nécessitent des mouvements brusques ou un bon sens de l'équilibre, comme le tennis.

Ne restez pas sur le dos et ne pointez pas vos orteils. Après le quatrième mois, ne faites pas d'exercices sur le dos; à mesure que votre utérus grossit, il peut exercer une pression sur vos vaisseaux sanguins. Si vous pointez vos orteils (à n'importe quel moment), vous pouvez avoir des crampes. Au lieu de cela, pliez-les.

Diminuez pendant le dernier trimestre. Même si tout le monde a entendu des histoires d'athlètes enceintes qui sont restées dans la piscine ou sur les pentes de ski jusqu'au moment de l'accouchement, il est sage pour la plupart des femmes de ralentir pendant les trois derniers mois. En particulier durant le neuvième mois, alors que les étirements et la marche devraient procurer suffisamment d'exercice. On pourra reprendre l'athlétisme sérieux environ six semaines après l'accouchement.

SI VOUS NE FAITES PAS D'EXERCICE

Les exercices pendant la grossesse peuvent certainement vous faire beaucoup de bien.

Ils peuvent soulager les maux de dos, prévenir la constipation et les varices, vous donner un sentiment général de bien-être, rendre l'accouchement plus rapide et plus facile et vous laisser en meilleure forme physique après l'accouchement. Mais si votre seul exercice consiste à ouvrir et fermer les portières de l'auto et à vous asseoir et vous relever (soit par choix ou sur les conseils de votre médecin), vous ne ferez de mal ni à vous ni à votre bébé. En fait, si vous vous abstenez de faire de l'exercice sur les ordres de votre médecin, vous aidez votre bébé et vous-même, et vous ne nuisez en rien à quiconque. Le médecin restreindra très certainement les exercices si vous avez déjà fait trois avortements spontanés, si votre travail commence prématurément, ou si vous avez une atonie utérine, des saignements, un diagnostic de placenta prævia ou une maladie cardiaque. On limitera l'exercice dans certains cas si vous avez une haute tension artérielle, du diabète, un problème de la glande thyroïde, de l'anémie ou d'autres problèmes sanguins; si vous êtes vraiment trop maigre ou trop grosse, et si vous avez eu une vie extrêmement sédentaire jusqu'à maintenant. Le médecin pourra aussi vous interdire l'exercice si vous avez déjà connu un accouchement très court et si, dans une précédente grossesse, vous avez eu un foetus qui ne s'est pas développé.

CHAPITRE 10

Le sixième mois

CE QUE VOUS RÉSERVE L'EXAMEN MÉDICAL

Vos besoins particuliers et les habitudes personnelles de votre médecin peuvent apporter des variantes à cet examen[1]. Mais vous pouvez quand même vous attendre, ce mois-ci, à ce que le médecin vérifie les points suivants :

- Poids et tension artérielle.
- Urine, pour le sucre et les protéines.
- Coeur foetal.

- Taille et forme de l'utérus par palpation externe.
- Hauteur utérine.
- Mains et pieds pour l'oedème et jambes pour les varices.
- Symptômes que vous avez eus, surtout ceux qui sont inhabituels.
- Préparez votre liste de questions et de problèmes : vous pourrez en discuter.

CE QUE VOUS POUVEZ RESSENTIR

Il est possible que vous ressentiez, à un moment ou à un autre, tous les symptômes suivants ou seulement quelques-uns d'entre eux. Certains peuvent se poursuivre depuis le mois précédent, d'autres peuvent être nouveaux. Vous vous êtes peut-être habituée à quelques-uns d'entre eux et avez négligé de les noter.

Peut-être certains de vos symptômes sont-ils absents de notre liste parce qu'ils sont moins fréquents.

Sur le plan physique
- Activité foetale plus définie.
- Pertes vaginales blanchâtres (leucorrhée).

[1]. Voir l'appendice pour l'explication des étapes à suivre et des examens à exécuter.

À QUOI RESSEMBLE BÉBÉ?

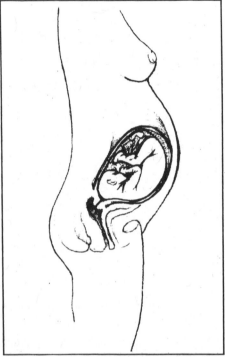

Vers la fin du sixième mois le foetus mesure 33 cm et pèse un peu moins de 1 kilo. Sa peau est mince et luisante, sans couche de gras; les empreintes de ses doigts et de ses orteils sont visibles. Les cils commencent à se séparer et les yeux commencent à s'ouvrir. Avec des soins intensifs, le foetus pourrait survivre s'il venait au monde maintenant.

- Douleurs au bas du ventre (à cause des ligaments qui s'étirent).

- Constipation.

- Brûlures d'estomac et indigestions, flatulences et gonflements.

- Maux de tête occasionnels, faiblesses ou étourdissements.

- Congestion nasale et saignements de nez occasionnels, oreilles bouchées.

- Appétit robuste.

- Crampes dans les jambes.

- Léger oedème (enflure) aux chevilles et aux pieds, et parfois aux mains et au visage.

- Veines variqueuses sur les jambes, ou hémorroïdes.

- Démangeaisons à l'abdomen.

- Maux de dos.

- Changements dans la pigmentation de la peau sur le ventre ou sur le visage.

Sur le plan émotif

- Moins de brusques changements d'humeur; difficultés de concentration.

- Un début d'ennui face à la grossesse (»Y a-t-il moyen de penser à autre chose?»).

- Des angoisses au sujet de l'avenir.

CE QUI PEUT VOUS INQUIÉTER

PICOTEMENTS

«J'ai souvent des picotements dans les mains et les pieds. Est-ce que cela veut dire que j'ai un problème de circulation?»

Non seulement les femmes enceintes vivent-elles souvent leur grossesse sur des charbons ardents, mais elles ont aussi souvent à supporter cette sensation troublante d'être piquée dans les extrémités par une multitude d'aiguilles. Mais ne croyez pas que votre circulation sanguine s'est arrêtée, même si tout porte à le croire. Personne ne sait pourquoi ce phénomène se produit ni comment l'éliminer, mais on sait qu'il n'indique rien de grave. Vous pouvez vous soulager en changeant de position.

Si vos mains sont très enflées, peut-être souffrez-vous du syndrome du canal carpien, c'est-à-dire qu'une pression exercée sur un nerf du poignet donne une sensation de brûlure à la paume de la main, entre le pouce et les deux premiers doigts. La douleur et les brûlures (et quelquefois les picotements et les engourdissements) peuvent alors irradier dans votre bras. Les symptômes peuvent s'aggraver la nuit parce que les fluides se sont accumulés dans vos mains pendant toute la journée par gravité. Demandez à votre médecin de vous parler de la possibilité de porter une attelle ou de suivre un traitement.

COUPS DE PIEDS DU BÉBÉ

«Il y a des jours où le bébé donne des coups de pieds pendant toute la journée et d'autres jours où il ne bouge pas du tout. Est-ce normal?»

Les foetus sont, eux aussi, des êtres humains. Comme nous, ils ont de «bons» et de «mauvais» jours; sans doute sont-ils dans leurs bons jours quand ils donnent des coups (avec leurs talons, leurs coudes et leurs genoux), et dans leurs mauvais jours quand ils sont plutôt tranquilles. La plupart du temps leurs réactions sont basées sur ce que vous faites vous-même. Comme les petits bébés, les foetus s'endorment quand on les berce. Quand vous êtes active toute la journée, il est probable que votre bébé se calme au rythme de votre routine et qu'en plus vous remarquiez moins ses coups. Quand vous vous reposez, il ou elle

commence bien sûr à s'agiter. C'est pourquoi la plupart des femmes enceintes sentent plus souvent les mouvements du foetus le soir dans leur lit, ou le matin avant de se lever. Certaines femmes enceintes rapportent une augmentation des activités foetales lorsqu'elles sont excitées ou nerveuses : le bébé est sans doute alors stimulé par l'augmentation d'adrénaline dans le système de sa mère.

Ne comparez pas vos observations du mouvement foetal avec celui d'autres femmes enceintes. Chaque foetus, comme chaque nouveau-né, a un modèle de développement et d'activité qui lui est propre. Certains semblent être toujours actifs et d'autres, plutôt tranquilles. Les coups de pieds de certains sont aussi réguliers que le mouvement d'une horloge; d'autres se manifestent de façon totalement imprévisible. Toutes ces réactions sont normales, à moins que vous ne remarquiez un ralentissement notable dans les activités.

Après la 30e semaine, si vous remarquez pendant plus de 24 heures une diminution significative dans l'activité du bébé, rapportez-la immédiatement à votre médecin, même si ce n'est pas là une raison de paniquer. Et même si une journée complète se passe sans que vous ne sentiez votre bébé, ne vous en faites pas. Une future mère a souvent une imagination très active en ce qui concerne son bébé; vous penserez peut-être qu'il est difficile de ne pas vous inquiéter en pareille circonstance. Si tel est votre cas, essayez de provoquer une réaction foetale en vous étendant une heure ou deux (mais laissez tomber vos angoisses et prenez plutôt un bon livre) et en poussant délicatement sur votre ventre. Mais cela ne fonctionne pas toujours et vous devrez sans doute attendre simplement que votre bébé se décide lui-même à communiquer avec vous.

«Quelquefois, le bébé pousse tellement qu'il me fait mal.»

Au fur et à mesure que votre bébé grandit dans votre utérus, il ou elle devient de plus en plus fort, et les mouvements foetaux, qui ressemblaient avant à ceux d'un papillon, deviennent de plus en plus puissants. Ne vous en faites pas si les coups dans les côtes et les poussées dans le ventre ou le bassin vous font mal. Quand vous avez l'impression de subir une attaque particulièrement féroce, essayez de changer de position. Cela peut déplacer votre petit agresseur et calmer temporairement l'assaut.

«Je suis très grosse et le bébé me donne des coups partout. Est-il possible que j'attende des jumeaux?»

Presque toutes les femmes enceintes se mettent à penser à un moment donné qu'elles portent des jumeaux. Elles ont même parfois l'impression qu'elles donneront naissance à une pieuvre! Le foetus devient bientôt tellement gros que ses mouvements sont restreints (habituellement vers la 34e semaine). Mais il est quand même capable d'exécuter de véritables numéros d'acrobaties. Alors si vous vous sentez rouée de coups, il ne s'agit probablement que des mouvements de deux petites menottes en mal d'espace (ajoutez à cela deux genoux et deux pieds).

Si votre ventre est démesurément gros ou s'il y a des jumeaux dans votre famille, si vous avez pris des médicaments fertilisants, ou si vous avez plus de 35 ans, il est possible que votre médecin envisage la possibilité de jumeaux. Quelquefois on identifie les jumeaux lorsqu'il y a deux battements cardiaques. Au début de la grossesse, on a souvent besoin d'une échographie pour faire le diagnostic. Plus tard, l'examinateur peut palper avec ses mains deux ou plusieurs foetus à travers l'abdomen. Cependant, il arrive encore que des jumeaux naissent sans être prévus, parce qu'ils sont placés l'un au-dessus de l'autre ou qu'ils sont dans une position inhabituelle. Pour éviter une surprise, et si vous pensez vraiment attendre des jumeaux, demandez à votre médecin de vous faire passer une échographie. Vous saurez ainsi à quoi vous attendre.

CRAMPES DANS LES JAMBES

«J'ai des crampes dans les jambes la nuit, et ça m'empêche de dormir.»

Votre sommeil est déjà troublé par des soucis nouveaux et par un ventre qui grossit; vous n'avez sans doute pas envie d'ajouter à cela un problème de crampes dans les jambes! Malheureusement, ces spasmes douloureux, qui se produisent le plus souvent la nuit, sont très courants chez les femmes enceintes pendant le deuxième et le troisième trimestre. Mais par bonheur, il existe des manières de les prévenir et de les soulager.

On croit que l'excès de phosphore et le manque de calcium dans le sang sont à l'origine de la plupart des crampes. Les pilules de calcium sans phosphore sont donc généralement efficaces pour combler ces carences et soulager la douleur (le carbonate de calcium est plus facilement assimilable). Il peut être nécessaire de réduire l'ingestion de phosphore en diminuant le lait et la viande; mais ne le faites que sur l'avis de votre médecin et assurez-vous alors de prendre votre calcium et vos protéines d'une autre manière. (*Voir le «Régime infaillible», page 61, pour connaître les substituts.*) On croit aussi que la fatigue et la pression de l'utérus sur certains nerfs peuvent contribuer à créer ces douleurs. Il est donc recommandé de porter des bas élastiques et de faire alterner les périodes d'activité physique avec les périodes de repos.

Si vous avez une crampe au mollet, raidissez la jambe; pliez ensuite lentement la cheville et les orteils en direction du nez.

Ceci devrait vite diminuer la douleur. (Si vous faites ce mouvement plusieurs fois avant de vous coucher le soir, vous pouvez même éviter que les crampes n'apparaissent.) Se tenir debout sur une surface froide peut aussi aider, quelquefois. Si ces deux techniques réduisent la douleur, vous pouvez augmenter leur effet en utilisant des massages ou de la chaleur locale. Si aucune des deux techniques ne réduit vos crampes, contactez alors votre médecin. En effet, si la douleur continue, il y a peut-être une légère possibilité de thrombose (caillot sanguin).

SAIGNEMENTS DU RECTUM ET HÉMORROÏDES

«J'ai eu récemment des saignements au rectum et cela m'inquiète.»

Les saignements sont toujours un symptôme inquiétant, surtout pendant la grossesse, et particulièrement dans une région aussi rapprochée de votre vagin. Mais contrairement aux saignements vaginaux, les saignements au rectum ne signalent pas un danger pour votre bébé. Pendant la grossesse, ils sont plus souvent causés par les hémorroïdes externes que par les hémorroïdes internes. Ces hémorroïdes sont des veines variqueuses et affligent entre 20 et 50 p. cent des femmes enceintes. Les veines du rectum, tout comme celles des jambes, sont plus susceptibles de devenir variqueuses à ce moment-là. Ce problème est souvent dû à la constipation. Les hémorroïdes peuvent causer des démangeaisons, de la douleur, et aussi des saignements. Les saignements rectaux peuvent également provenir de fissures anales (des fentes dans l'anus provoquées par la constipation, qui peuvent accompagner les hémorroïdes ou apparaî-tre sans raisons précises). Ces fissures sont en général extrêmement douloureuses.

N'essayez pas de diagnostiquer vous-même les hémorroïdes. Les saignements rectaux sont parfois un signe de maladie sérieuse et devraient toujours être évalués par un médecin. Mais si vous avez effectivement des hémorroïdes ou des fissures anales, c'est vous qui aurez à jouer le plus grand rôle dans le traitement. De bons soins personnels peuvent habituellement éliminer le besoin de soins médicaux plus radicaux.

■ Évitez la constipation. Elle ne fait pas *nécessairement* partie intégrante de la grossesse et une digestion régulière est un excellent moyen de prévention contre les hémorroïdes. (*Voir page 111*).

■ Dormez sur le côté pour éviter d'ajouter une pression supplémentaire sur vos veines rectales; évitez de vous asseoir ou de vous tenir debout pendant de longues périodes.

■ Ne forcez pas sur le banc de toilette. Posez un petit tabouret sous vos pieds pour faciliter l'évacuation.

■ Pratiquez les exercices Kegel : ils améliorent la circulation dans cette région. (*Voir page 378.*)

■ Prenez des bains de siège chauds, deux fois par jour.

■ Appliquez localement des sacs de glace.

■ N'utilisez des médicaments topiques ou des suppositoires que s'ils sont prescrits par le médecin.

■ Gardez la région anale (du vagin au rectum) scrupuleusement propre. Lavez-la avec de l'eau après les selles, en essuyant toujours du devant vers l'arrière. N'utilisez que du papier hygiénique blanc.

■ Si vous avez des douleurs en vous asseyant, procurez-vous un coussin spécial (un «beigne»).

■ Si possible, couchez-vous plusieurs fois par jour sur le côté. Écoutez la télévision, lisez et causez dans cette position.

Avec beaucoup de soins, vous pouvez empêcher les hémorroïdes de devenir chroniques. Dans ce cas, elles disparaîtront après l'accouchement.

INFECTIONS URINAIRES

«J'ai peur de faire une infection urinaire.»

Les infections du système urinaire (ISU) sont tellement fréquentes pendant la grossesse que 10 p. cent des femmes enceintes peuvent s'attendre à en contracter au moins une. Le plus souvent, ce sera une cystite, c'est-à-dire une simple inflammation de la vessie. Même dans la cystite, les symptômes sont parfois assez désagréables (un fréquent besoin d'uriner et une sensation de brûlure quand l'urine passe, même si ce n'est que pour fournir une goutte ou deux); cette infection peut être accompagnée de douleurs abdominales aiguës. La cystite doit être traitée rapidement par un médecin, avec un antibiotique prévu pour la grossesse. Ne prenez pas de médicaments qui vous auraient été prescrits dans le passé, pour vous ou pour qui que ce soit, même s'ils avaient été prescrits pour une infection urinaire.

Une inflammation de la vessie peut devenir une infection des reins (pyélonéphrite), plus dangereuse pour la mère et le bébé. Les symptômes sont semblables à ceux de la cystite, mais ils sont accompagnés de fièvre (souvent aussi élevée que 39,5° Celsius), de frissons, de sang dans les urines et de maux de dos (au milieu, ou sur un ou les deux côtés du dos). Si vous avez ces symptômes, avertissez votre médecin immédiatement. Les antibiotiques devraient vous soulager à l'instant même, mais on aura probablement besoin de vous hospitaliser pour vous les administrer par voie intraveineuse.

Plusieurs médecins essaient de déceler dès la première visite une prédisposition à cette infection chez les femmes enceintes, en faisant une analyse et une culture des urines. Si la culture des urines présente des bactéries (et cela se produit chez 5 p. cent des femmes enceintes), on administre des antibiotiques pour prévenir immédiatement le développement d'une cystite ou d'une pyélonéphrite.

Il existe des remèdes-maison et des mesures préventives qui peuvent aussi aider à éviter les infections urinaires; quand vous les utilisez en même temps que votre traitement médical, ils accélèrent la guérison.

■ Buvez beaucoup de liquides, surtout de l'eau. Les jus de citron non sucrés et les jus de canneberge peuvent aussi être bénéfiques. Mais évitez le café (même décaféiné), le thé et l'alcool.

■ Videz votre vessie immédiatement avant et après les relations sexuelles.

■ Chaque fois que vous urinez, prenez le temps de vous assurer que votre vessie est complètement vidée.

■ Portez des sous-vêtements et des bas-culottes dont le fond est en coton, et évitez de porter des culottes et des pantalons serrés. Ne portez pas de bas-culottes sous vos pantalons et dormez sans slip.

■ Gardez la région vaginale et anale méticuleusement propres. Lavez-vous tous les jours et évitez les savons parfumés, les aérosols et les poudres dans cette région. Essuyez-vous toujours de l'avant vers l'arrière après être allée aux toilettes.

■ Quand vous prenez des antibiotiques, mangez souvent du yaourt nature car il contient des cultures actives et contribuera à regarnir votre flore intestinale.

▪ Gardez votre niveau de résistance élevé, en mangeant de la nourriture faible en sucre (*Voir «Le Régime infaillible»*), en prenant beaucoup de repos, en ne travaillant pas trop, et en évitant le stress.

DÉMANGEAISONS AU VENTRE

«Mon ventre pique constamment. Ça me rend folle.»

Prenez votre mal en patience. Les femmes enceintes ont des démangeaisons au ventre et cela s'accentue à mesure que les mois passent. Votre peau s'étire, elle se tend sur votre abdomen et il en résulte une sécheresse (plus prononcée chez certaines femmes) et de la démangeaison. Essayez de ne pas vous gratter ou du moins de le faire le moins possible. Vous pouvez adoucir cette région avec de la lotion, cela vous soulagera mais ne vous guérira pas.

TOXÉMIE OU ÉCLAMPSIE

«Une de mes amies a récemment été hospitalisée pour une toxémie. Comment peut-on savoir si on l'a?»

Plusieurs abandonnent l'utilisation du terme controversé de la toxémie, parce qu'il est trompeur : la toxémie veut dire littéralement empoisonnement du sang, et cette maladie de la grossesse n'a rien à voir avec un empoisonnement du sang. Encore aujourd'hui, le mot est employé pour désigner ce qui est en réalité une pré-éclampsie, une affection caractérisée par une hausse de tension artérielle subite et un oedème généralisé, tout cela suivi par l'éclampsie, un problème plus grave où des convulsions se produisent.

Heureusement, cette maladie est rare. Même sous sa forme la moins sévère, elle se produit chez seulement 7 p. cent des femmes enceintes. De ce nombre, les deux-tiers avaient déjà commencé leur grossesse avec de l'hypertension (tension artérielle élevée). La pré-éclampsie est plus courante après la vingtième semaine, et pendant la première grossesse. Chez les femmes qui reçoivent des soins prénatals réguliers, on peut la diagnostiquer et la traiter tôt, prévenant ainsi des complications inutiles. Même si les visites de routine chez le médecin semblent parfois une perte de temps pour les femmes dont la grossesse se déroule bien, ces visites permettent de dépister les signes précoces de pré-éclampsie.

Si vous voyez votre praticien régulièrement, que vous n'avez pas engraissé soudainement, que vous n'avez pas d'enflures aux mains et au visage, pas de maux de tête ou de troubles de vision, vous n'avez pas à vous en faire au sujet de la toxémie. (*Voir pages 120 et 291 pour connaître les moyens de prévenir et de faire face à l'hypertension pendant la grossesse.*)

GARDER SON EMPLOI

«J'avais l'intention de travailler jusqu'à mon accouchement. Mais je travaille debout la plupart du temps et je me demande si cela est sans danger?»

De nos jours, alors que la majorité des primipares travaillent, on se pose beaucoup de questions sur l'effet qu'a leur travail sur le foetus. La réponse n'est cependant pas très claire. Nous connaissons toutes des femmes qui sont allées directement à l'hôpital en sortant du bureau, du studio ou du magasin, et qui ont accouché de bébés parfaitement en santé. D'un autre côté, des études tendent à prouver que des activités de tension continue et de stress, pendant la dernière moitié de la grossesse, peuvent donner des bébés plus petits que la normale et des placentas endommagés. Dans une étude effectuée sur les femmes africaines, on a constaté que le travail physique ardu, pendant la grossesse, retardait la croissance du foetus et augmentait la mortalité foetale et néonatale. Ce phénomène est probablement dû à une grande quantité d'exercices et à des positions du corps pendant le travail qui réduisent la circulation du sang vers le placenta.

Il est difficile d'avoir des données à ce sujet pour la femme nord-américaine, parce que le genre de travail physique effectué par les femmes africaines n'est pas courant ici. Des études montrent cependant que les femmes qui travaillent debout après la 28e semaine développent de l'hypertension et donnent naissance à des bébés dont le poids est quelque peu au-dessous de la normale; cela est encore plus vrai si elles doivent s'occuper d'autres enfants à la maison. Les risques augmentent si la femme travaille debout jusqu'à son accouchement. Personne ne sait, cependant, si le poids de naissance inférieur et les placentas endommagés se traduiront plus tard par des problèmes physiques ou mentaux pour la progéniture.

Est-ce que les femmes qui travaillent debout (serveuses, cuisinières, vendeuses, infirmières, etc.) devraient le faire après la 28e semaine? Probablement pas si elles font de l'hypertension ou si elles ont d'autres enfants à la maison dont elles doivent s'occuper sans aide (et si elles ont le choix). On recommande aux femmes dont le travail exige de rester debout quatre heures par jours de quitter leur emploi vers la 24e semaine; à celles qui doivent rester debout trente minutes par heure, on recommande de le quitter vers la 32e semaine. Mais plusieurs médecins permettront aux femmes qui se sentent bien de garder leur emploi un peu plus longtemps. Cependant, travailler debout jusqu'à l'accouchement n'est pas une bonne idée, en particulier si on ajoute l'inconfort additionnel des maux

de dos, des varices, des hémorroïdes et de toutes ces affections secondaires qui peuvent s'accroître au cours de la grossesse.

Quand une femme enceinte a un emploi qui l'oblige à soulever des objets, à grimper (des escaliers, des mâts ou des échelles), ou à se pencher au-dessous du niveau de la taille, on lui recommande de ne pas garder cet emploi après la 20e semaine, si son travail est intensif, et après la 28e semaine, s'il est modéré.

Mais il existe quand même des emplois permettant de penser que vous pourrez quitter directement votre travail pour vous rendre à la salle d'accouchement, sans menacer ni votre bébé ni vous-même. Un travail sédentaire, qui n'est pas particulièrement stressant, peut en effet être moins astreignant que de rester à la maison avec un aspirateur ou une vadrouille. Et marcher un peu, pour aller au travail et en revenir, est non seulement sans danger mais aussi bénéfique (si, bien sûr, vous ne transportez pas de charges lourdes en route.)

Peu importe le moment où vous arrêterez de travailler, il y a des moyens de réduire le stress du travail pendant la grossesse :

■ Portez des bas élastiques.

■ Faites souvent des poses; levez-vous et marchez, si vous travaillez assise; et asseyez-vous les pieds surélevés si vous travaillez debout. Faites des exercices d'étirement, pour votre dos et vos jambes.

■ Arrêtez-vous quand vous êtes fatiguée.

■ À votre bureau, gardez le plus possible vos jambes surélevées (sur un tabouret ou une boîte de carton).

■ Si vous restez debout pendant de longues périodes, gardez un pied sur un tabouret, le genou plié, pour diminuer la pression sur votre dos. (*Voir l'illustration page 139.*)

■ Reposez-vous beaucoup quand vous travaillez; diminuez les activités fatigantes comme la course, le tennis, l'escalade, etc. Plus votre travail est ardu, moins vous devrez pratiquer ces activités.

■ Étendez-vous sur le côté gauche pendant votre heure de repas, si c'est possible. La nuit, dormez sur le côté gauche.

■ Restez hors des endroits remplis de fumée; ils ne sont pas dangereux pour votre bébé, mais ils peuvent augmenter votre fatigue.

■ Évitez les vapeurs nocives et les produits chimiques.

■ Évitez les températures extrêmes.

■ Videz votre vessie au moins toutes les deux heures.

■ Si votre travail exige que vous marchiez ou que vous vous teniez debout, diminuez vos heures, si possible, et augmentez vos périodes de repos.

DOULEURS DE L'ACCOUCHEMENT

«Maintenant que ma grossesse est devenue une réalité incontournable, je me demande si je serai capable de tolérer les douleurs de l'accouchement.»

Même si toutes les femmes enceintes attendent impatiemment la naissance de leur enfant, très peu d'entre elles ont hâte au moment du travail et de l'accouchement. La peur de l'inconnu est très réelle et très naturelle, en particulier pour celles qui n'ont jamais fait l'expérience d'un grand malaise. Cette peur vient certainement des récits d'accouchement relatés par les mères, les tantes et les amies. Une femme enceinte redoute bien sûr de vivre à son tour ces histoires d'horreur.

Ne soyez pas effrayée par la douleur : elle peut s'avérer pire que ce que vous attendiez mais elle peut aussi être moins éprouvante que prévu. Et vous pouvez

vous y préparer. Voici une femme qui prévoit que son accouchement sera une expérience enivrante, sublime et profondément satisfaisante. Quand elle se retrouve avec le dos complètement déchiré par le travail, la déception la fait souffrir autant que la douleur elle-même. Elles s'attendait si peu à cette douleur qu'elle a de la difficulté à l'accepter.

Qu'elles s'attendent aux pires douleurs ou qu'elles croient que cela sera facile, les femmes qui accouchent finissent par avoir peur et par se raidir dans les contractions; elles sont donc moins à l'aise pendant l'accouchement que les femmes qui sont réalistes dans leurs attentes et qui sont préparées à toutes les éventualités.

Si vous préparez à la fois votre corps et votre esprit, vous serez capable de réduire dès maintenant votre anxiété. Par le fait même, vous rendrez votre travail plus facile à endurer.

Informez-vous. Les femmes des générations précédentes ne savaient pas ce qui se passait dans leur corps. C'était déjà une bonne raison de trouver le travail insupportable.

Prenez un bon cours prénatal, avec votre mari si c'est possible (*voir «Les cours prénatals», page 169*); si cela est impossible, lisez autant que vous le pouvez au sujet du travail et de l'accouchement, et tentez de connaître toutes les écoles de pensée. Vous trouverez un aperçu de quelques-unes de ces écoles de pensées, à la page 172. Ce qui nous fait souffrir est toujours plus facile à vivre quand on le comprend.

Activez-vous. Vous ne penseriez pas courir un marathon sans vous entraîner! N'espérez donc pas commencer le travail sans préparation car vous vous apprêtez quand même à réaliser une prouesse physique. Faites fidèlement tous les exercices de respiration et de musculation que votre médecin ou votre instructeur de cours prénatals vous recommande. (*S'ils ne vous en* *ont pas recommandés, consultez la page 149 pour connaître des exercices de base.)*

Faites face à la douleur. On peut dire au moins deux choses positives au sujet des douleurs, quelle que soit leur intensité. D'abord, elles ne durent pas toujours. Pendant le travail, il semble parfois difficile de croire que les douleurs s'arrêteront. En effet, pour un premier bébé la moyenne de temps de travail se situe entre 12 et 14 heures; mais seulement quelques-unes de ces heures sont susceptibles d'être extrêmement pénibles. (Il est rare d'ailleurs qu'un médecin permette que le travail se poursuive plus de 24 heures; après ce temps, il pratiquera habituellement une césarienne autant pour la sécurité de la mère que de l'enfant.) Ensuite, ce sont des douleurs qui ont une fonction précise : les contractions ouvrent et amincissent le col de l'utérus. Chaque contraction vous rapproche ainsi de la naissance de votre bébé. Cependant, ne vous sentez pas coupable si vous perdez de vue cette raison pendant la partie très difficile du travail et si la seule chose qui vous intéresse alors, c'est d'en finir. Une faible tolérance à la douleur n'a pas de répercussions sur la qualité de votre amour maternel.

Ne prévoyez pas de traverser seule cette épreuve. Si vous n'avez pas envie que votre partenaire vous tienne la main pendant le travail, acceptez que quelqu'un vous accompagne. Vous serez réconfortée par la présence d'une personne (une bonne amie ou une parente) qui vous épongera le front, vous apportera des cubes de glace, vous massera le dos ou le cou, vous aidera à respirer pendant les contractions ou, simplement, qui vous permettra de l'engueuler! Quand c'est possible, cette personne devrait suivre avec vous les cours prénatals. (*Sinon, voir le rôle d'assistance dans l'accouchement, qui commence à la page 245).*

Soyez prête à demander un calmant au besoin. Demander une médication permise n'est ni un signe de faiblesse ni un signe de défaite, et c'est parfois absolument nécessaire pour que vous soyez plus efficace. Souvenez-vous que vous n'avez pas besoin de jouer les martyrs pour être mère. (*Voir page 187 pour plus de détails sur les calmants pendant le travail et l'accouchement.*)

TRAVAIL ET ACCOUCHEMENT

«Le travail et l'accouchement commencent à m'inquiéter. Et si j'échouais?»

Les cours prénatals ont probablement fait autant de progrès que la médecine elle-même depuis trente ans. Ils ont ainsi contribué à améliorer les connaissances de la femme au moment du travail. Cependant, en créant le mythe du travail et de l'accouchement parfaits, ces cours ont créé une pression sur les futurs parents, qui veulent désormais réaliser une expérience idéale (un peu comme la révolution sexuelle a rendu les multiples orgasmes obligatoires). La naissance devient ainsi l'examen final que les parents «préparés» doivent passer et ils s'attendent à y exceller. Rien de surprenant à ce que certains aient peur d'échouer. Quand cela se produit, ils ont souvent tendance à critiquer leur médecin, leur sage-femme et leur instructeur de cours prénatals, quand ce n'est pas eux-mêmes qu'ils dénigrent secrètement.

Mais l'accouchement n'est pas un examen noté par un professeur. Il y a mille façons d'en faire l'expérience. Même si, sous le coup de l'excitation, vous oubliez tout ce que vous deviez faire, cela ne changera pas le résultat de l'accouchement.

Apprenez tout ce que vous pouvez dans vos cours prénatals et à travers vos lectures, mais ne devenez pas trop obsédés par «l'accouchement naturel». Vous pourriez en oublier que l'accouchement est un processus à travers lequel sont passées avec succès des millions et des millions de femmes, pendant des milliers et des milliers d'années.

«J'ai peur de faire des choses gênantes pendant le travail.»

L'idée que vous pourriez crier, pleurer ou, involontairement, vider votre vessie ou vos intestins peut vous sembler gênante maintenant. Toutefois, la dernière chose à laquelle vous penserez pendant le travail, ce sera d'éviter l'humiliation. De plus, rien de ce que vous ferez ou direz ne choquera l'équipe présente à la salle d'accouchement qui, sans aucun doute, a déjà tout vu et tout entendu. L'important c'est d'être vous-même et de faire tout ce qui vous rend le plus à l'aise. Si vous êtes une personne émotive et un verbo-moteur, n'essayez pas de contenir vos lamentations; par ailleurs,

si vous êtes habituellement une personne timide et que vous préférez gémir dans votre oreiller, ne vous sentez pas l'obligation de crier plus fort que la femme d'à côté.

«Je redoute de perdre la maîtrise de moi-même pendant l'accouchement.»

Pour la génération de celles qui ont cru par-dessus tout qu'il fallait prendre sa vie en main, la pensée d'abandonner à l'équipe médicale le contrôle d'elles-mêmes pendant le travail et l'accouchement peut être un peu déconcertante. Bien sûr vous voulez que votre médecin et les infirmières prennent le meilleur soin possible de vous et de votre bébé. Mais vous aimeriez quand même garder un minimum de maîtrise. Et vous le pouvez, si vous commencez dès maintenant à faire des exercices de préparation à la naissance, à vous mettre au courant de la marche à suivre (*voir page 245*), et à avoir de bonnes relations avec un praticien qui respectera vos opinions.

CE QUE VOUS DEVEZ SAVOIR: Les cours prénatals

Quand vos parents vous attendaient, la préparation à la naissance voulait souvent dire peindre la chambre du bébé, mettre en ordre la layette et déposer près de la porte une valise pleine de jolies chemises de nuit pour l'hôpital. On attendait, on planifiait et on prévoyait alors l'arrivée de l'enfant plutôt que l'expérience de la naissance. Les femmes en savaient très peu sur ce que le travail et l'accouchement leur réservaient; les maris en savaient encore moins. La mère était presque toujours inconsciente pendant la naissance et le père devait faire les cent pas

dans la salle d'attente; leur ignorance avait donc peu de conséquences.

De nos jours, l'anesthésie générale n'est utilisée que dans les cas de césarienne, et les salles d'attente sont là pour les grands-parents nerveux. Alors Papa et Maman peuvent vivre ensemble la naissance; leur ignorance n'est donc ni recommandable ni acceptable. La préparation à la naissance est devenue significative de préparation au travail et à l'accouchement autant qu'au nouveau bébé. Les couples qui attendent un enfant dévorent des piles de livres, d'articles de revues et de dépliants. Ils participent pleinement à leurs visites prénatales, cherchent des réponses à toutes leurs questions et des réconforts pour tous leurs soucis. Et, de plus en plus souvent, ils assistent aux cours prénatals.

De quoi au juste parlent ces cours et pourquoi prolifèrent-ils? Au début, au moment où ces cours étaient complètement nouveaux, ils avaient pour but de proposer une nouvelle approche de la naissance, sans médication et sans peur, et ils étaient communément appelés cours «d'accouchement sans douleur». Depuis ce temps, on a plutôt mis l'accent sur l'éducation et sur la préparation afin d'affronter toutes les éventualités du travail et de l'accouchement. L'idéal de l'«accouchement sans douleur» et «naturel», qu'on considère encore comme un objectif à poursuivre, n'est plus aussi primordial. Que la naissance se passe avec ou sans médicaments, avec ou sans épisiotomie, qu'elle soit vaginale ou chirurgicale, les parents comprennent maintenant ce qui se passe et sont désormais capables de participer aussi pleinement que possible.

La plupart des programmes sont basés sur ce qui suit :

■ Tenir les gens informés afin de réduire la peur, d'améliorer la capacité d'y faire face et de prendre des décisions pertinentes.

■ Enseigner des techniques conçues pour la relaxation, la distraction, le contrôle musculaire et la respiration, c'est-à-dire tout ce qui peut améliorer la maîtrise de la situation, en augmentant la capacité d'endurance et le seuil de tolérance à la douleur.

■ Mettre au point une bonne relation entre la femme et son assistant ou son assistante. Si cette relation peut être maintenue pendant le travail et l'accouchement, cela servira à apporter un support réel qui aidera la mère à être moins angoissée et à augmenter ses efforts pendant le travail.

LES AVANTAGES DES COURS PRÉNATALS

La somme des avantages qu'un couple peut retirer des cours prénatals dépend du cours, du professeur, et de sa propre attitude. Ces cours fonctionnent mieux pour certains couples que pour d'autres. Certains réussissent dans les situations de groupe et trouvent utile et naturel de partager leurs sentiments; d'autres se sentent mal à l'aise en groupe et trouvent le partage difficile et inutile. Certains aiment apprendre la relaxation et les techniques de respiration, car ils trouvent ces techniques très efficaces par la suite pour contrôler la douleur pendant le travail; d'autres trouvent que la répétition de ces exercices est forcée et importune (la tension chez eux est augmentée plutôt que réduite), et en fin de compte, ils ne s'en servent pas. Presque chaque couple s'attend à retirer quelque chose d'un bon cours prénatal et il n'a certainement rien à y perdre. Voici quelques-uns des avantages qu'on y trouve généralement :

■ C'est l'occasion de rencontrer d'autres couples qui attendent un enfant. Les gens partagent leurs expériences de grossesse, comparent leurs progrès, se racontent des anecdotes sur leurs malheurs, leurs soucis, leurs douleurs et leurs souffrances. De plus, c'est là une excellente occasion pour une femme de se faire des amies qui seront mamans en même temps qu'elle. Plusieurs groupes de femmes continuent à se voir longtemps après l'accouchement.

■ Le père profite souvent de ces réunions pour s'engager plus activement dans la grossesse, en particulier s'il ne peut assister aux visites médicales. Les cours le familiariseront avec les processus du travail et de l'accouchement, faisant de lui un assistant plus efficace, et lui permettront de rencontrer d'autres futurs pères. Certains cours comprennent même une session spéciale pour pères seulement, qui leur donne la chance de s'exprimer et de trouver du réconfort à des angoisses avec lesquelles ils craignent d'accabler leur femme.

■ Vous avez là une occasion de poser des questions à chaque semaine; en effet, certaines interrogations surgissent entre les visites prénatales et certains sujets vous semblent peut-être difficiles à aborder avec votre médecin.

■ Vous avez la possibilité d'apprendre des techniques de respiration, de relaxation et d'assistance, et d'avoir des experts pour vérifier si vous les faites bien.

■ Vous avez aussi l'occasion de développer de la confiance en vos capacités de faire face aux difficiles exigences du travail et de l'accouchement, avec une connaissance accrue (qui aide à bannir la peur de l'inconnu) et l'acquisition d'habiletés à vous en tirer. Cela aide à coup sûr à vous sentir maîtresse de la situation.

■ Vous avez l'occasion d'apprendre différentes stratégies pour vous débrouiller devant la douleur, et vous pouvez de ce fait augmenter votre tolérance pendant le travail et l'accouchement. Cela peut se traduire par un moins grand besoin de médication.

■ Vous pouvez aussi apprendre comment avoir moins de stress et comment vivre un meilleur travail en comprenant mieux le processus de la naissance. Les couples qui ont reçu une préparation à la naissance sont souvent plus satisfaits de leur expérience que les couples qui n'en ont pas reçue.

■ La possibilité d'un travail légèrement plus court. Les études ont montré que le travail moyen d'une femme qui a suivi des cours prénatals est souvent plus court que le travail des autres. L'entraînement leur a probablement appris à travailler *avec* et non pas *contre* le travail de l'utérus. Cependant, il ne faut pas croire que ces cours offrent une garantie d'un travail rapide; ils vous donnent seulement la possibilité de raccourcir le travail.

CHOISIR SON COURS PRÉNATAL

Dans les localités où les cours sont peu nombreux, le choix est relativement simple; dans les grands centres urbains, la variété de l'offre est quelquefois trop large et elle déroute. Certains cours sont donnés dans les hôpitaux ou les CLSC, d'autres chez des professeurs privés et, enfin, on en trouve dans des bureaux de médecins et dans des centres paroissiaux. Il y a des classes prénatales «précoces», que l'on prend pendant le premier ou le deuxième trimestre et qui couvrent les questions de la grossesse comme la nutrition, les exercices, le développement du foetus, l'hygiène, la sexualité, les rêves et les fantasmes; il y a aussi ceux du dernier moment, les cours qui durent de six à dix semaines, que l'on commence habituellement pendant le septième ou le huitième mois, et qui se concentrent sur le travail et l'accouchement ainsi que sur les soins de la mère et du bébé après l'accouchement.

Si le choix est restreint, il est préférable de prendre ce qu'on vous offre plutôt que de ne rien prendre, mais gardez votre bon sens et ne prenez pas chaque conseil comme parole d'Évangile. Si la ville où vous habitez vous offre un large choix, examinez les points suivants lorsque vous prendrez votre décision :

■ Il est bon de prendre un cours préparé par votre praticien ou en collaboration avec lui, ou encore un cours qu'il ou elle vous recommande. Si la philosophie du travail et de l'accouchement de votre instructeur de cours prénatal diffère complètement de celle de la personne qui vous assistera pendant le travail et l'accouchement, vous vous dirigez vers des problèmes et des contradictions. Si des différences d'opinion se présentent, assurez-vous de les faire connaître à votre praticien bien avant l'accouchement.

• Les petits groupes valent mieux que les gros. L'idéal est une classe de cinq à six couples; on ne recommande pas plus de dix. Le professeur peut se permettre de donner plus de temps et d'attention à chacun, ce qui est particulièrement important pour apprendre les techniques de respiration et de relaxation. De plus, les petits groupes favorisent plus la camaraderie.

• Méfiez-vous des classes qui proposent des attentes irréalistes; cela peut se retourner contre vous. (Par exemple, faites attention si on vous promet que votre travail sera court, sans douleur et merveilleux.) Il est difficile de connaître exactement la pensée du professeur au sujet de la naissance sans suivre les cours. Mais vous pourrez en avoir un aperçu si vous discutez avec lui ou elle avant.

• Quel est le pourcentage de travail sans médication parmi les «diplômées» de ces cours? Une information de cette nature peut être trompeuse. Un faible taux d'utilisation de médicaments chez les femmes ayant suivi un cours peut aussi bien indiquer que les femmes étaient bien préparées que démontrer qu'on les avait fortement incitées à refuser la médication. La meilleure façon de le savoir est peut-être de parler avec ces femmes.

• À quoi ressemblent les programmes de ces cours? Demandez un plan du cours et, si vous le pouvez, assistez à une classe. Un bon cours comprendra une discussion sur la césarienne (de 10 à 20 p. cent des femmes risquent d'en avoir une) et sur les médications (certaines d'entre vous en auront besoin). Il touchera les sentiments aussi bien que les techniques.

• Comment enseigne-t-on? Est-ce qu'on montre des films sur l'accouchement? Est-ce qu'on vous présente des mères et des pères qui viennent de vivre l'événement?

Y a-t-il des discussions ou seulement des cours magistraux? Les futurs parents ont-ils la possibilité de poser des questions? Aurez-vous assez de temps en classe pour pratiquer les différentes techniques qu'on y enseigne? Est-ce qu'on préconise une philosophie en particulier, comme celle de Lamaze ou de Bradley?

LES GRANDES ÉCOLES DE PENSÉE

Trois écoles de pensée ont vu le jour entre les années 30 et 50, quand on a voulu cesser d'endormir les femmes pendant l'accouchement. Ce sont trois médecins avant-gardistes qui les ont mises au point. De nos jours, ces techniques ne sont plus vraiment en usage, car on habitue plutôt les femmes à accepter et même à désirer être consciente de tout ce qui se passe en elles et autour d'elles lors du travail et de l'accouchement. Mais la plupart des instructeurs utilisent dans leurs cours des éléments qui ont été développés par ces méthodes de précurseurs.

La technique Read. Cet obstétricien anglais a mis au point une approche psycho-physique en 1933. C'était la première fois qu'une véritable approche de préparation à la naissance était préconisée et elle n'a pas été très bien accueillie par la communauté médicale à l'époque. Le docteur Read proposait des techniques de relaxation dans le but d'abolir le syndrome peur-tension-douleur qui avait lieu lors du travail et de l'accouchement. Il était le premier à suggérer une participation du père au processus d'apprentissage et à le faire entrer dans la salle d'accouchement.

La technique Lamaze. Également appelée la méthode psycho-prophylactique, cette approche était elle aussi psycho-physique car ses armes principales contre la douleur étaient la connaissance du processus de l'accouchement et les techniques de relaxation. De plus, la technique Lamaze reposait sur le conditionnement opérant, c'est-à-dire le développement de réflexes conditionnés. Comme Pavlov, qui conditionnait des chiens à saliver au son d'une cloche, le docteur Lamaze, un obstétricien français, avait mis au point un entraînement très technique de respirations qui devaient permettre aux femmes de répondre positivement au stimulus des contractions pendant le travail. Les femmes en travail cessaient donc de donner des réponses entravant la productivité.

Depuis ces dernières années, les pères ou d'autres assistants s'entraînent avec les mères pour les assister pendant le travail et l'accouchement.

La technique Bradley. Cette approche, qui a été à l'origine de l'accouchement assisté par le père, mettait l'accent sur un bon régime alimentaire et sur des exercices soulageant l'inconfort de la grossesse.

De plus, cette technique préparait les muscles pour la naissance et les seins pour l'allaitement. Les femmes apprenaient à imiter la position et la respiration du sommeil (qui est profonde et lente) et à utiliser la relaxation pour rendre la première partie du travail moins douloureuse. Au lieu des modèles de respirations haletantes et forcées, la technique Bradley préconisait les respirations abdominales profondes; au lieu de suggérer un point de concentration extérieur au corps pour ne pas penser à la douleur, Bradley recommandait que les femmes en travail se concentrent sur elles-mêmes et qu'elles travaillent avec leur corps. Les médications n'étaient préconisées que dans les cas de complications et de césariennes, et près de 94 p. cent des «diplômées» de Bradley s'en passaient. Les cours basés sur la méthode Bradley devaient commencer dès que la grossesse était confirmée et continuer jusqu'à l'accouchement, car on considérait qu'il fallait neuf mois complets pour se préparer physiquement et psychologiquement au travail.

CHAPITRE 11

Le septième mois

CE QUE VOUS RÉSERVE L'EXAMEN MÉDICAL

Vos besoins particuliers et les habitudes personnelles de votre médecin peuvent apporter des variantes à cet examen[1]. Mais vous pouvez quand même vous attendre, ce mois-ci, à ce que le médecin vérifie les points suivants :

- Poids et tension artérielle.
- Urine, pour le sucre et les protéines.
- Coeur foetal.

- Taille et forme de l'utérus par palpation externe.
- Hauteur utérine.
- Mains et pieds pour l'oedème et jambes pour les varices.
- Symptômes que vous avez eus, surtout ceux qui sont inhabituels.
- Préparez votre liste de questions et de problèmes : vous pourrez en discuter.

CE QUE VOUS POUVEZ RESSENTIR

Il est possible que vous ressentiez, à un moment ou à un autre, tous les symptômes suivants ou seulement quelques-uns d'entre eux. Certains peuvent se poursuivre depuis le mois précédent, d'autres peuvent être nouveaux. Vous vous êtes peut-être habituée à quelques-uns

d'entre eux et avez négligé de les noter. Peut-être certains de vos symptômes sont-ils absents de notre liste parce qu'ils sont moins fréquents.

Sur le plan physique

- Activité foetale plus fréquente et plus forte.

---

1. Voir l'appendice pour l'explication des étapes à suivre et des examens à exécuter.

À QUOI RESSEMBLE BÉBÉ?

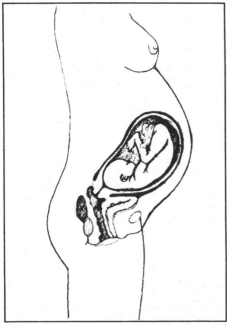

Vers la fin du septième mois, la graisse commence à se déposer. Il est possible que le foetus suce son pouce, ait le hoquet, ou qu'il pleure; son goût pour le sucré et le salé se développe, ainsi que sa réponse aux stimuli comme la douleur, la lumière et le bruit. Les fonctions du placenta commencent à diminuer, comme le fait le volume du liquide amniotique, au moment où le foetus, qui pèse maintenant un kilo et demi, remplit l'utérus. S'il naissait maintenant, le bébé aurait de bonnes chances de survivre.

- Augmentation des pertes vaginales blanchâtres et épaisses (leucorrhée).
- Douleurs au bas du ventre.

- Constipation, brûlures d'estomac, indigestion, flatulences et gonflements.
- Maux de tête occasionnels, faiblesses ou étourdissements.
- Congestion nasale, saignements de nez occasionnels et oreilles bouchées.
- Crampes dans les jambes.
- Maux de dos.
- Léger oedème (enflure) aux chevilles et aux pieds, parfois aux mains et au visage.
- Veines variqueuses sur les jambes, ou hémorroïdes.
- Démangeaisons sur le ventre.
- Souffle court.
- Difficulté à dormir.
- Légères contractions, en général peu douloureuses (durcissement d'une minute de l'utérus, puis retour à la normale).
- Maladresses (cela rend les chutes possibles : soyez prudente).
- Colostrum qui s'écoule, seul ou lorsque vous pressez vos seins.

Sur le plan émotif

- Augmentation de l'inquiétude face au bébé, au travail et à l'accouchement.
- Fréquents problèmes de concentration.
- Augmentation des rêves et des idées fantaisistes au sujet du bébé.
- Ennui et lassitude accrus face à la grossesse : vous commencez à avoir hâte que cela finisse.

CE QUI PEUT VOUS INQUIÉTER

AUGMENTATION DE LA FATIGUE

«On m'a dit que les femmes étaient supposées se sentir extrêmement bien pendant le dernier trimestre. Moi, je me sens toujours fatiguée.»

«Supposée» est un mot qu'il faudrait rayer du vocabulaire de la femme enceinte. Il n'y a pas de présomption précise sur votre état et cela, en ce qui concerne n'importe quel moment de la grossesse.

Même si certaines femmes se sentent moins fatiguées pendant le troisième trimestre que pendant le second, il est parfaitement normal que vous vous sentiez aussi fatiguée pendant cette période, et même plus. En fait, vous avez plus de raisons de vous sentir fatiguée que de vous sentir extrêmement bien. En premier lieu, vous portez un plus grand poids qu'avant. Ensuite, à cause de votre taille, il est possible que vous ayez de la difficulté à dormir. Vous pouvez aussi perdre le sommeil en raison de votre esprit toujours en éveil. Il peut être épuisant de prendre soin d'un autre enfant, de travailler, ou de faire les deux, pendant que vous vous préparez à l'arrivée du bébé.

Même si votre fatigue est normale, il ne faut pas pour autant l'ignorer. Comme toujours, vous devez y voir un signal : votre corps vous indique de ralentir. Acceptez cet avertissement. Reposez-vous et détendez-vous autant que vous le pouvez. Vous aurez besoin de toutes vos forces pour le travail, l'accouchement et, plus encore, pour ce qui viendra ensuite.

Vous devriez signaler à votre médecin une fatigue que vous n'arrivez pas à faire passer, même après avoir pris du repos. Quelquefois l'anémie apparaît au début du troisième trimestre. Pour s'assurer que leur patiente n'est pas touchée par cette affection, plusieurs praticiens font de routine une analyse du sang pendant le septième mois. (*Voir page 123.*)

INQUIÉTUDES À PROPOS DE LA SANTÉ DU BÉBÉ

«J'ai toujours peur que quelque chose n'aille pas avec mon bébé.»

Il n'existe probablement aucune future mère (ou père) qui n'ait été hantée par cette peur. Certains couples remettent même à plus tard l'achat de vêtements et d'ameublement ainsi que le choix d'un prénom pour leur bébé jusqu'à ce qu'ils puissent compter ses orteils et ses doigts, qu'on ait calculé les signes Apgar et que le médecin les ait félicités d'avoir eu un si bel enfant!

Mais nous vivons à une époque où les chances d'avoir un bébé complètement normal n'ont jamais été si bonnes. Le taux de mortalité infantile en Amérique du Nord est plus bas qu'il ne l'a jamais été dans l'histoire. On ne compte à présent que de 10 à 12 décès sur 1 000 naissances. Et la plupart des décès périnataux arrivent chez les nouveau-nés de femmes indigentes, qui vivent dans des quartiers pauvres ou dans des secteurs ruraux économiquement faibles, qui ont reçu des soins médicaux en retard ou n'en ont pas reçus du tout, et qui souffrent de malnutrition. La majorité des autres décès se produisent chez les bébés de femmes à haut risque : celles qui ont une hérédité de maladies génétiques ou une maladie chronique incontrôlée; celles qui boivent beaucoup, fument ou prennent de la drogue; celles qui portent plusieurs foetus. Même pour ces femmes, une étroite surveillance médicale et de bons soins avant la naissance ont récemment augmenté grandement les chances d'avoir des bébés en parfaite santé. Certains experts, un peu prophètes de malheurs, avaient jadis prédit qu'à mesure que le taux de mortalité infantile diminuerait, la moyenne des enfants handicapés augmenterait; en effet, on croyait que la médecine sauverait de la mort plus de bébés nés avec des malformations congénitales. Mais ce n'est pas le cas; au contraire, le pourcentage des malformations congénitales diminue. Et, encore une fois, ces malformations sont plus susceptibles de se produire chez les enfants nés de mères à risques. Même si le bébé naît avec une malformation congénitale, cela ne veut pas nécessairement dire qu'il sera handicapé de façon permanente. La plupart des malformations mineures et de nombreuses malformations majeures peuvent maintenant être corrigées. Si elles sont diagnostiquées dans l'utérus, on peut en traiter certaines par la chirurgie ou par des médications spécifiques. Les malformations cardiaques et autres anomalies internes peuvent être corrigées peu de temps après la naissance; les fissures palatines et les anomalies des os ou des membres peuvent être réparées par la chirurgie. Les enfants qui ont un retard intellectuel peuvent faire des progrès remarquables quand on intervient très tôt.

Quand les soucis vous hantent, réagissez en vous disant que votre bébé naîtra au meilleur moment qui soit; il aura ensuite toutes les chances du monde de grandir en santé.

OEDÈME (ENFLURE) AUX MAINS ET AUX PIEDS

«Mes chevilles sont enflées, en particulier quand il fait chaud. Est-ce un mauvais signe?»

Avant, on considérait comme un signe potentiel de danger tout oedème, quel qu'il soit (l'oedème est une enflure causée par l'accumulation de liquides dans les tissus). Maintenant les médecins reconnaissent qu'un oedème léger est dû à l'augmentation normale et nécessaire des liquides dans l'organisme pendant la grossesse. On considère comme absolument normale l'enflure des chevilles et des jambes, quand elle n'est pas accompagnée des symptômes de la pré-éclampsie (*voir plus loin*). En fait, 75 p. cent des femmes souffrent d'oedème à un moment ou à un autre pendant leur grossesse[2]. L'oedème est particulièrement fréquent vers la fin de la journée, quand il fait chaud, et après que vous soyez restée longtemps stationnaire. Cependant, il disparaîtra en grande partie après une bonne nuit de sommeil.

En général, l'oedème n'apporte qu'un léger inconfort. Pour l'apaiser, étendez vos jambes ou couchez-vous, de préférence du côté gauche si vous le pouvez; portez des souliers ou des pantoufles confortables; évitez les bas et les chaussettes à bordures élastiques. Si l'oedème vous dérange vraiment, mettez des bas élastiques avant de vous lever le matin, au moment où l'enflure est faible. Aidez votre système excréteur à se débarrasser des déchets de l'organisme et de l'excédent de liquides en buvant un minimum de huit à dix verres de liquide par jour (chaque verre contenant 1/4 de litre). On ne restreint plus le sel comme avant pendant la grossesse, mais une absorption excessive n'est pas sage car elle peut augmenter la rétention d'eau.

Si vos mains et votre visage deviennent bouffis, et si l'oedème persiste plus de 24 heures chaque fois, vous devriez en avertir votre médecin. De telles enflures peuvent être sans importance, mais elles peuvent aussi être un signe de pré-

---

2. Une femme enceinte sur quatre n'a jamais d'oedème, et ceci peut aussi être parfaitement normal. Il est possible que d'autres ne le remarquent pas.

éclampsie quand elles sont accompagnées d'un gain de poids rapide, d'une augmentation de la tension artérielle et de protéines dans les urines. (*Voir page 120.*)

CHALEURS

«J'ai parfois terriblement chaud et je sue beaucoup. Est-ce normal?»

Pendant la grossesse, il est normal d'avoir des chaleurs car le métabolisme basal est à la hausse d'environ 20 p. cent (ce taux est calculé à partir de la dépense d'énergie corporelle au repos complet). Non seulement vous êtes susceptible d'avoir trop chaud quand il fait chaud, mais il se peut aussi que vous ayez des chaleurs en hiver, quand tout le monde trouve qu'il fait froid. Vous transpirerez plus aussi, en particulier la nuit. Ceci est une bonne chose mais elle a un inconvénient. La transpiration aide à rafraîchir votre corps et à débarrasser votre organisme de ses déchets; mais elle est passablement désagréable.

Pour diminuer votre inconfort, utilisez un bon anti-sudorifique; et habillez-vous de façon à pouvoir enlever une partie de vos vêtements quand vous commencez à avoir trop chaud. N'oubliez pas non plus de boire plus de liquide pour remplacer celui que vous perdez par les pores de votre peau.

LES RELATIONS SEXUELLES ET LE BÉBÉ

«Après l'orgasme, je ne sens plus mon bébé bouger pendant une demi-heure. Est-ce que les relations sexuelles sont néfastes pour lui ou elle à ce stade de la grossesse?»

Les bébés sont des individus même quand ils sont encore dans le ventre de leur mère. Certains, comme le vôtre, sont bercés et vont même jusqu'à être endormis par les mouvements rythmiques du coït et par les contractions utérines qui suivent l'orgasme. D'autres, stimulés par l'activité, peuvent devenir plus vifs. Les deux réactions sont normales; elles n'indiquent pas du tout que le bébé a connaissance de ce qui se passe, ni qu'il se porte mal.

Le monde de l'obstétrique conteste de plus en plus l'affirmation selon laquelle les relations sexuelles ne représentent pas de danger pendant les deux derniers mois de la grossesse, même pendant une grossesse normale. Il y a quelques années, on avait balayé l'idée que le coït pouvait être responsable du travail prématuré et de l'infection périnatale. Mais les chercheurs remettent en question, encore une fois, les dernières certitudes qui avaient été établies. (*Pour en savoir plus sur des relations sexuelles sans danger, voir «Les relations sexuelles pendant la grossesse», page 128.*)

TRAVAIL PRÉMATURÉ

«Puis-je faire quelque chose pour m'assurer que mon bébé ne naîtra pas prématurément?»

Les bébés naissent beaucoup plus souvent en retard qu'en avance. En Amérique du Nord, seulement 7 p. cent des accouchements sont avant terme, c'est-à-dire qu'ils ont lieu avant la 37e semaine de la grossesse. Environ les trois quarts concernent des femmes à haut risque d'accouchement prématuré. Ce taux est plus bas chez les femmes blanches (moins de 6 p. cent) et plus haut chez les femmes noires (près de 13 p. cent), en grande partie pour des raisons socio-économiques. Un avancement considérable dans le domaine de la prévention du travail avant terme, accompagné de meilleurs soins, devrait réduire la fréquence de la prématurité.

Il y a une grande variété de facteurs que l'on croit reliés à l'augmentation des risques de l'accouchement avant terme. Plus son histoire médicale présente de facteurs de risques, plus une femme a de chances d'accoucher prématurément. Les facteurs de risques nommés ci-après peuvent être maîtrisés, partiellement ou complètement, et augmenter les probabilités qu'une femme se rende à terme :

La cigarette. Cessez de fumer le plus tôt possible pendant la grossesse, et même avant.

La consommation d'alcool. Évitez de boire régulièrement de la bière, du vin, et des spiritueux (personne ne connaît encore les limites, il est donc plus prudent de s'abstenir).

Les médicaments. Ne prenez pas de médicaments pendant la grossesse sans avoir eu d'ordonnance.

Un gain de poids inadéquat. Si votre poids avant la grossesse était normal, ne prenez pas plus de 9 à 11 kilos; si vous étiez assez maigre avant la conception, prenez près de 13 kilos; les femmes trop grosses peuvent sans danger en prendre moins, en accord avec leur médecin et si elles se nourrissent bien.

Une alimentation insuffisante. Suivez un régime bien équilibré pendant toute votre grossesse (*voir «Le Régime infaillible», page 61*). Assurez-vous que votre supplément de vitamines contient du zinc; des recherches récentes ont relié la déficience en zinc avec l'incidence du travail prématuré.

Le fait de rester debout ou d'effectuer un travail physique dur. Si votre emploi ou les tâches domestiques vous obligent à rester debout plusieurs heures, arrêtez de travailler ou diminuez.

Les relations sexuelles (chez certaines femmes). On avise généralement les femmes enceintes qui présentent un haut risque d'accouchement prématuré de s'abstenir d'avoir des relations sexuelles ou des orgasmes pendant les deux ou trois derniers mois de leur grossesse. On peut aussi leur conseiller d'utiliser un condom pour prévenir l'infection de l'enveloppe amniotique qui, on le croit, pourrait provoquer un travail plus précoce.

Un déséquilibre hormonal. Le déséquilibre hormonal peut quelquefois provoquer un travail prématuré, tout comme il peut engendrer une fausse couche tardive; un supplément d'hormones peut prévenir les deux.

Il n'est pas toujours possible d'éliminer les autres facteurs de risque, mais on peut parfois les modifier :

Les infections (maladies vénériennes, rubéole, infections vaginales et urinaires). Évitez le contact quand c'est possible (*voir les maladies particulières*), et demandez un traitement rapidement si vous êtes infectée. En général, un repos adéquat, une alimentation optimale, de l'exercice, et des soins prénatals vous aideront à vous tenir en santé.

L'atonie utérine. Cet état, dans lequel l'utérus trop faible s'ouvre prématurément, n'est souvent diagnostiqué qu'après une première fausse couche ou un premier travail prématuré. Quand le diagnostic est établi, on peut éviter l'accouchement prématuré en suturant le col de l'utérus après la 14e semaine.

Un placenta prævia. (Le placenta est situé bas dans l'utérus, près ou au-dessus du col). On peut diagnostiquer cet état très tôt grâce à l'échographie, ou il peut être signalé par des saignements au milieu ou vers la fin de la grossesse. L'accouchement prématuré peut alors être retardé si la femme prend un repos complet au lit.

Maladie chronique de la mère (diabète, hypertension artérielle, troubles cardiaques, du foie ou des reins). De bons soins médicaux et du repos au lit peuvent souvent prévenir l'accouchement prématuré. (Toutefois, les bébés prématurés, nés de mères diabétiques, naissent rarement avec un faible poids).

Le stress. On peut parfois diminuer les causes du stress (en quittant un travail, en consultant un conseiller matrimonial si votre mariage ne va pas bien); quelquefois ces causes sont incontrôlables (si votre mari perd son emploi, si vous perdez votre mari à cause d'un divorce ou d'un décès, ou si vous êtes enceinte et toute seule.) Mais tout stress peut être réduit grâce à l'apprentissage des techniques de relaxation, grâce à une bonne alimentation et à un bon équilibre entre le repos et l'exercice. Dans certaines situations, la psychothérapie de groupe ou individuelle peut être indiquée.

La future maman a moins de 17 ans. Une alimentation optimale et des soins prénatals peuvent aider à compenser le fait que la mère, comme le foetus, est encore en croissance.

La future maman a plus de 35 ans. Une alimentation optimale, de bons soins prénatals, une réduction du stress, et un examen prénatal des problèmes reliés à la femme plus âgée réduiront tous les risques.

Une faible éducation et de mauvaises conditions socio-économiques. Encore un fois une bonne alimentation et de bons soins prénatals, ainsi que l'élimination des facteurs de risques, peuvent diminuer les problèmes.

Des anomalies dans la structure de l'utérus. Une fois que le problème a été diagnostiqué, on peut souvent prévenir, grâce à la chirurgie, les naissances prématurées.

Une grossesse multiple. Les femmes qui portent plus d'un enfant accouchent en moyenne trois semaines plus tôt. Des soins prénatals méticuleux, le repos au lit et la restriction des activités, comme il se doit pendant le dernier trimestre, ainsi que l'élimination de tous les autres facteurs de risque peuvent aider à prévenir une naissance prématurée.

Des accouchements prématurés dans l'histoire médicale de la mère. On peut corriger une cause diagnostiquée; des soins prénatals très attentifs, la diminution des autres facteurs de risque, et le ralentissement des activités peuvent aider à prévenir une récidive.

Il arrive qu'on ne puisse ni prévenir ni modifier les causes de l'accouchement prématuré. Alors on tentera de retarder le plus possible le début du travail. Même un bref délai peut être bénéfique; chaque jour de gestation augmente les chances de survie du bébé. On ne tente aucun prolongement de la grossesse quand la mère ou l'enfant sont en danger, par exemple si le placenta se décolle prématurément de l'utérus (*placenta abruptio*), ou si on assiste à une détresse maternelle ou foetale.

Le prolongement (ou la prévention du début prématuré du travail) peut se faire en limitant les relations sexuelles et les autres activités physiques, en prenant beaucoup de repos au lit et, si nécessaire, en acceptant une hospitalisation et l'administration d'agents tocolytiques (médicaments qui détendent les muscles utérins et ralentissent les contractions). Quand le traitement retarde le travail avec succès, la future maman peut alors retourner à la maison avec une médication orale et l'ordre de rester au lit.

Mais il n'est possible de retarder ce travail prématuré que si on pose un diagnostic très tôt, avant même que le col ne se dilate et ne s'efface trop, ou que les membranes ne se rompent. Le bébé prématuré est plus petit que le bébé à terme; le col n'a donc pas besoin d'être dilaté jusqu'à 10 centimètres complets pour que le foetus soit expulsé. Le travail prématuré progresse plus rapidement[3].

Il est donc important de vous familiariser avec les signes d'un travail précoce et d'alerter votre praticien si vous avez le moindre doute que votre travail commence. N'ayez pas peur de déranger votre médecin. Si vous ne pouvez le contacter, informez-vous auprès du médecin ou de l'infirmière de la salle d'accouchement de l'hôpital où votre médecin exerce sa pratique. Voici quelques-uns de ces signes :

■ Crampes semblables à celles des menstruations, avec ou sans diarrhée, nausées ou indigestion.

■ Douleurs au bas du dos ou changement d'aspect dans la douleur dorsale.

■ Douleur ou sensation de pression à la base de l'utérus, dans les cuisses ou dans l'aine.

■ Changement d'aspect dans les pertes vaginales, en particulier si elles sont aqueuses ou teintées, striées, rosâtres ou brunâtres avec du sang. On peut constater le passage d'un bouchon muqueux gélatineux et épais.

■ Rupture des membranes (vous sentez un filet ou un flot de liquide s'écouler de votre vagin).

Vous pouvez avoir tous ces symptômes et ne pas être prématurément en travail, mais seul votre praticien est en mesure de vous le dire exactement. S'il soupçonne que vous êtes en travail, il vous examinera immédiatement.

Si tel est le cas, en dépit des mesures suivies pour prévenir ou retarder l'accouchement, vos chances de ramener un bébé en santé et normal à la maison sont excellentes. (Bien sûr, le retour avec bébé sera sans doute retardé de plusieurs jours, plusieurs semaines et même plusieurs mois dans certains cas.) Les soins médicaux les plus minutieux, faisant appel aux plus récentes techniques de la néonatalogie (soins du nouveau-né) commencent souvent pendant le travail, avec l'administration de bétaméthasone, qui accélère la maturation des poumons du foetus. Quelquefois, on transférera la femme en travail dans un hôpital plus spécialisé, pour que le bébé naisse directement dans une pouponnière de soins intensifs. Avec des soins continus dans de telles unités, même des prématurés n'atteignant pas un kilo et demi ont presque 100 p. cent de chances de survie, et un très large pourcentage grandira sans séquelles.

RESPONSABILITÉS À VENIR

«Je commence à avoir peur de ne pas arriver, avec mon emploi, la maison, mon mariage et le bébé.»

Vous n'y arriverez sans doute pas si vous avez l'intention d'être à temps plein et à la fois femme de carrière, femme d'intérieur, épouse et mère en recherchant partout la perfection. Plusieurs nouvelles mamans ont essayé d'être des «femmes parfaites» et très peu ont réussi sans y laisser leur santé et leur équilibre.

Mais il vous sera possible de survivre si vous vous réconciliez avec la réalité, c'est-à-dire si vous acceptez de ne pas tout

---

3. Quand il y a menace d'accouchement prématuré ou de rupture des membranes avant qu'il y ait une dilatation significative, et que les tests montrent que les poumons du foetus sont immatures, certains médecins essaient de retarder l'accouchement de deux ou trois jours. Pendant ce temps, ils administrent des stéroïdes pour inciter la maturation pulmonaire du foetus. Les opinions des médecins diffèrent sur l'efficacité de ce traitement.

faire, du moins au début. Si le travail, le mari et le bébé sont tous importants pour vous, peut-être devrez-vous abandonner l'idée de garder votre maison immaculée. Si la maternité à temps plein vous sourit et que vous pouvez vous permettre de rester à la maison pendant quelque temps, peut-être est-ce une bonne idée de mettre temporairement votre carrière de côté. Ou de travailler à temps partiel, pour faire un compromis. Il faut simplement établir d'avance vos priorités.

Quelle que soit votre décision, votre nouvelle vie sera plus facile si vous n'avez pas à la vivre toute seule. Derrière les mamans qui ont le plus de succès, il y a habituellement un papa collaborateur, prêt à partager le travail. Ne vous sentez pas coupable de lui demander de changer les couches ou de baigner le bébé après une longue journée au bureau. Il n'y a probablement pas de meilleure façon de décompresser et, par le fait même, d'apprendre à connaître votre enfant. Si papa n'est pas disponible (jamais ou presque), vous devrez alors penser à une autre source d'aide : des parents, la pouponnière, une gardienne à la maison, la garderie ou un centre de jour.

ACCIDENTS

«J'ai raté le trottoir aujourd'hui en faisant une promenade et je suis tombée à plat ventre sur le ciment. Je ne m'en fais pas pour mes genoux et mes coudes éraflés, mais je suis terrifiée à l'idée d'avoir blessé mon bébé.»

Une femme dans les trois derniers mois de sa grossesse n'est pas exactement la plus habile des créatures. Un faible sens de l'équilibre, causé par le déplacement de son centre de gravité, ainsi que des articulations relâchées et moins stables augmentent sa maladresse et la rendent prédisposée à des chutes mineures, parti-

culièrement sur le ventre. D'autres facteurs contribuent à la rendre maladroite et distraite : une tendance à la fatigue, une prédisposition à la distraction et la difficulté à voir ses pieds.

Une chute sur le bord du trottoir peut vous laisser des éraflures et des contusions (surtout à l'ego), mais il est extrêmement rare qu'un foetus souffre des conséquences de ce type de maladresse. Votre bébé est protégé par le système d'amortissement le plus sophistiqué du monde, car il est composé de liquide amniotique, de membranes solides, d'un utérus plein de muscles, et d'une cavité abdominale robuste, elle-même recouverte d'os et de muscles. Pour endommager ce système et pour blesser votre bébé, vous auriez à subir des blessures extrêmement sévères.

Mais vous devriez quand même avertir votre médecin de toute chute, même si votre bébé n'a probablement aucun dommage; il voudra peut-être vérifier les battements de coeur du bébé, ne serait-ce que pour vous rassurer. Cependant, s'il vous arrivait de noter des saignements ou un écoulement de liquide amniotique, ou de sentir que votre bébé est soudainement inactif, il vous faudrait demander de l'aide médicale immédiatement. Dans de pareilles circonstances, faites-vous conduire dans un service d'urgence si vous ne pouvez joindre votre médecin.

DOULEURS AUX JAMBES ET AU DOS

«J'ai une douleur au dos, du côté droit. La douleur descend jusque dans la hanche et la jambe. Qu'est-ce qui m'arrive?»

Voilà simplement un autre des désagréments de la maternité. La pression de l'utérus qui grossit et qui a amené tant d'autres inconforts peut aussi s'étendre jusqu'au nerf sciatique, causant ainsi des douleurs au bas du dos, dans les fesses et dans les jambes. Du repos et un coussin chauffant appliqué localement vous soulageront.

HOQUET DU FOETUS

«Je sens parfois des petits spasmes réguliers dans mon ventre. Est-ce que ce sont des coups, des saccades ou quoi?»

Croyez-le ou non, votre bébé a le hoquet. Ce phénomène est très fréquent chez le foetus pendant la dernière moitié de la grossesse. Certains ont le hoquet plusieurs fois par jour, et tous les jours. D'autres ne l'ont jamais. La même chose peut se produire après la naissance.

Mais il faut savoir que le hoquet ne cause pas le même inconfort chez le bébé (à l'intérieur ou à l'extérieur de l'utérus) que chez les adultes, même s'il dure vingt minutes ou plus. Alors détendez-vous et appréciez ce petit intermède venu de l'intérieur.

RÊVES ET IDÉES FANTAISISTES

«J'ai eu des rêves tellement précis au sujet du bébé que je commence à croire que je deviens folle.»

Les nombreux rêves, éveillée ou endormie (qu'ils soient horribles ou plaisants) qu'une femme fait pendant le dernier trimestre, l'aident en fait à rester saine d'esprit même si, parfois, elle a l'impression qu'ils lui feront perdre la raison. Les rêves et les idées fantaisistes sont à la fois sains et normaux et ils aident la femme enceinte à exprimer sans danger ses soucis et ses craintes.

Les thèmes de rêves rapportés par les femmes enceintes correspondent à des sentiments et des soucis profonds qui, autrement, seraient refoulés :

■ Le sentiment de ne pas être prête, d'oublier ou de perdre quelque chose exprime souvent la peur de ne pas être à la hauteur de la maternité. Dans vos rêves, vous oubliez de nourrir le bébé, vous ratez un rendez-vous chez le médecin, vous allez faire des courses en oubliant que vous avez un bébé, vous êtes convaincue de ne pas être prête pour l'arrivée du bébé, vous perdez vos clés ou même votre enfant.

■ Si vous êtes attaquée ou blessée, cela indique probablement un sentiment de vulnérabilité. Vos rêves vous montreront attaquée par des intrus, des voleurs ou des animaux; vous tomberez dans l'escalier après avoir été poussée ou en glissant.

■ Si vous vous voyez enfermée et incapable de vous échapper, cela signifie sans doute que vous avez peur d'être captive et privée de liberté par le bébé. Vous aurez alors été enfermée dans un tunnel pendant la nuit, coincée dans une voiture ou une petite chambre; vous vous serez noyée dans une piscine, dans un lac de neige fondante ou même dans un lave-auto!

■ Une diète sévère peut provoquer chez vous les rêves les plus étranges. Vous rêvez alors que vous prenez trop de poids ou que vous en prenez tout d'un coup pendant une nuit; que vous mangez comme une goinfre; que vous mangez ou buvez des aliments mauvais pour la santé, ou que vous ne mangez pas les bons aliments (vous oubliez de boire du lait pendant une semaine).

■ Quand vous perdez soudainement votre sex-appeal, cela exprime souvent la peur qu'ont toutes les femmes que la grossesse ne détruise leur taille pour toujours et que leur mari ne les quitte. Elles se voient laides dans leurs rêves; leurs maris les repoussent; elles se font enlever leur conjoint par une autre femme.

- Des relations sexuelles dans vos rêves, positives ou négatives, peuvent être un signe de la confusion et de l'ambivalence que bien des femmes éprouvent souvent pendant la grossesse; vos rêves vous procureront plaisir ou culpabilité.

- La mort et la résurrection peuvent être la manière qu'a le subconscient de relier les anciennes et les nouvelles générations. Dans vos rêves, vous perdrez peut-être des parents ou quelqu'un de proche réapparaîtra.

- Vous rêverez peut-être à la vie de famille avec le nouveau-né, ce qui sert à lier la mère et son enfant avant même la naissance. Vous vous verrez en train de vous préparer pour le nouveau bébé; ou en train de jouer avec lui.

Bien que les rêves et les cauchemars pendant la grossesse provoquent beaucoup plus d'anxiété qu'en temps normal, ils sont aussi plus utiles. Si vous écoutez ce que vos rêves de maternité vous racontent, et si vous faites attention à ces avertissements, vous pourrez plus facilement faire le transfert avec la réalité de la maternité.

CE QUE VOUS DEVEZ SAVOIR : Les médicaments à l'accouchement

Le 19 janvier 1847, James Young Simpson, un médecin écossais, versa la moitié d'une cuillerée à thé de chloroforme sur un mouchoir et le tint au-dessus du nez d'une femme en travail. Moins d'une demi-heure plus tard, elle devint la première femme à accoucher sous anesthésie. (Il n'y avait qu'un hic : après qu'une des patientes du docteur Simpson eut été endormie et que son bébé fut venu au monde à la suite de trois jours de douleurs intenses, la jeune femme s'éveilla, sans croire qu'elle avait accouché, malgré le docteur Simpson qui tentait de la persuader.)

Cette révolution dans la pratique de l'obstétrique fut bien accueillie par les femmes, mais combattue par le clergé et certains membres de la profession médicale qui croyaient que les douleurs de l'accouchement était un fardeau que les femmes étaient destinées à porter (la punition des femmes pour le péché commis par Ève au paradis). Le soulagement de la douleur était donc immoral.

Mais les adversaires furent mis en échec. Dès qu'on sut qu'il existait une façon d'accoucher sans souffrir, les patientes en obstétrique n'acceptèrent plus qu'on leur réponde : «Non. Pas de médication». On ne se demandait plus si l'anesthésie avait sa place en obstétrique mais plutôt quel genre d'anesthésie prendrait désormais cette place.

On commença à chercher un soulagement parfait pour les douleurs, un médicament qui éliminerait la douleur sans être dangereux pour la mère ou pour l'enfant. D'énormes progrès ont été faits dans ce domaine depuis l'avènement de l'anesthésie; les analgésiques et les anesthésiques sont devenus plus sûrs et plus efficaces chaque année.

Et ensuite, dans les années 50 et 60, l'histoire d'amour entre les médications à l'accouchement et les patientes en obstétrique commença à s'effriter. Les femmes voulaient être éveillées pendant leur accouchement et faire l'expérience de chaque sensation, malgré la douleur. De plus, elles voulaient que leurs enfants viennent au monde aussi éveillés qu'elles, plutôt que drogués par les effets de l'anesthésie.

Dans les années 80, les praticiens avertis et leurs patientes reconnaissaient que la médication à la naissance, utilisée avec prudence, jouait un rôle vital en obstétrique. Même si la naissance sans médication est considérée comme un idéal, on comprend maintenant qu'il y a des moments où l'anesthésie est préférable, aussi bien pour la mère que pour l'enfant. Ceci est particulièrement vrai quand le travail est long et compliqué; quand la douleur est plus grande que ce que la mère peut tolérer, ou quand elle nuit à sa capacité de pousser; quand on a affaire à un accouchement par le siège et qu'on doit utiliser des forceps; ou encore pour ralentir un travail précipité, ce qui est toutefois assez rare. On peut aussi l'utiliser quand la femme est tellement agitée qu'elle entrave le progrès du travail.

L'utilisation prudente de n'importe quelle médication requiert toujours une analyse sérieuse. Dans le cas des médicaments obstétricaux, on doit examiner les dangers et les bienfaits aussi bien pour la mère que pour l'enfant, ce qui rend l'analyse assez complexe. Dans certains cas, les risques de la médication sont nettement plus lourds que les bienfaits qu'ils offrent. Ainsi, il arrive que le foetus ne semble pas assez fort pour supporter le stress du travail. Par contre, on assiste parfois au cas contraire; le bébé ne supportera pas le médicament parce qu'il est prématuré ou pour d'autres raisons.

La plupart des experts sont d'accord sur le fait que, lorsqu'on emploie une médication, les bienfaits peuvent dépasser les dangers. Voici quelques règles qui dictent la conduite des médecins :

▪ On choisira un médicament qui a le minimum d'effets secondaires, pour la mère et pour l'enfant, et qui apporte quand même un soulagement efficace de la douleur (le but du médicament n'étant pas d'éliminer complètement la douleur, excepté en chirurgie); on donnera aussi la plus petite dose possible, en espaçant les injections.

▪ On s'assurera de la présence d'un anesthésiste. Vous avez le droit d'exiger la présence d'un tel spécialiste si vous devez recevoir une anesthésie générale ou une péridurale.

La préoccupation majeure dans une anesthésie en obstétrique ne concerne pas seulement la personne qui en est directement l'objet (la mère), mais aussi la personne qui se trouve en elle (le bébé). Les enfants nés de mères qui ont reçu des médicaments pendant l'accouchement peuvent venir au monde somnolents, apathiques, sans réactions, et quelquefois avec des difficultés respiratoires ou de succion, et des battements de coeur irréguliers. Les études démontrent, cependant, que quand on a bien utilisé un médicament, ces effets indésirables disparaissent complètement après la naissance. Un foetus peut endurer un certain degré d'anoxie (privation d'oxygène) qui résulte quelquefois d'une trop forte médication pendant le travail ou de trop d'anesthésie pendant l'accouchement. Seuls des cas extrêmes sont vraiment dangereux. Si un bébé est tellement intoxiqué qu'il ne respire pas spontanément à la naissance, une réanimation rapide (ce qui est assez simple à faire) préviendra les dommages à long terme. Dans les césariennes, on évite le problème en sortant le bébé immédiatement après l'administration de l'anesthésique, avant même qu'il ait eu la chance de traverser la placenta et d'affecter l'enfant.

COMMENT SOULAGE-T-ON LE PLUS SOUVENT LA DOULEUR?

Voici les soulagements les plus utilisés : une variété d'analgésiques (qui soulagent la douleur), d'anesthésiques (substances qui produisent une perte de la sensation), et des tranquillisants qu'on peut donner pendant le travail et l'accouchement. La décision d'utiliser ou non une médication et le choix du type précis de médication dépendra de la situation, des préférences et des disponibilités de l'obstétricien ou de l'anesthésiste, ainsi que des désirs de la mère, à moins qu'il ne s'agisse d'un cas d'urgence. L'efficacité du médicament dépendra de la femme, de la dose, et de divers autres facteurs. (Il est très rare qu'un médicament ne produise pas l'effet désiré et qu'il apporte peu ou pas de soulagement.) La plupart du temps, on apporte un soulagement aux douleurs obstétricales avec les médicaments suivants :

Les analgésiques. On utilise souvent comme analgésique obstétrical le chlorhydrate de mépéridine, un agent de soulagement puissant connu sous le nom de *Démérol*. Il est plus efficace si on l'administre par voie intraveineuse (on l'injecte lentement dans un soluté, afin de pouvoir calibrer son effet) ou intramusculaire (en général par une injection dans la fesse). Le *Démérol* n'interfère pas habituellement avec les contractions, même si avec de plus grosses doses les contractions peuvent sembler moins fréquentes. Il peut en effet aider à régulariser les contractions d'un utérus dysfonctionnel. Comme c'est le cas avec tous les analgésiques, on n'administre généralement pas le *Démérol* avant d'avoir constaté le début du travail et éliminé la possibilité d'un faux travail; mais on doit le faire au moins de deux à trois heures avant le temps prévu pour l'accouchement. La réaction de la mère au médicament et son degré de soulagement varient largement. Certaines femmes trouvent que le médicament les détend et les rend plus disposées à endurer les contractions. D'autres détestent terriblement se sentir étourdies et trouvent alors moins facile de faire face aux contractions. Les effets secondaires peuvent comprendre des nausées, des vomissements, de la dépression et une chute de la tension artérielle, selon la sensibilité de la femme. Les effets qu'aura le *Démérol* sur le nouveau-né dépendent aussi bien de la dose donnée que du laps de temps passé entre l'administration du médicament et l'accouchement. Si on l'administre trop près de l'accouchement, il est possible que le bébé soit endormi et incapable de succion; quelquefois, on verra la respiration diminuer et on aura besoin d'un supplément d'oxygène. Ces effets sont généralement à court terme et on peut les contrer quand ils se présentent. On peut aussi donner du *Démérol* après l'accouchement, pour soulager les douleurs causées par une césarienne.

On utilise moins le chlorhydrate d'alphaprodine, fabriqué sous le nom de *Nisentil* (normalement en injection sous-cutanée); il agit plus rapidement et plus adéquatement que le *Démérol*, mais son efficacité est de courte durée. Il semble également qu'il agisse moins sur le foetus.

Les tranquillisants. On utilise ces médicaments (comme *Phenergan*, *Vistaril* et *Valium*) pour calmer et détendre une femme angoissée, afin qu'elle puisse participer plus pleinement à la naissance. Les tranquillisants peuvent aussi rehausser l'effet des analgésiques, comme le *Démérol*. Comme c'est le cas avec tous les analgésiques, on administre les tranquillisants seulement lorsque le travail est commencé, et très longtemps avant l'accouchement. Mais à l'occasion, on les administre au début du travail; on le fait quand une mère est extrêmement nerveuse pour son premier accouchement. Les réactions des femmes à l'administration des tranquillisants varient. Certaines bénissent le léger étourdissement qui s'ensuit; d'autres trouvent qu'il nuit à leur contrôle. Une légère dose peut apaiser l'angoisse tout en laissant l'esprit alerte. Une plus forte dose peut provoquer des problèmes de diction et des périodes de sommeil entre les contractions, rendant impossible l'utilisation des techniques de respiration apprises aux cours prénatals. Les dangers attachés aux tranquillisants sont minimes pour le foetus (excepté dans le cas de détresse foetale); mais l'idéal est que, avant de demander une anesthésie, vous et votre assistant essayiez les techniques de relaxation sans médicament.

Les anesthésiques par inhalation (rare au Canada). L'oxyde nitrique est rarement utilisé de nos jours, sauf en combinaison avec des médicaments qui provoquent l'anesthésie générale. Le *Penthrane* (methoxyflurane) peut être utilisé pour soulager les douleurs au début du travail. En faibles doses, il ne produira pas de détresse foetale.

L'anesthésie par blocage de nerfs. En injectant un anesthésique le long d'un nerf ou d'un groupe de nerfs, on crée une perte de sensibilité dans une région donnée. Pendant un accouchement, on peut engourdir toute la région allant de la taille jusqu'en bas (par exemple pour une césarienne); on peut aussi n'engourdir qu'une partie de cette région (pour un accouchement par voies naturelles). Le blocage de nerfs présente un énorme avantage sur l'anesthésie générale : dans le cas d'un accouchement par chirurgie, la mère demeure éveillée pendant la naissance et elle est plus alerte après. Par contre, au cours d'un accouchement par voies naturelles, cette anesthésie peut inhiber l'envie de pousser. À l'occasion, pour contrer l'effet de ralentissement causé par l'anesthésique, on donnera de

l'ocytocine (OT), un produit qui stimule les contractions. Dans ces circonstances, on insérera souvent une sonde dans la vessie pour drainer l'urine à l'extérieur, parce que les sphincters urinaires sont également engourdis. Les nerfs les plus souvent utilisés pour effectuer un blocage sont : le nerf honteux, péridural, dorsal, le caudal et paracervical.

On utilise l'anesthésie par blocage du nerf honteux pour pratiquer certains procédés comme l'épisiotomie, ce qui soulagera les douleurs pendant la dernière étape. Cette technique est habituellement réservée à l'accouchement par voies naturelles. Le nerf honteux assure l'innervation principale de la peau et des muscles du périnée. On injecte donc l'anesthésique dans le périnée ou région vaginale, ce qui réduit la douleur localement mais la maintient dans la région de l'utérus. Ce procédé est utile quand on doit se servir de forceps (qui aident à sortir le bébé quand sa tête est visible au bord du vagin), et son effet permet l'épisiotomie et la suture. On l'utilise souvent en combinaison avec le *Démérol* ou un autre tranquillisant et il est effectué par l'accoucheur.

Le blocage par péridurale devient de plus en plus populaire pour l'accouchement par césarienne, pour l'accouchement par voies naturelles, ainsi que pour le soulagement des douleurs du travail et pour le ralentissement des contractions très fortes. Cela est dû au fait que l'anesthésie péridurale est relativement sûre (on a besoin de moins de médicaments pour obtenir l'effet désiré) et qu'elle est facile à administrer. On anesthésie toute une région du bassin en injectant le médicament (*chlorhydrate de bupivocaïne, lidocaïne ou chloroprocaïne*) pendant le travail ou l'accouchement, entre deux vertèbres, dans la petite couche graisseuse précédant la moelle épinière (espace péridural). On vérifie constamment la tension artérielle parce que cette technique peut la faire chuter soudainement. On peut administrer des solutés intraveineux et même des médicaments pour contrer ces réactions. Le fait de placer le ventre sur le côté gauche peut aussi aider. À cause du risque de chute de tension, on ne pratique généralement pas la péridurale quand il y a des complications de saignements, comme le placenta prævia, la pré-éclampsie ou la détresse fœtale.

La rachianesthésie ou blocage des nerfs du dos (pour la césarienne) et des nerfs du bas de la colonne ou du coccyx (pour l'accouchement par le vagin) est pratiquée en injectant une seule dose de médicament, avant l'accouchement. La mère se couche sur le côté (le dos voûté, le cou et les genoux pliés) et on injecte un anesthésique dans le liquide qui entoure la colonne vertébrale. Il peut se produire des nausées et des vomissements pendant que le médicament agit, c'est-à-dire pendant environ une heure ou une heure et demie. Comme dans la péridurale, il y a un risque de chute de tension. Il y a différentes manières de prévenir ou de contrer cette complication : surélever les jambes, se tourner du côté gauche, utiliser un soluté et, à l'occasion, des médicaments. Après l'accouchement, les patientes qui ont reçu une rachianesthésie doivent demeurer étendues sur le dos environ huit heures; quelques femmes ont des maux de tête. Comme dans le cas de la péridurale, ce genre d'anesthésie n'est pas utilisé quand il y a un placenta prævia, une pré-éclampsie ou de la détresse fœtale.

Le blocage des nerfs caudals ressemble à la péridurale, sauf qu'il engourdit les sensations dans une région plus limitée, nécessite une dose plus grande pour être efficace, et demande plus d'adresse de la part de l'anesthésiste. Il entrave également le travail. À cause de ces risques potentiels, on l'utilise moins aujourd'hui qu'avant.

Le blocage des nerfs paracervicaux soulage la douleur du travail mais pas celle de l'accouchement. À cause de la possibilité d'un danger pour le fœtus, on ne l'utilise presque plus, à moins qu'aucune autre anesthésie ne convienne.

L'anesthésie générale. Jadis considérée comme le soulagement le plus populaire pour l'accouchement, l'anesthésie générale — qui endort la patiente — n'est utilisée aujourd'hui que dans les cas de naissance par chirurgie et, très occasionnellement, pour sortir la tête dans le cas d'une naissance par le siège. À cause de sa facilité d'administration, elle est plus susceptible d'être utilisée dans les cas de césarienne d'urgence, quand on n'a pas le temps d'administrer une anesthésie par blocage de nerfs.

On utilise les anesthésiques par inhalation, comme ceux qu'on donne à des fins analgésiques, pour produire une anesthésie générale. On le fait souvent conjointement avec d'autres agents. Ces anasthésiques sont administrés par un anesthésiste dans la salle d'accouchement. La mère est éveillée pendant les préparatifs et inconsciente seulement pendant les quelques minutes où l'on retire le bébé (et dans le cas d'une césarienne, quand on suture l'incision). Quand elle reprend conscience, elle peut être étourdie, désorientée et agitée. Elle peut avoir des nausées ou des vomissements, sa vessie et ses intestins peuvent être lents. On peut aussi observer une chute de tension artérielle temporaire.

Le problème majeur de l'anesthésie générale est que, lorsque la mère est sous sédatif, le bébé l'est aussi. Cependant, on peut diminuer l'effet pour le fœtus en pratiquant l'anesthésie le plus tard possible. De cette manière le bébé peut être libéré avant que l'anesthésie ne l'atteigne. L'administration d'oxygène à la mère, et l'inclinaison sur le côté (généralement le côté gauche) peuvent aussi réduire l'effet sur le fœtus.

L'autre risque lié à l'anesthésie générale est que la mère peut vomir et ensuite avaler ses vomissures, ce qui peut entraîner des complications comme la pneumonie d'aspiration. C'est pourquoi on demande toujours aux femmes de ne pas manger pendant le travail actif. C'est aussi pour cette raison qu'on insère un tube dans la gorge à l'occasion d'une anesthésie générale (intubation); ainsi, on peut prévenir l'aspiration. Il arrive aussi qu'on administre un anti-acide oral; cela sert à neutraliser l'acide dans l'estomac.

Il est important d'injecter des doses modérées d'anesthésiques pour éviter d'affecter le foetus; à cause de cela, l'effet de l'anesthésie générale est souvent trop faible pour rendre complètement inconsciente la mère pendant la chirurgie. Pour éviter ce problème, on utilise en plus des inhalants puissants.

Hypnose. En dépit de la mauvaise réputation qu'elle s'est faite dans le monde du spectacle, l'hypnose, entre des mains qualifiées, procure un moyen légitime de lutter contre la douleur et elle est médicalement approuvée. Il n'y a rien de vraiment mystérieux dans l'hypnose. On enseigne la suggestion et le pouvoir de l'esprit sur la matière dans tous les bons cours prénatals. Avec l'hypnose, on atteint un très haut degré de suggestibilité qui permet de faire presque n'importe quoi, allant de rendre la patiente plus détendue jusqu'à éliminer complètement la sensation de sa douleur (selon la sensibilité individuelle et le genre d'hypnose utilisée). Seul un adulte sur quatre est réceptif à l'hypnose à un certain degré. (Un très petit pourcentage peut même, sous hypnose, subir une césarienne sans médication et sans ressentir aucune douleur.)

L'entraînement d'un sujet à l'accouchement sous hypnose devrait commencer plusieurs semaines et même plusieurs mois à l'avance, avec un spécialiste en la matière ou un autre praticien recommandé par votre médecin. Vous pouvez pratiquer l'auto-hypnose ou demander l'aide d'un praticien pour faire les suggestions. Dans les deux cas, soyez prudente.

PRENDRE UNE DÉCISION

Les femmes ont le choix plus que jamais pour décider du type d'accouchement qu'elles auront. À l'exception de certains cas d'urgence, vous serez entièrement libre de décider si vous aurez ou non une anesthésie pendant votre travail ou votre accouchement. Voici comment prendre la meilleure décision possible :

• Discutez de soulagement contre la douleur et d'anesthésie avec votre médecin bien avant que ne commence le travail. Sa compétence et son expérience vous aideront sans aucun doute à faire un bon choix. Bien avant votre première contraction, demandez-lui quels médicaments ou techniques il ou elle utilise le plus souvent; quels sont les effets secondaires pour vous et pour le bébé; quand considère-t-il que les médications sont absolument nécessaires; et jusqu'à quel point il pense que son choix est aussi le vôtre.

• Reconnaissez que l'accouchement ne doit pas être un moment affligeant. Ce n'est pas non plus une manière de mettre à l'épreuve votre courage, votre force et votre endurance. Les femmes qui ont des douleurs pendant l'accouchement peuvent maintenant choisir d'être soulagées, et cela grâce à la technologie médicale. Ce soulagement est non seulement acceptable, mais aussi recommandable dans bien des cas. Certaines ont décrit les douleurs de l'enfantement comme la pire expérience de leur vie. Demander un soulagement à de telles douleurs ne veut pas dire que vous avez flanché.

• Ne vous décidez pas de façon irréversible d'avance. Faites des recherches et familiarisez-vous avec les différentes possibilités d'analgésie et d'anesthésie; pensez à ce qui pourrait être le mieux pour vous; discutez-en avec votre médecin et votre assistant. Mais n'essayez pas de prendre une décision finale avant le moment venu. Il vous est impossible de prédire le genre de travail ou d'accouchement que vous aurez; il est donc imprudent de décider à l'avance de ce qu'il vous faudra. Même si vous savez déjà que vous aurez une césarienne, vous ne pouvez prévoir que de façon provisoire si vous subirez une péridurale ou une rachianesthésie; des complications de dernière minute pourraient vous obliger à subir une anesthésie générale.

■ Si vous avez besoin de médication pendant le travail, parlez-en avec votre assistant, l'infirmière ou le médecin. Mais n'insistez pas immédiatement. Essayez de tenir le coup quinze minutes ou plus, et d'utiliser ce temps le mieux possible, en vous concentrant sur les techniques de relaxation et de respiration, et en prenant tout le confort que peut vous apporter votre assistant. Peut-être réaliserez-vous qu'avec un peu plus de support, vous supportez la douleur, ou que le progrès que vous avez fait pendant ces quinze minutes vous donne la volonté de continuer sans médication. (Mais si votre médecin décide que vous avez besoin d'une médication immédiatement, pour votre bien ou celui de votre bébé, il n'est peut-être pas souhaitable d'attendre.) Si après avoir attendu, vous trouvez que vous avez autant besoin d'un soulagement ou même plus, demandez-le sans vous sentir coupable.

■ Souvenez-vous que votre bien-être et celui de votre bébé sont votre priorité, comme c'était le cas dans tous les aspects de la grossesse; oubliez donc les scénarios de naissance préconçus et idéalisés. Fondez toutes vos décisions sur cette base et sur aucune autre.

CHAPITRE 12

Le huitième mois

CE QUE VOUS RÉSERVE L'EXAMEN MÉDICAL

Après la 32e semaine, il est possible que votre médecin demande à vous voir toutes les deux semaines pour vous suivre de plus près. Ses habitudes personnelles et vos besoins particuliers peuvent apporter des variantes à cet examen[1]. Mais vous pouvez quand même vous attendre, ce mois-ci, à ce que le médecin vérifie les points suivants :

- Poids et tension artérielle.
- Urine, pour le sucre et les protéines.

- Coeur foetal.
- Taille et forme de l'utérus par palpation externe.
- Hauteur utérine.
- Mains et pieds pour l'oedème et jambes pour les varices.
- Symptômes que vous avez eus, spécialement ceux qui sont inhabituels.
- Préparez votre liste de questions et de problèmes : vous pourrez en discuter.

CE QUE VOUS POUVEZ RESSENTIR

Il est possible que vous ressentiez, à un moment ou à un autre, tous les symptômes suivants ou seulement quelques-uns d'entre eux. Certains se poursuivent depuis le mois précédent, d'autres sont difficiles à remarquer. De

nouveaux symptômes, moins fréquents, peuvent aussi apparaître.

Sur le plan physique

- Activité foetale forte et régulière.
- Augmentation des pertes vaginales blanchâtres et épaisses (leucorrhée).

---

1. Voir l'appendice pour l'explication des étapes à suivre et des examens à exécuter.

À QUOI RESSEMBLE BÉBÉ?

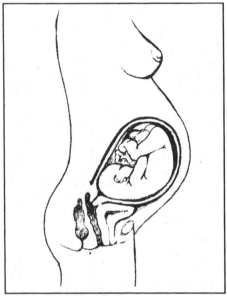

Vers la fin du huitième mois, le bébé mesure environ 46 centimètres et pèse un peu plus de 2 kilos. La croissance est grande pendant cette période, en particulier celle du cerveau. Le calcium, le fer et les protéines sont plus importants que jamais. La plupart des systèmes sont bien développés, mais les poumons peuvent encore être immatures. Bébé aurait une excellente chance de survie s'il naissait maintenant.

- Augmentation de la constipation.

- Brûlures d'estomac et indigestion, flatulence et gonflements.

- Maux de tête occasionnels, faiblesse et étourdissements.

- Congestion nasale et saignements de nez occasionnels; oreilles bouchées.

- Crampes dans les jambes.

- Maux de dos.

- Léger oedème (enflure) aux chevilles et aux pieds, parfois aux mains et au visage.

- Veines variqueuses sur les jambes, ou hémorroïdes.

- Démangeaisons sur le ventre.

- Souffle plus court quand l'utérus appuie sur les poumons.

- Difficulté à dormir.

- Contractions qui augmentent; douleurs abdominales.

- Maladresse qui augmente.

- Colostrum qui s'écoule, seul ou avec une pression sur les seins (même si cette substance, qui précède le lait, peut ne pas apparaître avant l'accouchement).

Sur le plan émotif

- Hâte de plus en plus vive de finir la grossesse.

- Craintes au sujet de la santé du bébé, du travail et de l'accouchement.

- Augmentation de la distraction.

- Excitation à l'idée que cela achève.

Ce qui peut vous inquiéter

SOUFFLE COURT

«J'ai quelquefois de la difficulté à respirer. Cela pourrait-il signifier que mon bébé manque d'oxygène?»

Le souffle court ne veut pas dire que vous ou votre bébé manquez d'oxygène. Les changements qui s'effectuent dans le système respiratoire pendant la grossesse permettent justement aux femmes de prendre plus d'air et de mieux l'utiliser. Tout de même, la plupart des femmes éprouvent, à différents degrés, de la difficulté à respirer (certaines décrivent cette difficulté comme un besoin conscient de respirer plus profondément), en particulier pendant le dernier trimestre, quand l'utérus qui grossit fait pression sur le diaphragme et sur les poumons. Un soulagement se produit généralement lors de l'engagement (quand le foetus descend dans le bassin, en général de deux à trois semaines avant l'accouchement). En attendant, vous trouverez plus facile de respirer en position assise plutôt qu'affaissée; dormez dans une position demi-assise et évitez le surmenage.

VOTRE GAIN DE POIDS ET LA TAILLE DU BÉBÉ

«J'ai tellement engraissé que j'ai peur que le bébé soit très gros et difficile à sortir à l'accouchement.»

Votre bébé n'a pas nécessairement engraissé parce que vous avez pris beaucoup de poids. Même un gain de poids de 16 à 18 kilos peut donner un bébé de 3 ou 4 kilos. En moyenne, cependant, un gain de poids plus grand donnera un bébé plus gros. La taille de votre bébé peut être influencée par votre propre taille à la naissance (si vous êtes née grosse, votre bébé aura tendance à l'être) et par votre poids de grossesse (en général les femmes plus lourdes auront des bébés plus lourds). Quand il palpe votre utérus et mesure la hauteur de votre fond utérin, votre médecin est en mesure de vous donner une idée de la taille de votre bébé, même si ces estimations peuvent varier d'un kilo ou plus. Une échographie peut mesurer plus précisément la taille, avec une certaine marge d'erreur.

Si vous avez un gros bébé, cela ne veut pas nécessairement dire que l'accouchement sera difficile. Même si un bébé de 3 ou 4 kilos glisse souvent plus vite qu'un bébé de 5 kilos, plusieurs femmes sont capables de donner naissance à de gros enfants le plus naturellement du monde. Le facteur le plus important est de savoir si la tête du bébé (qui est la plus grosse partie) peut tenir dans le bassin de la mère. Si elle le peut, l'accouchement devrait être sans problème. Avant, on prescrivait une radiographie de routine pour essayer de déterminer s'il y avait ou non des disproportions entre le foetus et le bassin. Mais l'expérience et la recherche ont prouvé que la radiographie n'est pas un instrument assez précis pour savoir si le bébé passera dans le vagin, en partie parce qu'une radio ne montre pas la souplesse qu'aura la tête pour se presser vers l'extérieur. Même si les risques des radiographies sont légers, on ne les recommande pas, sauf dans des circonstances exceptionnelles, lorsqu'on peut en tirer des bienfaits notables.

Plus fréquemment aujourd'hui, le médecin autorise une épreuve du travail lorsqu'il suspecte des disproportions foetopelviennes. Si vous progressez, le travail va continuer. Sinon, on peut accélérer le

COMMENT PORTE-T-ON BÉBÉ À HUIT MOIS?

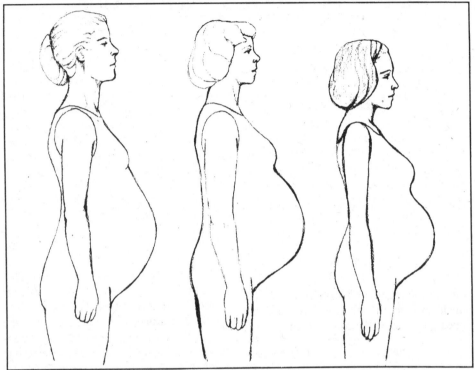

Voici trois façons de porter un bébé vers la fin du huitième mois. Les différences sont plus grandes qu'avant. Cela dépend de la taille et de la position de votre bébé, aussi bien que de votre propre taille et de votre gain de poids; vous pouvez porter plus haut, plus bas, plus petit, plus large ou plus compact.

travail en administrant de l'ocytocine. Si le travail ne progresse toujours pas, on fera alors une césarienne.

═══

COMMENT PORTEZ-VOUS VOTRE BÉBÉ?

«Tout le monde me dit que je suis petite et que je porte mon bébé bas pour huit mois. Est-ce possible que mon bébé ne se développe pas bien?»

Toutes les femmes enceintes devraient porter des bouchons pour les oreilles. Si elles les portaient pendant neuf mois, elles éviteraient bien des soucis causés par les commentaires et les conseils d'amis, de parents et même d'étrangers; elles préviendraient les comparaisons désobligeantes de leur ventre avec celui d'autres femmes enceintes, qui sont plus gros, plus petits, plus bas ou plus hauts.

Tout comme deux silhouettes avant la grossesse ne sont pas semblables, il en est de même pour les silhouettes de femmes enceintes. La manière dont vous portez, en ce qui concerne la grosseur et la forme, dépend de votre taille de départ : êtes-vous grande ou petite, mince ou grassette, délicate ou volumineuse? Une femme délicate qui porte bas et petit peut donner naissance à un plus gros bébé qu'une femme qui a de gros os et qui porte haut et large.

Vous ne devriez prendre en considération que l'évaluation de votre médecin quand il s'agit de vos progrès et de ceux de votre bébé.

PRÉSENTATION ET POSITION DU BÉBÉ

«Mon médecin me dit que mon bébé se présente par le siège. Comment cela va-t-il affecter mon travail et mon accouchement?»

Il n'est jamais trop tard pour vous préparer à l'éventualité d'un accouchement par le siège, mais il est absolument trop tôt à ce stade pour vous y résigner. La plupart des bébés se retournent et s'installent la tête en bas entre la 32e et la 34e semaine, mais quelques-uns gardent leurs parents et leur médecin dans l'incertitude jusqu'à quelques jours avant l'accouchement.

Certaines sages-femmes recommandent de faire des exercices pour encourager le bébé à se tourner pendant les huit dernières semaines. Il n'y a pas de preuve médicale que de tels exercices fonctionnent, mais rien non plus ne prouve qu'ils nuisent. Quand le foetus se présente par le siège peu avant la date d'accouchement, certains médecins préconisent une inversion du foetus : ils tournent le bébé la tête en bas. Le médecin, en appliquant doucement ses mains sur l'abdomen de la mère, et souvent en s'aidant de l'échographie, renverse graduellement la position du foetus. L'état du foetus est enregistré en permanence pour s'assurer que le cordon ombilical n'est pas compressé accidentellement, et que le placenta n'est pas dérangé. On réussit mieux l'inversion vers la fin de la grossesse ou au début du travail, alors que l'utérus est encore relativement distendu. Certains médecins prétendent réussir à 75 p. cent en moyenne, mais d'autres hésitent à se servir de ce procédé par crainte de complications.

Les présentations par le siège sont plus fréquentes quand le foetus est petit, quand l'utérus a une forme inhabituelle, quand il y a un excès de liquide amniotique, quand il y a plus d'un foetus, et chez les femmes qui ont déjà eu des bébés et dont l'utérus est plus distendu. Si votre bébé est parmi les 3 ou 4 p. cent de ceux qui se présentent par le siège, vous devriez discuter des possibilités de l'accouchement avec votre médecin (les sages-femmes ne font en général pas d'accouchement par le siège). Il est possible que vous puissiez avoir un accouchement normal par voies naturelles ou, pour différentes raisons, que vous deviez effectivement subir une césarienne. Ce n'est pas la fin du monde et, de toute façon, toutes les femmes devraient se préparer à cette éventualité. (*Voir page 200.*)

Si, de routine, votre médecin accouche ses patientes par césarienne, ne lui demandez pas de vous accoucher naturellement dans le cas d'une présentation par le siège. Les accouchements par voies naturelles ne sont parfaitement sans danger que pour un tiers ou la moitié des naissances par le siège; et encore, seulement si le médecin a une bonne expérience de la marche à suivre. Des études portant sur les naissances par le siège ont démontré que les risques potentiels ne proviennent pas toujours de la naissance elle-même, mais souvent des causes de cette présentation : par exemple, le bébé est prématuré ou trop petit, il y a plusieurs foetus ou il y a d'autres problèmes congénitaux. Les praticiens d'expérience permettront habituellement un accouchement par voies naturelles si toutes les conditions suivantes sont remplies :

■ Le bébé se présente par le siège, avec les jambes recourbées vers le haut, placées contre le visage, ce qui est la position la plus fréquente.

■ On prévoit que le bébé sera assez petit (habituellement au-dessous de quatre kilos) et que le passage à travers le col en sera facilité.

■ La mère n'a pas de problèmes obstétricaux ou médicaux qui pourraient apporter des complications à l'accouchement par voies naturelles.

■ La partie qui se présente est descendue ou déjà engagée dans le col au début du travail.

■ La tête du foetus n'est pas en hyperextension, mais repliée sur la poitrine.

Dans le cas d'un accouchement par le siège, on commence le travail dans une salle d'accouchement équipée pour la chirurgie. Si tout va bien, on continue. Sinon, ou si le col se dilate trop lentement, le médecin et l'équipe obstétricale sont prêts à faire une césarienne en quelques minutes. Il est absolument essentiel d'enregistrer en permanence l'état du foetus, avec un moniteur électronique. On pratique souvent un blocage du nerf honteux (*voir page 188*) pour empêcher la mère de pousser trop fort avant que son col ne soit complètement dilaté, car cela pourrait produire une compression du cordon entre le col et le bébé. À l'occasion, on fait une anesthésie générale lorsque le bébé est à moitié sorti; cela permet au médecin de terminer rapidement l'accouchement.

Il est possible qu'on utilise des forceps pour garder la tête bien pliée et pour l'aider à sortir sans avoir à trop tirer sur le corps ou le cou. On fait alors une large épisiotomie de routine pour faciliter le travail d'expulsion.

«Comment puis-je savoir si mon bébé est dans une bonne position pour l'accouchement?»

Jouer à deviner «quelle est cette bosse?» (en essayant de savoir si c'est une épaule, un coude ou un fessier) peut être plus divertissant que de regarder la télévision, mais ce n'est pas le moyen le plus précis de déterminer la position de votre bébé. Votre médecin ou votre sage-femme peuvent probablement en avoir une meilleure idée que vous en palpant votre ventre avec

COMMENT BÉBÉ SE PRÉSENTE-T-IL?

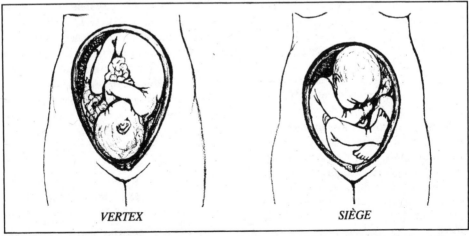

VERTEX   SIÈGE

Environ 96 p. cent des bébés se présentent par la tête (vertex). Les autres par l'une ou l'autre des positions par le siège (les fesses en premier). On illustre ici la position de siège complète. Le siège franc, où les jambes du bébé sont repliées vers le haut, est le plus facile à accoucher par voies naturelles.

la paume de leurs mains car ils sont entraînés à reconnaître les membres du bébé. Ainsi le dos du bébé est habituellement mou avec un contour convexe, contrairement à la série de petites irrégularités qui sont «les petites parties» : les mains, les pieds, les coudes. Pendant le huitième mois, la tête est en général engagée dans le bassin; elle est ronde, ferme, et quand vous poussez vers le bas, elle rebondit sans que le reste du corps ne bouge. Le fessier du bébé a une forme moins régulière, et il est plus mou que la tête. L'endroit ou l'on entend ses battements de coeur est un autre indice de sa position. Si le bébé se présente par la tête, les battements du coeur se feront habituellement entendre dans la moitié antérieure de votre abdomen; ils seront plus bruyants si le dos du bébé est dirigé vers l'avant. Si on a le moindre doute, on vérifiera à l'aide d'une échographie.

CAPACITÉ D'ACCOUCHER

«Je mesure un mètre et demi et je suis très délicate. J'ai peur d'avoir de la difficulté à accoucher normalement.»

Heureusement, en ce qui a trait à l'accouchement, ce qui compte n'est pas l'extérieur mais l'intérieur. La taille et la forme de votre bassin détermine si vous aurez un accouchement normal et facile. Vous ne pouvez jamais juger un bassin par ce qui le recouvre. Une femme petite et mince peut avoir plus de place qu'une femme grande et grosse. Seul votre praticien peut faire une prédiction valable sur la taille du bassin; il le fait habituellement en prenant vos mesures lors de votre première visite prénatale. S'il y a des doutes quant à la capacité de votre bassin quand vous serez en travail, on prendra une échographie.

(*Voir les disproportions foeto-pelviennes, page 202.*)

Il est bien certain qu'en général la taille du bassin, aussi bien que celle de la structure osseuse, est plus petite chez les gens plus petits. Par exemple, les femmes orientales ont des bassins plus petits que les femmes nordiques. Heureusement, mère Nature a prévu de ne pas donner de bébés nordiques aux femmes orientales, même si le père est un athlète de deux mètres. La taille du bébé se rapporte généralement à celle de la mère.

VOTRE SÉCURITÉ PENDANT L'ACCOUCHEMENT

«Je sais que la médecine a pratiquement éliminé tous les dangers de l'accouchement, mais j'ai encore peur de mourir.»

Il fut un temps où les mères risquaient leur vie en ayant des enfants; c'est encore le cas dans certaines parties du monde. Aujourd'hui, en Amérique du Nord, les risques pour la vie de la mère sont pratiquement inexistants. Seulement 1 femme sur 10 000 meurt en couches. Et ce nombre inclut non seulement les femmes qui ont une maladie cardiaque chronique et d'autres maladies sérieuses, mais aussi celles qui accouchent seules dans des cabanes en forêt et dans de pauvres cambuses.

Bref, même si votre grossesse se classe dans la catégorie à plus haut risque — et à plus forte raison si elle ne s'y trouve pas — vous courez beaucoup moins de risques de mourir pendant le travail et l'accouchement qu'en prenant votre voiture ou en traversant une rue achalandée.

ACCOUCHEMENT PAR CÉSARIENNE

«Mon médecin vient de me dire que je devrai avoir une césarienne. Et j'ai très peur de la chirurgie.»

On raconte que le nom de «césarienne» vient du fait que Jules César est né d'un accouchement par l'abdomen; mais cela est absolument impossible. César aurait pu survivre à une pareille opération, mais sûrement pas sa mère, et l'on sait que cette dame a vécu plusieurs années après la naissance de son fils.

De nos jours, cependant, les césariennes sont pratiquement aussi sûres pour les mères que les naissances par voies naturelles; dans les accouchements difficiles ou dans le cas de détresse foetale, elles représentent le choix le plus sûr pour le bébé. Même si, techniquement, on considère la césarienne comme une chirurgie majeure, elle comporte des risques relativement mineurs, plus comparables à ceux d'une amygdalectomie qu'à ceux d'une ablation de la vésicule biliaire, par exemple.

Renseignez-vous le mieux possible au sujet de la césarienne. Posez des questions à votre médecin, dans vos cours prénatals (une classe spéciale sur la césarienne est idéale), et lisez sur le sujet. Cela vous aidera à vous préparer et à apaiser vos craintes.

«Mon médecin dit que j'aurai probablement besoin d'une césarienne. J'ai peur que ce ne soit dangereux pour mon bébé.»

Si vous avez une césarienne, votre bébé sera peut-être plus en sécurité que si vous accouchez par voies naturelles. Chaque année, on extrait de l'abdomen de leur mère des milliers de bébés bien en vie; ces mêmes enfants auraient eu peu de chances de survie autrement (ou ils auraient eu des risques de handicaps).

On a prétendu que les césariennes pouvaient être dangereuses pour les bébés, mais il n'y a aucune preuve formelle à ce sujet. Bien sûr, la proportion des bébés qui ont des problèmes médicaux après la naissance est plus grande chez ces enfants, mais ceci est causé par la détresse de l'opération, et non pas par l'opération elle-même. Plusieurs de ces nouveau-nés n'auraient pas survécu du tout à un accouchement naturel.

Sous presque tous les aspects, les bébés nés par césarienne sont comme les autres, et ils ont même une supériorité quant à leur apparence. En effet, n'ayant pas à se frayer un chemin à travers l'étroit passage du bassin, ils ont habituellement de belles têtes rondes. Et parce qu'on ne leur met pas dans les yeux des gouttes de nitrate d'argent, leurs yeux ne sont ni bouffis ni enflés.

Les résultats à l'échelle Apgar (l'évaluation qu'on fait du nouveau-né à sa naissance pour vérifier son état) sont comparables dans les deux sortes de naissance. Les bébés nés par césarienne ont le léger inconvénient de ne pas se débarrasser de l'excès de mucus dans leurs voies respiratoires pendant le processus de la naissance, mais on peut facilement les en débarrasser par aspiration. Il est extrêmement rare qu'un bébé subisse des dommages pendant une césarienne; beaucoup plus rare que pendant un accouchement par voies naturelles.

Le genre de dommages que pourrait subir un bébé né par césarienne serait d'ordre psychologique; pas à cause de l'accouchement même, mais à cause de l'attitude de la mère à ce sujet. À l'occasion, une mère qui a subi une césarienne éprouve inconsciemment du ressentiment envers le bébé qui, selon elle, l'a privée de son heure de gloire et a causé une blessure à son corps[2]. La jalousie qu'elle res-

---

2. Il est possible que des femmes qui accouchent par voies naturelles éprouvent les mêmes ressentiments, presque toujours temporairement, à cause des douleurs de l'accouchement.

sent envers les femmes qui ont accouché normalement, et la culpabilité de son échec, peuvent entraver l'établissement d'une bonne relation avec son bébé. Elle peut aussi présumer à tort que le bébé né de césarienne est particulièrement fragile (très peu le sont) et devenir protectrice à l'excès. Si de tels sentiments se développent, la mère devrait essayer d'y faire face. Dans certains cas, il pourra être utile qu'elle fasse appel à une aide professionnelle.

Mais cette attitude destructrice peut souvent être évitée dès le début. D'abord en reconnaissant que la méthode qu'on utilise pour mettre le bébé au monde ne joue en rien sur la mère et l'enfant. Ensuite, en créant des liens avec le bébé le plus tôt possible (si c'est important pour vous). Bien avant que ne commence le travail, faites savoir à votre médecin que dans le cas d'une césarienne, vous aimeriez pouvoir tenir ou même nourrir le bébé avec votre sein sur la table d'opération; si ce n'est pas possible, demandez-lui de le faire dans la chambre de réveil. Si vous attendez le jour même pour soumettre votre cas, il est possible que vous n'ayez pas la force ou l'occasion de le faire. La planification vous donne également la chance de contester les règlements de certains hôpitaux qui exigent que tout bébé né par césarienne, même ceux en parfaite santé, passent quelque temps à l'unité de soins intensifs. Si vous avez de bonnes raisons et que vous les présentez de manière rationnelle, il est possible que vous puissiez obtenir un changement au règlement.

Si, malgré vos bonnes intentions, il s'avère que vous êtes trop faible pour créer des liens avec votre bébé (et plusieurs femmes le sont, qu'elles aient accouché par voies naturelles ou par césarienne), ou si votre bébé a besoin d'observations ou de soins à l'unité de soins intensifs, ne paniquez pas. Rien ne prouve qu'il faille créer des liens immédiatement après la naissance. Le début d'une relation de longue durée peut aussi avoir lieu des semaines et même des mois plus tard (*voir page 217*).

«Je veux tellement accoucher par voies naturelles; mais on dirait que ces temps-ci tout le monde accouche par césarienne et j'ai peur que cela ne m'arrive aussi.»

Ce n'est pas «tout le monde» qui accouche par césarienne de nos jours; mais il est vrai que cela arrive à beaucoup plus de femmes qu'auparavant. Au début des années 60, le risque d'avoir une césarienne aurait été de 1 sur 20. Maintenant, il est d'au moins 1 sur 10, et si votre grossesse se situe dans la catégorie à haut risque, il est aussi élevé que 1 sur 5.

Pourquoi une augmentation aussi remarquable? Plusieurs pointent un doigt accusateur en direction de la communauté médicale : on reproche à certains médecins de décider d'une césarienne simplement pour ne pas avoir à se faire réveiller à trois heures du matin; à d'autres, on reproche de sauter sur l'occasion pour se faire payer un tarif plus élevé; enfin, on peut penser que, devant un accouchement qui présente des problèmes, un médecin préférera choisir la césarienne. Le cas est plus flagrant aux États-Unis où le phénomène des poursuites judiciaires est très marqué. Ajoutez à cela le médecin qui décide de faire une césarienne dès qu'il aperçoit un signe négatif sur le moniteur foetal, sans vérifier si c'est vraiment le bébé et non pas le moniteur qui a des problèmes, et il vous semblera qu'il faut nécessairement blâmer le corps médical.

La principale raison qui justifie l'augmentation des césariennes n'est pas la mauvaise médecine, mais plutôt la bonne : les césariennes sauvent la vie de bébés qui, par voies naturelles, n'auraient pu naître sans danger. La plupart des médecins font des césariennes non pas parce que c'est pratique, ni pour l'argent, ni parce qu'ils ont peur d'être accusés de négligence criminelle, mais bien parce qu'ils croient qu'en certaines circonstances, cette opération est la meilleure et souvent la seule façon de protéger le bébé qu'ils sont sur le point de mettre au monde. (L'importante diminution de la mortalité infantile qui correspond avec l'augmentation des césariennes nous fait penser qu'ils ont peut-être raison.)

Certains changements dans la pratique de l'obstétrique ont aussi contribué à l'augmentation des césariennes. En premier lieu, les accouchements par forceps sont moins fréquents qu'avant (*voir page 242*). Ensuite, les accouchements par césarienne sont devenus extrêmement rapides et sans danger; et dans la plupart des cas, les mères peuvent être éveillées pour voir naître leur bébé. Enfin, le moniteur foetal et une variété d'examens du foetus déterminent si le bébé est en danger et s'il a besoin d'être sorti rapidement. Grâce à une meilleure compréhension et à une meilleure attitude face à leurs problèmes, plus de femmes à risques sont capables de mener à terme leurs grossesses, souvent à l'aide de l'accouchement chirurgical. Parmi les causes de l'augmentation des césariennes, on peut aussi compter, bien qu'elle ne soit qu'une raison secondaire, l'incision transversale répétée.

La plupart des femmes ne savent pas si elles auront une césarienne avant que le travail ne soit bien commencé. Il y a cependant plusieurs signes précoces qui en indiquent la possibilité :

Une histoire clinique de plusieurs naissances par césarienne. Ceci n'est vrai que lorsque les césariennes ont eu lieu pour des raisons qui peuvent se reproduire. La plupart des femmes qui ont déjà eu une incision transversale peuvent accoucher naturellement par la suite.

Une présentation par le siège ou transversale. Ou toute autre présentation difficile pour l'accouchement (*voir pages 196 et 264*).

Disproportion foeto-pelvienne. Une disparité entre la tête du bébé et l'orifice du bassin de la mère, qui ne permettra pas l'accouchement par voies naturelles, n'est habituellement pas apparente jusqu'à ce que le travail arrête de progresser. Mais cette disproportion peut être soupçonnée au préalable grâce à une échographie et à des accouchements précédents difficiles.

Pré-éclampsie ou éclampsie qui ne répond pas au traitement. Dans de tels cas, la seule façon de protéger la mère et le bébé, c'est un accouchement rapide. Si on ne réussit pas à provoquer le travail, ou si le foetus est très immature ou en détresse, une césarienne entraînera moins de stress chez le bébé qu'un accouchement par voies naturelles.

Placenta prævia (position anormalement basse du placenta). Si le placenta recouvre partiellement ou complètement l'ouverture du col, une césarienne s'avère absolument essentielle. On peut diagnostiquer cet état par une échographie avant le travail et par un examen interne lorsque le col a commencé à se dilater. Mais on peut tenter un accouchement par voies naturelles à l'aide d'un moniteur foetal quand le placenta est sur le côté et qu'il n'a pas commencé à se décoller de l'utérus.

Décollement prématuré du placenta normalement inséré. Si le décollement se produit avant que ne commence le travail, cela occasionne des saignements et peut mettre en danger la mère et le bébé. On doit alors sortir le bébé rapidement. On peut provoquer l'accouchement par voies naturelles si le décollement n'est pas trop aigu et s'il n'y a pas de détresse foetale. Sinon, on procède par césarienne.

Incompatibilité du facteur Rh. Quand le bébé est affecté de cette incompatibilité, ce qui est rare de nos jours, il est possible qu'il ou elle ne soit pas assez fort pour sup-

DES QUESTIONS À POSER À VOTRE MÉDECIN AU SUJET DE LA CÉSARIENNE

- Sera-t-il possible d'essayer d'autres solutions avant d'avoir recours à la césarienne (excepté dans un cas d'urgence)? Par exemple, stimuler les contractions avec de l'ocytocine, ou tout essayer pour rendre les contractions efficaces?

- Quelles sortes d'anesthésies peuvent être utilisées? Si le temps presse, une anesthésie générale sera nécessaire; une péridurale ou une rachianesthésie vous permettront de demeurer éveillée durant un accouchement par l'abdomen, s'il n'est pas effectué en urgence. (*Voir «Les médicaments à l'accouchement», page 185.*)

- Est-ce qu'il ou elle utilise habituellement une incision basse ou «bikini» quand c'est possible, afin de permettre de futurs accouchements par voies naturelles?

- Est-ce que votre assistant peut être présent si vous êtes endormie? Si vous êtes éveillée?

- Est-ce que votre sage-femme (si vous en avez une). peut aussi vous accompagner?

- Est-ce que vous et votre mari pourrez tenir le bébé immédiatement après la naissance (si vous êtes éveillée et que tout va bien); serez-vous capable de nourrir votre bébé dans la chambre de réveil? Votre mari pourra-t-il tenir le bébé si vous êtes endormie?

- Si le bébé n'a pas besoin de soins spéciaux, peut-il quand même cohabiter avec vous, peut-être avec l'aide de votre mari?

- Après une césarienne sans complications, de combien de temps aurez-vous besoin à l'hôpital et à la maison pour récupérer? Quels seront les malaises physiques et les limites possibles?

- Si le moniteur foetal indique une détresse du bébé, utilisera-t-on d'autres méthodes (comme vérifier le pH du cuir chevelu) pour confirmer la lecture du moniteur avant de décider de faire une césarienne?

---

porter un accouchement par voies naturelles. (*Voir page 25.*)

Herpès actif chez la mère (à quatre semaines de l'accouchement). Le bébé peut contracter l'herpès pendant son passage dans le vagin; si l'infection de sa mère est active, on fait donc une césarienne. (*Voir page 26.*)

Foetus post-mature. C'est le cas d'un foetus qui a dépassé sa date de naissance de plus de deux semaines, et dont l'alimentation centrale du placenta a commencé à diminuer.

Diabète de la mère. Un accouchement précoce est souvent souhaitable pour les bébés dont la mère est diabétique; cela les empêche de devenir trop gros et postmatures. On peut provoquer le travail ou faire une césarienne, selon l'état de la mère et du foetus, et en tenant compte d'autres facteurs.

Hypertension ou maladie de reins chez la mère. L'une ou l'autre peuvent nécessiter un accouchement par césarienne.

Détresse foetale ou maternelle avant terme. Quand la mère ou le foetus éprouvent soudainement des problèmes et qu'un accouchement d'urgence s'avère nécessaire, on préfère avoir recours à une césarienne; cela est plus rapide que de provoquer le travail et apporte moins de traumatismes au foetus immature.

C'est pendant le travail que l'on peut noter la plupart des indices permettant de déterminer si l'accouchement aura lieu par césarienne :

Le travail cesse de progresser après environ 16 heures. Ceci peut être occasionné par des contractions inefficaces ou trop faibles[3], un foetus trop gros pour le bassin de la mère, un bassin formé de façon irrégulière et qui ne permettra pas le passage du bébé, un manque de flexibilité du bassin, en particulier chez les femmes de plus de 40 ans qui accouchent de leur premier bébé, et un bébé qui se présente par la face.

La détresse foetale. Quand le foetus a des problèmes, il est impératif de faire une césarienne rapidement. Aujourd'hui, on diagnostique la détresse du foetus à l'aide d'un moniteur foetal électronique.

La descente du cordon (procidence). Le cordon descend dans le bassin ou le vagin, et se coince entre le bassin et le bébé, diminuant ainsi la circulation du sang vers le bébé; une césarienne d'urgence est alors nécessaire.

Si les césariennes sont aussi sûres et salutaires, pourquoi avons-nous presque toutes peur à l'idée d'en avoir une?

En partie parce qu'une chirurgie majeure, même quand elle est de routine et sans risque, est toujours un peu effrayante; mais surtout parce que quand une femme passe des mois à se préparer à un accouchement par voies naturelles, elle entre habituellement dans la salle de travail peu préparée à la possibilité pourtant très plausible d'avoir une césarienne (1 ou 2 femmes sur 10). Pendant neuf mois, cette éventualité n'a pas été envisagée. La future mère a dévoré des revues et des livres sur la maternité et l'accouchement en évitant souvent le chapitre des césariennes. Dans les classes prénatales, les femmes posent des douzaines de questions sur l'accouchement par voies naturelles, mais aucune sur la naissance par chirurgie. Elles ont hâte de tenir la main de leur conjoint en haletant et en poussant leur bébé vers la vie; personne n'a hâte d'être étendue, passive et peut-être inconsciente, pendant que des instruments stérilisés s'agitent pour extraire un bébé, comme s'il s'agissait d'un appendice bouillant. Quand nous devons soudainement faire face à une césarienne, nous nous sentons privées de contrôle sur la naissance de notre bébé. La technologie médicale semble alors prendre le dessus, et elle introduit la frustration, la déception, la colère et la culpabilité.

Il en sera ainsi pour vous, à moins que vous ne soyez aussi préparée à l'éventualité d'un accouchement chirurgical qu'à un accouchement par voies naturelles; vous risquez d'être plus heureuse si vous commencez à avoir hâte à la naissance de votre bébé plutôt qu'à l'expérience idéale de la naissance, et si vous reconnaissez que l'accouchement par césarienne peut aussi être merveilleux.

Si vous prenez des mesures dès maintenant, vous pourrez envisager avec moins de craintes la perspective d'une césarienne et la réalité sera moins décevante. Même si vous ne prévoyez pas avoir besoin d'une césarienne, assurez-vous de suivre au moins une session sur le sujet dans vos cours prénatals. Si vous avez des raisons de croire en la possibilité d'une césarienne, essayez de suivre un cours préparatoire complet. Lisez également sur le sujet.

Discutez de la césarienne avec votre médecin. Ne vous laissez pas dissuader par

---

3. Dans ce cas, il est possible qu'avant de recourir à la césarienne, le médecin essaie de stimuler les contractions avec de l'ocytocine, le médicament qu'on utilise pour provoquer le travail.

l'assurance de ne pas en avoir une; et expliquez-lui que vous voulez être préparée le cas échéant. Dites à votre médecin que vous voulez être consultée s'il y a nécessité de césarienne.

Si votre obstétricien décide d'avance que vous aurez une césarienne, demandez des explications détaillées sur ses raisons. Demandez-lui s'il n'y a aucune autre possibilité, par exemple un essai de travail : une fois en travail, il se peut que vous puissiez continuer, à condition bien sûr que le travail progresse normalement. Si vous soupçonnez que la raison majeure invoquée pour une césarienne est la commodité, vous pouvez demander et obtenir l'avis d'un autre médecin.

Si vous vous préparez pour une césarienne, il y a de nombreux points dont vous devriez discuter avec votre médecin (*Voir «Questions sur la césarienne dont vous devez discuter avec votre médecin»*).

Très peu de femmes enceintes choisiraient de prime abord la césarienne comme type d'accouchement; et près de 90 p. cent accoucheront par voies naturelles comme elles l'avaient souhaité. Mais pour celles qui ne le pourront pas, il n'y a pas de raison de se sentir déçue ou de ressentir de la culpabilité ou un échec. N'importe quel accouchement (vaginal ou abdominal, avec des médicaments ou non, avec ou sans épisiotomie) qui donne un bébé en santé est déjà un immense succès.

VOS ANIMAUX ET LE BÉBÉ

«Nous avons un chien qui a toujours été comme notre enfant unique. Il n'a jamais été en contact avec des enfants, et nous avons très peur qu'il y ait des problèmes quand nous reviendrons à la maison avec le bébé.»

Il n'y a pas plus bébé qu'un animal à quatre pattes et à queue qui branle, en particulier quand l'attention et l'affection de ses «parents» (et peut-être sa place dans leur lit) sont soudainement usurpées par un intrus bruyant, au visage rouge, exigeant, inconnu et absolument inopportun. Pour diminuer la jalousie que pourrait ressentir votre cabot quand le bébé sera lui-même à quatre pattes, commencez la transition bien avant l'accouchement :

■ Si votre chien n'est pas déjà entraîné à l'obéissance, entraînez-le dès maintenant. Il est vital que son comportement soit contrôlable et prévisible (en particulier parce que celui du bébé ne le sera pas). Les chiens entraînés à obéir se sentent plus en sécurité et stables, et ils sont moins susceptibles de perdre le contrôle.

■ Mettez votre chien en contact avec des bébés et des enfants dès maintenant s'il ne l'a jamais été auparavant. Il est bon qu'il se familiarise avec les sons et les mouvements irréguliers que font les bébés.

■ Apportez à la maison une poupée qui ressemble à un bébé. Mettez-la dans le lit du bébé, câlinez-la, chantez-lui des berceuses, promenez-la et prenez-la dans votre lit. Si votre chien doit avoir des sentiments de jalousie, c'est le temps ou jamais de lui permettre de les exprimer.

■ Si votre chien a toujours dormi avec vous et que vous avez l'intention de lui interdire cette faveur quand le bébé sera là, habituez-le à dormir seul dès maintenant. Faites-lui un lit confortable en y mettant, peut-être, sa couverture ou son oreiller préféré pour le réconforter.

■ Avant de revenir à la maison avec le bébé, familiarisez votre chien avec l'odeur du bébé en envoyant à la maison un vêtement que le bébé a porté.

■ Une fois que le bébé est arrivé à la maison, ne faites pas l'erreur d'être protectrice à l'excès; cela ne fera que rendre le chien plus jaloux. Essayez d'aider votre chien à lier une amitié avec le bébé, et faites-lui sentir qu'il fait toujours partie de la famille. Caressez-le quand vous nourrissez votre bébé, promenez-le en même temps que le bébé, laissez-le venir dans la chambre du bébé quand vous y êtes.

■ Si, en dépit de tout ce que vous avez fait, votre chien montre de l'hostilité envers votre bébé, il est possible que vous deviez le garder attaché (à l'intérieur ou à l'extérieur) jusqu'à ce que vous soyez certaine qu'il s'est habitué. Il est dangereux de supposer qu'un chien qui n'a jamais mordu est incapable de le faire.

VOYAGER EN TOUTE SÉCURITÉ

«J'ai un important voyage d'affaires ce mois-ci. Est-ce sans danger pour moi ou devrais-je l'annuler?»

Si c'est possible, vous devriez éviter de voyager pendant le dernier trimestre. Non seulement les voyages en fin de grossesse sont-ils inconfortables, mais ils peuvent aussi être dangereux, car votre travail pourrait se déclencher prématurément à des centaines ou des milliers de kilomètres de votre médecin (ce qui est imprévisible). Le risque d'un début de travail à des milliers de pieds dans les airs (et pendant un atterrissage) est assez grand pour empêcher les compagnies aériennes d'autoriser les femmes enceintes à monter à bord, pendant leur neuvième mois, sans une lettre de permission de leur médecin. Cette lettre peut être difficile à obtenir puisque la majorité des médecins ne recommandent pas les voyages pendant le dernier trimestre, en particulier pendant le huitième et le neuvième mois. Si vous devez absolument voyager, référez-vous aux conseils de la page 143. Il est particulièrement

important de vous assurer d'avoir le nom d'un obstétricien local.

CONDUIRE l'AUTOMOBILE

«Devrais-je continuer à conduire?»

Les longs voyages en auto sont fatigants vers la fin de la grossesse, peu importe qui conduit. Mais tant que vous n'avez pas de périodes d'étourdissement et que vous pouvez prendre place derrière le volant, vous pouvez conduire sans danger sur de courtes distances, jusqu'au jour de l'accouchement.

Quand vous serez en «travail», n'essayez pas de conduire vous-même jusqu'à l'hôpital. Et n'oubliez pas : attachez toujours votre ceinture.

CONTRACTIONS DE BRAXTON HICKS

«De temps en temps, mon utérus semble se resserrer et se durcir. Qu'est ce qui se passe?»

Ce sont les contractions de Braxton Hicks qui, vers la fin de la grossesse, commencent à entraîner l'utérus pour le travail. Les muscles de votre utérus se contractent alors, se préparant ainsi pour les contractions qui expulseront le bébé. Vous sentirez ces contractions comme des durcissements de votre utérus, peut-être inconfortables mais sans douleurs. Elles commenceront au sommet et diminueront graduellement avant de cesser complètement. Ces contractions durent environ trente secondes (elles sont assez longues pour vous laisser le temps de pratiquer vos exercices de respiration), mais elles peuvent se prolonger jusqu'à deux minutes ou plus.

Quand la grossesse achève, les contractions Braxton Hicks commencent à devenir plus fréquentes, plus intenses et quelquefois douloureuses; par conséquent, elles sont difficiles à distinguer des contractions du vrai travail. (*Voir «Le pré-travail, le faux travail et le vrai travail, à la page 222.*) Même si elles ne sont pas assez fortes pour vous faire accoucher, les contractions Braxton Hicks peuvent déclencher le pré-travail d'effacement et de dilatation, aidant ainsi le travail avant même qu'il ne commence.

LE BAIN

«Ma mère me dit qu'on ne lui permettait pas de prendre son bain après la 34ᵉ semaine. Mon médecin, lui, me dit que c'est bien. Qui dois-je croire?»

Voilà un cas où Maman a tort. Elle a sans doute de bonnes intentions, mais elle est mal informée. Son médecin, comme c'était souvent le cas il y a 20 ou 30 ans, croyait que des corps étrangers, comme on en trouve dans une eau de bain souillée, pouvaient atteindre le col et causer un infection. Même si les recherches sur le sujet sont assez limitées, les médecins d'aujourd'hui croient que l'eau n'entre pas dans le vagin à moins d'y être forcée, comme dans le cas d'une douche vaginale; les craintes d'infection ne sont donc pas justifiées. Même si l'eau entrait effectivement dans le vagin, le bouchon muqueux du col, qui ferme hermétiquement l'entrée de l'utérus, protégerait efficacement les membranes, le liquide amniotique et le foetus de l'invasion des organismes infectieux. Donc, à moins que les membranes ne soient rompues ou que le bouchon ne soit expulsé, les bains seront permis par la plupart des médecins pendant les grossesses normales.

Les risques encourus en prenant un bain résident surtout dans le danger de glisser et de tomber à cause de la maladresse, en particulier pendant le dernier trimestre. Faites attention en prenant votre bain et il est bon d'utiliser un tapis anti-dérapant en caoutchouc dans la baignoire.

FAIRE L'AMOUR À CE STADE

«Je ne sais plus que penser. Les informations que j'obtiens sur les relations sexuelles pendant le dernier trimestre ne sont ni claires ni compatibles.»

En fait, ce sont les connaissances actuelles à ce sujet qui ne sont ni claires ni compatibles. On croit généralement que les relations sexuelles et l'orgasme ne précipitent pas le travail à eux seuls (même si plusieurs couples impatients ont eu beaucoup de plaisir à essayer). C'est pourquoi plusieurs médecins et sages-femmes permettent aux patientes qui ont une grossesse normale de faire l'amour jusqu'à l'accouchement si, bien sûr, ils en ont encore envie. Et la plupart des couples le peuvent sans complications.

Cependant, les relations sexuelles semblent présenter des risques de déclenchement prématuré du travail, en particulier chez les femmes susceptibles d'accoucher prématurément (comme celles qui portent plus d'un foetus, celles dont le col s'efface et se dilate tôt, et celles qui ont une histoire clinique d'accouchements prématurés). On peut aussi associer aux relations sexuelles la rupture prématurée des membranes, à terme ou avant terme, en particulier dans un cas d'inflammation des membranes. On a aussi pensé que certains cas de chorio-amniotite (infection de l'enveloppe amniotique) et d'infections post-natales pouvaient être reliés aux relations sexuelles vers la fin de la grossesse; des chercheurs ont proposé d'utiliser des condoms pendant les huit dernières semaines pour éviter ces infections.

Pour vous rassurer, demandez à votre praticien quelles sont les dernières théories à ce sujet. Si vous obtenez le feu vert et que vous en avez envie, alors faites l'amour. Par contre, trouvez d'autres moyens d'établir une intimité avec votre conjoint si on vous l'interdit; cela est fort possible si le médecin considère que vous avez une propension à avoir un accouche-ment prématuré, si vous avez un placenta prævia ou abrupto, si vous avez des saignements sans raison ou si vos membranes sont rompues. Faites-vous un repas à la chandelle, une promenade sous les étoiles, passez une soirée blottis sous une douillette dans votre lit à regarder la télé, enlacez-vous et embrassez-vous sur le divan, prenez votre douche ensemble ou donnez-vous des massages.

Ce que vous devez savoir : L'allaitement

Il y a trente ans, quand l'une des coauteurs de cet ouvrage a eu son premier bébé, elle était la seule dans tout le département de maternité à nourrir son bébé au sein. Très récemment, quand une autre des coauteurs a eu son premier bébé, il n'y avait qu'une seule femme dans tout le département qui n'avait *pas* l'intention de le faire.

Il y a actuellement une nette tendance à revenir à l'allaitement maternel. Au début du siècle, presque tous les bébés étaient nourris au sein; les femmes n'avaient pas le choix. Mais dans les années qui ont suivi, les femmes ont commencé à revendiquer des droits qu'elles n'avaient jamais eus : le droit de travailler, de voter, de fumer, de porter leurs cheveux courts ou détachés, de se débarrasser de leurs sous-vêtements trop serrés et de s'occuper d'autres choses que de la cuisine et des enfants. L'allaitement était vieux-jeu, il était restrictif et il représentait tout ce dont les femmes voulaient se libérer. Une femme moderne nourrissait son bébé au biberon. Et dans les années 1950, les seules femmes qui continuaient à allaiter étaient celles qui n'étaient pas émancipées (à part l'aînée des présents auteurs et une bande d'originales isolées).

Ironiquement, ce fut le mouvement de relance féministe des années 60 et 70 qui remit l'allaitement à la mode. Les femmes ne voulaient pas seulement la liberté mais aussi le contrôle : contrôle de leur vie et contrôle de leur corps. Elles savaient que cela s'obtenait avec la connaissance, et cette connaissance leur fit savoir que l'allaitement maternel était ce qu'il y avait de mieux, pour le bébé et pour elles-mêmes.

POURQUOI L'ALLAITEMENT MATERNEL EST-IL MEILLEUR?

L'allaitement maternel fournit au nouveau-né la plus parfaite alimentation pour un bébé humain :

■ Le lait maternel contient des centaines d'ingrédients que l'on ne peut retrouver dans le lait de vache et qu'on ne peut recréer aussi parfaitement dans le lait en poudre. Le lait maternel est adapté en fonction de chaque nouveau-né : les matières premières sont sélectionnées dans la circulation sanguine de la mère, et elles changent de jour en jour, de tétée en tétée, au fur et à mesure que le bébé grandit. Les valeurs nutritives sont adaptées aux besoins de l'enfant. On modifie parfois le lait de vache pour le rapprocher du lait maternel mais ces tentatives peuvent produire des carences alimentaires.

■ Le lait maternel est plus facile à digérer que le lait de vache. La proportion de protéines dans le lait maternel est plus basse (15 p. cent) que dans le lait de vache (35 p. cent), le rendant ainsi plus facile à digérer. La protéine principale est la lactalbumine, plus nourrissante et facile à digérer que la caséine qui se retrouve en majeure partie dans le lait de vache. Le taux de gras contenu dans les deux sortes de lait est identique, mais le bébé digère plus facilement celui du lait maternel.

■ Le lait maternel est moins susceptible de causer de l'embonpoint chez le nouveau-né.

■ Aucun bébé n'est allergique au lait maternel (même si certains peuvent faire une allergie à la nourriture digérée par leur mère). La beta-globuline, une substance contenue dans le lait de vache, peut provoquer une réponse allergique et, à la suite de la formation d'anticorps, elle peut même causer chez le nouveau-né un choc anaphylactique, une réaction allergique mortelle que l'on soupçonne d'être un facteur déterminant du syndrome des morts subites chez les nouveau-nés (mais la preuve n'est pas faite). Le lait de soja, que l'on donne en remplacement quand l'enfant est allergique au lait de vache, s'éloigne encore plus de ce qu'a prévu la nature.

■ Les bébés au sein ne sont jamais constipés parce qu'ils digèrent mieux. De plus, ils souffrent rarement de diarrhée car le lait maternel semble détruire les organismes responsables de la diarrhée et aider la croissance de la flore intestinale. Cette flore empêche d'ailleurs la plupart des problèmes de digestion. Sur le plan purement esthétique, les selles d'un bébé nourri au sein sentent moins mauvais (du moins avant que ne soient introduits les aliments solides) et provoquent moins d'irritation sur les fesses.

■ Le lait maternel contient trois fois moins de sels minéraux que le lait de vache, et l'excédent de sodium est difficile à assimiler pour de jeunes reins.

■ Le lait maternel contient moins de phosphore que le lait de vache. Le taux élevé de phosphore contenu dans le lait de vache est lié à la baisse du taux de calcium dans le sang des bébés nourris avec un lait maternisé.

■ Les bébés nourris au sein sont moins enclins aux maladies pendant la première année de leur vie. Ils sont en effet immunisés grâce à des éléments contenus dans le lait maternel et dans le colostrum.

■ La succion du sein favorise le développement optimal des mâchoires, des dents et du palais, parce qu'elle nécessite plus d'efforts que la succion du biberon.

■ Le lait maternel est sans danger. Il ne représente aucun risque de contamination ou de détérioration.

■ L'allaitement maternel est économique. Vous n'avez à dépenser, ni pour des biberons, ni pour des stérilisateurs, ni pour des boîtes de lait maternisé. Il n'y a pas de gaspillage : aucune bouteille à moitié vidée, aucune boîte de conserve restée ouverte! Et un régime nutritif (*comme celui qui se trouve dans «Le Régime infaillible pendant l'allaitement», page 360*), permettant à la mère qui allaite de bien nourrir son enfant, coûte probablement moins cher qu'un régime traditionnel, trop souvent composé de gras, de sauces et de calories vides.

■ Il existe des preuves à l'effet que l'allaitement maternel diminuerait les risques de cancer du sein chez les femmes, plus tard dans leur vie.

■ L'allaitement aide l'utérus à reprendre sa forme d'avant la grossesse et diminue l'écoulement des lochies (écoulement utérin).

■ La lactation empêche l'ovulation et les menstruations, du moins jusqu'à un certain point. On ne devrait pas s'y fier comme méthode anticonceptionnelle, mais l'allaitement peut retarder la reprise des menstruations de la femme pendant plusieurs mois.

■ L'allaitement peut aider la mère à se débarrasser de la graisse accumulée pendant la grossesse. Si une femme fait attention de ne manger que la bonne quantité de calories, elle peut fournir à son bébé les éléments nutritifs dont il a besoin tout en maigrissant elle-même.

■ L'allaitement encourage les périodes de repos chez la nouvelle maman, ce qui est particulièrement important pendant les six premières semaines.

■ L'allaitement en public devient de plus en plus acceptable. Avec un peu de discrétion et une grande serviette de table, la mère et son bébé peuvent manger dans le même restaurant.

■ L'allaitement rapproche étroitement la mère et l'enfant, au moins six ou huit fois par jour. La gratification émotive, l'intimité, le partage d'amour et de plaisir peuvent être très précieux et profondément satisfaisants.

Une petite note spéciale pour les mères de jumeaux : les avantages sont doublés pour vous. (*Voir les conseils de la page* *361 pour savoir comment rendre l'allaitement de deux bébés plus facile.*)

POURQUOI CERTAINES FEMMES PRÉFÈRENT-ELLES LE BIBERON?

Tout comme il y avait des femmes qui s'opposaient au biberon il y a trente ans, il y a encore des femmes qui choisissent de ne pas allaiter de nos jours. Et même si les avantages du biberon semblent ne plus faire le contrepoids face aux avantages de l'allaitement, ils peuvent être réels et convaincants pour certaines femmes.

■ Le biberon ne restreint pas la liberté de la mère. Elle peut travailler, faire des courses, sortir le soir, et même dormir toute la nuit et laisser quelqu'un d'autre nourrir son bébé.

■ Le biberon permet au père de mieux partager les responsabilités et de tirer profit du rapprochement. (Notons qu'il pourrait quand même le faire en donnant un biberon de lait maternel).

■ Le biberon n'entrave pas la vie sexuelle du couple (à moins que le bébé ne s'éveille pour son biberon au mauvais moment). L'allaitement maternel le peut. D'abord parce que les hormones de la lactation peuvent provoquer de la sécheresse vaginale; et ensuite parce que des seins qui coulent refroidissent certains couples pendant les relations sexuelles. Pour les couples qui nourrissent leur bébé au biberon, les seins peuvent demeurer sensuels au lieu d'être utilitaires.

■ Le biberon ne vous dicte pas de régime particulier, et ne gêne pas votre genre d'alimentation. Vous pouvez manger tout l'ail, toute la nourriture épicée et tout le chou que vous voulez et vous n'êtes même pas obligée de boire un seul verre de lait.

■ Le biberon peut s'avérer préférable pour une femme inhibée, pudique face à une relation aussi intime avec son bébé et timide face à la possibilité de nourrir en public, ou pour une femme qui se sent trop tendue ou impatiente pour allaiter.

COMMENT VOUS DÉCIDER

De plus en plus de femmes, de nos jours, n'ont pas de choix à faire : elles savent qu'elles opteront pour l'allaitement maternel plutôt que pour le biberon, bien avant de décider de devenir enceintes. D'autres qui n'y ont jamais vraiment pensé avant la grossesse choisissent d'allaiter après avoir lu les nombreux avantages de cette méthode. Certaines femmes demeurent indécises tout au long de leur grossesse, elles ne sont pas sûres de leurs sentiments à ce sujet, ni de ceux de leur mari. Quelques-unes, même si elles sont convaincues que l'allaitement n'est pas fait pour elles, ne peuvent s'empêcher de penser qu'elles devraient le faire quand même.

Pour toutes ces femmes nous n'avons qu'une suggestion : essayez-le, vous pourriez l'apprécier. Vous pouvez toujours abandonner si vous n'aimez pas cela, mais au moins vous aurez apaisé vos doutes. Faute de mieux, vous et votre bébé aurez récolté les bienfaits de l'allaitement, même si ce n'est que pour un bref moment.

Cependant, donnez-vous une chance d'apprécier les bienfaits de l'allaitement. Les premières semaines sont toujours difficiles, même pour celles qui sont le plus en faveur de cette méthode. Des expertes prétendent qu'il faut un mois complet pour bien s'adapter.

CONTRE-INDICATIONS À L'ALLAITEMENT

Malheureusement, toutes les nouvelles mamans ne peuvent allaiter. Certaines femmes ne peuvent pas ou ne devraient pas nourrir leur nouveau-né. Les causes de cette restriction peuvent être physiques ou émotives; il peut s'agir de la santé de la mère ou de celle du bébé, à court ou à long terme. Voici ces causes :

■ Maladies débilitantes graves (comme les problèmes cardiaques ou rénaux, ou une anémie sévère) ou maigreur extrême.

■ Infection grave, comme la tuberculose.

■ État nécessitant une médication qui passe dans le lait maternel et qui pourrait être dangereuse pour le bébé. Exemple : les anti-thyroïdiens, les médicaments contre le cancer, les anti-hypertenseurs; le lithium, les tranquillisants et les sédatifs. Si vous prenez quelque médicament que ce soit, vérifiez auprès de votre médecin avant de commencer à allaiter[4].

■ Le sida, qui se transmet par toutes les sécrétions du corps, y compris le lait maternel.

■ La toxicomanie, incluant l'usage des tranquillisants, de l'héroïne, de la méthadone, de la marijuana et de la cigarette. Une utilisation abusive du café et de l'alcool entrerait aussi dans cette catégorie.

■ Une aversion aiguë pour l'allaitement.

Les conditions physiques du nouveau-né qui empêchent l'allaitement sont :

■ Des problèmes comme l'intolérance au lactose ou phenylkétonurie (PKU), où ni

---

4. Un besoin de médication temporaire, comme la pénicilline, même au début de l'allaitement, n'élimine pas nécessairement les chances d'allaiter. Il est possible de nourrir temporairement le bébé à l'aide de lait en poudre, d'extraire votre lait pour continuer la lactation et, aussitôt que la médication prend fin, de revenir à l'allaitement maternel.

le lait maternel ni le lait de vache ne peuvent être digérés.

- Bec-de-lièvre, fissure palatine ou toute autre malformation palatine qui rend la succion du sein difficile.

- On a supposé que le cancer du sein pouvait se transmettre de mère en fille par un virus contenu dans le lait maternel, dans les familles qui ont une forte hérédité de cancer du sein avant la ménopause. Ceci n'est pas confirmé; apparemment il y a des femmes qui peuvent allaiter leur bébé en toute sécurité et avec succès, même avec une telle hérédité, ou même après avoir eu un cancer du sein.

COMMENT AVOIR DU SUCCÈS EN NOURRISSANT AU BIBERON

Même si l'allaitement maternel est une bonne chose pour la mère et pour l'enfant, il n'y a pas de raison que l'allaitement au biberon ne le soit pas également. On a nourri au biberon des millions de bébés heureux et en santé. Quand vous ne pouvez ou ne souhaitez pas allaiter votre bébé, le danger ne réside pas dans le biberon, mais plutôt dans la culpabilité ou la frustration que vous pourriez communiquer à votre bébé. Sachez que, avec un petit effort, vous pouvez communiquer votre amour à votre bébé aussi bien avec un biberon qu'avec votre sein. Faites de chaque tétée un moment de caresses, comme vous le feriez si vous allaitiez; ne laissez jamais votre bébé boire seul dans son lit avec un porte-biberon; établissez un contact corporel en ouvrant votre chemise, quand vous le pouvez, et en pressant votre bébé contre votre poitrine nue pendant qu'il boit.

CHAPITRE 13

Le neuvième mois

CE QUE VOUS RÉSERVE L'EXAMEN MÉDICAL

Après la 36e semaine, vous verrez votre médecin toutes les semaines. Ses habitudes personnelles et vos besoins particuliers peuvent apporter des variantes à cet examen. Mais vous pouvez quand même vous attendre, ce mois-ci, à ce que le médecin vérifie les points suivants[1] :

- Poids (l'augmentation ralentira probablement et pourra même cesser) et tension artérielle (elle sera peut-être légèrement plus élevée qu'au milieu de votre grossesse).

- Urine, pour le sucre et les protéines.

- Coeur foetal.

- Taille et forme de l'utérus; vous pouvez alors avoir une idée approximative du type de présentation (par la tête ou par le siège?) et de la position du foetus (est-il déjà engagé?).

- Hauteur utérine (qui devrait diminuer à la suite de l'engagement du bébé dans le bassin).

- Mains et pieds pour l'oedème et jambes pour les varices.

- Symptômes que vous avez eus, surtout ceux qui sont inhabituels.

- Col de l'utérus, pour savoir s'il est effacé ou dilaté, en général vers la 38e semaine (avec un examen interne).

- Fréquence et durée des contractions Braxton Hicks que vous pouvez avoir et que vous avez notées.

- Recommandations de votre médecin pour savoir quand l'appeler si vous pensez être en travail.

- Préparez une liste des questions et des problèmes dont vous voulez discuter, en particulier s'ils sont reliés au travail et à l'accouchement : vous pourrez en discuter.

---

1. Voir l'appendice pour l'explication des étapes à suivre et des examens à exécuter.

CE QUE VOUS POUVEZ RESSENTIR

I l est possible que vous ressentiez, à un moment ou à un autre, tous les symptômes suivants ou seulement quelques-uns d'entre eux. Certains se poursuivent depuis le mois précédent, d'autres sont difficiles à remarquer. D'autres encore sont cachés par des signes nouveaux et excitants qui vous indiquent la proximité du travail.

Sur le plan physique

- Changements de l'activité foetale (plus de tortillements et moins de coups, parce qu'il y a moins de place dans l'utérus).

- Pertes vaginales (leucorrhée) qui deviennent plus denses et qui contiennent plus de mucosités; elles peuvent être striées de sang, teintées de brun ou de rose après les relations sexuelles ou après un examen vaginal.

- Constipation.

- Brûlures d'estomac (reflux) et indigestions, flatulences et gonflements.

- Maux de têtes occasionnels, faiblesse et étourdissements.

- Congestion nasale et saignements de nez occasionnels; oreilles bouchées.

- Crampes dans les jambes pendant le sommeil.

- Augmentation des maux de dos et de la sensation de lourdeur.

- Malaises et douleurs dans les fesses et le bassin.

- Augmentation de l'oedème (enflure) aux chevilles et aux pieds, et à l'occasion aux mains et au visage.

- Varices sur les jambes ou hémorroïdes.

- Démangeaisons au ventre.

- Respiration plus facile après la descente du bébé.

- Mictions plus fréquentes après la descente du bébé.

- Plus de difficulté à dormir.

À QUOI RESSEMBLE BÉBÉ?

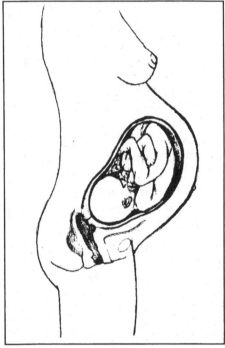

Vous en êtes aux derniers préparatifs pour la naissance, qui peut maintenant avoir lieu à tout moment, sans danger. Les poumons sont mûrs. Le bébé a grandi de 5 centimètres et grossi de plus d'un kilogramme (les bébés, à terme, mesurent en moyenne 50 centimètres et pèsent 3,5 kilos). Le foetus peut sembler moins actif parce qu'il est plus tassé et probablement déjà engagé.

- Augmentation et intensification des contractions Braxton Hicks (certaines peuvent être douloureuses).
- Maladresse qui rend plus difficiles les déplacements.
- Colostrum qui s'écoule seul ou avec une pression sur les seins (cette substance, qui précède le lait, peut ne pas apparaître avant l'accouchement).
- Fatigue ou excès d'énergie, ou les deux en alternance.
- Augmentation ou perte d'appétit.

Sur le plan émotif

- Plus d'agitation, plus d'angoisse, plus d'appréhension, plus de distractions.
- Soulagement à l'idée que vous avez presque fini.
- Irritabilité excessive (en particulier avec les gens qui vous disent sans arrêt : «Vous n'avez pas encore accouché»?
- Impatience et nervosité.
- Rêves et idées fantaisistes au sujet du bébé.

CE QUI PEUT VOUS INQUIÉTER

CHANGEMENTS DANS LES MOUVEMENTS DU FOETUS

«Mon bébé, qui d'habitude me donnait des coups extrêmement vigoureux, ne le fait plus du tout maintenant; il ne fait que se tortiller.»

La première fois qu'il s'est manifesté, pendant le cinquième mois, votre bébé avait amplement d'espace pour les acrobaties, les coups de pieds et les coups de poings. Maintenant que l'espace devient un peu plus restreint, sa gymnastique est réduite. Dans ses confins utérins, il a à peine assez de place pour se tourner, s'enrouler et remuer un peu. Et une fois sa tête engagée dans le col, le bébé sera encore moins mobile.

La sorte de mouvements foetaux que vous sentez à ce stade ne sont pas importants, du moment que vous sentez une activité quelconque tous les jours. Si jamais le ralentissement des activités vous cause des inquiétudes, ou que les mouvements cessent complètement ou deviennent très

faibles, téléphonez à votre médecin. Il ou elle peut vous suggérer d'essayer ce truc : étendez-vous, relaxez et comptez les mouvements sur une période d'une demi-heure ou d'une heure. Répétez l'exercice, si possible deux ou trois fois pendant la journée. Vous devriez vous sentir rassurée si vous sentez dix mouvements ou plus à l'heure, chaque fois que vous faites cet exercice. Si vous en sentez moins, cela peut signifier que vous avez besoin d'un examen plus approfondi; pourtant, même dans cette circonstance, vous ne devriez pas vous inquiéter. Plusieurs bébés sont relativement inactifs dans l'utérus tout en étant en bonne santé. Mais si l'inactivité indique une détresse foetale, une intervention médicale rapide sera vitale pour votre bébé.

«J'ai lu que les mouvements foetaux sont supposés diminuer à l'approche de l'accouchement. Mon bébé me semble plus actif que jamais. Cela veut-il dire qu'il sera hyperactif?»

Avant la naissance, il est trop tôt pour commencer à se soucier de l'hyperactivité.

Des études ont démontré que les foetus qui sont très actifs dans l'utérus ne sont pas plus susceptibles que les autres de devenir hyperactifs pendant leur enfance.

Une recherche récente contredit également l'idée que la plupart des foetus deviennent paresseux juste avant l'accouchement. Pendant les derniers mois de la grossesse, on observe généralement un déclin graduel dans les mouvements (de 25 à 39 à l'heure la trentième semaine, et de 18 à 28 vers la fin de la grossesse). Ceci est probablement lié au manque d'espace, à la moins grande quantité de liquide amniotique, et à l'amélioration de la coordination des mouvements du foetus. Mais plusieurs femmes ne se rendent pas compte de la différence, à moins qu'elles ne comptent ces mouvements.

SAIGNEMENTS OU TRACES DE SANG

«Juste après avoir fait l'amour ce matin, j'ai commencé à saigner. Est-ce un signe que le travail commence? Le bébé court-il un danger quelconque?»

Les nouveaux symptômes qui apparaissent pendant le neuvième mois suscitent en général les questions suivantes : Est-ce le temps? Est-ce que quelque chose ne va pas?

Les saignements et les traces de sang sont deux événements qui provoquent ce genre d'angoisse. Leur signification dépend du type de saignements que vous avez et des circonstances qui les entourent :

■ Les taches rosâtres et les mucosités striées de sang qui apparaissent peu de temps après les relations sexuelles ou l'examen gynécologique, les mucosités et les taches brunâtres qui apparaissent 48 heures après sont probablement toutes le résultat d'un col fragile et sensible à la manipulation. Ceci est normal et ce n'est pas un signe de danger, mais vous devriez en parler à votre médecin. Il est possible qu'il vous recommande de vous abstenir d'avoir des relations sexuelles jusqu'à l'accouchement.

■ Les saignements rouge clair et les taches de sang qui persistent peuvent provenir du placenta et ils devraient être évalués sans tarder. Appelez immédiatement votre médecin. Si vous ne pouvez le ou la joindre, faites-vous conduire à l'hôpital. Des mucosités sanguinolentes et des pertes rosâtres ou brunâtres accompagnées de contractions peuvent vous indiquer le début du travail. (*Voir «Le pré-travail, le faux travail et le vrai travail», à la page 222.*) Le fait que ces mucosités striées de sang soient apparues juste après les relations sexuelles peut n'être qu'une coïncidence. Mais téléphonez quand même à votre médecin.

ENGAGEMENT

«Si j'ai dépassé ma 38e semaine et que le bébé n'est pas encore descendu, est-ce que cela veut dire que mon accouchement sera retardé?»

La «descente», également appelée «engagement», se produit lorsque le bébé s'installe dans la cavité du bassin. Aux premières grossesses, l'engagement a généralement lieu de deux à quatre semaines avant l'accouchement. Chez les femmes qui ont déjà eu des enfants, il se produit rarement avant le début du travail. Mais comme pour tous les aspects de la grossesse, les exceptions confirment la règle.

Un premier bébé peut descendre quatre semaines avant la date prévue et venir au monde deux semaines «en retard»; le travail peut aussi commencer sans qu'il ne soit descendu du tout.

L'engagement est souvent visible. La femme enceinte remarque que son ventre bombé est soudainement retombé et qu'il pointe vers l'avant. Au moment où l'utérus se sépare du diaphragme, elle a moins d'efforts à faire pour respirer; son estomac est moins oppressé, elle peut donc manger plus facilement. Ces conforts additionnels sont compensés par les malaises créés par la pression sur la vessie, sur les articulations du bassin et sur la région anale, ce qui amène de fréquentes envies d'uriner, de la difficulté à bouger, la sensation d'une augmentation de la pression périnéale, et quelquefois des douleurs. De petits chocs aigus ou des élancements peuvent se produire quand la tête du bébé s'appuie contre le plancher pelvien. Certaines femmes sentent un roulement dans leur bassin quand le bébé tourne la tête. Souvent, à cause d'une autre modification dans son sens de l'équilibre, la femme enceinte se sent déstabilisée après l'engagement du bébé.

Il est très possible, cependant, que la descente se fasse sans que vous ne vous en rendiez compte. Si, par exemple, vous portiez déjà votre bébé bas, il se peut que la forme de votre ventre ne change pas de façon significative. Si vous n'avez jamais eu de problèmes de respiration ou de mictions fréquentes pendant votre grossesse, il est possible que vous ne notiez pas de changements importants à cet égard.

Quand la partie la plus grosse du diamètre de la tête a atteint la barrière du bassin osseux, on dit qu'elle est «engagée». Seul votre médecin peut savoir si la tête de votre bébé est installée ou non dans votre bassin. Il ou elle se base sur deux facteurs importants : avec un examen interne, on peut sentir la présentation (on saura alors quelle partie du foetus est le plus près de la sortie; le plus souvent ce sera la tête); ou par palpation externe, on découvre que la tête est fixée et qu'elle ne «flotte» plus.

La progression de la tête à travers le col de l'utérus est mesurée en «stations», chacune de ces stations mesurant un centimètre de long. Un bébé complètement engagé

est à «zéro ou au grade 0», ce qui signifie que la tête du foetus est descendue au niveau de l'ischion (un des trois os formant l'os iliaque). Un bébé qui vient de commencer sa descente peut être à la station -2 ou -3. Quand l'accouchement commence, la tête continue à descendre au-delà de la station 0 jusqu'à +1, +2 et ainsi de suite, jusqu'à ce qu'elle commence à «couronner» à l'ouverture externe du vagin, à +3. Une femme qui commence son travail à la station 0 n'aura pas nécessairement moins de poussées à faire qu'une autre qui commence à la station -3, car ce n'est pas là l'unique facteur déterminant le type de travail.

Même si l'engagement de la tête suggère que le bébé pourra probablement traverser le bassin sans difficulté, un foetus qui flotte encore quand le travail commence n'aura pas nécessairement de problèmes. En fait la majorité d'entre eux passent facilement à travers le bassin.

QUAND ACCOUCHEREZ-VOUS?

«Le médecin peut-il me dire exactement si mon travail approche?»

Non. Et ne le croyez pas s'il vous dit le contraire. Il existe bien quelques indications qui permettent de prévoir l'approche du travail, et votre médecin commence à noter ces indications pendant le neuvième mois. Il vérifiera d'abord si la descente et l'engagement sont amorcés; il observera quelle station (grade dans le bassin) le bébé a atteint; enfin, il notera si l'effacement (amincissement du col) et la dilatation (ouverture du col) ont commencé.

Mais si ces informations permettent à votre médecin de savoir que le travail va commencer bientôt, «bientôt» peut se situer n'importe où entre une heure, trois semaines et un mois. Une femme à qui son médecin aurait dit «votre travail va commencer ce soir» verrait son euphorie se transformer en déprime si elle avait à continuer sa grossesse pendant des semaines sans ressentir la moindre contraction.

Il ne faut pas non plus se fier à un médecin qui prédit que le travail ne commencera pas avant des semaines parce que l'effacement et la dilatation ne sont pas encore commencés. Certaines femmes pourront témoigner qu'après avoir entendu cette prédiction, elles se sont effondrées en revenant de chez leur médecin, résignées à être enceintes un mois de plus; pourtant, elles ont souvent accouché dès le lendemain matin.

L'engagement, l'effacement et la dilatation peuvent effectivement se produire graduellement pendant quelques semaines, et même un mois ou plus chez certaines femmes; chez d'autres, ils peuvent se produire en quelques heures. Personne, quel que soit son degré de connaissance, ne peut prédire avec précision le commencement du travail, parce que personne ne sait exactement ce qui le déclenche. (C'est la raison pour laquelle certains médecins ne sont pas plus disposés à prédire la date de l'accouchement que le sexe de l'enfant.)

Alors, comme toutes les femmes enceintes avant vous, vous n'aurez qu'à jouer le jeu de l'attente, en sachant que votre tour viendra.

SALLES DE TRAVAIL ET D'ACCOUCHEMENT

«Je suis très mal à l'aise de devoir aller à l'hôpital et d'accoucher dans un milieu qui ne m'est pas familier.»

Le département d'obstétrique est l'endroit le plus joyeux d'un hôpital. Néanmoins, si vous ne savez pas à quoi vous attendre, il est normal que vous soyez inquiète. La plupart des hôpitaux permettent (et même

ils l'encouragent) la visite des salles de travail et d'accouchement aux couples qui attendent un enfant. Si les visites ne sont pas dans leurs habitudes, demandez à votre médecin s'il peut vous en arranger une. Vous pouvez également aller à l'hôpital pendant les heures de visites, et même si vous ne voyez pas nécessairement les salles de travail et d'accouchement, vous pourrez vous rendre compte de l'allure des chambres dans le département d'obstétrique et regarder la pouponnière. Cette visite, en plus de vous mettre à l'aise, vous permettra de voir à quoi ressemble un nouveau-né avant de tenir le vôtre dans vos bras.

Les salles de travail et d'accouchement varient d'un hôpital à l'autre. Certaines sont d'allure austère; d'autres sont plus chaleureuses. Les chambres de naissance ont tendance à devenir de plus en plus simples et à ressembler à une chambre ordinaire, avec des berceuses, des illustrations sur les murs, des rideaux aux fenêtres et des lits de naissance qui ont plus l'air de sortir de la salle de montre d'un magasin de meubles que d'un catalogue de matériel médical.

Mais finalement, ce ne sera pas le talent d'un décorateur qui comptera pour vous et pour votre bébé; ce sera plutôt l'attention de l'équipe médicale qui vous entourera.

GROSSESSE PROLONGÉE

«J'ai dépassé d'une semaine la date prévue pour mon accouchement et mon médecin m'a fait passer un examen du rythme cardiaque du foetus. Est-il possible que mon travail ne se déclenche jamais?»

La date magique est encerclée de rouge sur votre calendrier; à chaque jour pendant les 40 semaines qui la précèdent, vous avez fait une croix. Enfin, le grand jour est arrivé mais pas le bébé, comme dans la majorité des grossesses. La joie s'est alors transformée en découragement. Le berceau et le landau du bébé demeurent vides pendant une autre journée, puis une autre semaine et même, dans 10 p. cent des cas, pendant deux semaines de plus. Cette grossesse ne finira donc jamais?

Mais on n'a jamais enregistré de cas de grossesse sans fin, même avant l'avènement du déclenchement du travail. Certaines femmes commencent bien sûr à en douter quand elles atteignent leur 42e semaine de grossesse. (Il est vrai qu'occasionnellement une grossesse peut progresser jusqu'à 44 semaines ou plus, mais aujourd'hui on provoque généralement le travail avant de dépasser la 42e semaine.)

Quand la grossesse d'une femme se prolonge au-delà de 42 semaines (certains médecins interviennent plus tôt), le médecin évalue la situation, en prenant deux facteurs en considération.

La date estimée de l'accouchement est-elle juste? Cette date est devenue relativement exacte grâce aux indications fournies par la hauteur et la taille de l'utérus au cours de la grossesse. De plus, le médecin peut facilement faire une corrélation entre cette date et divers signes, comme le moment des premiers mouvements que la mère a sentis chez le foetus et les premiers battements du coeur foetal entendus par auscultation. Quelquefois, on a recours à une échographie et à des tests d'urine et de sang pour établir l'âge de la gestation. Malgré tout, on estime qu'environ 70 p. cent des grossesses prolongées se rapportent à un mauvais calcul de la date de la conception.

Le foetus continue-t-il à se développer normalement? Plusieurs bébés continuent à grandir et à être en pleine forme jusqu'au dixième mois (cela peut cependant devenir un problème quand le bébé devient trop gros pour passer dans le bassin de la mère.) Par ailleurs, le placenta qui vieillit peut commencer à se détériorer; le bébé arrête

alors de se développer. Il est possible que ces bébés perdent du poids dans l'utérus et naissent avec des membres longs et maigres ainsi qu'avec une peau sèche, semblable à un parchemin qui pend mollement à cause de la diminution de la couche de gras. Les risques de souffrance pendant le travail sont plus grands chez les bébés retardataires que chez les nouveau-nés à terme; mais ces enfants se développent habituellement de façon normale après la naissance.

Il existe différentes manières de déterminer l'état du foetus et de son placenta après le terme prévu. Ces tests sont à la discrétion du médecin. Il peut les faire de routine, quand la grossesse est prolongée d'une semaine ou plus; plus rarement, ces tests seront effectués à cause de signes de problèmes chez la mère ou chez le foetus.

L'examen du rythme cardiaque du foetus est simple et sans danger. On relie la mère à un moniteur foetal afin d'observer la réponse du coeur foetal à ses mouvements. Normalement, la vitesse des battements accélérera immédiatement après chaque mouvement. Deux accélérations de ce genre en une période de 20 minutes indiquent que le foetus réagit et qu'il est, de ce fait, en bonne santé.

Le test de réactivité foetale ou test d'essai à l'ocytocine (OT) évalue également la capacité de réaction du coeur foetal. Mais cette fois, on observera la réaction aux contractions utérines simulées plutôt qu'aux mouvements du foetus. Dans cet examen, qui est en quelque sorte plus complexe et qui prend plus de temps (il peut prendre jusqu'à trois heures), on relie la mère à un moniteur foetal, comme si elle était en travail. Si les contractions ne se produisent pas assez souvent d'elles-mêmes, on les provoque en administrant de l'ocytocine par voie intraveineuse ou en stimulant les mamelons de la mère (avec des serviettes chaudes; si nécessaire, la mère le fait manuellement). La réponse foetale indique la condition probable du foetus et du placenta aussi bien que leur capacité de supporter l'effort ardu que demandera le travail.

Le niveau de l'oestriol (les hormones oestrogènes produites par le placenta) dans le sang ou les urines de la mère, peut également être évalué. On pratique quelquefois cet examen conjointement avec le test de réactivité foetale et de battements du coeur foetal. Normalement, le niveau des oestrogènes augmente de la 28ᵉ semaine jusqu'au terme de la grossesse. Une série de dosages de l'oestriol démontrant une tendance stationnaire ou décroissante indique que les conditions de survie dans l'utérus ne sont plus optimales et on conseille alors un accouchement sans délai. On sait que différents facteurs se rapportant à la mère affectent le degré des oestrogènes (par exemple, les maladies chroniques, un changement du niveau des activités et les médicaments) et on interprète les résultats en conséquence. Un bas niveau de lactogène du placenta humain peut également indiquer un mauvais état du placenta.

Si le foetus passe bien tous ces tests, le médecin permettra probablement à la nature de suivre son cours un peu plus longtemps. On répétera les tests au moins chaque semaine. Si à un moment ou à un autre, les résultats indiquaient une insuffisance du placenta (qu'on peut vérifier en prélevant le pH du cuir chevelu du foetus), on décidera de provoquer la naissance, en déclenchant le travail ou en faisant une césarienne.

RUPTURE DES MEMBRANES EN PUBLIC

«Je vis dans l'angoisse que mes membranes ne se rompent en public.»

Vous n'êtes pas la seule à avoir cette crainte. L'idée de la rupture de la «poche des eaux» dans l'autobus ou dans un grand magasin est, pour la plupart des femmes enceintes, aussi humiliante que celle de perdre le contrôle de leurs urines en public. On raconte qu'une femme, ayant la hantise de cet événement, se promenait avec un pot de marinades dans son sac, prête à le laisser tomber dès que le moindre filet de liquide amniotique s'écoulerait d'elle.

Mais avant de commencer à fouiller dans vos armoires pour y trouver un pot de cornichons, il y a deux choses que vous devriez savoir. D'abord, la rupture des membranes avant le début du travail est rare; elle ne se produit que dans 15 p. cent des grossesses. Une fois les membranes rompues, le flot de liquide amniotique n'est pas très abondant à moins que vous ne soyez couchée (chose que vous ne ferez certainement pas en public). Quand vous marchez ou que vous êtes assise, la tête du foetus a tendance à bloquer l'ouverture de l'utérus comme un bouchon sur une bouteille de vin.

Ensuite, si jamais vos membranes se rompaient et que votre liquide amniotique jaillissait soudainement, les gens autour de vous ne pointeraient sûrement pas un oeil désapprobateur et ne se moqueraient pas non plus de vous. Ils vous offriraient probablement leur assistance ou vous ignoreraient discrètement (comme vous le feriez vous-même en pareil cas). Rappelez-vous, après tout, que personne ne peut ignorer le fait que vous êtes enceinte; il est donc difficile de confondre le liquide amniotique avec quoi que ce soit d'autre.

Le fait de porter une serviette sanitaire pendant les dernières semaines peut vous rassurer, ainsi que vous garder plus fraîche quand la leucorrhée augmente.

ALLAITEMENT

«Mes seins sont très petits et mes mamelons sont flasques. Est-ce que je serai capable d'allaiter?»

Quand les bébés sont affamés, ils trouvent leur satisfaction dans tous les contenants. Il n'est pas nécessaire que vos seins ressemblent à ceux d'une pin-up et ils peuvent être équipés de presque toutes les formes de mamelons : petits et flasques, gros et pointus, et même rentrés vers l'intérieur. Toutes les combinaisons de seins et de mamelons possèdent la capacité de produire et de fournir du lait dont la qualité ou la quantité n'est absolument pas subordonnée aux apparences. Malheureusement, il existe trop de préjugés au sujet des seins qui peuvent ou ne peuvent pas satisfaire un bébé; plusieurs femmes, pour cette raison, se laissent décourager à tort.

Les mamelons rentrés vers l'intérieur et qui ne viennent pas en érection pendant la stimulation sexuelle ont besoin d'une préparation spéciale avant la naissance. L'utilisation d'un protecteur de mamelons est la meilleure façon de les «sortir». Portez ces protecteurs aussi longtemps que vous le pouvez le jour, pendant les derniers mois de la grossesse; ils exercent une légère succion qui sort doucement le mamelon vers l'extérieur. Une pompe à sein manuelle peut aussi vous aider à corriger la forme du mamelon, si vous l'utilisez plusieurs fois par jour.

Certains experts recommandent aux femmes qui ont l'intention d'allaiter de préparer leurs seins à l'avance en succionnant un peu de colostrum tous les jours à partir du huitième mois (même si toutes les femmes ne seront pas nécessairement capables de le faire) et en tirant, tournant et roulant les mamelons entre le pouce et l'index pour les endurcir. D'autres disent que les mamelons s'habituent naturellement à l'allaitement, sans préparation spéciale.

«Ma mère me dit qu'à ce stade de grossesse, son lait coulait déjà; le mien ne coule pas. Est-ce que cela veut dire que je n'ai pas de lait?»

Le mince filet jaunâtre que certaines femmes enceintes peuvent extraire de leurs seins n'est pas du lait. C'est une substance que l'on appelle du colostrum. Il est plus riche en protéines et plus faible en gras et en sucres lactiques que le lait maternel qui apparaît de deux à trois jours après l'accouchement; il contient aussi d'importants anticorps qui protègent le bébé contre les infections.

Cependant plusieurs femmes n'ont pas de colostrum apparent avant la fin de l'accouchement. Même si elles en ont, il se peut qu'elles ne s'en rendent pas compte. Ceci ne prédit en aucun cas des difficultés d'allaitement.

MATERNAGE

«Maintenant que l'arrivée du bébé approche, je commence à me soucier de ses soins. Je n'ai jamais tenu un nouveau-né dans mes bras.»

Les femmes ne naissent pas mères, sachant instinctivement bercer un bébé, changer ses couches ou lui donner un bain. La maternité ou la condition de parents est un art qui s'apprend, un art qui requiert beaucoup de pratique. Il y a cent ans, cette pratique s'acquérait souvent en bas âge, quand la petite fille apprenait à s'occuper de ses frères et soeurs plus jeunes, comme aussi elle apprenait à faire du pain et à repriser des chaussettes.

Aujourd'hui, un grand pourcentage de femmes adultes n'ont jamais pétri de pain, ni pris une aiguille pour réparer une chaussette usée, ni tenu un nouveau-né dans leurs bras; elles en ont encore moins pris soin. Leur entraînement à la maternité se fait sur le tas, en l'accompagnant d'un peu de lecture. Pendant la première ou les deux premières semaines, il est donc possible que le bébé pleure plus qu'il ne dorme, que les couches ne soient pas tout à fait étanches et que plusieurs larmes soient versées. Lentement mais sûrement, la nouvelle maman commencera à se sentir professionnelle. Ses inquiétudes feront place à de l'assurance. Le bébé qu'elle avait peur de tenir dans ses bras se blottira confortablement contre son bras gauche pendant qu'elle mettra la table avec sa main droite ou qu'elle passera l'aspirateur. Donner des gouttes de vitamines, baigner le bébé, replacer ses bras et ses jambes tortillées pendant qu'il dort cesseront d'être une épreuve redoutée. Ces gestes deviendront naturels, comme toutes les tâches de la maternité. C'est à ce moment-là que la femme devient une mère et même si vous avez en ce moment de la difficulté à y croire, vous le deviendrez vous aussi.

Ce que vous devez savoir :
Le prétravail, le faux travail, le vrai travail

À la télévision, tout semble très simple. Vers trois heures du matin, la femme enceinte s'assoit dans son lit, dépose la main sur son ventre et réveille calmement son mari, presque sereine, en disant : «Chéri, c'est le temps.»

Mais comment cette femme sait-elle que c'est le temps? Comment reconnaît-elle avec tant d'assurance qu'elle est en travail, alors que c'est la première fois que ça lui arrive? Qu'est-ce qui la rend si certaine qu'à son arrivée à l'hôpital, l'examen du résident ne lui révélera pas que son col n'est pas effacé, qu'elle n'a pas de dilatation, et qu'elle n'approche même pas de la date prévue? Que l'équipe de nuit ne la renverra pas à la maison, avec un petit sourire moqueur, aussi enceinte que lorsqu'elle est arrivée?

Quand on est de l'autre côté de l'écran, on court plus de risques de se réveiller à trois heures du matin, hantée par de grandes incertitudes. Est-ce que j'ai de vraies douleurs ou simplement d'autres contractions de Braxton Hicks? Devrais-je allumer la lumière et commencer à les compter? Devrais-je prendre la peine de réveiller mon mari? Est-ce que je téléphone à mon médecin en plein milieu de la nuit pour lui rapporter ce qui pourrait bien être un faux travail? Si je le fais, deviendrai-je une de ces femmes enceintes qui crient «je suis en travail» tellement souvent que plus personne ne la prend au sérieux quand le temps est vraiment venu? Ou serai-je la seule femme de ma classe à ne pas reconnaître un travail? Est-ce que je partirai trop tard à l'hôpital et j'accoucherai dans un taxi? Les questions se multiplient plus rapidement que les contractions.

Le fait est que même si elles ont raison de s'en faire, la plupart des femmes ne se trompent pas quand vient le temps de reconnaître le début de leur travail. La grande majorité, grâce à leur instinct, leur chance, ou à des contractions si douloureuses qu'elles ne font pas de doute, arrivent à l'hôpital juste au bon moment, ni trop tôt ni trop tard. Mais il n'y a tout de même aucune raison de jouer à la devinette. Pour vous aider à apaiser vos inquiétudes et à éviter la confusion, familiarisez-vous très bien avec les signes de pré-travail, de faux travail et de vrai travail.

Personne ne sait exactement ce qui provoque le travail. On a tenté d'établir différentes théories, mais aucune d'elles ne tient scientifiquement. Il est probable que l'on doive rendre la combinaison des facteurs foetaux, placentaires et maternels responsable du déclenchement du travail.

SYMPTÔMES DE PRÉ-TRAVAIL

Le processus du prétravail peut précéder le vrai travail d'un mois complet et plus, ou seulement d'une heure ou deux. On le caractérise par le début de l'effacement et de la dilatation du col, ce qui ne peut être confirmé que par votre médecin, ainsi que par une variété de signes connexes que vous pouvez observer vous-même.

La descente et l'engagement. En général, le foetus commence à descendre dans le bassin de deux à trois semaines avant le début du travail, du moins chez la primipare. Dans les grossesses ultérieures, ce degré n'est généralement pas atteint avant que le travail ne commence.

Une plus forte sensation de pression dans le bassin et le rectum. Les crampes et les douleurs dans l'aine sont fréquentes, surtout dans les grossesses subséquentes. Il peut aussi y avoir des maux de dos persistants.

Perte de poids ou arrêt du gain de poids. À l'approche du travail, certaines femmes perdent jusqu'à 1,5 kilo; en général, le gain de poids diminue pendant le neuvième mois.

Changement du niveau d'énergie. Certaines femmes, arrivées à leur neuvième mois, trouvent que leur fatigue augmente. D'autres trouvent un regain d'énergie. On a comparé l'incontrôlable envie de laver les planchers et de polir les boiseries à l'instinct de «nidification» des oiseaux : la mère prépare son nid.

Changement d'aspect des pertes vaginales. Vous pouvez constater une augmentation et un épaississement des pertes.

Perte du bouchon muqueux. Au moment où le col commence à se dilater et à s'effacer, le bouchon muqueux qui ferme l'ouverture de l'utérus tombe. Ceci peut se produire une semaine ou deux avant le début des vraies contractions ou juste avant que le travail ne commence.

Traces rosâtres ou sanguinolentes. Quand le col s'efface et se dilate, il se produit fréquemment une rupture des capillaires, ce qui teinte les mucosités de rose ou les strie de sang. Ces traces signifient en général que le travail s'amorcera dans les 24 heures. Mais on peut aussi compter quelques jours.

Intensification des contractions Braxton Hicks. Ces contractions de pratique peuvent devenir plus fréquentes, plus intenses et même douloureuses.

Diarrhée. Certaines femmes ont des selles plus liquides juste avant l'amorce du travail.

SYMPTÔMES DE FAUX TRAVAIL

Le vrai travail n'est probablement pas commencé si :

■ Les contractions ne sont pas régulières, et si leur fréquence et leur intensité n'augmentent pas.

■ La douleur est dans le bas du ventre au lieu d'être dans le bas du dos.

- Les contractions diminuent quand vous marchez ou changez de position.

- L'utérus se détend et les contractions ralentissent si vous buvez un verre d'alcool.

- Les traces, si vous en avez, sont brunâtres[2]. (Elles sont habituellement le résultat d'un examen interne ou de relations sexuelles dans les 24 dernières heures.)

- Les mouvements du foetus s'intensifient brièvement en même temps que les contractions.

SYMPTÔMES DE VRAI TRAVAIL

Quand les contractions du pré-travail font place à d'autres contractions, cette fois plus fortes, plus fréquentes et plus douloureuses, la femme se pose la question : «Est-ce que ce sont les vraies contractions ou est-ce le faux travail?» Ce sont probablement les vraies si :

- Avec de l'activité, les contractions s'intensifient plutôt qu'elles ne cessent; un changement de position ou un verre d'alcool ne les soulage pas.

- La douleur commence dans le bas du dos et s'étend dans le bas du ventre; elle peut aussi s'irradier dans les jambes. Les contractions peuvent ressembler à des douleurs gastro-intestinales et être accompagnées de diarrhée.

- Les contractions deviennent graduellement plus fréquentes et plus douloureuses, et en général plus régulières (mais pas toujours). (Cette progression n'est pas absolue. Chaque contraction n'est pas nécessairement plus douloureuse et plus longue que la précédente, mais la moyenne

de leur intensité augmente effectivement à mesure que progresse le travail. Leur fréquence n'augmente pas non plus toujours à intervalle régulier et parfaitement égal, mais elle augmente tout de même.

- Il y a présence de traces roses ou de filaments de sang.

- Les membranes se rompent. Dans 15 p. cent des cas, la rupture des membranes se produit avant le début du travail, que ce soit un épanchement des eaux ou simplement un filet.

QUAND DEVEZ-VOUS APPELER VOTRE MÉDECIN?

Quand vous avez des doutes, appelez-le. Même si vous avez vérifié et revérifié les conseils qui précèdent, il est possible que vous ne soyez pas certaine d'être vraiment en travail. N'attendez pas trop, à moins que vous ne préfériez accoucher à la maison. Appelez votre médecin. Il ou elle sera probablement capable de vous dire par le son de votre voix, lorsque vous lui parlez pendant une contraction, si c'est le vrai travail. (Mais seulement si vous n'essayez pas de couvrir la douleur par stoïcisme ou pour garder vos bonnes manières.) La peur d'être gênée si vous vous trompez ne devrait pas vous empêcher d'appeler votre médecin ou la salle d'accouchement. S'il s'avère que c'est une fausse alerte, personne ne se moquera de vous. Vous ne seriez pas la première à vous tromper sur les signes du travail, et non plus la dernière.

- Appelez à n'importe quelle heure de la nuit ou du jour si tous les signes indiquent que vous êtes prête à vous rendre à l'hôpital. Ne laissez pas un sens trop développé de culpabilité ou de politesse vous empêcher de réveiller votre médecin au milieu

---

2. Consultez votre médecin immédiatement si vous avez des pertes de sang rouge clair.

QUE DEVEZ-VOUS APPORTER À L'HÔPITAL?

Pour la salle de travail et d'accouchement

- Le présent livre.

- Une montre ou un réveil avec une aiguille des secondes pour minuter les contractions, quoiqu'il y aura probablement une horloge dans votre chambre.

- Un appareil radio ou un lecteur de cassettes avec votre musique préférée, si la musique vous calme et vous détend.

- Une appareil-photo, une enregistreuse ou une caméra vidéo, si vous ne faites pas confiance à votre mémoire pour capter entièrement l'événement (et si les règlements de l'hôpital permettent la couverture média de l'accouchement...).

- De la poudre, de la lotion, et tout autre produit avec lequel vous aimez qu'on vous masse.

- Une balle de tennis ou une boule de plastique pour vous faire masser fermement, si vous avez des maux de dos.

- Des suçons non sucrés pour vous aider à garder la bouche humide (on recommande même des bonbons sucrés, mais ils vous rendent plus assoiffée et déshydratée.

- Des bas chauds, au cas où vous auriez froid aux pieds.

- Une brosse à cheveux, si le fait de vous faire brosser les cheveux vous décontracte.

- Une débarbouillette pour vous éponger, même si l'hôpital devrait vous en fournir une (n'en apportez pas une blanche car elle pourrait accidentellement se retrouver à la buanderie de l'hôpital).

- Un sandwich ou une collation pour papa (un assistant qui perd connaissance parce qu'il n'a pas mangé n'est pas très efficace).

- Une bouteille de champagne, enveloppée et identifiée à votre nom, pour célébrer (votre mari peut demander à l'infirmière de la garder au réfrigérateur). Il se peut cependant que vous ayez plus envie de porter un toast au jus d'orange.

Pour la chambre d'hôpital

- Une robe de chambre ou des chemises de nuit, si vous préférez porter les vôtres plutôt que celles de l'hôpital. Sachez cependant que même si les jolies chemises de nuit peuvent vous remonter le moral, elles peuvent se souiller et se retrouver avec des taches impossibles à nettoyer. Il en est de même pour les robes de chambre. Vous pouvez faire un compromis en portant votre liseuse favorite par-dessus les robes de nuit de l'hôpital.

- Du parfum, de la poudre et tout ce qui vous donne une sensation de fraîcheur.

- Des articles de toilette comme le shampooing, la brosse à dent, le dentifrice, de la lotion (votre peau peut devenir sèche à cause de la perte de liquide), une barre de savon dans un étui, un anti-sudorifique, une brosse à cheveux, un miroir portatif, du maquillage et tout ce qui est essentiel à votre beauté et à votre hygiène.

- Des serviettes sanitaires, de préférence à bande adhésive (mais on vous en fournira sans doute à l'hôpital).

- Un jeu de cartes, des livres (un livre de prénoms si vous attendez à la dernière minute pour vous décider) et d'autres distractions.

(Suite à la page suivante)

(Suite de la page précédente)

▪ Des paquets de raisins secs, des noix, des craquelins de blé entier et d'autres collations-santé pour empêcher la constipation malgré la diète de l'hôpital.

▪ Des vêtements pour rentrer à la maison; mais souvenez-vous que vous aurez encore un bon ventre. (Choisissez un vêtement qui vous allait aux environs du 4e ou 5e mois.)

▪ Des vêtements pour le bébé : un pyjama ou une combinaison extensible, une camisole et des petits chaussons, une couverture épaisse s'il fait froid; l'hôpital vous fournira probablement les couches mais apportez-en quand même.

de la nuit ou de le déranger pendant une fin de semaine à la maison. Les gens qui gagnent leur vie en mettant des enfants au monde ne s'attendent pas à travailler seulement de 9 heures à 5 heures.

▪ Votre médecin vous a probablement précisé que vous deviez lui téléphoner ou téléphoner à la salle d'accouchement quand vos contractions atteindraient une fréquence spécifique, c'est-à-dire à 5, 8 ou 10 minutes d'intervalle. Appelez quand plusieurs de vos contractions ont cette fréquence. N'attendez pas des intervalles parfaitement identiques; cela peut ne jamais se produire.

▪ Votre médecin vous a sans doute recommandé de lui téléphoner si vos membranes se rompent ou si vous pensez qu'elles se sont rompues, même si le travail n'est pas encore commencé. Certains disent : «Si elles se rompent à 3 heures du matin, attendez au lendemain matin pour appeler.» D'autres vous diront d'appeler immédiatement. Suivez les conseils de votre médecin, à moins que vous ne soyez en avance de quelques semaines, si vous savez que votre bébé est très petit et qu'il n'est pas encore engagé dans le bassin, ou si le liquide amniotique n'est pas clair mais plutôt brun avec des taches verdâtres. Dans ces conditions, appelez immédiatement parce qu'il peut y avoir un risque de procidence du cordon.

▪ N'hésitez pas, même si vous n'êtes pas certaine que c'est le vrai travail; vous n'avez pas nécessairement raison. Péchez plutôt par excès de prudence et téléphonez à votre médecin.

CHAPITRE 14

Le travail et l'accouchement

CE QUI PEUT VOUS INQUIÉTER

PERTES SANGUINES

«J'ai des pertes muqueuses rosées. Est-ce que cela veut dire que mon travail va bientôt commencer?»

N'envoyez pas tout de suite votre mari acheter des cigares. L'apparition de pertes sanguines, de mucosités teintées de rose ou brunes accompagnées de sang, indique que votre col commence à se dilater et que le processus menant à l'accouchement est entamé.

Mais ce processus est capricieux; il vous tiendra en alerte jusqu'aux premières contractions. Votre travail peut commencer dans un, deux et même trois jours, et votre col peut continuer à se dilater pendant tout ce temps. Il peut aussi commencer une heure plus tard.

Si vos pertes deviennent soudainement rouges et sanguinolentes, contactez immédiatement votre médecin. Un saignement sérieux pourrait indiquer une rupture pré-maturée du placenta, ce qui nécessiterait une attention médicale prompte.

RUPTURE DES MEMBRANES

«Je me suis réveillée en plein milieu de la nuit dans un lit mouillé. Ai-je été incontinente ou est-ce que mes membranes se sont rompues?»

L'odeur de vos draps vous renseignera probablement à ce sujet. Si les endroits mouillés sur le drap ont une odeur douce plutôt qu'une senteur d'ammoniaque, vous avez sans doute perdu du liquide amniotique (il s'écoulera encore; en effet, ce liquide continue à se reproduire jusqu'à l'accouchement et il se régénère toutes les trois heures). Si vous vous tenez debout ou assise, cependant, il est possible que la tête du bébé agisse à la manière d'un bouchon et ralentisse l'écoulement.

Certaines femmes ne font jamais l'expérience d'un jaillissement de liquide amniotique lorsque leurs membranes se rompent, en partie à cause de l'effet de bouchon et en partie parce qu'aucune contraction ne pousse le liquide vers l'extérieur. Elles n'ont qu'un petit filet qui s'écoule constamment. (Des pertes qui commencent et s'arrêtent ensuite, plusieurs semaines avant l'accouchement, indiquent souvent une déchirure des membranes qui s'est réparée d'elle-même.)

«Mes eaux viennent tout juste de se rompre, mais je n'ai pas eu de contractions. Quand commencera le travail et que dois-je faire entre-temps?»

Si vous faites partie de la majorité des femmes dont les membranes se rompent avant que le travail ne commence, votre travail devrait débuter dans les douze prochaines heures. Sinon, vous sentirez probablement les premières contractions d'ici vingt-quatre heures. Dans 1 cas sur 10, le travail prend encore plus de temps à s'amorcer. Les risques d'infection chez la mère ou le bébé peuvent s'accroître à cause de la rupture de l'enveloppe amniotique; la plupart des médecins provoqueront donc le travail vingt-quatre heures plus tard, d'autres attendront aussi peu que six heures. Quand les membranes se rompent avant la 34e semaine ou s'il y a d'autres raisons de craindre l'immaturité du foetus, certains médecins recommandent un délai de 48 à 72 heures, sous contrôle médical attentif, pendant lequel ils administrent une médication qui accélérera la maturation des poumons du foetus. Cependant, cette approche est encore un sujet de controverse.

Si vous pensez que vos membranes se sont rompues, appelez votre médecin ou votre sage-femme. En attendant, gardez votre région vaginale aussi propre que possible pour éviter l'infection. Ne prenez pas de bain et n'ayez pas de relations sexuelles; utilisez des serviettes sanitaires pour absorber l'écoulement de liquide amniotique; n'essayez pas de faire un auto-examen interne; essuyez-vous de l'avant vers l'arrière quand vous allez aux toilettes.

Il peut y avoir procidence du cordon ombilical quand la présentation n'est pas engagée dans le bassin; cela se produit rarement dans le cas d'une rupture prématurée des membranes et plus souvent dans les accouchements prématurés ou par le siège. Le cordon descend alors dans le col de l'utérus, et même dans le vagin, en même temps que l'épanchement du liquide amniotique. La pression exercée sur le cordon peut alors couper l'approvisionnement du foetus en oxygène; c'est pourquoi la procidence requiert des soins médicaux immédiats. Si une boucle du cordon apparaît dans votre vagin, mettez-vous à quatre pattes; ceci réduira la pression sur le cordon. Si le cordon descend toujours, même dans cette position, appuyez légèrement dessus (ne le compressez pas) avec une serviette propre ou une gaze humide chaude. Faites-vous conduire d'urgence à l'hôpital ou appelez l'ambulance.

LIQUIDE AMNIOTIQUE FONCÉ OU PRÉSENCE DE MÉCONIUM

«Mes membranes se sont rompues et le liquide est d'un brun verdâtre. Qu'est-ce que cela signifie?»

Votre liquide amniotique est mêlé de méconium, une substance brun-vert à l'odeur nauséabonde et qui vient du système digestif de votre bébé. En général, le méconium est produit après la naissance, dans les premières selles du bébé. Mais quelquefois il apparaît avant la naissance, mêlé au liquide amniotique; cela se produit en particulier à l'occasion de certaines formes de souffrance foetale et très souvent dans les cas de grossesse prolongée. Les traces de méconium ne sont pas à elles seules un signe absolu de souffrance foetale, mais comme elles en sont un indice, faites-en part le plus tôt possible à votre médecin.

DÉCLENCHEMENT DU TRAVAIL

«Mon médecin veut déclencher mon travail. Cela me dérange parce que j'aurais voulu avoir un accouchement naturel.»

Il y a une vingtaine d'années, certains médecins croyaient que le fait de déclencher le travail était sans danger; ils le faisaient donc fréquemment pour que la patiente accouche pendant un moment qui leur était favorable. Mais les médecins d'aujourd'hui ne le font que pour des raisons sérieuses. Ceci surtout parce que l'usage de l'ocytocine est devenu beaucoup plus rigoureux et qu'on n'y a recours qu'en cas d'absolue nécessité. L'ocytocine est le produit avec lequel on provoque le travail. On reconnaît maintenant que, quand c'est possible, il vaut mieux laisser la nature suivre son cours. Cependant dans certaines circonstances, quand le travail ne se déclenche pas de lui-même et quand il est faible et irrégulier, la nature a besoin d'une petite poussée. Par exemple quand il y a :

■ Souffrance foetale : on a quand même le temps de faire un accouchement par voies naturelles.

■ Rupture prématurée des membranes : si le travail ne s'est pas déclenché spontanément dans les 24 heures qui suivent, on voudra alors réduire les risques d'infection. (Certains médecins attendront plus longtemps, d'autres moins; certains suggéreront d'essayer de stimuler les contractions de façon «naturelle», avec de l'huile minérale ou avec la stimulation des mamelons, sous surveillance médicale à l'hôpital.) (*Voir plus loin.*)

■ Grossesse prolongée : la grossesse a dépassé la date prévue de deux semaines ou plus, ou le test de réactivité foetale et les battements de coeur du foetus montrent que le placenta ne fonctionne pas de façon optimale à cause de son vieillissement.

■ Arrêt ou inefficacité du travail : si l'accouchement est retardé indéfiniment, cela peut mettre en danger la mère et l'enfant.

■ Diabète maternel : le déclenchement de l'accouchement chez les mères diabétiques est souvent indiqué parce que leur placenta a tendance à se détériorer prématurément et parce que, si on les rend à terme, les bébés peuvent devenir trop gros.

■ D'autres maladies de la mère : l'hypertension ou les maladies du rein, maladies au cours desquelles il peut y avoir du danger à rendre le bébé à terme.

■ Incompatibilité du facteur Rh : le bébé ne pourrait survivre s'il était délivré plus tard.

Quand la rupture des membranes ne se produit pas naturellement, il arrive qu'on la provoque; mais beaucoup plus fréquemment, on stimulera l'utérus à l'aide de l'ocytocine.

L'ocytocine est une hormone produite naturellement par l'hypophyse maternelle pendant la grossesse. À mesure que la grossesse progresse, l'utérus devient de plus en plus sensible à l'hormone, même si on n'est pas certain qu'elle joue un rôle vraiment significatif dans le déclenchement du travail. On sait que l'hormone peut être libérée chez la femme enceinte par la stimulation de ses mamelons, ce qui produit une contraction de l'utérus. En effet, certains médecins conseillent à la femme de se pincer les mamelons pour provoquer ou pour stimuler les contractions, avant de recourir à des méthodes moins naturelles. L'administration artificielle d'ocytocine est cependant une méthode fiable. Quand les conditions sont propices, cette substance réussit à imiter le travail presque aussi précisément que la nature, avec des contractions peut-être un peu plus régulières et de qualité légèrement différente.

On peut administrer l'hormone (dont la marque de commerce est *Pitocin*) par voie intramusculaire (une injection dans un muscle), sublinguale (en la plaçant sous la langue), ou intranasal (en vaporisateur), mais le moyen le plus sûr et le plus facile de contrôler la médication est de l'administrer à la goutte, (IV), par voie intraveineuse, à travers un soluté. L'intraveineuse est introduite dans le bras ou sur le poignet à l'aide d'une aiguille et elle est reliée par un tube à deux bouteilles de soluté neutre (sans médicament). Une pompe laisse passer l'ocytocine dans la première bouteille, une goutte à la fois. (La seconde bouteille demeure en attente.) En général le déclenchement commence lentement, en donnant très peu d'ocytocine; on enregistre soigneusement sur moniteur les réactions de la mère et du foetus. (Un médecin ou une infirmière doivent être constamment présents pendant le déclenchement.) On augmente graduellement la vitesse du soluté jusqu'à ce que des contractions efficaces s'établissent. Si l'utérus de la mère s'avère être extrêmement sensible à la médication, ou s'il est trop stimulé et produit des contractions trop longues ou trop puissantes, cette méthode permet la diminution ou l'arrêt immédiat, en changeant de soluté. Si, après six ou huit heures d'administration d'ocytocine, le travail n'a ni commencé ni progressé, on arrêtera probablement pour essayer une autre méthode. On peut également arrêter le traitement si les contractions sont bien établies et continuent d'elles-mêmes.

Le déclenchement du travail n'est pas conseillé dans certains cas : s'il y a souffrance foetale sérieuse; si l'on doute de la capacité du bassin de la mère à laisser passer le foetus; quand on juge que le travail de la mère est un faux travail; et généralement, chez les femmes qui ont eu cinq grossesses ou plus.

Certaines femmes trouvent particulièrement désagréable un début de travail aussi soudain et violent; certaines se sentent même bernées par la brièveté de leur expérience du travail. D'autres, au contraire, apprécient une naissance aussi rapide. Avec leur assistant à leur côté, elles passent à travers ce travail provoqué en se servant de tous les exercices respiratoires et de toutes les techniques de soulagement qu'elles ont apprises dans les cours prénatals. Il peut en être ainsi pour toutes celles qui se souviendront que le travail (peu importe la façon dont il est déclenché), c'est le travail. Il n'y a pas de raison qu'un travail qui ne commence pas «naturellement» ne s'avère pas une expérience de naissance pleinement satisfaisante et mémorable.

TRAVAIL RAPIDE

«Est-ce qu'un travail rapide peut être dangereux pour le bébé?»

Un travail court n'est pas toujours aussi rapide qu'on le croit. Souvent, la femme enceinte a eu des contractions sans douleurs pendant des heures, des jours et même des semaines, et ces contractions ont graduellement dilaté son col. Au moment où elle ressent les premières contractions, elle est souvent arrivée au stade de transition du travail (*voir «Les étapes de l'accouchement», à la page 244*). Il est certain que cette sorte de travail, à amorce lente et à résolution rapide, n'exerce aucune tension sur le foetus et peut être moins stressant qu'un travail qui dure en moyenne douze heures.

Il arrive à l'occasion qu'un col se dilate très rapidement et accomplisse en quelques minutes le travail que la plupart des cols demandent plusieurs heures à effectuer (en particulier celui de la primipare). Mais même dans le cas d'un travail aussi soudain ou précipité (qui peut prendre trois heures ou moins du début jusqu'à la fin), il y a rarement danger pour le bébé. Rien ne dit qu'un nouveau-né doive passer à travers un temps de travail fixe pour naître en bonne condition.

APPELER LE MÉDECIN PENDANT LE TRAVAIL

«Mes contractions viennent tout juste de commencer et se produisent à un intervalle de trois ou quatre minutes. Ça me gêne d'appeler le médecin car il m'a dit que je devais passer les premières heures du travail à la maison.»

La plupart des femmes qui seront mères pour la première fois (et dont le travail commence lentement et augmente graduellement) peuvent passer les premières heures à la maison, sans danger. Mais si vos contractions sont fortes dès le début, c'est-à-dire qu'elles durent au moins 45 secondes et qu'elles se répètent plus souvent qu'à toutes les cinq minutes, il est possible que ce soit la dernière fois que vous passez vos premières heures de travail à la maison. Peut-être la première étape du travail s'est-elle passée sans douleur et la dilatation du col s'est-elle alors produite. Dans ces circonstances, ne pas appeler votre médecin serait bête; vous courriez le risque de vous précipiter à l'hôpital à la dernière minute. Il vaut mieux lui passer un coup de fil dès maintenant.

Mais avant de le faire, minutez plusieurs contractions consécutives. Soyez claire et précise au sujet de leur fréquence, de leur durée et de leur force quand vous en parlerez avec le médecin. N'essayez pas de minimiser votre douleur en les décrivant avec une voix calme. (Votre médecin a l'habitude de juger en partie au son de la voix ce stade du travail, quand une femme lui parle pendant une contraction.)

Si vous vous sentez prête, et que votre médecin pense le contraire, n'acceptez pas qu'il vous dise d'attendre. Demandez-lui si vous pouvez aller à l'hôpital pour y faire vérifier la progression du travail. (*Voir «Quand devez-vous appeler votre médecin?», à la page 224.*) Vous pouvez apporter votre valise avec vous «par précaution», mais préparez-vous à revenir à la maison si votre dilatation ne fait que commencer.

DOULEURS DORSALES

«Depuis le début du travail, mes douleurs dans le dos sont si fortes que je ne vois pas comment je serai capable de les endurer jusqu'à l'accouchement.»

Les douleurs dans le dos se produisent généralement quand le foetus est dans une position postérieure (ou occipito-postérieure), l'arrière de sa tête faisant pression sur le sacrum de la mère (la paroi arrière du bassin). Cependant il est possible que ces douleurs surviennent sans que le bébé soit dans cette position, ou après que sa position soit passée de postérieure à antérieure, en partie parce que la région du dos est devenue une zone de tension.

Si vous avez ce genre de douleurs, vous vous fichez probablement de la cause et ne désirez que vous soulager. En effet, ces douleurs ne diminuent pas entre les contractions et deviennent même insupportables pendant les contractions. Il y a différents moyens de vous soulager; ils valent tous la peine d'être essayés :

■ Ne vous couchez pas sur le dos. Essayez d'enlever la pression en changeant de position. Marchez (bien que cela puisse être humainement impossible quand les contractions deviennent rapprochées et violentes), accroupissez-vous, asseyez-vous sur vos talons, mettez-vous à quatre pattes et prenez toutes les positions que vous trouvez confortables et qui apaisent la douleur. Si vous ne vous sentez pas capable de bouger et préférez rester allongée, couchez-vous sur le côté en bombant le dos.

▪ Votre assistant peut vous appliquer de la chaleur (une bouteille d'eau chaude enveloppée dans un serviette, un coussin chauffant ou des compresses chaudes) ou du froid (de la glace ou des compresses froides). Choisissez celle des deux applications qui vous soulage le mieux.

▪ Faites-vous faire un contre-massage. Demandez à votre assistant de faire des pressions à différents endroits sur la partie douloureuse et dans les alentours afin de trouver laquelle ou lesquelles semblent le plus vous aider. Il peut essayer avec ses jointures ou la paume d'une main renforcée par la pression de l'autre main. Il devra faire une pression directe ou des mouvements circulaires. Ces massages seront plus vigoureux s'ils sont effectués pendant que vous êtes assise ou étendue sur le côté. Les ecchymoses du lendemain seront largement compensées par le soulagement que vous aurez eu grâce à ces contre-massages un peu violents.

▪ Faites-vous faire un massage vigoureux. Il peut aider à procurer un meilleur soulagement que le contre-massage et vous pouvez alterner entre les deux. On peut utiliser une balle de tennis ou un rouleau à pâte pour obtenir un massage très ferme (cependant, ce type de massage vous donnera peut-être des douleurs le lendemain). Pour éviter l'irritation, vous pouvez appliquer de l'huile ou de la poudre de temps en temps.

CONTRACTIONS IRRÉGULIÈRES

«Dans nos cours, on nous a dit de ne pas nous rendre à l'hôpital avant que les contractions ne soient régulières et à cinq minutes d'intervalle. Les miennes ont un intervalle de moins de cinq minutes, mais elles ne sont pas du tout régulières. Je ne sais pas quoi faire.»

Il n'existe pas deux femmes qui possèdent des empreintes digitales identiques. Il n'existe pas non plus deux femmes qui ont un travail similaire. Le travail que l'on décrit dans les livres, dans les cours prénatals et chez votre médecin est un modèle semblable à celui que la majorité des femmes peuvent s'attendre à avoir. Mais chaque travail n'est pas nécessairement conforme au modèle, avec des contractions régulières qui progressent comme prévu. Si vous avez des contractions fortes, longues et fréquentes (à intervalles de cinq minutes ou moins), et même si leur longueur et leur fréquence varient considérablement, n'attendez pas qu'elles deviennent «régulières» pour téléphoner à votre médecin ou pour vous rendre à l'hôpital, peu importe ce que vous avez lu ou entendu. Il est possible que vos contractions ne deviennent jamais plus régulières et que vous soyez déjà dans la phase «active» de votre travail. N'attendez pas trop longtemps avant d'appeler votre médecin ou de vous rendre à l'hôpital; celle qui hésite dans ces cas-là peut avoir un accouchement imprévu à domicile.

ARRIVER EN RETARD À L'HÔPITAL

«J'ai peur de ne pas arriver à temps à l'hôpital.»

Heureusement, la plupart des accouchements-surprise ont lieu à la télévision ou

ACCOUCHEMENT D'URGENCE À LA MAISON OU AU BUREAU

1. Composez le 9-1-1 (ou votre numéro d'urgence local) pour qu'on vous envoie une équipe d'urgence; demandez de téléphoner à votre médecin ou à votre sage-femme.

2. La mère devrait commencer à haleter pour s'empêcher de pousser.

3. Pendant toute la préparation et l'accouchement, réconfortez et rassurez la mère.

4. Si vous en avez le temps, nettoyez la région vaginale et lavez-vous les mains avec de l'eau et du savon.

5. Si vous n'avez pas le temps de trouver un lit ou une table, placez des journaux, une serviette propre ou des vêtements pliés au-dessous des fesses; cela créera un peu de place pour dégager les épaules du bébé.

6. Si vous en avez le temps, installez la femme près du rebord d'un lit (d'un bureau ou d'une table) avec les fesses qui pendent légèrement et placez ses mains sous ses cuisses pour qu'elles les garde légèrement surélevées. Deux chaises peuvent servir à soutenir ses pieds.

7. Protégez la surface de naissance, si possible avec un rideau de douche, des journaux, une nappe en plastique, des serviettes, etc. On peut utiliser une casserole ou un bassin pour recueillir le sang et le liquide amniotique.

8. Au moment où le dessus de la tête du bébé commence à apparaître, dites à la mère de haleter ou de souffler (mais sans pousser) et faites une légère contre-pression pour empêcher le bébé de sortir trop rapidement. Laissez la tête sortir graduellement; ne la tirez jamais. Si le cordon est enroulé autour du cou du bébé, glissez doucement un doigt en dessous et faites le passer au-dessus de sa tête.

9. Quand la tête est délivrée, faites une légère pression sur le nez, le cou et le dessous du menton pour débarrasser le bébé de l'excès de mucus et de liquide amniotique.

(Suite à la page suivante)

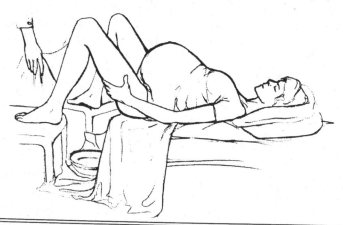

(Suite de la page précédente)

10. Prenez ensuite la tête doucement entre vos deux mains et pressez-la légèrement vers le bas, en demandant à la mère de pousser en même temps, pour libérer la première épaule. Quand le dessus du bras apparaît, soulevez un peu la tête pour pouvoir sortir l'autre épaule.

11. Enveloppez vite le bébé dans des couvertures, des serviettes ou ce que vous aurez sous la main (de préférence quelque chose de propre; quelque chose de fraîchement repassé et relativement stérile). Placez le bébé sur le ventre de la mère ou, si le cordon est suffisamment long (ne tirez pas dessus), placez-le sur son sein.

12. N'essayez pas de faire sortir le placenta. Mais s'il sort tout seul avant l'arrivée de l'ambulance, enveloppez-le dans une serviette ou un journal et tenez-le plus haut que le bébé, si possible. N'essayez pas de couper le cordon.

13. Gardez la mère et l'enfant au chaud et dans une position confortable jusqu'à ce que le secours arrive.

---

dans les films. Dans la vraie vie, il est rare qu'une femme ne soit pas largement avertie de ce qui s'en vient. Mais il arrive quand même, en de très rares occasions, qu'une femme n'ayant pas eu de douleurs pendant son travail, ou seulement quelques-unes assez vagues, ressente soudain une irrésistible envie de pousser; elle pourra même confondre cette envie avec un besoin d'aller à la selle. Si jamais cela vous arrive, ne paniquez pas. Même si vous ne connaissez pas la marche à suivre pour délivrer un bébé, votre manque d'expérience n'empêchera pas le bébé d'arriver. Votre mari et vous devriez déjà vous familiariser avec le déroulement de l'accouchement. *(Voir les tableaux.)*

===

LAVEMENTS

«On m'a dit que les lavements en début de travail ne sont pas nécessaires et qu'ils nuisent même à l'accouchement naturel.»

Jusqu'à tout récemment, les lavements étaient obligatoires. On les administrait de routine au début du travail, et ils faisaient partie du processus normal d'hospitalisation. Cette habitude était fondée d'une part sur le fait qu'on voulait empêcher les matières fécales présentes dans le rectum de compresser le vagin (ce qui peut obstruer la descente du bébé); d'autre part, on voulait éviter qu'une émission involontaire de selles au moment de pousser ne contamine le champ stérile. De plus, les lavements empêchent la «gêne» de la mère et l'encouragent à pousser sans inhibition. Ces principes sont encore en vigueur dans certains hôpitaux mais on est moins en faveur de ces théories de nos jours.

On reconnaît maintenant que le vagin n'est pas trop compressé si la femme est allée à la selle dans les vingt-quatre dernières heures, ou si l'on ne sent pas de masse fécale dure dans son rectum à l'examen interne. De plus, l'utilisation de gazes stériles jetables pendant l'accouchement permet de faire disparaître toute matière fécale et élimine le danger de contamination pour la mère et pour le bébé. (Selon certaines études, la possibilité d'une infection néonatale qui origine des matières fécales est de toute façon extrêmement faible.) Pour cette raison, certains hôpitaux ont abandonné les lavements de routine; et il est probable que tous les autres suivront.

Si votre hôpital fait partie de ceux qui administrent des lavements par routine, et si cette perspective ne vous sourit pas, parlez-en à votre médecin avant que ne débute votre travail. Si vous ne voulez absolument pas de lavement, il ou elle peut être d'accord pour ne pas vous en donner. Assurez-vous que ses ordres seront transmis au personnel de l'hôpital. D'un autre côté, si vous êtes très inquiète à l'idée de vider vos intestins sur la table d'accouchement, ne laissez personne vous convaincre que les lavements sont anti-naturels et inutiles. Sachez aussi qu'un lavement ne garantit pas qu'il n'y aura pas de selles pendant l'accouchement.

Vous pouvez préférer vous donner un lavement vous-même à la maison, au début de votre travail. Mais qu'il soit administré à la maison ou à l'hôpital, le lavement à l'eau tiède a aussi l'avantage de stimuler les contractions paresseuses et d'avancer légèrement le travail.

Mais la question est souvent purement théorique. En effet, il arrive très souvent qu'au début du travail, les selles soient molles et fréquentes; dans ce cas, le colon est vidé de toute façon. Dans d'autres cas, la femme arrive à l'hôpital pendant la période active de son travail et les contractions sont alors si rapprochées que le personnel de l'hôpital peut difficilement enfiler une chemise de nuit à la patiente. À plus forte raison, ils ne s'obstinent pas à lui donner un lavement.

RASAGE DE LA RÉGION PUBIENNE

«Je n'ai pas envie de me faire raser la région pubienne. Est-ce vraiment obligatoire?»

Le rasage fait encore partie des habitudes de certains hôpitaux, mais on le pratique de moins en moins. Le plus souvent, on le fait par habitude et non parce que c'est vraiment nécessaire. Avant, on croyait que les poils pubiens contenaient des bactéries qui infecteraient le bébé lors de son passage. Mais puisque l'on badigeonne, avant l'accouchement, la région vaginale et ses

ACCOUCHEMENT D'URGENCE SI VOUS ÊTES SEULE

1. Composez le 9-1-1 (ou le numéro d'urgence de votre région) pour qu'on vous envoie une équipe d'urgence. Demandez-leur d'appeler votre médecin ou votre sage-femme.

2. Trouvez un voisin ou quelqu'un pour vous aider, si possible.

3. Commencez à haleter pour vous empêcher de pousser.

4. Si vous le pouvez, lavez vos mains et votre région vaginale.

5. Étendez des serviettes propres, des journaux ou un drap sur un lit, un divan ou sur le plancher, et étendez-vous en attendant de l'aide.

6. Si le bébé arrive avant le secours, sortez-le doucement en poussant chaque fois que vous en avez envie, et attrapez-le avec vos mains.

7. Continuez avec les étapes 9 à 13 du tableau précédent.

ACCOUCHEMENT D'URGENCE EN ROUTE VERS L'HÔPITAL

1. Si vous êtes dans votre voiture et que l'accouchement est imminent, rangez-vous sur le côté du chemin. Si vous avez un téléphone cellulaire, appelez à l'aide. Sinon, allumez vos phares d'urgence. Si quelqu'un s'arrête pour vous aider, demandez-lui d'appeler le 911. Si vous êtes dans un taxi, demandez au chauffeur de demander de l'aide par radio.

2. Si c'est possible, faites vous aider pour vous étendre sur le siège arrière. Placez un manteau ou un veston en-dessous de vous. Et procédez comme à la page 233. Aussitôt l'accouchement terminé, rendez-vous à l'hôpital le plus près.

alentours avec une solution antiseptique, il est peu probable que de telles infections surviennent. De plus, des études ont démontré un taux plus élevé d'infections chez les femmes rasées que chez celles qui ne l'avaient pas été, probablement à cause des petites coupures (parfois microscopiques) que même le rasage le plus prudent peut produire, et qui peuvent devenir un terrain propice au développement des bactéries. Selon l'opinion des femmes, les raisons additionnelles de s'opposer au rasage sont l'humiliation, les brûlures et les démangeaisons qu'il occasionne après l'accouchement.

Certains médecins pensent que le rasage facilite l'épisiotomie et la suture, en leur permettant de travailler sur un champ opératoire dégagé. Encore là, c'est plus une question d'habitude que de conviction. Un nombre croissant de médecins font des épisiotomies et les réparent sans rasage, et sans même couper ni tasser les poils en travaillant.

L'éventualité d'un rasage dépendra de la flexibilité de votre médecin et de celle de l'hôpital où vous accoucherez. Vous avez de plus en plus le droit de prendre cette décision ou, du moins, d'en discuter. Mais n'attendez pas d'arriver à l'hôpital pour faire connaître votre opinion au sujet du rasage. Discutez-en avec votre médecin avant le travail.

Si votre médecin ou l'hôpital insiste pour vous raser, demandez-leur de raser le strict nécessaire. Une mini «coupe» où l'on rase seulement la région de l'épisiotomie est habituellement suffisante. Vous avez aussi la possibilité de vous raser vous-même à la maison au lieu d'attendre qu'on le fasse à l'hôpital; discutez-en d'abord avec votre médecin.

INTRAVEINEUSE DE ROUTINE

«Quand nous avons visité l'hôpital, j'ai vu une femme sur une civière qui avait une intraveineuse. Est-ce nécessaire dans le cas d'un travail et d'un accouchement normal?»

Nous avons tous vu des films où des soldats mutilés étaient perforés de tubes; il est donc difficile d'associer l'intraveineuse avec un accouchement normal. Mais dans certains hôpitaux, il est courant d'installer un soluté nourrissant simple à une femme en travail. On le fait en partie pour éviter que la femme ne devienne déshydratée par manque de liquide, ou faible parce qu'elle ne mange pas pendant le travail; on le fait aussi pour permettre un accès rapide à la médication, si jamais le besoin s'en faisait sentir (on l'injecte alors directement dans la bouteille de soluté ou dans le tube, au lieu de l'injecter à la patiente.) Dans ce cas, on pratique l'intraveineuse par précaution. D'un autre côté, certains médecins et certaines sages-femmes préfèrent attendre d'en avoir vraiment besoin, par exemple lorsque le travail s'éternise et que la femme s'affaiblit.

Demandez d'avance à votre médecin quelle est sa position à ce sujet. Si vous êtes profondément en désaccord avec l'intraveineuse de routine, dites-le lui. Il est possible qu'il en attende la nécessité.

Si l'intraveineuse fait partie de la routine ou s'il s'avère que vous en avez besoin, ne vous découragez pas. L'intraveineuse n'est pas très douloureuse lorsqu'on l'installe et, après coup, vous ne la sentirez presque plus. Quand elle est accrochée à un support amovible, vous pouvez la traîner avec vous aux toilettes ou pour une petite promenade. Dans certains hôpitaux, on installe simplement un «tube en T» qui permet l'accès veineux rapidement mais qui n'est pas rattaché à une bouteille ou à un sac.

Même si vous n'avez pas toujours la possibilité de décider si vous aurez ou non une intraveineuse, vous pourrez quand même savoir ce que l'on vous injecte dans les veines. Informez-vous auprès de l'infirmière ou du médecin qui vous l'installe, ou demandez à votre partenaire de vérifier ce qui est inscrit sur l'étiquette de la bouteille. Il peut arriver à l'occasion que l'on vous donne une médication que vous ne désirez pas. Si cela arrive, demandez à parler à votre médecin le plus tôt possible.

MONITEUR FOETAL

«Mon médecin croit en l'utilisation du moniteur foetal pour toutes les naissan-

ces. On m'a dit que cette pratique pouvait mener à une césarienne inutile et qu'elle rendait aussi le travail plus douloureux.»

Pour quelqu'un qui a passé les neuf premiers mois de son existence à nager calmement dans un bain amniotique chaud et confortable, le voyage à travers l'étroit passage du bassin maternel ne sera pas un voyage de plaisance. Votre bébé sera compressé, écrasé et poussé par chaque contraction.

Il y a un élément de risque dans ce voyage stressant; c'est pourquoi on utilise si fréquemment le moniteur foetal (et non pas pour favoriser les césariennes inutiles ou les douleurs chez la mère). Dans certains hôpitaux, on enregistre de façon électronique le travail et l'accouchement de toutes les patientes. Dans presque tous les hôpitaux, on le fait pour au moins la moitié des patientes, et en particulier pour celles qui se situent dans la catégorie à risques, pour celles qui ont des traces de méconium dans leur liquide amniotique, pour celles qui reçoivent de l'ocytocine ou pour celles qui ont un travail difficile. Le moniteur foetal mesure, par les battements cardiaques du bébé, sa réponse aux contractions. La personne qui lit les enregistrements des données du moniteur peut être capable de détecter des signes de stress et de détresse foetale si ces derniers sont différents de ceux d'un travail normal. Dans le cas d'une variante, on peut quelquefois éviter un drame. Les moniteurs foetaux peuvent être externes ou internes.

Les moniteurs externes. Pour ce genre d'enregistrement, le plus fréquemment utilisé, on fixe deux appareils sur le ventre de la mère. Le premier, un transmetteur à ultrasons, capte les battements de coeur du foetus. Le second mesure la durée et l'intensité des contractions. Les deux appareils sont rattachés à un moniteur qui affiche ou imprime les données. Cela ne signifie pas que la femme en travail doive être confinée au lit, rattachée à une machine pendant des heures et des heures, telle un monstre de la science-fiction. Dans la plupart des cas, on aura besoin d'enregistrer seulement par intermittence, et on vous permettra de circuler entre les lectures.

Pendant la seconde phase du travail (le stade de la poussée), quand les contractions sont tellement rapides et violentes que les femmes ne savent plus tellement quand pousser et quand s'arrêter, le moniteur peut signaler de façon précise le début de chaque contraction, rendant la poussée plus efficace. On peut également abandonner complètement l'usage du moniteur à ce stade pour ne pas empêcher la mère de se concentrer. On vérifiera alors de temps en temps les battements de coeur du foetus.

Le moniteur interne. Quand on a besoin de résultats plus précis, souvent parce qu'on suspecte une souffrance foetale, on utilise un moniteur interne. L'électrode qui capte les battements du coeur foetal est alors branchée ou attachée au cuir chevelu du bébé en passant par le vagin; cet enregistrement n'est donc possible que lorsque le col est dilaté d'au moins un ou deux centimètres et que les membranes sont rompues. On peut enregistrer les contractions à l'aide d'une aiguille de pression que l'on rattache au ventre de la mère, ou à l'aide d'une sonde remplie de liquide que l'on insère dans l'utérus. On ne peut brancher et débrancher le moniteur interne périodiquement; la mobilité est donc plus limitée, mais vous pouvez quand même changer de position.

Dans certains cas, on utilise un moniteur interne à télémétrie, qui lit et transmet les signes vitaux par radiodiffusion. Cette technique, lancée pour la première fois au cours d'un programme spatial, permet à la patiente d'avoir un moniteur sans être prisonnière de l'équipement. Avec la télémétrie, la femme en travail est complètement mobile et elle est capable de prendre tou-tes les positions dans lesquelles elle se sent à l'aise; elle peut aller aux toilettes et même faire une promenade.

Comme toutes les techniques médicales d'incursion (qui pénètrent dans le corps), le moniteur foetal interne entraîne quelques risques, et surtout des risques d'infection. Dans certains cas, le foetus peut avoir des éruptions, et occasionnellement un abcès à l'endroit où les électrodes ont été posées; très rarement, il y aura un endroit sur sa tête où les cheveux ne pousseront jamais. Il se peut également que la pose des électrodes occasionne des malaises ou des douleurs passagères au bébé. À cause de ces risques, pourtant très légers, on utilise généralement le moniteur interne seulement en cas de réelle nécessité.

Si votre moniteur foetal indique des problèmes, ne paniquez pas. La technologie est loin d'être parfaite et la machine produit souvent de mauvaises lectures. Dans certains cas, l'appareil fonctionne tout simplement mal; dans d'autres cas les données sont mal lues. La position de la mère produit fréquemment un changement dans la fréquence des battements du coeur foetal parce que la pression exercée sur le cordon ou sur la veine cave de la mère obstrue la circulation de sang vers le foetus. Un changement de position rectifie souvent ce problème. Si l'administration d'ocytocine pose un problème, la réduction de la dose ou l'arrêt complet de la médication l'éliminera généralement. On peut aussi y arriver en administrant de l'oxygène à la mère.

Si on continue à enregistrer des lectures anormales, on peut procéder à d'autres examens. Si le danger semble grave pour le bébé, il est possible que le médecin opte pour une césarienne. Si les lectures sont peu concluantes, on regardera rapidement les autres indices pour vérifier la possibilité de détresse foetale, comme la présence de méconium dans le liquide amniotique ou le pH sanguin du foetus (dont on prend un échantillon sur le cuir chevelu). Afin de préciser ces dernières données, les membranes doivent êtres rompues; si ce n'est déjà fait naturellement, on devra le faire de façon artificielle à ce moment-là. On vérifiera l'histoire médicale et obstétricale de la mère pour savoir si les anomalies dans les battements cardiaques des foetus peuvent être causées par des médicaments qu'aurait pris la mère, par des infections ou par des maladies chroniques. Un obstétricien d'expérience et bien documenté prendra en considération tous les facteurs avant de conclure que le bébé est vraiment en danger. Si on diagnostique la souffrance foetale, on fera immédiatement une césarienne. Si, de l'avis du médecin, le bébé ne court aucun danger pendant le travail, on permettra l'accouchement par voies naturelles.

On estime que le moniteur foetal sauve la vie de centaines de bébés chaque année. Sans lui, les difficultés qu'ont ces bébés pendant leur passage dans le vagin seraient décelées trop tard. Jusqu'ici, l'utilisation du moniteur foetal demeure discutable parce qu'il est responsable d'une augmentation de césariennes inutiles dans certains hôpitaux (très souvent parce que les lectures n'étaient pas bien interprétées) et parce que certains considèrent cette méthode comme une ingérence technologique supplémentaire dans le processus normal de la naissance.

La réaction des futurs parents face au moniteur foetal dépend de leur propre attitude. S'ils arrivent dans la salle de travail ou la chambre de naissance pleins de ressentiments et craintifs envers tout ce qui n'est pas «naturel», ils s'objecteront probablement au moniteur foetal. S'ils veulent le meilleur des deux mondes, le naturel et le scientifique, ils se sentiront rassurés et plus maîtres de la situation en voyant les battements du coeur de leur bébé s'enregistrer sur le moniteur à côté du lit.

LA VUE DU SANG

«La vue du sang me donne envie de tomber dans les pommes. Que m'arrivera-t-il si je m'évanouis en regardant mon accouchement?»

Plusieurs personnes s'affaiblissent à la vue du sang. Mais il est notoire que même les femmes les plus délicates arrivent à vivre leur propre accouchement sans devoir respirer de sels, alors qu'elles peuvent s'évanouir en regardant l'accouchement de quelqu'un d'autre sur film.

D'abord, il n'y a pas autant de sang qu'on ne le croit, en tout cas pas beaucoup plus que vous en voyez quand vous avez vos règles (bien qu'il puisse y avoir des saignements additionnels causés par l'épisiotomie ou par une déchirure). Ensuite, vous ne serez pas spectatrice à votre propre accouchement; vous serez plutôt une participante très active et vous appliquerez toute votre concentration et votre énergie à pousser votre bébé. Vous serez tellement prise par l'excitation et la hâte (et, admettons-le, par la douleur et la fatigue) qu'il est peu probable que vous remarquiez ces saignements. À plus forte raison, vous ne serez pas perturbée par eux. Très peu de femmes seraient capables de vous dire exactement la quantité de sang qu'elles ont vu pendant leur accouchement.

Si vous ne vous estimez absolument pas capable de voir du sang, éloignez simplement vos yeux du miroir (celui qu'on aura installé pour vous) pendant l'épisiotomie ou au moment de la naissance. Au lieu de cela, regardez simplement au-dessus de votre ventre pour voir l'arrivée du bébé. De ce point de vue avantageux, vous ne verrez à peu près pas de sang.

ÉPISIOTOMIE

«Mon professeur dans les cours prénatals dit que nous ne devrions pas avoir d'épi-

siotomie. Mon médecin dit que c'est ridicule. Je ne sais pas si je devrais en avoir une ou non.»

Avoir ou ne pas avoir une épisiotomie? Voilà la question... qui divise de nombreux obstétriciens, professeurs de classes prénatales et féministes. Au milieu de ce chassé-croisé d'opinions, on retrouve la femme enceinte.

La chirurgie mineure qui est au centre de cette chaude controverse a débuté en Irlande en 1742; elle avait pour but de faciliter les naissances difficiles, mais on ne l'a pas pratiquée couramment avant le milieu du présent siècle. Aujourd'hui, on pratique l'épisiotomie (une incision chirurgicale que l'on fait dans le périnée pour agrandir l'ouverture du vagin juste avant de délivrer la tête du bébé) dans 80 à 90 p. cent des premiers accouchements et dans environ 50 p. cent des accouchements subséquents.

Il y a deux principaux types d'épisiotomie : la médiane et la médio-latérale. On pratique l'incision médiane tout droit en direction du rectum. Ce type d'intervention a de nombreux avantages : elle procure plus d'espace à chaque pouce d'incision, elle guérit bien, est plus facile à réparer, elle saigne moins et est moins douloureuse après l'accouchement. Cependant, on utilise moins ce genre d'épisiotomie parce qu'elle présente un plus grand risque de déchirure jusqu'au rectum. Pour éviter cette déchirure, certains médecins préfèrent l'incision médio-latérale, qui incline vers le côté plutôt qu'en direction du rectum.

Le corps médical favorise l'utilisation de l'épisiotomie pour différentes raisons : les rebords droits de l'ouverture sont plus faciles à réparer qu'une déchirure effilochée; si elle est faite au bon moment, elle peut prévenir les blessures des muscles du périnée et du vagin; elle empêche la tête du foetus de se frapper contre le périnée; et elle peut écourter le stade de la poussée de 15 à 30 minutes, en particulier dans les cas où le travail est lent, quand il y a des indices de souffrance foetale ou quand la mère est exténuée.

Les opposants (y compris plusieurs éducateurs de cours prénatals, les sages-femmes et les féministes) ripostent en disant que l'épisiotomie est une obstruction technologique, absolument inutile et non naturelle dans le processus de la naissance. Ils prétendent que les incisions sont beaucoup plus grandes que ne le seraient les déchirures, et qu'elles occasionnent des saignements excessifs, des malaises immédiats après la naissance, des relations sexuelles douloureuses pour des mois à venir, et une possibilité d'infection. Ces opposants sont plutôt en faveur des exercices Kegel et des massages locaux qui préparent et renforcent le périnée avant l'accouchement, la naissance pouvant donc avoir lieu sans épisiotomie et on l'espère, sans déchirure. (Les résultats ne sont pas toujours ceux que l'on souhaite. Dans les accouchements dont les sages-femmes ont la charge, entre 15 et 25 p. cent des femmes ont des incisions, et de 25 à 30 p. cent des autres ont des déchirures suffisamment importantes pour nécessiter une réparation. De plus, de 3 à 4 p. cent ont des lacérations sérieuses qui s'étendent jusqu'au rectum.)

Ce que refusent de reconnaître les inconditionnels de l'un ou l'autre des deux camps (ceux qui font des épisiotomies de routine même lorsque ce n'est pas nécessaire, et ceux qui ont l'habitude de ne pas en faire même quand le besoin se présente), c'est que d'«avoir ou de ne pas avoir une épisiotomie» est une question qui ne devrait pas être discutée dans les classes ou dans les bureaux, mais plutôt dans les salles de naissance et d'accouchement, au moment où la tête du bébé est apparente dans l'anneau vulvaire. C'est seulement à ce moment-là qu'un accoucheur impartial peut porter un jugement éclairé. Il saura alors si le périnée s'étirera assez pour laisser passer la tête du bébé sans se déchirer et sans prolonger indûment le travail, ce qui compromettrait le bien-être de la mère et du bébé. Le médecin ou la sage-femme prudente optera, dans le doute, pour l'épisiotomie contrôlée au lieu de risquer une déchirure.

Quelle décision devrait prendre la femme enceinte au sujet de l'épisiotomie? Aucune. Elle peut se faire une opinion et en discuter avec son médecin ou sa sage-femme pour qu'on en tienne compte au moment de l'accouchement. Mais la décision sera et devra être prise par l'accoucheur, qui envisagera d'abord un accouchement rapide et sans danger et qui tiendra compte du bien-être de la mère et du bébé.

DISTENSION CAUSÉE PAR L'ACCOUCHEMENT

«Ce dont j'ai le plus peur c'est de la distension et du déchirement de mon vagin. Redeviendrai-je la même après l'accouchement?»

Le vagin est un organe remarquablement élastique, composé de plis accordéons qui s'ouvrent pendant l'accouchement.

Normalement, le vagin est tellement étroit qu'il laisse à peine passer un tampon; pourtant, il peut s'étirer suffisamment pour permettre le passage d'un bébé de 3 à 4 kilos sans se déchirer. Après la naissance, il reprend presque sa taille normale, bien que certaines femmes rapportent un léger élargissement. Pour celles dont le vagin était particulièrement petit avant la conception, cela représente une amélioration parce que les relations sexuelles deviennent plus agréables. Pour la plupart des autres, l'extension est si légère qu'elle ne dérange pas le plaisir sexuel.

Le périnée, la région située entre le vagin et le rectum, est également élastique,

mais moins que le vagin. Chez certaines femmes, le périnée s'étirera suffisamment pour laisser passer le bébé sans se déchirer. Mais chez d'autres, il se déchirera si l'accoucheur ne pratique pas une épisiotomie. Une épisiotomie faite au bon moment empêche le périnée de trop s'étirer et les muscles sont alors un peu moins distendus.

Cependant, lorsque le travail commence longtemps avant l'arrivée à la salle d'accouchement, les muscles sollicités font un exercice intense qui peut augmenter leur élasticité et accélérer leur retour à la normale. Les femmes enceintes devraient faire des exercices Kegel régulièrement pendant leur grossesse et continuer au moins pendant six mois après l'accouchement; ces exercices renforcent en effet la région périnéale (*voir à la page 378*).

ÊTRE ATTACHÉE SUR LA TABLE D'ACCOUCHEMENT

«L'idée d'être attachée à une table me terrifie. Est-ce vraiment nécessaire?»

La perspective d'avoir les pieds et les mains liés sur une table d'accouchement est horrible, et en particulier pour les femmes qui souhaitent participer pleinement à leur accouchement. Mais cette habitude est presque disparue des hôpitaux. La plupart des accoucheurs demandent simplement à la femme de garder ses mains au-dessus de sa taille, en-dehors du champ stérile; si jamais elle l'oublie au milieu d'une contraction particulièrement difficile, son assistant ou l'infirmière sont là pour le lui rappeler.

Les règlements de l'hôpital, les préférences du médecin et, quelquefois, les volontés de la patiente détermineront si la femme doit avoir ou non les pieds dans les étriers pendant l'accouchement (ce n'est pas nécessaire pendant le travail) et si ses pieds doivent être attachés aux étriers.

L'utilisation des étriers pendant l'accouchement a évolué pour différentes raisons. D'abord, ils gardaient les jambes de la femme surélevées et hors du champ de travail du médecin. Ensuite, ils empêchaient la femme de donner des coups de pied involontaires pendant une contraction douloureuse, ces coups de pieds nuisant à l'accouchement. Enfin, ils gardaient ses pieds en-dehors du champ stérile.

Une des raisons pour lesquelles on utilise moins souvent les étriers aujourd'hui dans les hôpitaux (et presque pas du tout dans les chambres de naissance, où des lits spéciaux ont remplacé les tables d'accouchement), c'est qu'une variété de positions de naissance a remplacé la position classique : la femme sur le dos, ses pieds étendus vers le haut. Une autre de ces raisons est la ferme opposition des femmes qui veulent conserver autant que possible leur dignité et leur contrôle pendant l'accouchement. De plus, les femmes sont en général mieux préparées à l'accouchement; elles sont donc moins susceptibles de se tordre de douleur et d'avoir peur de l'inconnu.

Parlez-en d'avance à votre médecin, pour partager vos sentiments et connaître les siens. Il est fort probable qu'on prendra note de vos désirs et que tout au moins, on pourra faire un compromis.

FORCEPS

«J'ai entendu toutes sortes d'histoires d'horreur au sujet des forceps. Que ferai-je si mon médecin veut les utiliser?»

En 1598, un chirurgien britannique du nom de Peter Chamberlen inventa la première paire de forceps en utilisant un instrument en forme de languettes pour faciliter l'expulsion des bébés, quand l'accouchement risquait de coûter la vie à la mère et à l'enfant. Mais, au lieu de faire connaître sa découverte en publiant un article dans une revue médicale, le docteur Chamberlen garda son secret, le réservant à ses descendants pendant quatre générations où les Chamberlen, médecins, s'en servaient pour leurs patientes, dont plusieurs appartenaient à la famille royale. L'usage des forceps aurait pu se terminer avec la carrière du dernier docteur Chamberlen, si une boîte d'instruments n'avait été découverte alors qu'elle était cachée sous un plancher dans la demeure ancestrale de la famille, au milieu des années 1800.

Aujourd'hui, dans l'esprit de certaines personnes, il aurait mieux valu que l'usage des forceps cesse avec les Chamberlen. Mais ce jugement n'est pas très équitable. Avant que la césarienne ne se répande, l'usage de ces appareils constituait la seule manière de libérer un bébé coincé dans le canal cervical. Les dommages sévères qu'ils causaient occasionnellement étaient considérés comme minimes en comparaison des vies qu'ils sauvaient. Leurs bienfaits étaient largement plus nombreux que leurs dangers.

La plupart des histoires d'horreur que vous avez entendues rapportaient des cas où le médecin allait chercher un bébé coincé jusque dans le bassin; mais ce genre de situations n'existe pratiquement plus de nos jours puisque dans des circonstances analogues, on pratique la césarienne. Les forceps sont aujourd'hui appliqués lorsque l'enfant est coincé à l'orifice du vagin, dans une position moyenne ou basse. Selon les plus récentes études, de telles délivrances, quand elles sont proprement effectuées, ne comportent pas plus de risques pour la mère et le bébé qu'une césarienne. Avant d'avoir recours à la césarienne, plusieurs médecins utilisent judicieusement des forceps, quand la tête du bébé est engagée et que le travail s'est arrêté. Dans des pays où cette pratique est régulière, comme en Grande-Bretagne, le taux de césariennes est relativement bas.

L'INDICE APGAR

SIGNES	POINTS		
	0	**1**	**2**
Couleur de la peau*	Pâle ou bleue	Corps rose, extrémités bleues	Rose
Rythme cardiaque	Nul	-100	+100
Grimaces (réflexes)	Pas de réponse	Petits mouvements	Mouvements nets et cris vigoureux
Activité (tonus musculaire)	Inertie ou faible	Flexion modérée des extrémités	Bonne flexion des extrémités
Respiration	Absente	Faible cri	Cri vigoureux

* Chez les enfants qui ne sont pas de race blanche, on examinera la couleur de la membrane muqueuse de la bouche, du blanc des yeux, des lèvres, de la paume des mains ou de la plante des pieds.

Cependant, on devrait employer les forceps uniquement dans des conditions spécifiques (souffrance foetale, santé de la mère, travail prolongé, arrêt de la poussée), et jamais sans nécessité. Tous les instruments devraient être prêts pour une césarienne dans le cas où l'essai avec les forceps échouerait. Lorsqu'on utilise les forceps, on administre une anesthésie locale (*voir à la page 188*). Puis on appuie les cuillères arrondies et contondantes sur la tête engagée du bébé, au niveau des tempes, un côté à la fois; on retire ensuite doucement le bébé.

Il existe une autre technique : on peut aspirer le bébé vers l'extérieur du vagin à l'aide d'une cupule métallique ou de plastique (moins traumatisante) que l'on applique sur la tête. C'est le «vacuum extracteur» ou ventouse obstétricale.

Si vous avez des inquiétudes au sujet de l'accouchement par forceps ou par ventouse obstétricale, parlez-en dès maintenant avec votre médecin, avant que ne commence votre travail. Il ou elle devrait être capable d'alléger vos craintes.

SANTÉ DU BÉBÉ

«Le médecin m'a dit que ma petite fille allait bien, mais le résultat de l'examen de l'indice Apgar n'était que de 7. Va-t-elle vraiment bien?»

Votre médecin a raison. Tout résultat de 7 et plus à l'examen de l'indice Apgar indique que le bébé est en bonne santé. Un résultat de 4 dénote une importante souffrance, mais la plupart de ces bébés redeviennent normaux et en santé.

L'indice Apgar fut mis au point par feu le docteur Virginia Apgar, une pédiatre renommée, pour aider le personnel médical à évaluer rapidement l'état d'un nouveau-né. Soixante secondes après la naissance, une infirmière ou un médecin (en général un autre que celui qui a pratiqué l'accouchement) vérifie l'apparence du nouveau-né (couleur), son pouls (rythme cardiaque), ses grimaces (réflexes), son activité (tonus musculaire) et sa respiration. D'où l'acronyme APGAR. (*Voir le tableau de l'indice Apgar de la page 243.*)

Ceux qui obtiennent un résultat de 4 à 6 ont souvent besoin d'une réanimation, ce qui en général comprend le dégagement des voies respiratoires par aspiration et l'administration d'oxygène. Ceux qui affichent un résultat de moins de 4 ont besoin de techniques de survie plus précises. On reprend une autre fois l'examen cinq minutes après la naissance. À ce moment-là, si le résultat est de 7 ou plus, les chances du bébé sont excellentes. Même si on a longtemps cru qu'un résultat médiocre à cinq minutes indiquait la probabilité de problèmes neurologiques, de récentes études démontrent une faible corrélation entre un indice Apgar bas et des problèmes subséquents.

CE QUE VOUS DEVEZ SAVOIR : Les étapes de l'accouchement

Très peu de grossesses semblent se produire exactement comme dans les pages d'un manuel d'obstétrique, c'est-à-dire avec des nausées matinales qui disparaissent à la fin du troisième mois, des mouvements foetaux qui commencent précisément à la 20e semaine et un engagement qui se produit deux semaines avant le début du travail. De même, très peu d'accouchements reflètent ce qui se passe dans les livres : des contractions légères au début, régulières et très espacées, qui progressent de façon prévisible jusqu'à l'accouchement. Mais il est tout de même utile d'avoir une idée générale des attentes d'une femme moyenne quand elle est enceinte; il est important aussi de savoir à quoi ressemble un accouchement-type, dans la mesure où vous admettez la possibilité d'une variante qui rendra votre expérience unique.

On s'entend généralement pour dire que l'accouchement se divise en trois étapes. La première étape est l'étape de la dilatation, avec ses phases de début, de transition et d'activité. La seconde étape est celle de l'expulsion, qui comprend la naissance du bébé. Enfin, la troisième est la délivrance; elle commence immédiatement après l'accouchement et dure jusqu'à l'expulsion du placenta. Elle est accompagnée de contractions utérines qui entraînent également la compression des vaisseaux sanguins déchirés au cours de l'accouchement. Le processus complet dure en moyenne 14 heures ou moins pour les primipares et environ 8 heures pour les femmes qui ont déjà eu des enfants.

Toutes les femmes qui se rendent à terme passent par les trois périodes du travail pendant lesquelles se produit la dilatation de 0 à 10 centimètres. Quelques-unes ne se rendent compte que leur travail est commencé que vers la deuxième ou même la troisième étape car leurs premières contractions sont légères et indolores. Certaines femmes vivent toute la période de dilatation sans s'en apercevoir; elles ne prennent conscience qu'elles sont en travail qu'au moment où elles éprouvent un impérieux besoin de pousser, qui correspond à la deuxième étape. Le minutage et l'intensité de vos contractions peuvent vous aider à reconnaître votre progression à n'importe quel moment. Un examen interne, pour vérifier le progrès de la dilatation, confirmera cette progression.

LA PREMIÈRE ÉTAPE DE L'ACCOUCHEMENT: La dilatation

PREMIÈRE PHASE: LE COMMENCEMENT OU LE TRAVAIL LATENT

Le travail latent est habituellement la période la plus longue et heureusement la moins douloureuse du travail. Cette phase est caractérisée par la dilatation du col (ou ouverture) jusqu'à trois centimètres et par l'effacement (ou amincissement) qui l'accompagne; elle peut s'étendre sur plusieurs jours et même plusieurs semaines; les contractions ne sont pas nécessairement évidentes ou dérangeantes; elles prennent en général de deux à six heures et quelquefois jusqu'à 24 heures. Pendant cette phase, chaque contraction dure en général de 30 à 45 secondes. Elles passent de légères à modérées, peuvent être régulières ou irrégulières (à une fréquence qui oscille entre 5 et 20 minutes) et se rapprochent progressivement; mais elles ne suivent pas nécessairement un modèle précis.

Vous vous rendrez probablement à l'hôpital à la fin de cette phase ou au début de la suivante.

Ce que vous pouvez ressentir ou observer. Les symptômes et les signes les plus communs à ce stade sont les maux de dos (ils peuvent accompagner chaque contraction ou être constants), des crampes semblables à celles des menstruations, des indigestions, de la diarrhée, une sensation de chaleur dans le ventre, des pertes sanguinolentes (perte de mucosités teintées de sang). Vous pouvez avoir tous ces symptômes ou seulement un ou deux. Il est possible que les membranes se rompent juste avant le début des contractions, mais il est plus probable qu'elles le fassent pendant le travail. (Si elles ne se rompent pas spontanément, il est possible que votre médecin choisisse de les rompre manuellement, après le début du travail actif.)

Sur le plan émotif, vous pouvez ressentir de l'excitation, du soulagement, de l'appréhension, de l'incertitude, de l'angoisse et de la peur; certaines femmes sont détendues et bavardes, d'autres sont crispées et inquiètes.

Des conseils pour vous-même: Détendez-vous. Votre médecin vous a probablement dit de ne pas lui téléphoner avant que votre travail ne devienne actif. Il ou elle peut vous avoir dit d'appeler plus

LES POSITIONS PENDANT LE TRAVAIL

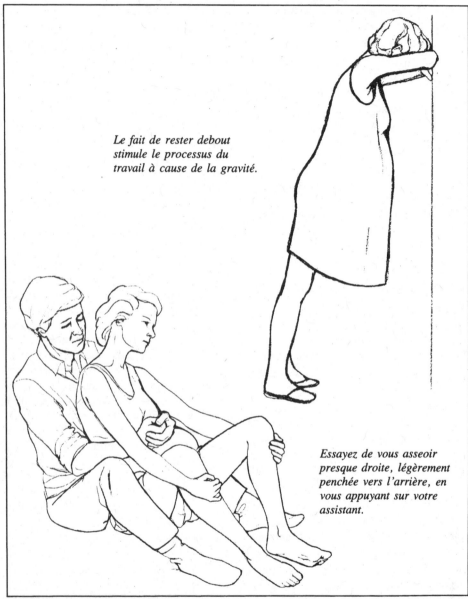

Le fait de rester debout stimule le processus du travail à cause de la gravité.

Essayez de vous asseoir presque droite, légèrement penchée vers l'arrière, en vous appuyant sur votre assistant.

Discutez à l'avance avec votre médecin de la possibilité de demeurer au moins partiellement levée pendant le travail : ainsi vous pourriez vous tenir debout, marcher ou vous asseoir (dans une chaise berçante par exemple). Des études montrent que les positions surélevées peuvent raccourcir le travail en accélérant la dilatation et la descente, bien que la meilleure position varie d'une femme à l'autre. Le fait d'être étendue à plat sur le dos peut non seulement ralentir le travail mais aussi comprimer d'importants vaisseaux sanguins ce qui dérangera la circulation du sang vers le foetus, surtout si vous êtes sur une surface ferme. Si vous êtes plus à l'aise couchée, placez-vous sur le côté en changeant de gauche à droite et en inclinant votre bassin de temps en temps.

tôt si le travail débute pendant la journée ou si vos membranes se sont rompues. N'hésitez pas à appeler si vos membranes sont rompues et que le liquide amniotique est sombre et verdâtre, si vos saignements sont d'un rouge clair, ou si vous ne sentez pas d'activité foetale (cela peut être difficile à observer parce que les contractions vous distraient; essayez alors le truc proposé à la page 215). Même si vous n'en avez pas envie, il vaut mieux que vous appeliez et que vous parliez vous-même au médecin au lieu de laisser votre mari le faire. Beaucoup de détails peuvent se perdre quand c'est une tierce personne qui parle.

- Si vous êtes au milieu de la nuit, essayez de dormir, mais pas sur le dos. (*Voir page 137 pour connaître les positions de sommeil recommandées.*) Il est important de vous reposer maintenant, parce que vous ne pourrez sans doute pas le faire plus tard. Et n'ayez pas peur de dormir : à la prochaine étape, les contractions sauront bien vous réveiller. Si vous ne pouvez dormir, ne restez pas simplement étendue au lit en minutant les contractions; le travail vous semblera plus long. Levez-vous plutôt et faites des choses dans la maison qui vous distrairont. Nettoyez une armoire; mettez des draps dans le lit du bébé; finissez de préparer vos valises pour l'hôpital (*voir à la page 225*); faites un sandwich pour votre assistant; jouez aux cartes.

- Si le travail commence pendant la journée, faites votre routine habituelle, si elle ne vous éloigne pas de la maison. Si vous n'aviez rien de prévu, trouvez quelque chose qui vous tiendra occupée. Essayez les distractions que l'on vous suggère plus haut, faites une promenade (la station debout favorise l'action du travail à cause de la gravité), regardez la télévision, préparez de la bouffe et congelez vos plats; vous aurez à votre disposition des repas tout près après votre accouchement. Avertissez votre mari, mais il n'est pas obligé

de rentrer à la maison en courant, du moins pas encore.

- Installez-vous confortablement. Prenez un bain chaud (seulement si vos membranes ne sont pas rompues) ou une douche; appliquez un coussin chauffant si vous avez mal au dos mais ne prenez pas d'aspirine et ne vous étendez pas sur le dos. Un verre de vin peut contribuer à vous détendre.

- Mangez une légère collation si vous avez faim (un bouillon, des rôties avec de la compote de pomme ou un jus de fruit). Ne mangez pas copieusement et évitez la nourriture difficile à digérer, comme la viande, les produits laitiers et les gras. Non seulement la digestion d'un repas copieux nuira-t-elle au processus de naissance en brûlant vos ressources corporelles mais de plus, un estomac plein peut causer des problèmes si vous avez besoin d'anesthésie plus tard.

- Minutez vos contractions pendant une demi-heure si elles semblent se produire plus fréquemment qu'aux dix minutes, et faites-le même si elles ne sont pas si rapprochées. Mais n'ayez pas constamment les yeux rivés sur l'horloge.

- Urinez souvent pour éviter la dilatation de votre vessie, ce qui pourrait nuire au progrès du travail.

- Utilisez les techniques de relaxation que vous connaissez, si cela vous aide; mais ne commencez pas vos exercices de respiration tout de suite, sinon vous serez épuisée et ennuyée bien avant d'en avoir vraiment besoin.

Des conseils pour votre assistant :

- L'assistant doit se pratiquer à minuter les contractions. L'intervalle se calcule à partir du début d'une contraction jusqu'au début de la suivante. Minutez-les périodiquement et notez-les. Quand elles se produisent à une fréquence de moins de 10 minutes, surveillez-les de plus près.

EN ROUTE VERS L'HÔPITAL

Se diriger vers l'hôpital. Vers la fin de la première phase ou au début de la phase active, votre médecin vous conseillera de prendre votre valise et de vous rendre à l'hôpital. Il sera temps de le faire quand vos contractions auront une fréquence de cinq minutes ou moins, et plus tôt si vous habitez loin de l'hôpital ou si c'est votre premier bébé. Il vous sera plus facile d'arriver à l'hôpital si vous avez planifié votre voyage d'avance, si vous êtes familiers avec les règlements de stationnement et que vous savez quelle porte vous mènera le plus rapidement au département d'obstétrique. (Si le stationnement représente un problème, il vaut peut-être mieux prendre un taxi.) Si vous avez des frissons, étendez-vous sur le siège arrière avec une couverture et un oreiller.

L'entrée à l'hôpital. Les habitudes varient d'un hôpital à l'autre, mais vous pouvez quand même vous attendre à ce qui suit :

▪ Si vous êtes déjà inscrite (et cela est préférable), cette étape sera brève; si votre travail est dans sa phase active, votre mari peut s'occuper de l'inscription.

▪ Une fois dans le département d'obstétrique, l'infirmière de service vous amènera dans la chambre de travail ou de naissance. Selon les règlements en vigueur, il est possible que l'on demande à votre conjoint ou aux autres membres de votre famille de sortir pendant qu'on vous prépare à l'accouchement. Voilà d'ailleurs le moment idéal pour que le conjoint fasse ses appels téléphoniques, mange, range la valise dans la chambre et mette au frais le champagne. Si après une vingtaine de minutes, personne ne

s'est occupé de lui, il devra avertir le poste; on lui demandera peut-être alors de revêtir des vêtements stérilisés.

▪ Votre infirmière prendra en note votre histoire; elle vous demandera, entre autres, quand les contractions ont commencé, à quel intervalle elles se produisent, si vos eaux ont crevé et quand vous avez mangé pour la dernière fois.

▪ L'infirmière ou l'infirmier vous demandera de signer le formulaire de consentement opératoire.

▪ L'infirmière ou l'infirmier vous demandera de passer une chemise d'hôpital et vous demandera un échantillon d'urine. Il ou elle vérifiera votre pouls, votre tension artérielle, votre respiration et votre température; on examinera votre périnée pour voir s'il y a écoulement du liquide amniotique, saignements et pertes sanguinolentes; on écoutera le coeur foetal à l'aide d'un stéthoscope et on vous reliera peut-être à un moniteur foetal; il est aussi possible qu'on évalue la position du foetus et qu'on prenne un échantillon de sang.

▪ Selon les habitudes de l'hôpital et de votre médecin, il se peut qu'on vous rase la région pubienne, partiellement ou en entier, qu'on vous donne un lavement ou qu'on vous installe un soluté.

▪ Votre infirmière, votre médecin ou un médecin résident vous fera un examen interne pour vérifier la dilatation et l'effacement de votre col. Si vos membranes ne se sont pas rompues spontanément et si le col est dilaté à 3 ou 4 centimètres, on provoquera la rupture des membranes, à moins que vous et votre médecin n'ayez décidé de les lais-

(Suite à la page suivante)

(Suite de la page précédente)

ser intactes jusqu'à un moment ultérieur de votre travail (plusieurs médecins préfèrent attendre que la dilatation soit à 5 centimètres). Cette opération est sans douleur; vous sentirez simplement un épanchement de liquide chaud.

L'intensité des contractions peut ensuite augmenter; c'est pour cette rai-

son que la rupture artificielle des membranes s'avère utile : elle stimule un travail qui est lent.

Si vous avez des interrogations, c'est le moment de poser des questions. Demandez à votre assistant de le faire si vous ne vous en sentez pas capable.

■ Ayez une influence calmante. Pendant cette phase du travail, votre principale fonction est de garder la future maman détendue. Et la meilleure manière d'y arriver, c'est de demeurer vous-même calme intérieurement comme extérieurement. Vous pouvez lui transmettre involontairement votre propre anxiété et votre tension, les lui communiquer non seulement par des paroles mais aussi par des gestes. Les techniques de relaxation, un massage léger et lent, ou un verre de vin peuvent être utiles. Il est cependant trop tôt pour commencer les exercices de respiration.

■ Ayez le sens de l'humour et aidez votre compagne à en avoir aussi; après tout, le temps passe plus vite quand on s'amuse. Il est plus facile de rire à ce moment-ci que lorsque les contractions deviendront plus fortes et plus fréquentes.

■ Aidez la future maman à se distraire. Suggérez des activités qui empêcheront vos deux esprits de ne penser qu'au travail : lisez tout haut, jouez à des jeux de société ou aux cartes, regardez des émissions de télévision captivantes (et de préférence légères), faites de petites marches.

■ Offrez-lui du confort, rassurez-la et supportez-la. Elle en a besoin dès maintenant.

■ Gardez vos forces pour être capable de supporter les siennes. Mangez de temps en temps même si elle ne le peut pas. Préparez-vous un sandwich que vous

apporterez à l'hôpital (mais n'y mettez rien qui ait une forte odeur et qui pourrait donner des nausées à votre femme, comme le salami ou le thon).

DEUXIÈME PHASE : LE TRAVAIL ACTIF

La deuxième étape, que l'on appelle le travail actif, est habituellement plus courte que la première; elle dure en moyenne de deux à trois heures et demie (bien que ces données varient largement). Les efforts de l'utérus sont maintenant plus concentrés et ils accomplissent plus, en moins de temps. Les contractions deviennent plus fortes et plus fréquentes (elles arrivent en général à une fréquence de trois à quatre minutes et durent de 40 à 60 secondes) et le col se dilate à 7 centimètres. Le rythme des contractions n'est toujours pas régulier. À ce stade, chaque contraction atteint un sommet différent, et ce sommet se maintient pendant 40 ou 50 p. cent de la durée totale de la contraction. Il y a moins de temps de repos entre les contractions. Vous serez probablement déjà à l'hôpital au début de cette étape.

Ce que vous pouvez ressentir ou observer. Les signes et les symptômes les plus fréquents à ce stade comprennent une augmentation de la douleur au moment des contractions (il est même possible que vous soyez incapable de parler lorsqu'elles se produisent), les maux de dos, les douleurs aux jambes, la fatigue et les pertes sanguinolentes. Vous n'aurez peut-être que quelques-uns de ces symptômes ou tous à la fois. Vos membranes peuvent se rompre maintenant, si ce n'est déjà fait. (Si elles ne se rompent pas spontanément, il est possible que votre médecin décide de le faire manuellement.)

Sur le plan émotif, vous pouvez vous sentir agitée et trouver qu'il est plus difficile de vous détendre; votre concentration peut devenir plus intense et vous pouvez devenir complètement absorbée par le déroulement du travail. Votre confiance peut commencer à vous lâcher et vous pouvez penser que cela ne finira jamais; ou au contraire, que les choses commencent vraiment à arriver.

Des conseils pour vous-même :

■ Dès que vos contractions vous empêchent de parler, commencez à utiliser vos exercices de respiration. Cependant, si les exercices ont l'air de vous nuire, vous n'êtes pas obligée de les utiliser. Les femmes ont accouché sans ces exercices pendant des siècles.

■ Ne mangez pas et ne buvez rien, mais sucez des morceaux de glace pour remplacer le liquide que vous perdez et pour empêcher que votre bouche ne s'assèche.

■ Faites un effort pour vous détendre entre les contractions. Cela deviendra de plus en plus difficile quand leur fréquence augmentera, mais c'est aussi de plus en plus important à mesure que votre énergie commence à décliner.

■ Marchez un peu, si c'est possible, ou du moins changez fréquemment de position, en cherchant celle qui vous procure le plus de confort. (*Voir page 246, les positions de travail qui peuvent être utiles.*)

■ Souvenez-vous qu'il vous faut uriner souvent; à cause de la grande pression qu'exerce votre utérus, il est possible que vous ne vous rendiez pas compte que votre vessie a besoin d'être vidée.

■ Si vous avez besoin d'un calmant pour la douleur, n'hésitez pas à en demander. Il se peut qu'on vous suggère d'attendre vingt minutes ou une demi-heure; à ce moment-là, vous aurez peut-être tellement progressé que vous n'en aurez plus besoin; peut-être aussi vos forces seront-elles renouvelées et vous n'en voudrez plus.

Des conseils pour votre assistant :

■ Si possible, gardez la porte de la chambre de travail ou d'accouchement fermée, les lumières tamisées, et la chambre tranquille pour favoriser une atmosphère reposante. De la musique douce, si elle est permise, peut aussi aider. Continuez les techniques de relaxation entre les contractions. Et demeurez vous-même aussi calme que vous le pouvez.

■ Minutez les contractions. Si votre femme est branchée à un moniteur foetal, demandez au médecin ou à l'infirmière de vous montrer comment lire les données. Le moniteur peut détecter l'arrivée des contractions avant même que la mère ne les ressente. Quand les contractions seront très rapprochées, vous pourrez avertir votre femme qu'une contraction s'annonce. Vous pourrez aussi l'encourager en la prévenant qu'un sommet achève. Si elle n'a pas de moniteur, apprenez à reconnaître le début et la fin des contractions en plaçant vos mains sur le ventre de votre femme. Cela vous donnera à tous deux le sentiment d'avoir la maîtrise de ce qui se passe.

■ Respirez avec elle pendant les contractions difficiles, si cela l'aide. Ne la forcez pas à faire des exercices si ces derniers ne la soulagent pas, s'ils lui procurent de la tension ou s'ils la contrarient.

- Si elle a des symptômes d'hyperventilation (étourdissements ou vertiges, vision embrouillée, picotements et engourdissement dans les doigts et les orteils), faites-la souffler dans un sac de papier (l'infirmière vous en donnera un si vous n'en avez pas apporté) ou dans ses mains refermées. Elle doit ensuite inspirer l'air expiré. Après plusieurs répétitions, elle devrait se sentir mieux.

- Quand votre femme fait des progrès, encouragez-la, félicitez-la et ne la critiquez jamais. Rappelez-lui qu'elle doit prendre une par une ses contractions et que chaque douleur la rapproche du bébé.

- Massez-lui le ventre ou le dos, faites-lui des contre-massages et utilisez n'importe quelle autre technique que vous avez apprise pour soulager ses douleurs. Laissez-la vous guider; laissez-la vous dire quel genre de caresses, de touchers ou de massages lui viennent en aide. Si elle préfère que vous ne la touchiez pas du tout (certaines femmes trouvent que cela les dérange), alors réconfortez-la verbalement.

- Ne prétendez pas qu'elle n'a pas de douleur; même si elle n'en parle pas, dites-lui que vous comprenez la douleur qu'elle doit ressentir. Elle a besoin de votre compassion et non pas de vous voir éviter le sujet.

- Rappelez-lui qu'elle doit se détendre entre les contractions.

- Rappelez-lui qu'elle doit vider sa vessie au moins à chaque heure.

- Ne vous offusquez pas si elle ne réagit pas — ou même si elle semble irritée — par vos encouragements verbaux. L'humeur d'une femme pendant le travail est inégale. Soyez là pour lui offrir un support quand elle en veut. Souvenez-vous que votre rôle est important, même si vous vous sentez souvent de trop.

- Assurez-vous qu'elle a une provision suffisante de glaçons à sucer. De temps en temps, demandez-lui si elle en veut un autre.

- Utilisez une débarbouillette humide pour rafraîchir son corps et son visage; rafraîchissez-la souvent.

- Si elle a froid aux pieds, offrez-lui une paire de chaussettes et aidez-la à les enfiler.

- Continuer les distractions qu'elle trouve utiles (les jeux de carte, les conversations entre les contractions, la lecture à haute voix), les encouragements et le support.

- Suggérez-lui de changer de position; marchez avec elle, si elle le peut.

- Servez d'intermédiaire avec le personnel médical. Interceptez les questions auxquelles vous pouvez répondre, demandez des explications sur les techniques utilisées, l'équipement, les médicaments, pour pouvoir lui dire ce qui arrive. Soyez son avocat quand c'est nécessaire, mais essayez de défendre ses droits sans faire trop de bruit, peut-être hors de la chambre, pour ne pas la déranger. (Une chose que vous pourriez vouloir vérifier maintenant, c'est si on a installé un miroir pour qu'elle puisse voir son accouchement.)

- Si elle a besoin d'une médication, faites part de ses besoins à l'infirmière ou au médecin; mais suggérez-lui d'attendre le plus possible avant d'en prendre. Pendant ce temps, le médecin voudra probablement discuter du besoin d'une médication et faire un examen interne pour vérifier le progrès du travail. Après avoir su que le travail progressait bien, peut-être votre femme renoncera-t-elle aux médicaments. Ne soyez pas déçu si elle ou le médecin décide qu'elle a besoin de médication. L'accouchement n'est pas un test d'endurance et votre femme n'a rien échoué si elle a besoin d'un soulagement.

Ce que fera le personnel de l'hôpital :

- On vous fournira un environnement détendu, confortable et encourageant; on répondra à vos questions et on calmera vos inquiétudes.

• On continuera à enregistrer l'état de votre bébé avec un stéthoscope ou un moniteur foetal électronique et à observer le liquide amniotique (des traces brun verdâtre sont un signe possible de souffrance foetale). Et on peut évaluer la position du foetus par un examen externe.

• On continuera de vérifier la tension artérielle.

• On minutera périodiquement la durée et l'intervalle des contractions ainsi que la quantité et l'aspect des pertes sanguinolentes. (On remplacera les serviettes sous vos fesses quand ce sera nécessaire.) Quand il y a un changement évident dans l'allure ou l'intensité de vos contractions, ou que vos pertes deviennent plus sanguines, on vous fera un examen interne pour vérifier le progrès du travail.

• On stimulera le travail, s'il progresse trop lentement, en administrant de l'ocytocine, en vous suggérant l'auto-stimulation des mamelons, ou en rompant artificiellement vos membranes (si on ne l'a pas déjà fait).

• Vers la fin de cette étape, il est possible qu'on rompe manuellement vos membranes, si cela ne s'est pas déjà produit spontanément.

• Au besoin, on vous donnera des sédatifs ou des analgésiques.

═══

TROISIÈME PHASE : LE TRAVAIL ACTIF AVANCÉ OU LA PHASE DE TRANSITION

La transition est la phase la plus épuisante et la plus exigeante du travail. L'intensité des contractions s'accentue soudainement.

Elles deviennent très fortes, se produisent à une fréquence de deux ou trois minutes et durent de 60 à 90 secondes. Chaque contraction a un sommet très intense qui dure pendant presque toute la contraction. Certaines femmes, en particulier celles qui ont déjà accouché avant, ont plusieurs sommets à l'intérieur de chaque contraction. Peut-être sentirez-vous même qu'une contraction ne disparaît pas complètement avant de faire place à la suivante; vous aurez alors des difficultés à vous détendre entre les deux. Le travail à faire pour que le col passe de 7 à 10 centimètres peut avoir lieu en très peu de temps : cette période dure entre quinze minutes et une heure.

Ce que vous pouvez ressentir ou observer. Pendant la transition, il est possible que vous sentiez une forte pression au bas du dos et sur le périnée. Une pression sur le rectum, avec ou sans envie de pousser ou d'aller à la selle, peut vous faire grogner involontairement. Votre température peut être irrégulière. Vous pouvez avoir chaud et suer, ou avoir froid et trembler, et ces deux sensations opposées peuvent alterner. Vos pertes vaginales augmenteront à mesure que les vaisseaux capillaires de votre col se romprront; vous pourrez avoir des crampes dans les jambes ou avoir les extrémités gelées; vous pourrez trembler sans pouvoir vous maîtriser. Vous pourrez avoir des nausées ou des vomissements; et il est possible que vous vous endormiez entre les contractions à cause du manque d'apport d'oxygène au cerveau à l'approche de l'expulsion. Vous vous sentirez fort probablement épuisée.

Sur le plan émotif, vous pouvez vous sentir vulnérable et atterrée, comme si le travail était au-delà de vos forces. En plus d'être frustrée de ne pas encore pouvoir pousser, vous vous sentirez peut-être irritable, désorientée, découragée, fatiguée, et aurez des difficultés à vous détendre et

SI LE TRAVAIL NE PROGRESSE PAS

On mesure le progrès du travail en observant la dilatation du col et la descente du foetus. On croit qu'un progrès efficace dépend de trois facteurs : des contractions utérines assez fortes pour dilater le col efficacement; un bébé suffisamment petit pour être expulsé; et un bassin assez grand pour permettre le passage du bébé.

Si un ou plusieurs de ces facteurs ne sont pas présents, il se produit généralement un travail anormal (dysfonctionnel) où la progression est lente ou inexistante. Il y a différents types de travail anormal :

Une phase latente prolongée. Après vingt heures de travail sans dilatation chez la primipare, et quatorze heures chez la femme qui a déjà eu des enfants, on dit que la phase latente est prolongée. Quelquefois la progression est lente parce que le travail n'est pas vraiment commencé, et que les contractions sont celles du faux travail. Parfois, ce retard est causé par une trop grande consommation de médicaments administrés avant qu'on n'ait vraiment déterminé le début du travail. De temps en temps, on impute le problème à une cause psychologique : la femme (dans la plupart des cas, une primipare) panique au début du travail, et ceci déclenche la production de matières chimiques dans son cerveau qui nuisent aux contractions de l'utérus. Le médecin peut alors suggérer une stimulation lente de la première étape du travail avec des activités comme la marche ou, au contraire, avec du sommeil et du repos appuyés par des techniques de relaxation ou une boisson alcoolisée. Si la femme en travail est trop agitée pour se détendre naturellement, on lui donnera un sédatif. Ce traitement aidera aussi à régler le cas du faux travail (les contractions du faux travail se calment habituellement avec de l'activité, un verre d'alcool ou une sieste). Une fois le travail de la phase latente vraiment établi, on peut l'accélérer avec un lavement ou de l'huile minérale, avec l'auto-stimulation des mamelons, ou avec l'administration d'ocytocine. (Il est bon d'uriner souvent, car une vessie pleine peut empêcher la descente du bébé.) Si ces trucs s'avèrent infructueux, le médecin peut penser qu'il existe une disparité entre la tête du foetus et le bassin de la mère (disproportion foeto-pelvienne). Si après 24 ou 25 heures, on ne constate pas de progrès réel, on fera habituellement une césarienne (on la fera peut-être même avant).

Dysfonctionnement primaire de la phase active. Le travail se retrouve dans cette catégorie lorsque la deuxième phase, ou phase active, progresse très lentement (moins de 1 à 1,2 cm à l'heure chez les primipares et moins de 1,5 cm à l'heure chez les multipares). Quand il y a un minimum de progrès, même s'il est lent, plusieurs médecins laisseront l'utérus aller à son rythme, en se disant que la femme accouchera de façon naturelle comme le font les deux tiers de celles qui ont un dysfonctionnement primaire. (La plupart de celles qui se situent dans l'autre tiers finissent par subir une césarienne à cause d'une disproportion foeto-pelvienne. On soupçonne fréquemment une telle disparité quand le progrès du travail cesse complètement; on peut souvent confirmer l'hypothèse grâce à l'échographie

(Suite à la page suivante)

(Suite de la page précédente)

ou à d'autres examens.) Une femme en travail pourra activer son utérus en marchant, en évitant de se coucher sur le dos et en vidant régulièrement sa vessie. On administrera probablement un soluté intraveineux au cours d'un travail trop lent.

Arrêt secondaire de la dilatation. On parle d'arrêt lorsque le travail actif arrête de progresser pendant deux heures ou plus. Dans presque la moitié de ces cas, on estime qu'il y a disproportion foeto-pelvienne et qu'une césarienne s'impose. Dans la plupart des autres cas, l'ocyto-cine (et une rupture artificielle des membranes) rétablira le travail, en particulier quand l'utérus est simplement fatigué. Encore là, la femme sera capable d'apporter une contribution à la bataille contre ce travail léthargique en utilisant le principe de gravité (qu'elle s'assoie droite, s'accroupisse ou se tienne debout) et en vidant sa vessie régulièrement.

Descente anormale du foetus. On parle de cette catégorie de problèmes quand le foetus descend dans le canal cervical à un rythme inférieur à 1 centimètre à l'heure chez les primipares et à 2 centimètres à l'heure chez les autres. Dans la plupart de ces cas, le travail est lent ou inégal. De nos jours, on trouve dangereux et inutile d'utiliser les forceps pour délivrer un bébé qui n'a pas encore atteint la sortie du vagin. On utilise plutôt l'ocytocine ou la rupture artificielle des membranes, dès qu'on a éliminé la possibilité d'une disproportion foeto-pelvienne et d'une position du foetus qui rendrait dangereux l'accouchement par voie vaginale.

Prolongation du second stade. Le second stade dépasse la normale quand il dure plus de deux heures à un premier accouchement, et légèrement moins aux accouchements subséquents. Plusieurs médecins utilisent les forceps de routine ou font une césarienne quand la deuxième phase dépasse deux heures; d'autres permettent à l'accouchement spontané de suivre son cours, dès qu'ils enregistrent un progrès ou si la mère et le foetus se portent bien (on note soigneusement l'état du foetus sur le moniteur). Parfois, dans les derniers centimètres, on utilise les forceps pour expulser doucement la tête du bébé. On essaie aussi une rotation de la tête manuellement ou à l'aide de forceps (pour qu'elle se dirige vers l'avant et qu'elle se moule mieux dans le bassin). La gravité peut encore aider; une position semi-assise ou semi-accroupie est plus efficace pour l'accouchement.

à vous concentrer (cela peut même vous paraître impossible).

Des conseils pour vous-même :

■ Tenez bon. À la fin de cette étape, votre col sera complètement dilaté, et ce sera le moment de pousser pour expulser votre bébé.

■ Au lieu de penser au travail qu'il reste à faire, pensez à ce qui est déjà accompli.

■ Plutôt que de pousser, si vous en avez envie, haletez ou soufflez, à moins qu'on ne vous indique le contraire. Pousser contre un col qui n'est pas complètement dilaté peut le faire enfler et retarder l'accouchement.

■ Si vous ne voulez pas que l'on vous touche inutilement, si les mains de votre assistant, si réconfortantes avant, vous irritent maintenant, n'hésitez pas à le lui faire savoir.

- Utilisez les techniques de respiration que vous avez apprises (ou demandez à l'infirmière de vous en suggérer) et ajustez-les à l'intensité de vos contractions, si vous en ressentez le besoin.

- Essayez de vous détendre entre vos contractions avec des respirations lentes et bien rythmées.

Des conseils pour votre assistant :

- Ayez des directives claires et catégoriques, sans paroles inutiles. La femme en travail peut trouver les papotages agaçants. Si elle ne désire en aucun cas votre aide et si elle veut qu'on la laisse seule, acceptez ses exigences sans vous sentir inutile ou rejeté.

- Apportez-lui beaucoup d'encouragement et de louanges, à moins qu'elle ne préfère que vous demeuriez silencieux. À ce moment-là, le contact visuel peut devenir plus expressif que n'importe quelle parole.

- Touchez-la seulement si cela la réconforte. Les massages abdominaux peuvent la déranger, mais les contre-massages peuvent l'aider si elle a mal au dos.

- Respirez avec elle pendant chaque contraction, si cela l'aide.

- Rappelez-lui de prendre ses contractions une à la fois. Elle peut avoir besoin de vous pour lui indiquer le début et la chute de chaque contraction.

- Aidez-la à se détendre entre les contractions, en touchant légèrement son ventre pour lui indiquer la fin d'une contraction. Rappelez-lui de respirer lentement et de façon rythmique.

- Si ses contractions ont l'air de se rapprocher ou si elle a envie de pousser et qu'on ne l'a pas examinée récemment, dites-le au médecin ou à l'infirmière. Il est possible que son col soit complètement dilaté.

- Offrez-lui souvent des glaçons et essuyez fréquemment son front avec une débarbouillette humide.

Ce que fera le personnel de l'hôpital :

- On continuera à vous réconforter et à vous aider.

- On continuera à enregistrer l'état de la maman et celui du foetus.

- On continuera à vérifier la durée et l'intensité des contractions, ainsi que le progrès du travail.

- On vous préparera pour l'accouchement, et on vous déménagera par la suite dans la salle d'accouchement, si vous n'accouchez pas dans une chambre de naissance ou de travail.

- On vous administrera un anesthésique au besoin.

LA DEUXIÈME ÉTAPE DE L'ACCOU-CHEMENT : La poussée et l'expulsion

Votre participation active à l'accouchement a été minime jusqu'à maintenant. Vous avez incontestablement subi les attaques de son processus; mais votre col, votre utérus et le bébé ont fait la plus grande partie du travail. Maintenant que la tâche de dilatation est terminée, on a besoin de votre aide pour pousser le bébé à travers et en-dehors du canal cervical. Cette étape prend en général une demi-heure ou une heure; mais elle peut aussi durer dix petites minutes ou encore deux ou trois longues heures.

Les contractions de la deuxième étape sont plus régulières que les contractions du stade de transition. Elles durent toujours de 60 à 90 secondes, mais elles sont quelquefois plus espacées (habituellement de deux à cinq minutes) et elles peuvent être moins douloureuses, bien qu'elles soient parfois plus intenses. Il devrait maintenant y avoir un moment de repos bien défini entre chaque contraction. Cependant, vous aurez peut-être encore de la difficulté à en reconnaître l'amorce.

Ce que vous pouvez ressentir ou observer. Un irrésistible besoin de pousser est fréquent à ce stade (bien que toutes les femmes ne le ressentent pas nécessairement). Vous pourrez sentir un regain d'énergie (une sorte de second souffle) ou une grande fatigue; une très forte pression sur le rectum; des contractions très visibles avec, à chaque fois, un remarquable soulèvement de l'utérus; une augmentation des pertes sanguinolentes; une sensation de picotement, d'étirement, de brûlure et de tension dans le vagin au moment où la tête se présente; et une sensation de glissement humide quand le bébé sort.

Sur le plan émotif, vous vous sentirez soulagée de pouvoir enfin commencer à pousser (bien que certaines femmes se sentent gênées ou inhibées); il est également possible que vous vous sentiez stimulée et excitée ou, si la poussée se prolonge de plus d'une heure, frustrée et atterrée. Quand la deuxième étape se prolonge, la préoccupation des femmes n'est pas tant de voir le bébé comme d'en finir avec cette épreuve; cette réaction est naturelle et temporaire et elle ne reflète en rien une incapacité d'amour maternel.

Des conseils pour vous-même :

■ Mettez-vous en position de poussée (cette position dépend de l'hôpital, des préférences de votre médecin, du lit ou de la chaise dans laquelle vous êtes installée, et de vos préférences en ce qui concerne le confort et l'efficacité). La position semi-assise ou semi-accroupie est probablement la plus favorable parce qu'elle fait appel à la gravité et vous fournit plus de pouvoir pour pousser.

■ Fournissez tous les efforts que vous pouvez. Plus vous poussez efficacement et plus vous mettez d'énergie dans vos efforts, plus vite votre bébé fera le voyage à travers le canal cervical. Mais gardez vos efforts coordonnés et rythmés. Écoutez attentivement les instructions. Les poussées effrénées et désorganisées gaspillent l'énergie et accomplissent peu de travail.

■ Ne laissez pas l'inhibition ou la gêne briser le rythme de la poussée. Comme vous poussez sur toute la région périnéale, tout ce que vous avez dans les intestins peut sortir aussi; si vous essayez de contrôler vos intestins quand vous poussez, vous

LA NAISSANCE D'UN BÉBÉ

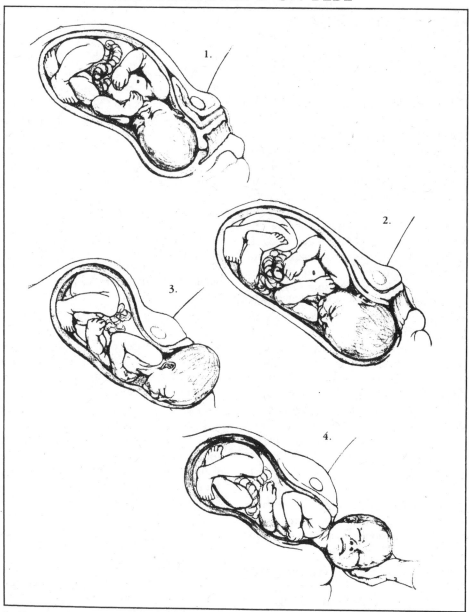

1. *Le col s'est en quelque sorte aminci (effacé), mais n'a pas commencé à se dilater.* **2.** *Le col est dilaté complètement.* **3.** *Pour permettre au plus étroit diamètre de sa tête de traverser le bassin, le bébé se retourne habituellement pendant le travail. La tête apparaît donc légèrement moulée.* **4.** *La tête, la partie la plus grosse du bébé, est expulsée. Le reste de l'accouchement devrait se produire rapidement et en douceur.*

gênerez la progression du bébé. Presque toutes les femmes font l'expérience de l'émission d'un petite selle pendant leur accouchement, même celles qui ont eu un lavement. Personne d'autre dans la salle n'y fera attention et vous ne le devriez pas non plus. On utilisera des gazes stériles pour nettoyer immédiatement les excrétions.

■ Faites ce que vous dicte la nature. Poussez quand vous en avez envie, à moins qu'on vous demande de ne pas le faire. Prenez quelques respirations profondes au début des contractions; prenez-en une autre et tenez-la. Puis, quand la contraction atteint son sommet, poussez autant que vous le pouvez jusqu'à ce que vous ne puissiez plus tenir votre respiration. Vous pouvez ressentir jusqu'à cinq envies de pousser à chaque contraction. Obéissez à chaque envie plutôt que d'essayer de tenir votre respiration et de pousser pendant toute la contraction; si vous essayez de tenir votre souffle trop longtemps, vous pourriez vous épuiser et priver le foetus d'oxygène. Plusieurs respirations profondes au moment où décline la contraction vous aideront à rétablir votre équilibre respiratoire. Si rien ne se produit de façon naturelle — et cela arrive dans certains cas — votre médecin vous aidera à diriger vos efforts et à les redistribuer, si vous perdez votre concentration.

■ Assurez-vous que vos cuisses et votre périnée sont détendus pendant que vous poussez. La tension agit à l'encontre de vos efforts.

■ Arrêtez de pousser quand on vous le dit (on le fera peut-être si la tête sort trop rapidement). Au lieu de pousser, haletez et soufflez.

■ Reposez-vous entre les contractions, avec l'aide de votre assistant et du personnel infirmier. Si vous êtes exténuée, en particulier lorsque le second stade se prolonge, votre médecin peut vous suggérer de ne pas pousser pendant quelques contractions pour que vous puissiez regagner des forces.

■ Ne soyez pas frustrée si vous voyez apparaître la tête du bébé pour ensuite la voir disparaître. L'accouchement s'effectue souvent en faisant deux pas en avant et un pas en arrière.

■ Regardez apparaître la tête de votre bébé dans le miroir (s'il y en a un) et touchez-y si votre médecin est d'accord. Cela vous donnera l'énergie nécessaire pour pousser quand ce sera plus difficile.

Des conseils pour votre assistant :

■ Continuez à réconforter et à supporter votre conjointe, mais ne vous sentez pas blessé si elle semble ne pas se rendre compte de votre présence. Il est naturel que ses énergies soient concentrées ailleurs.

■ Servez-lui de guide pour pousser et pour respirer, en utilisant les techniques que vous avez apprises pendant les cours préparatoires à l'accouchement; ou transmettez-lui les instructions du médecin ou de l'infirmière.

■ Ne soyez pas intimidé par la délicatesse et l'adresse de l'équipe médicale professionnelle autour de vous. Votre travail est important aussi. Et en réalité, le fait que vous lui chuchotiez «je t'aime» peut lui sembler plus précieux que toutes leurs techniques réunies.

■ Aidez-la à se détendre entre les contractions avec des mots apaisants; appliquez une débarbouillette fraîche sur son front, son cou et ses épaules et, si c'est possible, faites lui des massages ou des contrepressions pour aider à soulager ses douleurs dans le dos.

■ Au besoin, continuez à lui apporter des glaçons pour hydrater sa bouche desséchée.

■ Supportez son dos pendant qu'elle pousse, si nécessaire; tenez sa main,

LES FACTEURS DE DOULEUR

Ce qui peut augmenter la perception de la douleur

La solitude.
La fatigue.
La faim et la soif.
La pensée et l'attente de la douleur.
L'anxiété et le stress; ne pas être détendue pendant les contractions.
La peur de l'inconnu.
L'apitoiement sur soi-même.
Le sentiment de perte de maîtrise et d'inutilité.

Ce qui peut la diminuer

La compagnie et le support de ceux que vous aimez ou d'un personnel médical expérimenté. Le repos (essayez de ne pas trop en faire pendant le neuvième mois); la détente entre les contractions.

De légères collations pendant la première phase du travail; des glaçons ensuite. Avoir des distractions; quand on pense aux contractions, il vaut mieux penser à ce qu'elles accomplissent au lieu de penser à la douleur qu'elles apportent; il est bon de se rappeler que peu importe l'intensité de leur douleur, elles seront relativement brèves.

L'utilisation de techniques de relaxation entre les contractions; un effort de concentration quand elles ont lieu.

Une bonne connaissance de l'accouchement; le fait d'aborder le travail une contraction à la fois; ne pas penser à ce qui s'en vient.

La pensée à la chance que vous avez et à la merveilleuse récompense qui s'en vient.

Une bonne préparation à l'accouchement; en savoir suffisamment pour ressentir jusqu'à un certain point le contrôle et la confiance.

essuyez son front, caressez son bras, et faites tout ce qui semblera l'aider. Si elle glisse hors de sa position, aidez-la à se relever.

■ Faites-lui remarquer ses progrès de temps en temps. Si le bébé commence à apparaître, rappelez-lui qu'elle peut regarder dans le miroir pour avoir un contact visuel avec ce qu'elle est en train d'accomplir; quand elle ne regarde pas, ou qu'il n'y a pas de miroir, décrivez-lui ce qui se passe minute par minute. Prenez sa main et touchez ensemble la tête du bébé (si le médecin est d'accord).

■ Si on vous offre d'«attraper» votre bébé au moment de sa sortie ou, plus tard, de couper le cordon, ne paniquez pas. Les deux sont faciles à faire, et le personnel vous donnera des directives, de l'encouragement et du support, étape par étape.

Ce que fera le personnel de l'hôpital :

■ On vous transportera dans la salle où vous accoucherez, si vous n'y êtes pas déjà.

■ On vous encouragera et vous guidera à mesure que l'accouchement progressera.

■ On continuera à vérifier périodiquement l'état du foetus; on le fait en général en réinstallant le moniteur foetal pendant un certain temps.

■ Au moment où la tête se présentera, on préparera la délivrance : on installera un champ stérile et on mettra en place les instruments. Les membres de l'équipe médicale s'habilleront avec des vêtements de chirurgie et mettront des gants; ils badigeonneront votre région périnéale avec un antiseptique.

■ Si nécessaire, on vous fera une épisiotomie juste avant la délivrance de la tête. (Celle-ci sera sans douleur, si on vous la fait pendant le sommet d'une contraction, au moment ou la tête du bébé engourdit naturellement le périnée, bien que le médecin puisse vous administrer un anesthésique local.)

■ On pourra décider d'utiliser les forceps pour faciliter l'expulsion de la tête si le second stade dure plus de deux heures (certains médecins attendront plus longtemps si la mère et le bébé se portent bien); on le fera aussi si le bébé montre des signes de difficulté à supporter le travail, si votre condition médicale indique que vous ne pouvez plus pousser ou si une présentation du foetus légèrement irrégulière ou une petite disproportion entre le foetus et le bassin empêchent le travail de progresser. (*Voir à la page 242.*) On administrera un anesthésique local si on n'a pas déjà fait une péridurale ou une autre anesthésie par blocage, parce que l'accouchement à l'aide de forceps peut être douloureux. Si les forceps ne fonctionnent pas ou qu'il soit impossible de les utiliser, la césarienne peut s'avérer la voie la plus sûre pour le bébé et pour vous.

■ Une fois que sa tête sera sortie, on aspirera rapidement les sécrétions du nez et de la bouche du bébé; puis on sortira les épaules et le torse.

■ On pincera et coupera le cordon ombilical pendant que le nouveau-né sera étendu sur votre ventre. On peut demander à votre mari de le faire. (Certains médecins préfèrent attendre la délivrance du placenta ou l'arrêt des pulsations du cordon avant de le couper.)

■ On donnera les premiers soins préventifs au nouveau-né et on évaluera son état d'après l'indice Apgar, une minute après sa naissance, puis cinq minutes plus tard (*voir à la page 243*). On le frictionnera vivement, pour l'assécher et le stimuler; on prendra les empreintes digitales de ses pieds et celles de vos doigts pour l'identification qui sera intégrée à vos dossiers médicaux, et on attachera au poignet du bébé un bracelet portant votre nom; on lui mettra des gouttes dans les yeux pour prévenir l'infection; on le pèsera et on l'enveloppera pour le réchauffer. (Dans certains hôpitaux, d'autres examens sont effectués dans la salle d'accouchement; mais le plus souvent, ils le sont plus tard, à la pouponnière.)

■ Après sa toilette, on vous montrera votre bébé, à vous et à votre mari. Selon la situation ou les règlements de l'hôpital, il est possible que vous puissiez le prendre dans vos bras pendant un petit instant ou peut-être plus longtemps. Si vous en avez le temps, ou si vous le désirez, vous pourrez peut-être essayer de l'allaiter (ne vous en faites pas si vous ou votre bébé n'y arrivez pas immédiatement. (*Voir «Le début de l'allaitement», à la page 355.*)

■ On vous enlèvera probablement le bébé rapidement pour l'amener à la pouponnière (du moins pour un moment), et on vous transférera dans votre chambre.

LA PREMIÈRE FOIS QUE VOUS VOYEZ BÉBÉ

Ceux et celles qui s'attendent à voir leur bébé rond, lisse et rose comme un chérubin de Boticelli se préparent à recevoir un choc. Le fait de rester neuf mois à tremper dans un bain amniotique et d'être compressé pendant plus de douze heures dans un utérus qui se contracte et un vagin étroit laisse des marques. Heureusement, la plupart des caractéristiques qui rendent le bébé disgracieux sont temporaires. Un matin, quelques mois après avoir ramené de l'hôpital cette petite chose aux yeux bouffis, ridée et décharnée, vous trouverez dans son berceau le plus mignon des poupons.

Une tête déformée. À la naissance, la tête du bébé est la plus grosse partie de son corps; sa circonférence est aussi grande que celle du thorax. À mesure que le bébé grandit, les proportions changent. Souvent, à la naissance, la tête se conforme au bassin de la mère, ce qui lui donne une forme étrange et un peu pointue; la pression contre un col mal dilaté peut déformer encore plus sa tête et produire une protubérance (que l'on appelle un céphalhématome). Cette bosse disparaît après quelques jours et la forme de la tête se modifie après quelques semaines. C'est alors seulement que vous reconnaîtrez le petit Boticelli que vous attendiez.

Les cheveux du nouveau-né. Les cheveux qui couvrent sa tête à la naissance peuvent être très différents de ceux qu'il aura plus tard. Certains nouveau-nés sont pratiquement chauves; d'autres ont une véritable crinière. Dans les deux cas, les cheveux du bébé tomberont probablement et seront remplacés par une nouvelle pousse.

L'enduit de vernix caseosa. On croit que la substance qui recouvre le foetus dans l'utérus et qui est un peu semblable à du fromage est là pour protéger la peau contre la longue exposition au liquide amniotique. Les bébés prématurés en ont beaucoup à la naissance, et les bébés nés après terme n'en ont presque pas, sauf dans les replis de leur peau et sous les ongles.

Le gonflement des organes génitaux. Ce phénomène est commun aux garçons et aux filles et il est particulièrement prononcé chez les bébés mâles issus de césarienne. De plus, les seins des nouveau-nés des deux sexes peuvent êtres enflés et même engorgés à l'occasion; ils sécrètent alors une substance blanche. Ceci est causé par la stimulation des hormones maternelles. Les hormones peuvent également provoquer des sécrétions vaginales blanches et même teintées de sang chez les filles. Ces phénomènes ne sont pas anormaux et ils disparaissent au bout d'une semaine ou de dix jours.

Le lanugo. Un duvet doux et léger, appelé lanugo, recouvre les épaules, le dos, le front et les tempes du nouveau-né à terme. Il disparaît habituellement vers la fin de la première semaine. Ce duvet peut être plus abondant et peut durer plus longtemps chez les bébés prématurés.

Les yeux bouffis. Les gouttes ophtalmiques que l'on met au bébé pour le protéger contre les infections font souvent enfler le contour de ses yeux, mais cette enflure disparaît en quelques jours. Les bébés de race blanche ont presque tou-

(Suite à la page suivante)

(Suite de la page précédente)

jours les yeux bleus, peu importe la couleur qu'ils prendront plus tard. Chez les bébés des autres races, les yeux sont bruns à la naissance.

Les taches de naissance et les lésions de la peau. Il est fréquent de voir une tache rougeâtre à la base du crâne, sur les sourcils ou sur le front, en particulier chez les enfants de race blanche. On retrouve fréquemment la «tache mongole» chez les Asiatiques, les Sud-européens et les Noirs, c'est-à-dire une pigmentation bleu grisâtre dans la couche épidermique profonde qui peut apparaître dans le dos, sur les fesses, et quelquefois sur les bras et les cuisses. Ces marques disparaissent en général vers l'âge de quatre ans. Les hémangiomes, des marques surélevées couleur de fraise, varient de très petits à aussi gros qu'un trente sous. Ils s'atténuent généralement jusqu'à devenir gris perle et disparaissent ensuite complètement. Des taches café au lait peuvent se présenter n'importe où sur le corps; elles passent en général inaperçues et ne s'effacent pas. On peut aussi constater la présence d'une variété d'éruptions cutanées sur la peau du nouveau-né, des petits boutons et des points blancs, mais ces éruptions sont toutes temporaires.

LA TROISIÈME ÉTAPE DE L'ACCOUCHEMENT : La délivrance (expulsion du placenta)

L e pire est fait et le meilleur est arrivé. Ce qui reste à effectuer est la conclusion. Cette dernière étape de l'accouchement dure en général de cinq minutes à une heure. Le placenta, qui a été l'élément vital du bébé dans l'utérus, est alors expulsé. Vous continuerez à avoir de légères contractions d'une durée approximative d'une minute, bien qu'il soit possible que vous ne les sentiez pas. La pression exercée par ces contractions sépare le placenta de l'utérus et le fait descendre dans la partie inférieure de l'utérus ou dans le vagin pour que vous puissiez le pousser. Une fois le placenta expulsé, on fait la suture de l'épisiotomie ou des déchirures, le cas échéant.

Ce que vous pouvez ressentir ou remarquer. Maintenant que votre travail est terminé, vous pouvez ressentir de la fatigue ou à l'inverse un surcroît d'énergie. Vous avez sans doute très soif et très faim, en particulier si le travail a été long. Certaines femmes ont alors des frissons; toutes les femmes ont des pertes vaginales sanguines (que l'on appelle lochies) qui sont comparables à des menstruations abondantes.

Chez la plupart des femmes la réaction émotive s'apparente à un sentiment de soulagement. Elle peut aussi ressentir de l'allégresse et être volubile; de l'exultation tempérée par un sens des responsabilités; de l'impatience à devoir pousser pour expulser le placenta ou à devoir se soumettre à la réparation de l'épisiotomie ou des déchirures, bien qu'il soit possible qu'elle n'y porte pas attention parce qu'elle est trop fatiguée ou excitée. Certaines femmes se sentent fortement proches de leur mari et créent des liens immédiats avec leur bébé; d'autres se sentent quelque peu détachées («Qui est cet étranger?»), et même amères («Comme il m'a fait souffrir!»), en particulier après un accouchement difficile. (*Voir les pages 148, 221 et 348 pour en savoir plus long sur les liens affectifs et le nouvel amour maternel.*)

Des conseils pour vous-même :

■ Participez activement à l'expulsion du placenta en poussant quand on vous l'indique.

■ Ne bougez pas et restez patiente pendant que l'on vous fait la réparation de l'épisiotomie ou des déchirures.

■ Allaitez et tenez le bébé dans vos bras. Votre mari peut aussi le faire pendant l'expulsion du placenta. Dans certains hôpitaux et dans certains cas, on peut garder le bébé dans un incubateur pendant un certain temps.

■ Soyez fière de votre oeuvre, détendez-vous et profitez-en!

Des conseils pour votre assistant :

■ Félicitez votre femme car elle l'a bien mérité.

■ Participez à la création des liens affectifs avec le nouveau-né.

■ N'oubliez pas non plus vos liens de couple.

■ Demandez à l'infirmière d'apporter du jus à votre femme; elle aura très soif. Après qu'on l'aura réhydratée, et si vous en avez tous les deux envie, faites sauter le bouchon de ce champagne que vous avez fait mettre au frais.

■ Prenez des photos, si vous avez apporté votre appareil, ou filmez les premiers cris du bébé si vous avez une caméra vidéo.

Ce que fera le personnel de l'hôpital :

■ On aidera à sortir le placenta. La technique d'extraction varie selon le médecin et les circonstances. Certains tirent sur le cordon doucement d'une main, tout en pressant et en massant l'utérus avec l'autre main; d'autres exercent une pression vers le bas sur l'utérus. Plusieurs médecins utilisent l'ocytocine pour stimuler les contractions de l'utérus, ce qui accélère l'expulsion du placenta et diminue les saignements.

■ On examinera le placenta pour s'assurer qu'il est intact. Quand il ne l'est pas, le médecin inspecte manuellement l'utérus pour s'assurer qu'il n'y reste pas de morceaux de placenta et, le cas échéant, il les enlève.

■ On coupera le cordon, si cela n'a pas déjà été fait.

■ On recoudra l'épisiotomie ou les déchirures, s'il y en a. On fera probablement une anesthésie locale pour engourdir la région (si cela n'a pas déjà été fait ou si l'effet est disparu).

■ On vérifiera vos saignements vaginaux.

■ On nettoiera la partie inférieure de votre corps avec un bain à l'éponge, on vous aidera à passer une chemise de nuit propre et à mettre une serviette sanitaire.

■ On vous transportera à la salle de réveil ou dans votre propre chambre.

■ On conduira le bébé à la pouponnière où il recevra un bain et des soins supplémentaires. (Si vous avez choisi la cohabitation, on vous ramènera le bébé dès que possible.)

ACCOUCHEMENT PAR LE SIÈGE

En ce qui concerne la mère et l'assistant, le travail et l'accouchement par voies naturelles d'un bébé qui se présente par le siège ne diffèrent pas tellement de ceux d'une présentation vertex (tête la première); les conseils pour savoir se débrouiller et se rassurer sont pratiquement identiques. Les activités du personnel de l'hôpital seront cependant différentes et elles varieront davantage selon le type de présentation par le siège et les techniques d'accouchement que le médecin décidera de suivre.

Jusqu'au deuxième stade, un accouchement par le siège est à peu près semblable à un accouchement par présentation vertex. Mais on le considère toujours comme un essai de travail, qu'on laisse continuer tant qu'il progresse normalement. À cause de la constante éventualité de césarienne, on vous transportera sans doute dans une salle d'opération et d'accouchement à la fin de la première phase. Selon la position exacte du siège, votre médecin choisira le moyen le plus sûr et le plus efficace de procéder. (L'expérience de votre médecin déterminera la manière la plus recommandable d'opérer. Il n'est jamais dans votre intérêt ou dans celui de votre bébé de demander au médecin d'effectuer un accouchement par le siège en utilisant une technique dont vous avez entendu parler ou sur laquelle vous avez lu quelque chose, si votre accoucheur n'est pas familier avec cette technique.)

On procède souvent en laissant le bébé sortir naturellement jusqu'à ce que les jambes et la partie inférieure du torse soient expulsées. Puis on administre un anesthésique local pour ensuite délivrer les épaules et la tête avec ou sans l'aide des forceps.

On n'essayera probablement pas de faire un accouchement vaginal si la présentation du bébé est un siège complet (*voir à la page 196*), si une jambe est dépliée, si on estime que le bébé est trop gros ou que le bassin de la mère est trop petit, si l'accouchement est prématuré ou s'il y a des signes de détresse foetale.

Une grande épisiotomie s'impose souvent lors d'un accouchement par le siège, mais on peut l'éviter à l'occasion. Encore une fois la position pendant l'accouchement variera selon la situation et l'expérience de votre médecin. Certains trouvent qu'ils ont un meilleur contrôle si la femme est à plat sur le dos avec les jambes dans les étriers. D'autres prétendent que la femme est plus à l'aise en position assise.

Une fois l'accouchement terminé, on procède de la même façon que pour un accouchement par présentation normale.

CÉSARIENNE : Un accouchement chirurgical

Vous ne pourrez pas participer activement à la césarienne comme vous le feriez dans le cas d'un accouchement par voies naturelles. Et, en fait, vous apporterez votre plus grande contribution au bien-être et au succès de la césarienne bien avant d'arriver à l'hôpital, et peut-être même avant de savoir que vous subirez cette opération. Cette contribution consiste en une bonne préparation. Le fait d'envisager intellectuellement et émotivement l'éventualité d'une césarienne minimise la déception que ressentent bien des femmes, et rend positive l'expérience de l'accouchement chirurgical.

Grâce à l'anesthésie par blocage nerveux et grâce à l'allégement des règlements dans les hôpitaux, la plupart des femmes (et souvent leur mari) peuvent être des témoins parfaitement conscients de leur accouchement par césarienne. Dans ces circonstances, la femme n'a pas à se préoccuper de la poussée ou des douleurs; elle peut alors se détendre et apprécier la naissance, ce que très peu d'accouchements par voies naturelles permettent aux femmes.

Voici ce que vous devez attendre d'une naissance par césarienne :

▪ On rasera votre pubis et votre abdomen, et on insérera une sonde dans votre vessie afin qu'elle reste vide et qu'elle ne se trouve pas dans le champ de travail du chirurgien.

▪ Dans la salle d'opération, on étendra des draps stériles autour de votre ventre qui sera badigeonné avec une solution antiseptique. Si vous devez demeurer éveillée pendant l'accouchement, on installera un écran à la hauteur de vos épaules pour que vous ne voyez pas l'incision.

▪ On vous mettra un soluté par intraveineuse pour ménager un accès rapide à une médication additionnelle, si le besoin s'en faisait sentir.

▪ On vous administrera une péridurale ou un blocage nerveux régional (les deux techniques engourdissent la partie inférieure de votre corps mais vous permettent de demeurer éveillée) ou une anesthésie générale (qui vous endort, ce qui est quelquefois nécessaire si on doit délivrer le bébé rapidement).

▪ Si votre mari assiste à l'accouchement, il devra mettre des vêtements stériles. Il s'assoira près de votre tête, pour vous apporter son support, tenir votre main et il aura la possibilité de voir se dérouler la chirurgie. (Que vous sachiez d'avance ou non si vous aurez une césarienne, il est bon de discuter avec votre médecin de la possibilité que votre conjoint soit avec vous si vous avez besoin de chirurgie.)

▪ Si on vous fait une césarienne d'urgence, les événements peuvent se produire très rapidement. Ne soyez pas contrariée par la tempête que semblent susciter les activités autour de vous. Dans une situation semblable, les règlements de l'hôpital, l'intérêt et le souci de sécurité qui prévaut autant pour vous que pour votre bébé peuvent obliger votre mari à quitter la salle pendant l'accouchement, qui ne durera alors que cinq ou dix minutes. Vous devriez tous les deux vous préparer à cette éventualité.

▪ Une fois qu'il est certain que l'anesthésie a fait son effet, le médecin pratique une incision dans le bas du ventre. Si vous êtes éveillée, vous aurez peut-être l'impression d'être «épluchée» comme un fruit, mais ce sera sans douleur.

- On pratique ensuite une seconde incision dans la partie inférieure de la paroi abdominale et de l'utérus; on rompt le sac amniotique et on succionne le liquide. Vous pouvez alors entendre un gargouillement ou un sifflement.

- Puis, on retire le bébé, soit avec les mains ou à l'aide de forceps; en général, un membre de l'équipe médicale appuie sur la partie supérieure de l'utérus. Avec une épidurale (mais certainement pas avec un blocage nerveux), vous sentirez probablement des tiraillements, des saccades et aussi des pressions. Si vous avez hâte de voir arriver votre bébé, demandez au médecin si on peut descendre l'écran un moment, ce qui vous permettra de voir la naissance, sans les détails déplaisants.

- On succionne ensuite le nez et la bouche du bébé; vous entendrez le premier cri et, si le cordon est suffisamment long, on vous permettra un premier coup d'oeil.

- On pincera et coupera rapidement le cordon, pendant que l'on donnera au bébé les mêmes soins de routine que dans le cas d'un accouchement vaginal, et à l'aide de ses mains, le médecin sortira le placenta.

- Le médecin vérifiera rapidement vos organes reproducteurs et il recoudra les incisions qu'il a faites.

- Il est possible qu'on vous donne une injection d'ocytocine par voie intraveineuse ou qu'on l'injecte dans votre soluté, pour aider votre utérus à se contracter et pour réduire les saignements.

- Selon votre état et celui du bébé, et si les règlements de l'hôpital le permettent, vous pourrez prendre le bébé dans vos bras immédiatement, dans la salle d'accouchement. Si vous ne le pouvez pas, peut-être votre mari le pourra-t-il. Si on doit transporter rapidement votre bébé dans une pouponnière de soins intensifs, ne vous tracassez pas. Cette habitude est normale dans certains hôpitaux et elle n'indique pas que le bébé a des problèmes. En ce qui concerne l'établissement des liens affectifs, cela peut très bien attendre.

CHAPITRE 15

Être enceinte et malade

Toute femme s'attend à ressentir au moins quelques symptômes désagréables durant les neuf mois de sa grossesse : nausées matinales, crampes dans les jambes, indigestions ou épuisement. Mais certaines sont surprises de s'apercevoir qu'elles peuvent aussi ressentir des symptômes qui n'ont rien à voir avec leur grossesse : symptômes de rhume, de grippe, de gastro-entérite, et même de rougeole et d'oreillons. La majorité de ces maladies n'affectent pas la grossesse, mais il arrive à l'occasion que l'une d'entre elles soit dangereuse. La meilleure manière de rester en bonne santé pendant une grossesse, c'est bien sûr la prévention. Mais en cas de maladie, il est essentiel de vous protéger des complications, ainsi que votre bébé, en faisant rapidement appel à un traitement sûr.

CE QUI PEUT VOUS INQUIÉTER

RHUMES OU GRIPPES

«J'ai attrapé un vilain rhume et je crains que cela n'affecte mon bébé.»

La plupart des femmes enceintes se retrouvent au moins une fois avec un rhume ou une grippe, et une maladie aussi bénigne n'affectera pas votre grossesse, bien qu'elle soit désagréable. Cependant il n'en va pas de même pour les médicaments que vous avez l'habitude de prendre en pareilles circonstances; les casse-grippes et les antihistaminiques peuvent en effet être nuisibles. Il vaut mieux consulter votre médecin avant de prendre ces derniers ou toute autre sorte de médicaments, y compris l'aspirine (*voir à la page 279*) et la vitamine C en grande quantité. Votre médecin sera en mesure de vous indiquer des traitements qui sont inoffensifs pendant la grossesse mais qui fonctionneront quand même bien. Rien ne peut vraiment guérir un rhume, mais quelques médicaments réussissent à en atténuer les symptômes. (*Voir à la page 185 pour avoir plus d'informations sur les médicaments pendant la grossesse.*)

Ne vous en faites pas trop si vous avez déjà pris quelques pilules contre le rhume. Cela n'est pas très dangereux mais il vaut quand même mieux consulter votre médecin pour lui en faire part.

Heureusement pour vous et pour votre bébé, les meilleurs remèdes contre le rhume et la grippe sont aussi les plus inoffensifs :

■ Écrasez dans l'oeuf votre rhume, avant qu'il ne se transforme en mauvais cas de bronchite ou en toute autre complication. Dès le premier éternuement, installez-vous au lit et si vous ne le pouvez pas, prévoyez au moins une période de repos.

■ Lorsque vous êtes étendue ou endormie, assurez-vous que votre tête est légèrement surélevée pour faciliter la respiration.

■ Ne vous privez pas de nourriture. Tenez-vous-en au *Régime infaillible* même si vous manquez d'appétit et forcez-vous à manger s'il le faut. Assurez-vous de consommer chaque jour des agrumes et des jus de fruits. Mais ne dépassez pas la dose de vitamine C qui vous a été recommandée, à moins que votre médecin ne vous y autorise.

■ Prenez énormément de liquides. Votre corps en perd beaucoup avec la fièvre, les éternuements et le nez qui coule; vous et votre bébé en avez pourtant un grand besoin. Gardez constamment près de votre lit un thermos de jus de pamplemousse ou

d'orange chaud (100 millilitres de concentré de jus congelé, non sucré, mélangé à 1 litre d'eau chaude) et buvez-en au moins un verre à toutes les heures. Essayez aussi le remède classique : le bouillon de poulet. Les recherches prouvent qu'il ne fait pas que remplacer le liquide mais qu'il contribue aussi à atténuer les malaises dus au rhume.

■ Gardez vos voies respiratoires humides en installant un humidificateur, et en vaporisant l'intérieur de votre nez avec un atomiseur rempli d'eau salée.

■ Si votre gorge est endolorie et irritée ou si vous toussez, gargarisez-vous avec de l'eau chaude salée, à la température d'un thé chaud (1 c. à thé de sel avec 250 millilitres d'eau).

■ Faites baisser la fièvre naturellement. Prenez des bains ou des douches fraîches, ou épongez-vous avec de l'eau tiède; prenez des boissons fraîches et portez des vêtements légers. Si votre fièvre atteint 39 °C (102 °F) ou plus, appelez immédiatement votre médecin.

Malheureusement, un rhume tend à durer plus longtemps pendant une grossesse. Ceci est probablement dû au fait que les anticorps ralentissent légèrement leur activité pendant cette période afin de protéger le bébé d'un rejet immunitaire (lui-même est un corps étranger). Si votre rhume (ou votre grippe) est vraiment grave et que vous ne pouvez dormir ou manger, si vous expectorez des sécrétions verdâtres ou jaunâtres, si cela dure plus d'une semaine, appelez votre médecin. Il ou elle pourra vous prescrire une puissante médication contre le rhume, inoffensive pendant la grossesse; s'il y a risque d'infection bactériologique, il recommandera peut-être une analyse de vos expectorations ainsi que des antibiotiques.

Ne tardez pas à appeler votre médecin et ne refusez pas de prendre une médication qu'on vous a prescrite et dont on vous assure la sécurité seulement parce que vous avez entendu dire que les médicaments étaient dangereux pendant la grossesse. Ils ne le sont pas.

Pour une prochaine fois, consultez la page 49 pour savoir comment vous prémunir contre le microbe du rhume.

MALAISE GASTRO-INTESTINAL

«J'ai attrapé un virus gastrique; je ne digère rien et ne garde rien. Cela nuira-t-il à mon bébé?»

Heureusement, une gastro-entérite a la vie très courte; elle ne dure en général que 24 heures et, très exceptionnellement, jusqu'à 72 heures. Cette inflammation des intestins et de l'estomac ne nuira pas à votre bébé si vous maintenez constamment votre niveau de liquides en remplaçant de façon adéquate ceux que vous perdez; de cette façon, le bébé ne sentira rien, même si vous ne prenez aucune nourriture solide pendant un jour ou deux.

Malgré le fait que votre bébé ne souffre pas de la présence du virus, vous devez quand même vous occuper de votre problème. Suivez les conseils qui suivent pour améliorer votre bien-être et pour recouvrer plus rapidement la santé.

▪ Gardez le lit, si c'est possible. Il semble que les symptômes de la gastro-entérite soient atténués lorsque les gens affectés se reposent au lit, surtout dans une chambre sombre et tranquille.

▪ Reprenez les liquides perdus. La diarrhée et les indigestions déshydratent beaucoup. À court terme, il vaut mieux ingérer des liquides que du solide. Buvez donc beaucoup, sous n'importe quelle forme agréable au goût (eau, club soda ou seltzer, thé doux et décaféiné, jus d'orange dilué dans une égale quantité d'eau et, si vous ne souffrez pas de la diarrhée, jus de pommes ou de raisin), par petites gorgées et aussi souvent que possible (idéalement à toutes les quinze minutes). Si vous rejetez même cela, sucez des morceaux de glace. Évitez la cure traditionnelle à base de boissons gazeuses sucrées; cela ne ferait que prolonger les symptômes. Méfiez-vous aussi des produits laitiers.

▪ Modifiez votre alimentation. La sagesse populaire recommande de ne rien manger pendant au moins douze heures dans le cas d'un virus gastrique, à moins que vous n'ayez très faim. Toutefois, les plus récentes recherches suggèrent de continuer à manger du solide, ce qui est mieux que de rester sur sa faim. Demandez à votre médecin son opinion. Mais tenez-vous-en à une régime simple, que vous ayez décidé de continuer à manger du solide ou d'attendre 12 ou 24 heures avant de prendre un vrai repas. Au début, contentez-vous de jus de fruits dilués non acides, de bouillons clairs et de consommés, de crèmes de blé ou de riz très liquides, de tranches de pain blanc grillées et sans beurre, de riz blanc décortiqué bouilli ou à la vapeur, de pommes de terre bouillies ou cuites au four sans la peau, de bananes, de compotes de pommes, de desserts à base de gélatine (mais faites-les à partir de gélatine sans saveur et de jus de fruits, au lieu d'utiliser des mélanges sucrés). Avant de revenir à votre régime normal, ajoutez graduellement, à mesure qu'il vous tentent, du fromage cottage, du yaourt, du poulet, des poissons, et ensuite des légumes cuits et des fruits.

▪ Continuez à prendre vos vitamines, si votre estomac vous le permet. Il est très bon de prendre une assurance-vitamine dès maintenant; alors essayez de prendre votre supplément quand il vous semble que vous ne les vomirez pas. Ne vous en faites pas, cependant, si vous ne pouvez rien garder pendant quelques jours; ces problèmes seront sans conséquences.

▪ Consultez votre médecin. Parlez-lui de vos symptômes, surtout si vous faites de la fièvre, ce qui pourrait nécessiter des soins. Rappelez-le si les symptômes ne semblent pas vouloir baisser après 48 heures. Des médicaments appropriés pourraient s'avérer nécessaires.

Si d'autres personnes qui ont mangé avec vous sont aussi victimes des mêmes malaises, il peut alors s'agir d'un empoisonnement alimentaire plutôt que d'un virus. Si vous arrivez d'un voyage dans des régions lointaines, vous pouvez aussi être victime de parasites exotiques ou de tout autre organisme infectieux. Si vous pensez que ce type d'infection est responsable de vos malaises, vérifiez avec votre médecin.

Bien sûr, il vaut toujours mieux prévenir que guérir. Suivez donc scrupuleusement les trucs de prévention donnés à la page 49.

RUBÉOLE

«J'ai été en contact avec la rubéole lors d'un voyage à l'étranger. Devrais-je me faire avorter?»

C'est là un problème auquel seulement une femme sur sept doit faire face. Heureusement, les six autres sont immunisées contre la rubéole, puisqu'elles l'ont déjà contractée (habituellement pendant leur enfance) ou parce qu'elles ont été vaccinées (en général au début de leur adolescence). Il se peut que vous ne sachiez pas si vous êtes immunisée ou non, mais vous pouvez le découvrir grâce à un test d'anticorps de la rubéole. Ce dernier mesure le taux d'anticorps de la rubéole présents dans votre sang et la plupart des médecins le font de routine à la première visite prénatale. Si vous n'avez pas passé cet examen, vous devriez le faire dès maintenant.

S'il s'avère que vous n'êtes pas immunisée, vous devriez attendre encore avant de prendre des mesures draconiennes. Le seul fait d'être en contact avec le virus ne nuira pas à votre bébé. Pour qu'il y ait de vrais dommages, il faut que vous ayez contracté la maladie. Les symptômes sont habituellement bénins (légère fièvre et inflammation des ganglions, suivies quelques jours plus tard d'une éruption cutanée); ils apparaissent deux ou trois semaines après l'exposition et passent quelquefois inaperçus. Une prise de sang montrera à ce moment-là si vous avez ou non une infection active. À partir de la 22e semaine, il est possible d'effectuer une analyse pour savoir si le foetus a été affecté par le virus (avant, l'infection peut ne pas paraître), mais cela est rarement nécessaire.

Malheureusement, lorsqu'une femme a été exposée au virus de la rubéole, il n'existe aucun moyen parfaitement sûr de prévenir l'éclosion de la maladie. On a découvert que les injections de gamma-globuline, que l'on donnait de routine avant, n'avaient aucun effet de prévention. Mais si vous contractez la rubéole, discutez avec votre médecin des dangers qui guettent votre bébé avant de vous décider à interrompre votre grossesse. Il est important de comprendre que les dangers diminuent considérablement à mesure que la grossesse avance. Si une femme contracte le virus pendant le premier mois, les risques que son bébé soit atteint de malformations congénitales sérieuses sont d'environ 35 p. cent. Vers la fin du troisième mois, ces risques tombent entre 10 et 15 p. cent. Et si vous contractez la maladie après le troisième mois, l'enfant est très peu menacé.

Heureusement, les risques que vous soyez exposée à la rubéole sont très faibles en Amérique du Nord. Depuis que la vaccination est devenue systématique, on rencontre cette maladie de moins en moins souvent. Si vous n'êtes pas immunisée et n'attrapez pas la maladie, évitez complètement ce dilemme pendant vos futures grossesses en demandant à votre médecin de vous vacciner après votre accouchement. Par précaution, on vous préviendra de ne pas devenir enceinte pendant les deux ou trois mois qui suivent la vaccination. Mais si vous le deveniez accidentellement pendant cette période — ou si vous aviez été vaccinée pendant la présente grossesse avant de savoir que vous étiez enceinte — ne vous inquiétez pas. Théoriquement, on reconnaît que ces circonstances peuvent nuire au bébé, mais on n'a jamais rapporté de cas de rubéole congénitale chez les bébés dont les mères avaient été vaccinées par inadvertance au début de leur grossesse ou avaient conçu peu après le vaccin.

TOXOPLASMOSE

«J'ai demandé à mon mari d'effectuer toutes les tâches qui sont en rapport avec nos chats; mais le seul fait d'habiter avec des chats me fait craindre d'avoir la toxoplasmose. Comment pourrai-je savoir si j'ai attrapé la maladie?»

Il est difficile de le savoir. La plupart des gens qui sont infectés ne montrent aucun symptôme, si ce n'est des malaises bénins, une légère fièvre, une inflammation des ganglions deux ou trois semaines après l'exposition et une éruption cutanée quelques jours plus tard.

Pour vraiment savoir si vous êtes infectée, vous devrez subir une prise de sang. L'analyse montrera si le parasite responsable de la maladie, le *toxoplasmus gondii*, s'est soudainement développé alors que les tests précédents avaient démontré que vous n'aviez pas d'anticorps. Vérifiez avec votre praticien si vous aviez déjà passé ce test avant de devenir enceinte. Si vous aviez déjà des anticorps à ce moment-là (ce qui est très probable quand vous avez vécu avec des chats), vous êtes immunisée et n'avez plus à vous inquiéter de cette infection. Si vous n'aviez pas d'anticorps, vous n'êtes pas immunisée. Alors, le processus

à suivre est de reprendre le test d'anticorps IgG à une fréquence d'un mois ou deux, d'ici à ce que vous accouchiez. Si le test devenait positif, à n'importe quel moment, c'est que vous auriez été vraisemblablement contaminée[1].

Dans cette éventualité improbable (en Amérique du Nord, seule 1 femme sur 1 000 est susceptible d'avoir cette infection pendant sa grossesse), vous devriez avoir une discussion sérieuse avec votre médecin ou un conseiller en génétique au sujet des choix qui s'offrent à vous. Le moment où se présente l'infection est un facteur à prendre à considération. Les risques d'infection pour le foetus pendant le premier trimestre sont relativement faibles, probablement moins de 15 p. cent, mais l'éventualité de séquelles laissées par l'infection reste élevée. Pendant le second trimestre, la possibilité d'infection est un peu plus grande, mais les conséquences le sont un peu moins. Pendant le dernier trimestre, le bébé est plus enclin à être contaminé, mais le potentiel de dommages sérieux est minimal. Seul 1 bébé sur 10 000 naît avec des symptômes graves de toxoplasmose congénitale.

Le fait que le foetus lui-même est réellement infecté ou non est un autre facteur à prendre en considération. Grâce à de récents progrès, il est devenu possible de vérifier si le foetus est contaminé. En effet, différentes techniques permettent d'établir un diagnostic, comme l'amniocentèse, l'analyse du sang du foetus ou un échantillon de liquide amniotique, mais on ne pratique ces analyses que vers la 20e ou la 22e semaine. Si l'on ne détecte pas d'infection foetale au cours de ces tests, le foetus n'est probablement pas affecté. Enfin, si une femme enceinte montre des traces d'infection mais qu'elle ne veut en aucun cas interrompre sa grossesse, elle

---

1. N'essayez pas de vérifier vous-même. Les tests à la maison ne sont pas très fiables en ce qui concerne la toxoplasmose.

devrait être traitée avec des antibiotiques spécifiques, probablement pendant plusieurs mois. De tels traitements semblent réduire grandement le risque d'avoir un bébé atteint de graves problèmes à la naissance.

Si vous n'avez jamais subi de tests, les recherches les plus récentes suggèrent qu'il n'y a pas de raison de vous les faire passer à ce moment-ci, à moins que vous ne ressentiez les symptômes. En effet, les résultats ne sont pas assez précis pour montrer, chez une femme qui n'a jamais subi de tests, si les anticorps proviennent d'une ancienne ou d'une nouvelle infection.

Le meilleur «traitement» de la toxoplasmose, c'est la prévention. Voyez les conseils donnés à la page 47 pour savoir comment éviter cette infection.

CYTOMÉGALOVIRUS (CMV)

«J'enseigne dans une prématernelle et on m'a dit que je devrais m'absenter durant ma grossesse parce que je peux contracter le cytomégalovirus, ce qui pourrait être dangereux pour mon bébé.»

Il est vrai que de 25 à 60 p. cent de tous les enfants d'âge préscolaire transportent le cytomégalovirus et on peut en retrouver des traces dans leur salive, leur urine et leurs matières fécales pendant des mois et même des années; mais il y a un danger mince que vous soyez infectée par les enfants que vous gardez et que cette infection se transmette à votre enfant avec des résultats défavorables. D'abord, le virus n'est pas très contagieux. Ensuite, la plupart des adultes ont contracté la maladie pendant leur enfance. Si tel est votre cas, vous pouvez quand même attraper le CMV des enfants dont vous vous occupez maintenant. (Si votre CMV est réactivé, les dangers pour votre bébé sont moindres

que si vous aviez l'infection pour la première fois pendant votre grossesse.) Enfin, même si environ 1 bébé sur 100 naît avec le virus, seul un faible pourcentage des bébés touchés souffrent réellement des conséquences généralement associées à l'infection au CMV dans l'utérus, c'est-à-dire la jaunisse, la surdité dans les hautes fréquences et certains problèmes oculaires.

Vous devriez quand même, en tenant compte des conseils de votre médecin, vous absenter de votre travail au moins pendant les 24 premières semaines de votre grossesse, la période au cours de laquelle les dangers qui guettent le foetus sont les plus grands, à moins que vous ne soyez certaine d'avoir déjà contracté le virus (mais presque personne n'a cette information car le CMV arrive et s'en va habituellement sans présenter de symptômes évidents). S'il vous est impossible de quitter temporairement votre emploi, vous devriez porter des gants au travail, vous laver soigneusement les mains après avoir changé les couches (ce que vous devriez toujours faire de toute façon), et résister à l'envie d'embrasser les bambins et de manger leurs restes.

Et si vous semblez avoir une grippe ou une mononucléose (fièvre, fatigue, ganglions enflés, gorge douloureuse), consultez votre médecin. Que ces symptômes soient dus au CMV ou à une autre maladie, vous devrez être traitée.

CINQUIÈME MALADIE

«Je viens d'entendre parler d'une maladie pour la première fois de ma vie et on me dit qu'elle peut être dangereuse pendant la grossesse; il s'agit de la cinquième maladie!»

La cinquième maladie, dont le nom scientifique est l'«érythème infectieux», est causée par le parvovirus humain B[19]; on l'appelle ainsi car elle est la cinquième d'un groupe de six maladies qui donnent de la fièvre et des éruptions cutanées aux enfants. Mais à la différence des autres maladies du groupe (comme la varicelle), la cinquième n'est pas très connue car ses symptômes sont bénins et elle peut même passer inaperçue. On ne constate un état fiévreux que dans 15 à 30 p. cent des cas, et les éruptions cutanées sont souvent confondues avec celles de la rubéole ou d'autres maladies infantiles. Ces éruptions, dans les premiers jours, donnent l'impression que les joues ont été giflées; les rougeurs se répandent ensuite en dentelle le long du torse, des fesses et des cuisses; elles apparaissent et disparaissent tour à tour, pendant une période de une à trois semaines, souvent en relation avec la chaleur du soleil ou d'un bain chaud.

Ce ne sont pas tellement les contacts occasionnels qui sont dangereux pour la femme enceinte dans le cas de cette maladie; le développement de l'infection se produira plutôt lors d'une exposition intensive si, par exemple, vous prenez soin d'un enfant qui est lui-même atteint de la cinquième maladie ou si vous enseignez dans une école où la maladie est à l'état d'épidémie.

On a récemment fait un lien entre la cinquième maladie et un risque légèrement accru de fausse couche. Mais la plupart des femmes en âge de féconder sont déjà immunisées parce qu'elles ont contracté la maladie dans leur enfance; on retrouve donc rarement cette infection chez les femmes enceintes. Toutefois, s'il est possible que la maladie provoque une fausse couche pendant une grossesse, il est peu probable que le parvovirus soit responsable de fausses couches à répétition.

Cela est très rare, mais il arrive que la cinquième maladie amène une forme inhabituelle d'anémie foetale, semblable à celle que l'on retrouve dans la maladie du Rh. C'est pour cette raison qu'en général on fait passer périodiquement une échographie aux femmes qui souffrent de la cinquième maladie pendant leur grossesse, pour vérifier l'inflammation du foetus qui est une des caractéristiques de cette forme d'anémie (cette inflammation provient de la rétention d'eau); si l'examen décèle l'inflammation, on suggérera probablement un traitement.

MALADIE DE LYME

«Je sais que je vis dans une région où le risque d'attraper la maladie de Lyme est grand. Mais je ne sais pas si cette maladie est dangereuse ou non pendant la grossesse.»

La maladie de Lyme tient son nom d'un médecin du Connecticut, qui l'a diagnostiqué pour la première fois aux États-Unis. Cette maladie est plus courante chez ceux qui passent du temps dans les bois, où l'on retrouve des chevreuils, des souris ou d'autres animaux qui transportent des tiques, mais on peut aussi la retrouver dans les villes, même si la forêt y est tout à fait absente. En effet, la verdure transportée de la campagne ou un marché d'alimentation en plein air permettent aux tiques de pénétrer la ville. La maladie de Lyme peut atteindre le foetus, mais il est difficile de savoir clairement si cela lui sera préjudiciable de façon permanente. On croit qu'il est possible de faire un lien entre cette maladie chez la mère et des troubles cardiaques chez l'enfant; mais cela est loin d'être prouvé.

La prévention est encore la meilleure manière de vous protéger, ainsi que votre bébé. Si vous allez souvent dehors dans des espaces verts ou dans les bois et si vous travaillez dans un jardin potager, portez des manches longues et un pantalon long; placez le bas du pantalon à l'intérieur de vos bottes ou de vos chaussettes. Utilisez un insecticide efficace contre les tiques, mais ne l'appliquez pas sur votre peau;

appliquez-le plutôt sur vos vêtements. De retour à la maison, vérifiez attentivement si vous avez des tiques et prenez une bonne douche (si vous enlevez les tiques immédiatement, avant qu'elles ne collent à la peau, vous éliminerez presque complètement les risques d'infection).

Si vous croyez que vous avez été infectée, contactez votre médecin immédiatement. (Les premiers symptômes sont la fatigue, des éruptions rouges, rondes et marbrées à l'emplacement de la piqûre, des maux de tête, de la fièvre et des frissons, des ganglions enflés près de la piqûre, une douleur généralisée; voici d'autres symptômes possibles : des yeux rougis ou enflés, un comportement déconcertant, une gorge irritée, de la toux sèche, de l'urticaire ou toute autre éruption couvrant l'ensemble du corps.) Si vous vous soignez rapidement, vous pouvez éviter de transmettre l'infection au bébé et, aussi, de devenir vous-même très malade.

ROUGEOLE

«Je suis enseignante et un des enfants de l'école a attrapé la rougeole. Devrais-je me faire vacciner?»

Non. On ne donne pas le vaccin contre la rougeole pendant la grossesse parce que, théoriquement, il existe un risque que le foetus en souffre, quoique nous ne connaissions aucun cas de malformation chez les enfants nés de mères qui s'étaient fait vacciner par inadvertance. Par contre, il y a de bonnes chances que vous soyez déjà immunisée contre la rougeole car la plupart des femmes en âge de procréer ont été vaccinées pendant leur enfance. Si tel n'est pas votre cas (votre médecin peut vous faire passer un test pour savoir si vous êtes immunisée ou non), les risques que les enfants de votre école vous fassent contracter la maladie sont à peu près inexistants. En effet, la plupart d'entre eux ont été vac-

cinés et eux-mêmes ne risquent pas beaucoup d'avoir la rougeole. Vous pouvez aussi vous rassurer en pensant que la rougeole, au contraire de la rubéole, n'a pas de conséquence fatale pour le foetus, même si on croit qu'elle a tendance à augmenter les risques de fausses couches et de travail prématuré et qu'elle se présente de façon assez intense chez la femme enceinte. Néanmoins, si vous êtes directement en contact avec quelqu'un qui a la rougeole et que vous n'êtes pas immunisée, votre médecin pourra, pour amoindrir l'intensité de la maladie, vous administrer une dose de gammaglobuline pendant la période d'incubation, c'est-à-dire entre le moment où vous avez été exposée et le début des symptômes.

Si une femme enceinte attrape la rougeole au cours de la période prévue pour son accouchement, son bébé risque d'avoir une infection, ce qui pourrait s'avérer sérieux. Encore une fois, une injection de gamma-globuline pourra être administrée pour réduire l'intensité d'une telle infection.

INFECTION DES VOIES URINAIRES

«Je crains d'avoir une infection des voies urinaires.»

Les infections du système urinaire (ISU) sont tellement fréquentes pendant la grossesse que 10 p. cent des femmes enceintes peuvent s'attendre à en contracter au moins une. Celles qui en ont déjà eu une ont 1 possibilité sur 3 de récidiver. Le plus souvent, ce sera une cystite, c'est-à-dire une simple inflammation de la vessie. Chez certaines femmes, la cystite est sans symptômes et on ne découvre sa présence qu'à l'occasion d'un test d'urine de routine. Chez d'autres, les symptômes peuvent aller de bénins à désagréables (un fréquent besoin d'uriner et une sensation de brûlure quand l'urine passe, même si ce n'est que pour fournir une goutte ou deux, ainsi que des douleurs abdominales aiguës).

Une fois qu'une infection a été diagnostiquée, elle devrait être traitée rapidement par un médecin, avec un antibiotique prévu pour la grossesse[2] peu importe qu'il y ait des symptômes ou non. Il est essentiel de prendre votre ordonnance au complet, pour éviter le retour de l'infection. N'interrompez jamais votre traitement sous prétexte que vous vous sentez mieux.

De 20 à 40 p. cent des cas d'infection de la vessie non traitée pendant la grossesse dégénèrent en infection des reins (pyélonéphrite), plus dangereuse pour la mère et pour l'enfant. Ceci se produit le plus souvent pendant le dernier trimestre et peut mener à un travail prématuré. Les symptômes sont semblables à ceux de la cystite, mais sont accompagnés de fièvre (souvent aussi élevée que 39,5° Celsius), de frissons, de sang dans les urines et de maux de dos (au milieu du dos, sur un côté ou sur les deux à la fois). Si vous avez ces symptômes, avertissez votre médecin *immédiatement*. Les antibiotiques devraient vous soulager instantanément, mais on aura probablement besoin de vous hospitaliser pour vous les administrer par voie intraveineuse.

Plusieurs médecins essaient de déceler dès la première visite une prédisposition à cette infection chez les femmes enceintes, en faisant une analyse et une culture des urines. Si cette culture révèle la présence des bactéries en cause (et cela se produit chez 7 ou 10 p. cent des femmes enceintes), on administre des antibiotiques pour prévenir immédiatement le développement d'une cystite ou d'une pyélonéphrite.

Il existe des remèdes maison et des mesures préventives qui peuvent aussi aider à éviter les infections urinaires; ils accélèrent la guérison quand vous les utilisez en même temps que votre traitement médical.

- Buvez beaucoup de liquides, surtout de l'eau. Les jus de citron non sucrés et les jus de canneberge peuvent aussi être bénéfiques. Mais évitez le café et le thé (même décaféinés), ainsi que l'alcool.

- Videz votre vessie immédiatement avant et après les relations sexuelles.

- Prenez le temps de vous assurer que votre vessie est complètement vide chaque fois que vous urinez. Cela sera plus aisé si vous vous penchez en avant pendant que vous urinez. Il est quelquefois utile de vous «vider» deux fois; quand vous avez fini d'uriner, attendez cinq minutes et recommencez. Et ne remettez pas à plus tard le moment d'uriner. Celles qui se retiennent constamment courent plus de risques d'avoir une infection.

- Portez des sous-vêtements et des bas-culottes dont le fond est en coton, et évitez de porter des slips et des pantalons serrés. Ne portez pas de bas-culottes sous votre pantalon et dormez sans sous-vêtements.

- Gardez la région vaginale et anale méticuleusement propres. Lavez-vous tous les jours et évitez, pour cette région, les savons parfumés, les aérosols et les poudres. Essuyez-vous toujours de l'avant vers l'arrière après être allée aux toilettes. Et demandez à votre médecin s'il croit utile que vous utilisiez un produit antibactérien.

- Mangez souvent du yaourt nature quand vous prenez des antibiotiques, car il contient des cultures actives et contribuera à regarnir votre flore intestinale.

- Gardez votre niveau de résistance élevé, en mangeant de la nourriture faible en sucre (*Voir «Le Régime infaillible» page 61*), en prenant beaucoup de repos, en ne travaillant pas trop et en évitant le stress.

---

2. Ne prenez pas de médicaments qui auraient déjà été prescrits, que ce soit pour vous ou pour quelqu'un d'autre, même si l'ordonnance avait été faite pour une infection urinaire.

HÉPATITE

«On vient de diagnostiquer l'hépatite A chez un des bambins qui vient à la garderie où je travaille. Si je l'attrape, cela affectera-t-il ma grossesse?»

L'hépatite A est très courante (près de 1 enfant sur 3 l'attrape avant d'avoir cinq ans); elle se présente presque toujours comme une maladie bénigne (souvent sans symptômes apparents), et on ne croit pas qu'elle se transmette au foetus ou au nouveau-né. Vous ne devriez donc pas craindre qu'elle n'affecte votre grossesse. Néanmoins, il est préférable que vous ne contractiez aucune infection. L'hépatite A se transmet par voies orales et anales; lavez-vous donc les mains sans faute chaque fois que vous changez des couches, que vous amenez vos petits protégés aux toilettes ou que vous mangez. Vous pouvez aussi demander à votre médecin s'il peut vous vacciner contre l'hépatite A.

«Est-ce que l'hépatite B est contagieuse? Mon mari vient de l'attraper, ce qui est étrange car il ne fait pas partie des groupes à risques.»

Cela n'est pas si étrange. Si de 6 à 10 cas d'hépatite B surviennent chez des gens faisant partie du groupe dit à haut risque[3], n'oublions pas que de 1 à 3 personnes sont victimes de cette maladie tout en ne faisant pas partie du groupe-cible. Cette infection du foie est plus courante pendant les âges de la gestation, c'est-à-dire entre 15 et 39 ans; étant donné qu'elle peut être transmise de la mère au foetus, elle est un sujet de préoccupation pour des parents qui attendent un enfant. Mais cette maladie peut aussi être transmise entre adultes; il est donc normal que vous vous inquiétiez. Votre mari et vous devriez prendre quelques précautions pour éviter que votre bébé ne soit infecté : ne partagez pas vos brosses à dents, vos rasoirs ou tout autre article personnel et abstenez-vous de relations sexuelles. Avec l'hépatite A, toute la maisonnée peut recevoir une injection pour prévenir l'infection; mais tel n'est pas le cas avec l'hépatite B, où seuls les conjoints (ou les partenaires sexuels) sont immunisés. Informez-vous donc auprès de votre médecin à propos des vaccins.

Si vous n'avez pas subi de test d'hépatite B et que vous ressentez quelques-uns de ses symptômes, demandez à votre médecin de vous faire subir un test. Ces symptômes sont le jaunissement de la peau et du blanc des yeux, accompagné de vomissements, de douleurs abdominales et de perte d'appétit. Vous pourriez aussi demander de faire effectuer une analyse, même si vous ne ressentez aucun symptôme, car de nombreux cas d'hépatite sont si bénins qu'ils passent inaperçus et ressemblent parfois à une simple grippe intestinale[4].

Quand une femme enceinte est atteinte d'une hépatite B, elle devra, pour guérir, suivre deux grands principes simples : le repos au lit et un régime nutritif (ceci est valable aussi pour les autres). Elle devra éviter les boissons alcooliques, mais cette recommandation s'applique de toute façon à n'importe quelle femme enceinte. On vérifiera la qualité du sang régulièrement, afin de suivre de près l'évolution de la maladie. On peut espérer un rétablissement total dans 95 p. cent des cas; pour les

---

3. L'hépatite B est une maladie transmise par le sang et par les sécrétions. Les gens qui sont le plus susceptibles de la contracter sont donc ceux qui s'injectent des drogues par voie intraveineuse, les homosexuels et les hétérosexuels qui ont plus d'un partenaire à l'intérieur d'une période de six mois. On range aussi dans ce groupe les travailleurs de la santé et les immigrants qui arrivent de Chine, de l'Asie du Sud-Est, et des autres régions où la maladie est répandue. On recommande aux gens faisant partie de ces groupes cibles de se faire vacciner.

---

4. On recommande de nos jours que chaque femme enceinte subisse un test pour l'hépatite B. Quand le test est positif, on immunise alors toute sa famille et on soigne le nouveau-né avec des vaccins et de la globuline immune.

autres, la maladie peut s'aggraver ou devenir chronique.

Quand le virus de l'hépatite B est présent chez la mère lors de l'accouchement, on fait prendre un bain au bébé le plus tôt possible pour enlever toute trace de sang et de sécrétions maternelles; on administre un vaccin contre l'hépatite B ainsi que de la globuline immunisante dans les 24 heures qui suivent la naissance. Ces mesures suffisent en général pour éviter que le bébé ne soit lui-même victime de l'infection. On répète le traitement à un mois et six mois d'intervalle et on fait des analyses chez l'enfant au bout de 12 ou 15 mois, pour être certain que les soins ont été efficaces.

Il existe d'autres formes d'hépatite, comme l'hépatite C et l'hépatite E (aussi connues sous le nom d'hépatite non A et non B). Jusqu'à maintenant, on ne sait pas avec certitude si ces formes d'hépatite sont transmissibles ou non de la mère à l'enfant pendant la grossesse.

OREILLONS

«Un de mes collègues vient d'attraper les oreillons. Je ne sais pas du tout si j'ai déjà eu cette maladie. Est-il dangereux pour moi de l'attraper maintenant, alors que je suis enceinte?»

Il arrive rarement qu'une femme enceinte attrape les oreillons parce que la plupart des jeunes adultes aujourd'hui ont eu la maladie ou ont été vaccinés pendant leur enfance. Si vous le pouvez, vérifiez auprès de vos parents ou du médecin qui s'occupait de vous à l'époque pour savoir si vous faites partie de ceux-là. Si tel n'est pas le cas, cela ne veut pas dire que vous attraperez les oreillons; en effet, cette maladie n'est pas très contagieuse. Toutefois, il semble qu'elle provoque des contractions utérines qui peuvent mener à une fausse couche pendant les premiers mois de la

grossesse ou, plus tard, à un travail prématuré; vous devriez donc être vigilante et surveiller les premiers symptômes de la maladie (vagues douleurs, fièvre et perte d'appétit suivie d'une enflure des glandes salivaires ou parotides; ensuite, douleurs aux oreilles, douleurs lors de la mastication ou en prenant des aliments ou des liquides acides ou sûrs.) Faites part immédiatement de ces symptômes à votre médecin car un traitement rapide permettra d'empêcher que de réels problèmes ne se développent.

VARICELLE (PETITE VÉROLE)

«Ma fillette a été en contact avec la varicelle à sa garderie. Si elle l'attrape, est-ce que le bébé que je porte en ce moment en sera affecté?»

Pas vraiment. Bien isolé du monde extérieur, le foetus ne peut contracter la varicelle à partir d'une tierce personne. Seule sa mère pourrait la lui donner. Et pour y arriver, vous devriez d'abord l'attraper, ce qui est à peu près impossible. Il n'y a qu'une toute petite chance que vous ne l'ayez pas attrapée dans votre enfance et que vous ne soyez pas déjà immunisée (de 85 à 95 p. cent de la population adulte a déjà contracté la varicelle). Demandez à votre mère ou consultez vos rapports de santé pour savoir si vous l'avez eue ou non. Si vous n'arrivez pas à le savoir avec certitude, demandez à votre médecin de vous faire passer un test pour savoir si vous êtes immunisée.

Les risques que votre futur bébé soit infecté sont très faibles, même si vous n'êtes pas immunisée (ce qui est le cas de 1 ou 5 personnes sur 10 000); mais on vous recommandera peut-être quand même une injection de globuline varicelle zoster immunisante dans les 96 heures qui suivront le moment où vous avez été en contact avec la maladie. Si vous tombiez malade malgré cela, on ne sait pas avec certitude si ce traitement protégerait vraiment le bébé; sans doute diminuerait-il à tout le moins les complications pour vous, ce qui est déjà beaucoup car cette maladie bénigne pour les enfants est assez intense lorsqu'un adulte la contracte, causant même parfois une varicelle pneumonique. (On ne s'entend pas à savoir si la maladie est plus intense ou non chez la femme enceinte.) Si vous avez la malchance d'attraper la maladie de façon intense, on vous soignera peut-être avec un médicament antiviral dès le début pour réduire le danger d'une complication.

Il existe un risque de dommage chez le foetus quand la mère est contaminée, mais cette possibilité est vraiment faible. Même si un foetus est exposé au moment où il est le plus vulnérable, c'est-à-dire pendant la première moitié de la grossesse, il n'y a que de 2 à 10 p. cent de risques qu'il développe le syndrome de la varicelle congénitale. Si le bébé est en contact avec la maladie au cours de la seconde moitié de la grossesse, il y a très peu de danger qu'il en résulte des problèmes.

C'est quand elle survient près du terme de la grossesse que la varicelle, encore une fois, représente une menace; en effet, c'est à ce moment-là qu'une infection maternelle peut faire en sorte que le bébé naisse avec une varicelle néonatale. Mais le danger est écarté si la mère a le temps de développer des anticorps et de les passer au foetus à travers le placenta avant d'accoucher; cela peut prendre une semaine ou deux. Cependant, si la mère contracte la varicelle dans les quatre ou cinq jours précédant son accouchement, il y a de 15 à 30 p. cent de risques que son nouveau-né soit déjà contaminé à la naissance et qu'il ait les éruptions cutanées typiques dans les semaines qui suivent sa naissance. Étant donné que la varicelle néonatale peut être très sérieuse, on injecte habituellement au bébé

une dose de varicelle zoster immune. Il y a peu de possibilités que le nouveau-né soit contaminé si l'infection maternelle survient entre 5 et 21 jours avant l'accouchement; dans ces circonstances, il est rare qu'il y ait des conséquences graves à la maladie.

De fait, dans le zona ou l'herpès zoster, le virus de la varicelle réapparaît chez quelqu'un qui a déjà eu la maladie par le passé; mais cette réactivation du virus ne semble pas menacer le foetus en formation, probablement parce que la mère — et par conséquent le bébé — a déjà des anticorps pour combattre le virus.

On fait présentement l'essai d'un nouveau vaccin contre la varicelle. Lorsqu'il sera approuvé pour un usage généralisé, les femmes qui ne sont pas immunisées pourront probablement être vaccinées systématiquement avant la conception, empêchant ainsi l'éclosion de la varicelle pendant la grossesse.

FIÈVRE

«Je fais de la fièvre. Devrais-je prendre de l'aspirine pour la faire baisser?»

En temps normal, vous n'avez pas à craindre ou à combattre la fièvre. En fait, la fièvre est une des armes les plus puissantes que le corps ait mis au point pour combattre l'infection. Pendant la grossesse, toutefois, une température qui monte à plus de 40 °C pendant plus d'une journée peut nuire à l'enfant que vous portez, surtout entre la troisième et la septième semaine de gestation. Même lorsque la température n'est que de 39 °C, le foetus peut subir des dommages si cette température se maintient pendant plus de deux jours. Il est donc important de faire baisser rapidement la fièvre plutôt que de lui laisser suivre son cours.

La meilleure manière de faire baisser un fièvre sera déterminée par la force de celle-ci et par les recommandations de votre médecin. Appelez ce dernier le jour même où vous constatez que votre fièvre est montée entre 37,8 °C et 39 °C; appelez-le immédiatement si vous constatez qu'elle monte au-dessus de 39 °C. Si votre température se maintient sous les 39 °C, des remèdes maison feront l'affaire sans médication, comme un bain frais. Si votre température est plus élevée et si l'on pense que la fièvre est due à une infection bactériologique, on vous prescrira probablement de l'acétaminophène avec un antibiotique (plusieurs sont considérés comme inoffensifs pendant la grossesse). Ne prenez pas d'aspirine par habitude pour faire descendre la fièvre (*voir plus loin*).

ASPIRINE: OUI OU NON?

«La semaine dernière, j'ai pris deux aspirines à cause d'un violent mal de tête. Maintenant je lis que l'aspirine peut causer des anomalies à la naissance. Depuis, je suis effondrée.»

Parmi les millions de personnes qui ont regardé dans leur pharmacie aujourd'hui et qui ont ouvert un flacon d'aspirine, très peu ont pensé un seul instant aux risques qu'ils couraient. Pour la plupart des gens, l'absorption occasionnelle de l'aspirine est très utile et parfaitement inoffensive. Mais pendant la grossesse, l'aspirine et les nombreux médicaments ordinairement en vente libre deviennent un danger potentiel.

Si vous avez pris une ou deux aspirines à une ou à quelques occasions pendant le premier trimestre, ne vous en faites pas. Elles ne causeront pas de dommage à votre bébé. On estime qu'une femme sur deux prend au moins une dose d'aspirine pendant sa grossesse, et cela sans conséquence dramatique, semble-t-il. Cependant pendant le reste de votre grossesse, sachez que

l'aspirine, comme n'importe quel médicament, ne devrait être prise qu'en cas d'absolue nécessité et ce, uniquement avec l'accord d'un médecin qui sait que vous êtes enceinte.

Pendant le troisième trimestre, même une ou deux aspirines peuvent être dangereuses. Elles sont anti-prostaglandines et les prostaglandines font partie du mécanisme de l'accouchement; l'aspirine peut donc prolonger la grossesse aussi bien que le travail et mener à d'autres complications pendant l'accouchement. L'aspirine empêche la formation de caillots; en absorber pendant les deux mois précédant l'accouchement peut donc provoquer des hémorragies pendant le travail ainsi que des problèmes de saignement chez le nouveau-né.

D'un autre côté, vous pouvez absorber de faibles doses d'aspirine (moins d'un demi-comprimé par jour) de manière attentive et en vous faisant surveiller médicalement si c'est pour traiter des problèmes d'immunologie (comme le lupus), pour arrêter un travail prématuré, pour prévenir la pré-éclampsie ou les retards de croissance du foetus; il semble que l'aspirine ne constitue pas un danger dans ces circonstances.

L'absorption d'un substitut à l'aspirine n'est pas vraiment une solution pendant la grossesse. On sait que l'usage modéré d'acétaminophène (*Tylenol*, *Atasol* et *Panadol*) pendant la grossesse ne cause pas de problèmes; mais n'en prenez qu'en cas d'absolue nécessité et *seulement* avec l'approbation de votre médecin.

L'ibuprofène, le dernier arrivé dans la famille des traitements contre la douleur, a été commercialisé sous les noms de *Actiprofen* et de *Medipren*. À bien des égards, ce médicament ressemble à l'aspirine mais l'ibuprofène peut provoquer une réaction chez ceux qui sont sensibles à l'aspirine. On ne connaît pas de cas pathologiques chez les femmes qui ont utilisé de l'ibuprofène au début de leur grossesse; mais son usage pendant le dernier trimestre peut causer des problèmes à l'enfant qui vient et peut faire durer plus longtemps la grossesse et le travail. Pour ces raisons, il vaut mieux ne pas en absorber du tout au cours des trois derniers mois et ne s'en servir plus tôt dans la grossesse que si elle est recommandée par un médecin qui sait que vous êtes enceinte. (Mais ne vous inquiétez pas au sujet de l'ibuprofène que vous auriez pu prendre avant de savoir que vous étiez enceinte.)

Il faut éviter le plus possible d'absorber ces médicaments pendant la grossesse, mais cela n'est pas toujours possible. Quelquefois, ces produits sont l'unique moyen d'enrayer une douleur ou de faire baisser une fièvre. Le meilleur principe à suivre pendant la grossesse est toujours d'essayer de remédier à ses maux sans médicaments (*voir à la page 400*); quand cela ne suffit pas, on peut alors faire appel à des produits dérivés de l'acétaminophène, sous supervision médicale.

PRENDRE DES MÉDICAMENTS

«Comment puis-je savoir quels médicaments sont inoffensifs pendant la grossesse et lesquels ne le sont pas?»

Aucun médicament n'est, pour l'ensemble de la population et dans l'ensemble des cas, totalement inoffensif, qu'il soit prescrit ou en vente libre. Lorsque vous êtes enceinte, chaque fois que vous prenez un médicament le danger existe pour deux individus, dont l'un est très petit et vulnérable.

Il est arrivé par le passé que certains médicaments se sont avérés particulièrement dangereux pour un foetus en formation; mais de nombreux médicaments se sont révélés, à l'opposé, absolument inoffensifs, et il existe des situations où la santé et même la survie exigent de recourir aux médicaments. Si les circonstances vous obligent à prendre un médicament précis à un moment donné de votre grossesse, vous devrez faire des choix avec votre médecin, en tenant compte des dangers inhérents à ces produits et des bienfaits qu'ils peuvent apporter. De toute façon, vous devriez toujours suivre cette règle : ne prenez de médicaments que sur les conseils d'un médecin qui sait que vous êtes enceinte et seulement lorsque cela est absolument nécessaire.

La décision que vous prendrez sera subordonnée aux dernières informations disponibles sur la sécurité d'un produit pendant la grossesse. Vous pouvez utiliser les nombreuses listes qui désignent les médicaments sûrs, probablement sûrs, probablement dangereux et certainement dangereux; mais la plupart de ces listes ne sont plus à jour lorsqu'elles sont publiées et, par le fait même, elles ne sont plus fiables. Les instructions à l'intérieur des emballages et les étiquettes ne sont pas très utiles puisque, dans la plupart des cas, on recommande de ne pas prendre ces médicaments pendant la grossesse sans consulter le médecin, même quand on croit que le produit est inoffensif. Dans les circonstances, votre meilleure source d'information est votre médecin.

Une fois que vous avez acquis la certitude qu'un médicament donné peut être utilisé en toute sécurité pendant la grossesse, n'hésitez pas à le prendre sous prétexte que vous continuez à craindre qu'il ne nuise à votre bébé. Ce ne sera pas le cas. C'est si vous différez votre traitement que vous lui nuirez le plus.

Si vous avez vraiment besoin de prendre des médicaments pendant votre grossesse, suivez nos conseils, ce qui vous permettra d'augmenter leurs bienfaits et de réduire les dangers qu'ils comportent :

▪ Demandez à votre médecin s'il y a moyen de prendre une médication efficace à une dose minimale pendant le plus court laps de temps possible.

- Prenez vos médicaments au moment où ils seront le plus bénéfiques; par exemple, attendez au soir pour prendre vos pilules contre le rhume. Elles vous aideront en même temps à dormir.

- Suivez attentivement les instructions données sur les étiquettes des médicaments ainsi que les conseils donnés par votre médecin. Certains médicaments doivent être pris à jeun, d'autres avec du lait ou des aliments solides. Si votre médecin ne vous a rien dit à ce sujet, demandez à votre pharmacien de vous renseigner.

- Essayez les remèdes non médicamenteux comme compléments à votre médication; par exemple, vous pouvez éliminer de votre logis le plus de substances allergènes possibles. Votre médecin pourra alors réduire sa prescription d'antihistaminique.

- Assurez-vous que le médicament se rend bien là où il se doit. Ainsi, prenez une gorgée d'eau quand vous avalez un comprimé ou un cachet; cela passera mieux. Buvez ensuite un grand verre pour être certaine que le médicament est bien descendu dans votre estomac, là où il sera absorbé. Il est préférable de prendre vos médicaments quand vous êtes assise ou debout plutôt que quand vous êtes couchée ou calée dans des coussins; le passage des médicaments se fait alors plus rapidement.

CURES AUX HERBES

«Il ne me viendrait pas à l'idée de prendre des médicaments pendant ma grossesse. Mais peut-être pourrais-je les remplacer par des herbes médicinales?»

Les herbes médicinales *aussi* sont des médicaments, et souvent des médicaments très puissants. Quelques-unes sont si puissantes qu'on les utilise en laboratoire pour fabriquer les médicaments de prescription. Il existe des sociétés où l'on utilise des herbes pour provoquer des avortements; on accuse parfois certaines plantes d'être responsables de fausses couches. Même dans une tasse de thé apparemment sans danger, certaines variétés peuvent provoquer l'apparition de symptômes comme la diarrhée, les vomissements et les palpitations cardiaques. En outre, l'utilisation d'herbes médicinales peut s'avérer plus dangereuse que les médicaments vendus en pharmacie. En effet, personne n'est là pour garantir la qualité de ces herbes; elles peuvent donc être assez fortes pour comporter des dangers ou, simplement, s'avérer tout à fait inefficaces. Elles peuvent aussi contenir des contaminants nocifs, incluant des allergènes comme des particules d'insectes, du pollen et des moisissures, et même des agents toxiques comme du plomb et de l'arsenic.

Alors, considérez les herbes médicinales comme n'importe quel autre médicament pendant votre grossesse : abstenez-vous, à moins que votre médecin ne vous conseille d'en prendre. Si vous ressentez des symptômes qui nécessitent des soins, vérifiez avec votre médecin au lieu d'essayer de vous soigner vous-même.

Si, depuis le début de votre grossesse, il vous est arrivé de consommer des infusions, ne vous inquiétez pas. De toute évidence, elles ne vous ont pas causé de problèmes et ne vous ont pas rendue malade. Mais désormais, évitez-les à moins que votre médecin ne vous en recommande l'usage. Si le goût de votre infusion préférée vous manque, concoctez-vous une boisson de votre cru en ajoutant un des produits suivants à de l'eau bouillante ou à du thé décaféiné : jus d'oranges, de pommes, d'ananas, ou de tout autre fruit; marmelade, gelée ou confiture de fraises, de framboises, d'orange ou de tout autre fruit; tranches de citron, de limette, d'orange, de pomme, de poire ou d'autre fruits; feuilles de menthe, cannelle, muscade, clous de girofle, ou autres épices. Et ne vous préparez jamais d'infusion à partir d'une plante qui pousserait dans votre jardin, à moins que vous ne soyez absolument certaine que cela est inoffensif pendant la grossesse.

CE QUE VOUS DEVEZ SAVOIR:
Comment rester en santé

Pendant la grossesse, la maladie peut être préjudiciable à l'enfant qui s'en vient, mais les médicaments aussi le peuvent. Pour cette raison, le proverbe est ici plus justifié que jamais : «Mieux vaut prévenir que guérir». Les suggestions qui suivent pourront vous aider à rester en santé, que vous soyez enceinte ou non.

• Idéalement, vous devriez vous mettre à jour dans vos vaccins avant de concevoir. Si cela n'a pas été fait, arrangez-vous pour connaître le résultat de votre test de rubéole; vous saurez si vous êtes immunisée contre la maladie ou si vous risquez de l'attraper. Si vous n'êtes pas immunisée, évitez les contacts avec quiconque serait infecté. Faites-vous donner un vaccin quand la saison des grippes approche. Les femmes enceintes peuvent sans danger recevoir ces vaccins qui réduisent beaucoup le risque d'être touchée par un virus grippal.

• Gardez votre résistance élevée. Mangez le mieux possible (*voir le «Régime infaillible», page 61*); dormez beaucoup et faites de l'exercice; et ne vous mettez pas à plat en faisant trop de choses.

• Évitez comme la peste les gens malades. Éloignez-vous des gens qui ont un rhume, une grippe, un virus gastrique ou intestinal, ou quoique ce soit qui semble contagieux. Dans l'autobus, tenez-vous loin de ceux qui toussent, n'allez pas manger avec un collègue qui se plaint de maux de gorge, et ne tendez pas la main à un ami dont le nez coule (il n'y a pas que les sentiments amicaux qui se transmettent dans une poignée de main…). Fuyez aussi, si vous le pouvez, les foules et les endroits où l'on se retrouve à l'étroit. Lavez-vous les mains vigoureusement après avoir été dans la cohue ou après avoir fait un trajet dans un transport en commun, surtout si vous avez à vous toucher le nez, la bouche et les yeux.

• À la maison, évitez les contacts avec votre mari ou vos enfants s'ils sont malades (d'autres membres de la famille ou des amis pourront venir à votre rescousse). Évitez de terminer leurs repas, de boire à même leur verre, et de les embrasser sur le visage. Lavez-vous toujours les mains après avoir été en contact avec des gens malades ainsi qu'avec leurs vêtements, leur linge sale, surtout avant de vous toucher le nez, les yeux et la bouche. Assurez-vous qu'eux-mêmes se lavent souvent les mains, et qu'ils se couvrent la bouche lorsqu'ils toussent ou éternuent. Appliquez du désinfectant (comme du *Lysol* en aérosol) sur les appareils téléphoniques et les autres surfaces auxquelles ils touchent fréquemment. Isolez les brosses à dent appartenant à ceux qui sont contaminés. Vous les replacerez à leur endroit habituel lorsque la maladie aura quitté la maison.

• Si votre propre enfant ou un enfant dont vous prenez soin présente soudainement des éruptions cutanées et des rougeurs, évitez les contacts et appelez votre médecin, à moins que vous ne soyez certaine d'être déjà immunisée contre la rubéole, la varicelle, la cinquième maladie et le cytomégalovirus.

■ Évitez les intoxications alimentaires en faisant à manger de façon saine et en ayant de bonnes habitudes de rangement : gardez chauds les aliments chauds, et froids les aliments froids, réfrigérez rapidement les restes et jetez les aliments douteux. Faites à manger sur une surface non poreuse (formica, verre, acier inoxydable) plutôt que sur une surface poreuse (bois et plastique avec des entailles pas toujours propres) et gardez cette surface scrupuleusement propre. Vous devriez vous laver les mains avant de manipuler de la nourriture et après avoir touché des poissons ou des viandes crues, ainsi que des oeufs. Faites toujours bien cuire les viandes, les poissons et la volaille; s'il y a une menace de salmonellose dans votre région, faites bien cuire aussi les oeufs (le plus sûr est d'acheter des oeufs dont la fraîcheur est garantie et qui sont placés dans un frigo au marché d'alimentation). Évitez de manger dans un restaurant qui semble ne pas suivre les règles élémentaires de propreté (vous constatez que des aliments périssables sont gardés à la température de la pièce, que les gens de la cuisine manipulent les aliments directement avec leurs mains, que les toilettes ne sont pas bien tenues, etc.).

■ Gardez vos animaux en bonne santé, et faites mettre à jour leur carnet de vaccins. Si vous avez un ou des chats, faites ce qu'il faut pour éviter la toxoplasmose (*voir à la page 47*).

■ Évitez les régions où la maladie de Lyme prévaut; ou alors, soyez sûre de vous protéger convenablement (*voir à la page 273*).

■ Ne partagez pas vos articles personnels, comme votre brosse à dents.

CHAPITRE 16

Vivre une grossesse avec une maladie chronique

Quiconque a une maladie chronique sait que la vie peut devenir joliment compliquée, avec les diètes spéciales, les médicaments et le suivi médical. Et quiconque a une maladie chronique tout en étant enceinte sait que ces complications peuvent alors redoubler; la diète spéciale est modifiée, les médicaments aussi et les examens médicaux sont encore plus nombreux.

Dans le passé, il existait une autre complication pour les femmes qui souffraient de maladies chroniques et qui devenaient enceintes : leur propre vie était en danger, de même que celle de leur bébé. Heureusement, grâce aux progrès de la technologie médicale, cette complication est aujourd'hui beaucoup moins courante et la plupart des maladies chroniques sont devenues compatibles avec la grossesse. Néanmoins, des précautions spéciales doivent être prises autant par la mère que par l'équipe médicale qui s'occupe d'elle. Le présent chapitre souligne ces précautions en ce qui concerne les maladies chroniques les plus courantes. Si les recommandations que nous donnons dans ce chapitre sont différentes de celles de votre médecin, suivez bien sûr celles de votre médecin, car il les a probablement pensées en tenant compte de votre cas particulier.

CE QUI PEUT VOUS INQUIÉTER

DIABÈTE

«Je suis diabétique et je m'inquiète de l'effet de ma maladie sur mon bébé.»

Jusqu'à tout récemment, la grossesse comportait du danger pour la femme diabétique, et encore plus pour le bébé à naître. Aujourd'hui, une diabétique qui bénéficie de soins médicaux spécialisés et constants mènera à terme sa grossesse et donnera naissance à un bébé en santé à peu près dans les mêmes proportions que les autres femmes. En fait, une étude montre que les femmes diabétiques interrogées avaient tellement bien pris soin d'elles-mêmes au cours de leur grossesse qu'elles et leurs bébés avaient connu encore *moins* de problèmes que les autres femmes.

Que votre grossesse de diabétique soit un succès n'ira pas sans peines, mais la récompense (un enfant en santé) vaudra l'effort. Les recherches prouvent que le secret de la réussite d'une grossesse diabétique consiste à maintenir la glycémie dans les valeurs normales (le taux normal de glucose dans le sang se situe habituellement sous les 100 mg par décilitre). Ces dernières années, cette stabilité est devenue de plus en plus réalisable grâce à la possibilité que les femmes enceintes ont de surveiller, de chez elles, leur taux de sucre, et de s'administrer des doses réduites d'insuline; l'existence même des pompes à insuline a contribué à ce progrès.

Que vous soyez devenue diabétique au cours de votre grossesse ou bien avant, les recommandations qui suivent vous seront toutes utiles pour mener à bien votre grossesse et pour avoir un bébé en santé[1].

Suivez les conseils du médecin. Vous verrez plus souvent votre médecin que la plupart des autres femmes enceintes (il en sera de même avec votre interniste et votre endocrinologue). Vous recevrez aussi plus de conseils médicaux, et vous devrez les suivre religieusement.

Ayez un bon régime alimentaire. Votre médecin, de concert avec le diététicien et vous-même, devrait préparer un régime qui réponde à vos besoins personnels. Ce régime sera probablement riche en hydrates de carbone complexes, que l'on retrouve surtout dans les fèves et les hari-

---

1. Pendant votre grossesse, vous pouvez suivre un régime régulier composé des éléments que l'on retrouve dans tout régime pour diabétique. Celui que votre médecin ou l'équipe médicale aura élaboré pour vous peut être différent et c'est celui-là que vous devez suivre. Si vous n'êtes pas déjà enceinte, votre médecin vous suggérera un régime spécial pour vous préparer à la conception.

cots (environ la moitié de votre ration quotidienne de calories devrait provenir des hydrates de carbone); le régime contiendra des protéines en quantités modérées (20 p. cent de vos calories viendront des protéines); elle sera faible en cholestérol et en matières grasses (qui représenteront 30 p. cent de la consommation en calories et pas plus de 10 p. cent en gras saturés) et ne contiendra pas de desserts sucrés. Le régime comportera beaucoup de cellulose végétale qui, comme le démontrent les études récentes, peuvent réduire les besoins en insuline au cours de la grossesse (on recommande d'en prendre de 40 à 70 grammes quotidiennement). On vous suggérera peut-être de réduire les calories, surtout si vous avez un excédent de poids.

C'est en fonction de vos réactions à certains aliments que l'on restreindra la consommation d'hydrates de carbone. Certaines femmes peuvent prendre sans problème des fruits et des jus; d'autres au contraire se retrouvent, dès qu'elles en mangent, avec une brusque remontée du taux de glucose sanguin; dans ce cas, elles trouveront leurs hydrates de carbone dans les légumes, les grains et les légumineuses plutôt que dans les fruits (elles devront alors se priver de quelques-unes des bonnes recettes suggérées dans notre *Régime infaillible*). Pour maintenir à la normale les taux de glucose sanguin, vous devrez prendre un soin particulier pour consommer suffisamment d'hydrates de carbone dès le début de la journée. Les collations aussi seront importantes; idéalement, elles devraient inclure une portion d'hydrates de carbone complexes (comme on en retrouve dans le pain de grains entiers) et une portion de protéines (comme dans la viande et le fromage). Vous aurez besoin chaque jour d'environ 300 calories de plus que ce qui était nécessaire avant que vous ne soyez enceinte (comme toutes les femmes enceintes d'ailleurs) et vous devrez augmenter de 30 grammes votre consommation quotidienne de protéines (vous les

trouverez dans la viande et dans les poissons). Ne sautez pas de repas ou de collations, cela fait descendre dangereusement le taux de sucre dans le sang. Assurez-vous au contraire de manger avec régularité.

La grossesse n'est pas le moment de faire relâche, même si l'épuisement peut vous inciter à ne pas persévérer. Au contraire, vous vous trouvez dans la période idéale pour apprendre à vous nourrir convenablement (pour le bien de votre bébé comme pour le vôtre). Un régime parfaitement adapté est tellement important que nombre de spécialistes recommandent une formation en milieu hospitalier aux futures mères diabétiques, avant même la conception, ou au tout début de la grossesse. Dans quelques cas, on recommande cette formation en milieu hospitalier aux femmes qui deviennent diabétiques au cours de leur grossesse (diabète de grossesse).

Si les nausées matinales vous dérangent à un moment ou à un autre de votre grossesse, ne les laissez pas s'interposer entre l'alimentation de votre bébé et la nécessité de garder stable votre taux de glucose sanguin[2]. N'entreprenez pas de jeûne et ne sautez pas de repas. Il est essentiel de manger régulièrement. Si vous avez du mal à absorber trois gros repas par jour, prenez en six ou huit petits, répartis équitablement et bien planifiés. (*Voir p. 82, pour des conseils généraux relativement aux nausées matinales.*)

Ne prenez pas trop de poids. L'approche idéale consiste à atteindre le poids souhaité avant même la conception (ce dont vous devriez vous souvenir avant votre prochaine grossesse). Si vous entreprenez votre grossesse avec des kilos en trop, n'utilisez pas cette période pour perdre du poids. Le bien-être de votre enfant demande un apport calorique suffisant. Votre gain pondéral devrait se situer dans

---

2. Si les nausées et les vomissements vous empêchent de manger, demandez à votre médecin s'il est possible d'ajuster votre dose d'insuline.

les limites strictes établies par votre médecin, qui habituellement permet de prendre de 11 à 13 kilos pendant les neuf mois.

Faites de l'exercice. Un programme d'exercices modéré vous fournira plus d'énergie, il aidera à stabiliser votre taux de glucose et à vous garder en forme pour l'accouchement. Mais vous devriez demander une aide médicale pour établir un programme qui tiendra compte de votre horaire de médication et de votre régime alimentaire. Si vous ne souffrez pas d'autres complications médicales ou de problèmes de grossesse, et si vous êtes en bonne condition physique, on vous suggérera vraisemblablement des exercices modérés comme la marche à pied, la natation et un peu de bicyclette sur place (mais pas de jogging). Si vous n'étiez pas déjà en forme au moment où vous êtes devenue enceinte, ou s'il se présente des problèmes avec votre diabète, votre grossesse ou la croissance de votre bébé, on vous conseillera alors de ne faire que des exercices très faciles (comme de marcher lentement).

Vous devrez prendre quelques précautions quand vous ferez vos exercices : ne prenez ni collation ni lait avant de commencer; ne laissez pas vos pulsations cardio-vasculaires (le pouls) excéder 70 p.

cent du maximum suggéré pour votre âge (voir le tableau ci-dessous); et ne faites jamais vos exercices quand il fait très chaud (quand la température excède 27 °C). Si vous prenez de l'insuline, on vous recommandera probablement de ne pas avoir d'injections dans les parties du corps qui sont l'objet des exercices (par exemple, vos jambes si vous marchez) et de ne pas réduire votre consommation d'insuline avant de faire vos exercices.

Prenez du repos. Le repos est nécessaire, surtout au cours du troisième trimestre. Évitez de gaspiller votre énergie et efforcez-vous de prendre des moments de détente au milieu de la journée pour surélever vos jambes ou pour faire une sieste. Si vous travaillez, et surtout si votre emploi est exigeant, votre médecin pourrait vous conseiller de commencer assez tôt votre congé de maternité.

Acceptez un ajustement de votre médication. Si votre régime alimentaire et les exercices que vous faites ne suffisent pas pour régulariser votre taux de glucose sanguin, on commencera probablement à vous faire des injections d'insuline. Si vous preniez déjà des médicaments pour le diabète avant de devenir enceinte, on commencera à vous donner ces médicaments par injection, pour la durée de votre

---

PULSATIONS CARDIOVASCULAIRES CHEZ LES FEMMES DIABÉTIQUES PENDANT LA GROSSESSE

On recommande généralement aux femmes enceintes souffrant de diabète de maintenir leurs pulsations cardio-vasculaires à 70 p. cent de la fréquence recommandée pour leur âge. Cette fréquence est calculée en soustrayant l'âge d'un individu de 220, puis en multipliant le résultat de cette opération par ,70.

Si vous avez 30 ans, vous ferez donc le calcul de cette manière : $220 - 30 = 190$; ensuite $190 \times ,70 = 133$. Vous ne devriez donc jamais excéder 133 battements à la minute.

grossesse; en effet, il y a moins de danger de nuire au bébé quand les médicaments sont pris sous cette forme. Si vous avez à prendre de l'insuline pour la première fois, on vous hospitalisera probablement pendant une courte période, de façon à ce que votre taux de glucose soit stabilisé sous surveillance médicale. Certaines hormones de grossesse combattent l'insuline et le niveau de ces hormones tend à augmenter à mesure que la grossesse avance. Pour cette raison, il est possible que votre dose d'insuline doive être régulièrement ajustée à la hausse. Cette dose devra aussi être constamment réévaluée, au fur et à mesure que votre taille changera et que votre bébé prendra du poids; il en sera de même si vous tombez malade ou si vous vivez une période de tension émotive.

Régularisez votre glucose sanguin. Peut-être aurez-vous à faire vous-même des tests pour vérifier le taux de sucre dans votre sang (avec une technique simple comme celle de la goutte de sang prise au bout d'un doigt), au moins quatre fois par jour et parfois même jusqu'à dix fois par jour; ainsi, vous serez sûre que ce taux se maintient aux niveaux prescrits. Pour garder stable le taux de glycémie, vous devrez manger régulièrement (sans sauter de repas), ajuster votre diète et vos exercices en fonction des recommandations qui vous seront faites, et peut-être aussi devrez-vous prendre des médicaments. Si vous dépendiez déjà de l'insuline avant de devenir enceinte, vous devez être consciente que vous êtes plus sujette à des épisodes d'hypoglycémie maintenant qu'avant votre grossesse (l'hypoglycémie est une baisse dans le taux de glucose sanguin). Ceci est particulièrement vrai pendant le premier trimestre.

Réduisez les autres facteurs de risque. En ce qui a trait à la grossesse, les dangers sont cumulatifs (plus il existe de facteurs de risque, plus le risque est élevé);

vous devriez donc vous efforcer d'éliminer ou de réduire autant de risques que possible. (*Voir* «*Réduire les risques de la grossesse*», *p. 36.*)

Attendez-vous à subir une surveillance méticuleuse. Ne vous inquiétez pas si votre médecin prescrit de nombreux tests (à l'hôpital et en clinique), surtout au cours du dernier trimestre, ou s'il vous suggère l'hospitalisation pour les dernières semaines de grossesse. Cela ne signifie pas que quelque chose cloche; au contraire, cela veut dire qu'il veut s'assurer que tout continue de bien aller. Ces examens visent à évaluer constamment votre état et celui de votre bébé, à déterminer le meilleur moment pour l'accouchement et à voir si d'autres interventions s'avèrent nécessaires.

On vérifiera régulièrement vos fonctions rétinienne et rénale. (Les problèmes rétiniens et rénaux tendent à s'aggraver durant la grossesse, mais reviennent à leur état antérieur après l'accouchement.) On effectuera aussi un test de réactivité foetale (TRF), positif ou non, et un profil biophysique pour évaluer la condition de votre bébé et du placenta (*voir page 23*). L'examen du liquide amniotique (par le biais de l'amniocentèse) permettra de connaître la maturité des poumons du foetus et le moment idéal pour accoucher. L'échographie permettra, quant à elle, de mesurer votre bébé pour que l'accouchement ait lieu avant que sa grosseur n'empêche un accouchement par voies naturelles.

On vous demandera peut-être de surveiller vous-même, trois fois par jour, les mouvements du foetus (*voir page 126 pour savoir comment effectuer cet examen*). Si vous ne sentez aucun mouvement lors de ces périodes d'examen, appelez immédiatement votre médecin.

Ne paniquez pas si l'on place votre bébé à l'unité des soins intensifs néonatals tout de suite après l'accouchement : il s'agit d'un geste de routine pour les enfants nés de mères diabétiques. On y observera votre bébé pour s'assurer qu'il ne présente pas de problèmes respiratoires (improbables si l'on avait jugé que ses poumons avaient atteint la maturité), ni d'hypoglycémie (plus fréquente chez les enfants de diabétiques, mais répondant rapidement et complètement au traitement).

Sachez que vous pourrez avoir un accouchement hâtif. On fait souvent naître les bébés de femmes diabétiques avant terme, soit aux environs de 38 ou 39 semaines. Cette décision est due à plusieurs facteurs : d'abord parce que ces bébés ont tendance à être trop gros pour un accouchement par voies naturelles à terme (surtout quand on n'a pas réussi à stabiliser la glycémie durant la grossesse); ensuite parce que leur placenta se détériore souvent rapidement (les privant de nutriments vitaux et d'oxygène au cours des dernières semaines); enfin, parce qu'ils sont sujets à l'acidose (un équilibre anormal entre les acides et les alcalins dans le sang) et à d'autres ennuis. Les divers examens dont il a été question plus haut permettent à votre médecin de choisir le bon moment pour provoquer le travail ou pour faire une césarienne (il doit attendre assez pour que les poumons du bébé soient suffisamment développés, mais pas trop, car sa survie pourrait alors être menacée). Les femmes au diabète léger, au diabète de grossesse, et certaines autres dont le diabète est bien maîtrisé, peuvent souvent accoucher à terme en toute sécurité.

ASTHME

«Je suis asthmatique depuis mon enfance. J'ai peur que mes crises et que les médicaments que je prends ne nuisent à mon bébé.»

Même s'il est vrai que l'asthme grave range la grossesse parmi les gestations à risque élevé, les études montrent que ce risque peut disparaître presque complètement. Les asthmatiques qui sont suivies de près durant leur grossesse (par leur allergologiste ou pneumologue, et par leur gynécologue) ont autant de chances que les autres femmes de mener à bien leur grossesse et de mettre au monde des enfants en bonne santé. Traité, l'asthme n'a qu'un effet minime sur la grossesse, mais la grossesse a souvent, quant à elle, un effet considérable sur l'asthme. Chez un tiers des asthmatiques, l'effet est positif : leur état s'améliore. L'autre tiers des asthmatiques enceintes voient leur état demeurer stable. Le dernier tiers de ces femmes (d'ordinaire les femmes les plus atteintes) voient leur condition s'aggraver, en général après le quatrième mois.

Peu importe la gravité de votre état, vous vous sentirez mieux — et votre bébé aussi — si vous avez commencé à soigner votre asthme avant de devenir enceinte ou, tout au moins, au début de votre grossesse. Les conseils qui suivent vous seront aussi utiles :

▪ Si vous fumez, arrêtez immédiatement. Pour connaître des trucs qui aident à arrêter, consultez la page 43.

▪ Identifiez les facteurs qui peuvent déclencher une crise. Les plus fréquents sont le pollen, les poils d'animaux (peut-être devrez-vous confier votre animal domestique à un ami), la poussière et les moisissures. La fumée de tabac, les produits de nettoyage domestique et les parfums peuvent également causer une réaction; il serait donc bon de vous tenir loin de ces irritants. (*Voir «Allergies», page 124, pour connaître les trucs qui vous permettent d'éviter les allergènes.*) Si vous aviez commencé un traitement d'immunothérapie avant de devenir enceinte (des piqûres contre les allergies), vous pourrez probablement le poursuivre. Si cela est nécessaire, on pourra même commencer un tel traitement pendant votre grossesse. Des crises peuvent aussi survenir à la suite de vos exercices; vous pourrez les prévenir en prenant les médicaments que votre médecin vous aura prescrits à cet effet.

- Essayez d'éviter les rhumes, les grippes et autres infections respiratoires. (*Voir p. 49.*) Votre médecin pourra vous prescrire des médicaments pour éviter une crise d'asthme au début d'un léger rhume et voudra probablement traiter les infections respiratoires avec des antibiotiques, à moins qu'elles ne soient vraiment mineures. Vous pourrez aussi être vaccinée contre la grippe et les infections à pneumocoques.

- Si vous avez une crise d'asthme, traitez-la immédiatement au moyen de la médication prescrite, pour éviter que le foetus ne manque d'oxygène. Si la médication ne fait pas effet, dirigez-vous vers un service d'urgences ou appelez immédiatement votre médecin.

- Ne prenez que les médicaments prescrits par votre médecin *durant la grossesse*, et suivez l'ordonnance qui se rapporte précisément *à la grossesse*. Si vos symptômes sont bénins, il est possible que vous n'ayez pas besoin de médication. S'ils sont moyens ou graves, il existe plusieurs types de médicaments, que l'on inhale ou que l'on ingère, considérés comme peu dangereux pour le foetus. Les dangers que représentent ces médicaments sont minimes en comparaison du fait qu'ils réussissent à prévenir l'hypoxie foetale (trop peu d'oxygène). De plus, quelques-uns de ces médicaments semblent aussi réduire les dangers de pré-éclampsie (*voir page 317*).

- Réduisez les autres facteurs de risque de la grossesse. Comme ces risques sont cumulatifs, vous devriez vous efforcer de les éliminer ou de les réduire le plus possible. (*Voir «Réduire les risques de la grossesse», p. 36.*)

L'essoufflement normal qui afflige la majorité des femmes en fin de grossesse (*voir p. 195*) peut paraître alarmant aux futures mères asthmatiques, mais il n'est pas dangereux. Au cours du dernier trimestre, tandis que la respiration se fait plus laborieuse à cause de la pression exercée par l'utérus distendu sur les poumons, les asthmatiques enceintes peuvent remarquer une aggravation de leurs crises. Le traitement adéquat est tout particulièrement important durant ces crises.

La tendance aux allergies et à l'asthme est héréditaire. Il serait sage que les asthmatiques allaitent leur nouveau-né exclusivement au sein, pendant au moins six mois; cela remet à plus tard le moment où les bébés sont exposés à des aliments éventuellement allergènes et retarde par conséquent l'apparition de la sensibilisation allergique chez leur enfant; peut-être, par le fait même, réduit-on le risque qu'ils ne deviennent eux-mêmes allergiques à long terme.

HYPERTENSION CHRONIQUE

«Je souffre d'hypertension depuis des années. Quel effet cette pression sanguine élevée aura-t-elle sur ma grossesse?»

Les femmes dans la trentaine et la quarantaine ont de plus en plus tendance à devenir enceinte et l'hypertension (une pression sanguine élevée) est un problème qui devient plus fréquent à mesure que les gens vieillissent; on rencontre donc de plus en plus de femmes enceintes qui sont dans votre situation. Vous n'êtes pas seule. Mais votre grossesse est tout de même considérée comme une grossesse à risque élevé (*voir à la page 120*), ce qui veut dire que vous verrez votre médecin (ou vos médecins) plus souvent et que vous devrez suivre leurs conseils plus fidèlement. Idéalement, vous devriez consulter un médecin avant même de tomber enceinte. Mais si votre pression sanguine reste sous surveillance médicale, si vous bénéficiez de bons soins de la part de votre médecin et si vous vous occupez bien de vous-même, il est fort probable que vous passerez très bien à travers votre grossesse, ainsi que votre bébé. Des études récentes démontrent que parmi les femmes souffrant d'hypertension, même celles qui ont des problèmes rénaux peuvent avoir une grossesse réussie.

Prenez note des conseils suivants pour avoir le plus de chances possibles d'avoir une grossesse réussie :

Détendez-vous. Pratiquez vraiment les exercices recommandés à la page 149; ne faites pas que les lire en diagonale. Essayez aussi tout autre exercice qui vous serait recommandé par votre médecin, comme les techniques de bio-feedback. Les études prouvent que les exercices contribuent à faire baisser la pression sanguine.

Surveillez votre pression sanguine. Peut-être vous demandera-t-on de prendre vous-même votre pression tous les jours, en utilisant un appareil spécialisé pour usage à domicile. Prenez votre pression au moment où vous êtes particulièrement détendue.

Alimentez-vous bien. Le *Régime infaillible* est très recommandé aux femmes dont la grossesse est classée dans les groupes à risque. Peut-être votre médecin vous conseillera-t-il d'y apporter une légère variante en limitant les aliments à haute teneur en sodium, quoique cela n'est pas le cas pour tout le monde. S'il vous donne des conseils de cet ordre, suivez-les rigoureusement.

Hydratez-vous adéquatement. Buvez beaucoup, même si vous savez par expérience que vos pieds et vos chevilles enflent légèrement à cause de la rétention d'eau. Vous vous débarrasserez de l'excès d'oedème en consommant beaucoup de liquides. Il est recommandé de boire quotidiennement plus de quatre litres.

Reposez-vous. Prenez des pauses le matin et l'après-midi, idéalement avec les pieds surélevés, étendue sur le côté gauche, sur un canapé ou sur un lit. Si vous avez un emploi qui vous oblige à travailler sous pression, prévoyez d'arrêter avant que le bébé ne vienne au monde. Si vous avez déjà plusieurs enfants à la maison, demandez de l'aide, bénévole ou payée.

Suivez scrupuleusement vos ordonnances. Si des médicaments vous permettent déjà de régulariser votre pression sanguine, votre médecin peut vous permettre de continuer à les prendre; mais il ou elle peut aussi vous en prescrire de nouveaux, plus adéquats pendant une grossesse. Il y a sur le marché divers médicaments qui semblent sans danger pour les femmes enceintes.

Prenez soin de vous. Soyez attentive à tout symptôme de complications (*voir à la page 120*). Communiquez avec votre médecin dès que vous ressentez l'un ou l'autre de ces symptômes.

Surveillez de près votre état de santé. Votre médecin voudra probablement vous voir plus souvent qu'il ne voit ses autres patientes enceintes, et il pourra vous soumettre à plus d'analyses et d'examens.

Les risques que votre grossesse ait une issue défavorable augmentent si votre pression sanguine est très élevée et persiste à le rester en dépit des médicaments; il y a aussi du danger si vous avez des effets secondaires marqués, comme une hémorragie rétinienne, des fonctions rénales très affaiblies, ou un coeur hypertrophié. En pareil cas, vous devrez consulter votre médecin et peser avec lui le pour et le contre en ce qui concerne la possibilité d'interrompre votre grossesse ou de la continuer.

SCLÉROSE EN PLAQUES

«Il y a plusieurs années, on a diagnostiqué chez moi une sclérose en plaques. Je n'ai eu que deux crises et elles ont été relativement bénignes. Est-ce que cette maladie affectera ma grossesse? Est-ce que ma grossesse affectera ma maladie?»

La plupart des scléroses s'avèrent ne pas avoir beaucoup d'effet sur la grossesse, si même elles en ont. Toutefois, il est bon dans votre cas d'avoir des soins prénatals précoces et assidus, et de voir régulièrement un neurologue. On vous prescrira probablement des suppléments en fer pour prévenir l'anémie et, si nécessaire, on vous suggérera des émollients doux pour combattre la constipation. Les infections urinaires sont plus fréquentes pendant la grossesse, et peuvent faire resurgir les symptômes de la sclérose; pour cette raison, on vous prescrira peut-être des antibiotiques comme mesure préventive si vous avez déjà souffert de ce type d'infections. La sclérose en plaques n'a pas d'effets particuliers sur le travail et sur l'accouchement. Une anesthésie par péridurale ne semble pas non plus comporter de dangers particuliers.

Réciproquement, la grossesse ne semble pas avoir d'effet sur l'évolution de la sclérose en plaques. En fait, la plupart des femmes affectées par cette maladie trouvent même que leur état se stabilise pendant cette période. Cependant, celles qui avaient déjà des difficultés à marcher avant leur grossesse peuvent trouver que ces difficultés s'intensifient pendant les derniers mois, surtout à cause de l'augmentation de leur poids. La cortisone peut être recommandée dans certains cas; ce médicament pourra être pris en faibles doses ou en doses plus fortes, selon les circonstances. On considère en effet qu'il est sans danger; d'autres médicaments utilisés dans le traitement de la sclérose sont moins sûrs.

Avant de prendre quelque médicament que ce soit, assurez-vous que votre médecin a vérifié s'il était inoffensif pendant la grossesse.

Les risques de rechute ne semblent pas augmenter pendant la grossesse; par contre, ils le font pendant les six mois qui suivent l'accouchement. Mais il ne semble pas que cela soit aussi grave qu'on l'a déjà cru; en effet, le taux de rechute après la naissance correspond à la fréquence des rechutes dans l'ensemble de votre vie et l'ampleur finale de votre invalidité n'en sera pas aggravée. Voici quelques conseils qui permettront de réduire le risque de rechutes post-natales : prenez vos suppléments en fer selon les prescriptions, essayez de réduire le plus possible les causes de stress, reposez-vous suffisamment, évitez les infections et les hausses de température trop marquées (par exemple en faisant de l'exercice ou en prenant un bain chaud). Si vous reprenez très rapidement votre emploi après l'accouchement, vous sentirez peut-être du stress et de la fatigue; discutez de ces problèmes avec votre médecin avant de prendre une telle décision.

Vous pouvez allaiter, même s'il vous arrive de prendre des stéroïdes; si vous n'en absorbez qu'en faibles doses, seule une infime quantité de cette substance passera dans le lait maternel. Mais s'il vous arrivait, pendant une période donnée, d'en prendre de fortes doses, vous pourriez retirer votre lait à l'aide d'une pompe et vous en débarrasser en attendant qu'il cesse de contenir cette substance chimique; pendant ce temps, vous n'auriez qu'à donner à votre bébé du lait maternisé ou de votre propre lait préalablement mis de côté à cette fin. Si l'allaitement vous angoisse, envisagez la possibilité de passer aux biberons, que ce soit en partie ou totalement, et ne vous sentez pas coupable. Les enfants se portent très bien même quand ils boivent du lait maternisé.

La plupart des mères souffrant de sclérose en plaques réussissent à rester actives pendant 25 ans et plus après qu'on a diagnostiqué leur maladie; de plus, elles sont capables de s'acquitter avec succès des soins à donner quotidiennement aux enfants. Toutefois, si la sclérose nuit à votre fonctionnement au moment où votre enfant est très jeune, consultez la page 295 pour trouver des conseils sur les soins que des parents handicapés peuvent donner aux bébés[3].

TROUBLES D'APPÉTIT

«J'ai combattu la boulimie pendant les dix dernières années. Maintenant que je suis enceinte, je croyais que je pourrais stopper le cycle qui consiste à me gaver et à me vider tour à tour. Mais ce n'est pas le cas, semble-t-il. Est-ce que cela nuit à mon bébé?»

Non, si vous cessez immédiatement. Vous et votre bébé êtes déjà dans une position désavantageuse parce que vous-même avez été boulimique pendant longtemps. Vous n'avez probablement pas beaucoup de réserves nutritives. Par bonheur, le besoin en nourriture est moindre au début de la grossesse qu'il ne le devient plus tard; ainsi vous avez la possibilité de vous rattraper pour les abus que vous avez fait subir à votre corps; faites-le avant que ce ne soit votre bébé qui en souffre.

Les troubles de l'appétit et de la grossesse ont fait l'objet de très peu d'études. Ceci est dû en partie au fait que de tels troubles provoquent l'interruption du cycle menstruel, de sorte que rares sont les femmes qui se retrouvent enceintes tout en souffrant de ces problèmes. Mais les quelques études qui existent suggèrent d'observer les règles suivantes :

▪ Une femme qui souffre de troubles d'appétit mais qui coupe à sa mauvaise habitude pendant la grossesse a de bonnes chances d'avoir un bébé en santé, comme à peu près n'importe quelle autre femme.

▪ Le médecin qui la suit pendant sa grossesse doit être mis au courant de son problème.

▪ On conseille toujours aux gens qui souffrent de troubles d'appétit de consulter un professionnel habitué à traiter ce genre de problèmes. Mais cela devient essentiel pour une femme enceinte. De plus, on recommande à ces dernières de se joindre à des groupes d'entraide. Tous les laxatifs, diurétiques et autres médicaments ingurgités par les boulimiques sont dangereux pour un foetus en formation. Une femme doit absolument cesser d'en absorber une fois qu'elle sait qu'elle est enceinte. Ils évacuent hors du corps de la mère les éléments nutritifs et les liquides qui devraient servir à nourrir le bébé (et plus tard à produire le lait), et cela peut provoquer des malformations chez l'enfant. Ces médicaments, comme tous les autres, ne doivent être pris par une femme enceinte que s'ils sont prescrits par un médecin qui sait que sa patiente est enceinte.

Il est absolument nécessaire que vous compreniez la dynamique du gain pondéral pendant une grossesse, comme doit le faire d'ailleurs quiconque est aux prises avec des troubles de l'appétit. Voici quelques conseils à ce sujet :

▪ La silhouette d'une femme enceinte est belle et ne ressemble en rien à celle d'une

---

3. Plusieurs femmes souffrant de la sclérose en plaques se demandent avec angoisse si elles transmettront leur maladie à leur enfant. Le danger est vraiment assez petit, quoiqu'il existe dans cette maladie des facteurs génétiques qui font que ces enfants risquent plus que les adultes d'être atteints. Entre 90 et 95 p. cent des enfants nés de mères souffrant de sclérose en plaques ne sont pas touchés par la maladie. Si vous vous inquiétez quand même, consultez un conseiller en génétique.

femme trop grosse ou répugnante. Une femme trop grasse ne donne pas une image de santé et de séduction. Au contraire, les rondeurs de la grossesse symbolisent la santé, et sont vitales pour la croissance du bébé et pour son bien-être.

■ Il est non seulement normal, mais aussi souhaitable de prendre du poids, modérément, chaque semaine pendant le second et le troisième trimestre de la grossesse (*voir à la page 117*). Si vous restez dans les limites recommandées (supérieures pour celles qui ont un poids insuffisant au moment où elles entament leur grossesse), vous n'aurez aucune difficulté à perdre ce poids quand le bébé sera venu au monde.

■ Un surplus de poids gagné grâce à des aliments de bonne qualité, comme ceux que recommande le *Régime infaillible*, augmente considérablement les chances d'avoir un bébé en santé et de retrouver rapidement la silhouette d'avant la grossesse.

■ L'exercice permet d'éviter d'engraisser de façon excessive et vous donne la certitude que ce surplus de poids se retrouvera finalement aux bons endroits; mais n'oubliez pas de vous en tenir à des exercices recommandés pour les femmes enceintes (*voir à la page 149*).

■ Ne vous imaginez pas que tout le surplus de poids que vous avez pris pendant votre grossesse aura disparu trois jours après l'accouchement. En s'alimentant raisonnablement, la moyenne des femmes mettent environ six semaines à retrouver leur taille d'avant la grossesse, quoique certaines femmes doivent attendre plus longtemps. Si vous sentez que vous revenez à vos habitudes de boulimique après l'accouchement, à cause de la mauvaise image que vous vous faites de votre corps, cherchez de l'aide d'un professionnel habitué à s'occuper de troubles de l'appétit. En effet, ces habitudes pourraient nuire à votre capacité de vous remettre de l'accouchement, de bien remplir vos tâches de parent

et de produire du lait, dans le cas où vous auriez choisi l'allaitement maternel.

Si vous semblez ne pas pouvoir vous empêcher de vous gaver et ensuite de vomir, d'absorber des diurétiques et des laxatifs, ou encore de vous affamer, vous devriez discuter avec votre médecin de la possibilité d'être hospitalisée le temps que vous réussissiez à vous maîtriser. Si cela n'est pas possible, vous devriez peut-être vous demander si vous avez choisi le meilleur moment pour devenir enceinte.

INVALIDITÉ PHYSIQUE

«Je suis devenue paraplégique à cause d'une lésion à la moelle épinière. Depuis, je suis condamnée à me déplacer en chaise roulante. Mon mari et moi voulions un enfant depuis longtemps, malgré les nombreux avertissements sinistres que nous avons reçus et malgré nos propres craintes. Je suis finalement devenue enceinte. Que va-t-il se passer maintenant?»

Comme toute femme enceinte, vous devrez d'abord vous occuper de la première étape : trouver un médecin. Et comme toute femme enceinte qui fait partie d'un groupe à risque élevé, vous devrez de préférence choisir un obstétricien ou un spécialiste habitué à suivre des femmes confrontées aux mêmes défis et aux mêmes dangers que vous. Si personne ne répond à ces critères dans votre région, vous devrez trouver un médecin qui est prêt à apprendre «sur le tas», et qui pourra vous offrir le support et la compassion dont votre mari et vous-même avez besoin. D'ici la fin de votre grossesse, vous devrez aussi commencer à chercher un pédiatre ou un médecin de famille qui saura vous soutenir en tant que mère handicapée.

Les mesures précises que vous devrez prendre pour bien vivre votre grossesse seront déterminées selon vos propres limites physiques. De toute façon, vous ne devriez pas prendre plus de poids que ce qui est en général recommandé (de 9 à 15 kilos); cela réduira votre fatigue corporelle. D'une façon générale, pour améliorer votre bien-être physique, vous devrez vous alimenter le mieux possible; cela diminuera par le fait même les probabilités de complications. Continuez votre physiothérapie : cela contribuera à vous assurer le maximum de force et de mobilité quand le bébé arrivera. Peut-être serez-vous réconfortée d'apprendre que si la grossesse est sans aucun doute plus difficile pour vous que pour la plupart des autres femmes, il n'en est pas de même pour votre bébé. Rien ne permet de penser qu'il y aurait plus d'anomalies chez les enfants nés de patientes qui ont des lésions à la moelle épinière (ou d'autres invalidités physiques qui ne sont pas reliées à une maladie héréditaire ou systémique).

Les femmes qui souffrent de lésions à la moelle épinière sont plus susceptibles que les autres de connaître les problèmes de grossesse suivants : infections rénales et problèmes de vessie, palpitations et sudation, anémie et spasmes musculaires. Ainsi votre grossesse elle-même peut devenir difficile. Votre accouchement aussi peut poser des problèmes spécifiques, quoiqu'il puisse se produire par voies naturelles dans la plupart des cas. Les contractions utérines seront probablement sans douleur; pour cette raison, vous devrez connaître à l'avance les signes qui permettent de savoir que le travail est imminent.

Bien avant la date prévue pour votre accouchement, imaginez un plan sans faille pour vous rendre à l'hôpital, en tenant compte du fait que vous serez peut-être seule à la maison quand le travail se déclenchera (vous pouvez déjà prévoir un départ pour l'hôpital dès le début du travail; vous éviterez ainsi tout problème causé par un retard sur la route); avertissez le personnel de l'hôpital que vous avez des besoins spécifiques; et assurez-vous que vous serez capable de circuler avec votre chaise roulante dans la salle d'accouchement.

Être parents représente toujours un défi. Et ce défi sera décuplé pour vous et pour votre mari. Vous réussirez à mieux le relever si vous vous y préparez à l'avance. Faites des transformations dans votre maison si cela facilite les soins à donner à l'enfant (vous devriez peut-être communiquer avec d'autres mamans souffrant du même problème que vous pour connaître les astuces qu'elles ont découvertes); embauchez de l'aide (bénévole ou payée), au moins pour démarrer; assurez-vous le concours de votre conjoint pour préparer l'arrivée du bébé, et répartissez entre vous les tâches ménagères et les soins à donner au bébé avant que le nouveau-né n'arrive à la maison. Faites preuve d'imagination. Ne craignez pas d'improviser et agissez de manière à satisfaire vos propres besoins. S'il vous est possible d'allaiter, faites-le; cela vous facilitera grandement la vie. Vous n'aurez pas à vous embarrasser avec les bouteilles à stériliser, à vous précipiter à la cuisine pour préparer un biberon parce que le bébé vient de commencer à pleurer, ou à faire des courses pour acheter du lait maternisé. Faites appel à un service de lavage de couches; vous gagnerez du temps et vous vous épargnerez bien des efforts (les compagnies offrent souvent la possibilité de choisir entre des couches en tissu et des couches jetables). La table à langer devrait être conçue pour que vous puissiez y avoir accès quand vous êtes assise dans votre chaise roulante, et le berceau devrait avoir un côté qui s'abaisse pour que vous puissiez manipuler facilement le bébé. Si c'est vous qui aurez à baigner le bébé, vous devrez installer une baignoire sur une surface facilement accessible (mais c'est une tâche que les papas effectuent souvent avec plaisir et talent).

On ne préconise plus maintenant de donner obligatoirement le bain à tous les jours aux poupons; un jour sur deux, vous pourrez faire la toilette de votre bébé à la débarbouillette, sur la table à langer ou sur vos genoux. Un porte-bébé pourrait vous être utile pour transporter votre enfant un peu partout dans la maison, vous laissant les mains libres pour manipuler votre chaise. Si vous joigniez un groupe d'entraide formé de parents victimes d'invalidité, vous pourriez non seulement y trouver du réconfort et de l'énergie, mais aussi une bonne source d'idées et de conseils judicieux.

Cela ne sera pas facile, ni pour vous ni pour votre mari qui aura à prendre plus que sa part de responsabilités. Mais peut-être serez-vous réconfortés à l'idée que vous n'êtes pas les premiers à vous lancer dans cette aventure et que la grande majorité de ceux qui en ont fait l'expérience y ont trouvé des satisfactions qui valaient bien toutes les peines qu'ils s'étaient données.

ÉPILEPSIE

«Je suis épileptique et je viens de me rendre compte que je suis enceinte. Est-ce que mon bébé s'en tirera?»

Vous mettrez toutes les chances de votre côté en ayant recours à des soins médicaux spécialisés, autant en ce qui a trait à votre maladie qu'à votre grossesse, et de préférence avant la conception. Les épileptiques ont ainsi 90 p. cent des chances de mettre au monde des bébés en santé. Si vous n'avez pas déjà consulté un obstétricien, faites-le dès que possible. Informez également votre médecin traitant du fait que vous êtes enceinte. Vous devrez être suivie de près pendant votre grossesse et on réajustera peut-être votre médication.

Il existe une série de problèmes de grossesse et de complications obstétricales qui ne risquent pas plus d'arriver aux futures mères épileptiques qu'aux autres : fausse couche, pré-éclampsie, naissance prématurée. Cependant, les épileptiques ont tendance à souffrir plus facilement de fortes nausées et de vomissements (hyperémèse).

Le taux de malformations de naissance est légèrement plus élevé chez les enfants nés de mères épileptiques, et on croit que ce phénomène est en grande partie attribuable à l'utilisation de certains médicaments anti-convulsivants pendant la grossesse, quoique certaines de ces malformations semblent être reliées à la maladie elle-même. Idéalement, une femme souffrant d'épilepsie devrait discuter longtemps d'avance, avec son médecin traitant, de la possibilité de cesser sa médication avant la conception. Si elle doit continuer à prendre des médicaments, on pourra lui en prescrire de moins dangereux : le phéno-barbital, par exemple, occasionne moins de malformations à la naissance que la phénytoïne (*Dilantin*); l'acide valproïque, la triméthadone et la paraméthadone semblent encore plus risqués. Cependant, n'interrompez pas une médication indispensable sous prétexte que vous avez peur d'affecter votre bébé. Le fait de ne pas prendre ces médicaments pourrait entraîner un plus grand nombre de crises et cela risquerait d'être encore plus dangereux pour l'enfant à naître.

C'est surtout au cours des trois premiers mois de la grossesse que des anomalies risquent de se développer; il y a donc peu de raison de s'inquiéter de l'effet des médicaments après cette période. Quelquefois, une échographie ou un test d'alphaglobuline embryospécifique pourra déterminer très tôt dans la grossesse si le foetus a été affecté. Si vous avez déjà pris de l'acide valproïque (*Depakene*), le médecin orientera peut-être ses recherches du côté des anomalies du tube neural, pour voir si le foetus n'est pas victime d'une maladie comme le Spina bifida.

Les femmes épileptiques souffrent souvent d'une anémie due à une carence en folates. Les recherches ont démontré que cette déficience peut être reliée aux anomalies du tube neural chez leurs enfants. C'est pourquoi plusieurs médecins prescriront un supplément d'acide folique pour les épileptiques qui sont enceintes, même si cela risque d'augmenter quelque peu le nombre de crises. Un supplément de vitamine D est aussi recommandé pour les femmes utilisant certains anticonvulsivants. Pendant les deux derniers mois de la grossesse, un supplément de vitamine K peut également être prescrit pour réduire le risque plus élevé d'hémorragies chez le nouveau-né. Sinon, l'enfant recevra une injection de cette vitamine à la naissance.

La plupart des femmes épileptiques se rendent compte que la maternité n'a pas d'effet négatif sur leur maladie. La moitié d'entre elles ne constatent aucun changement dans leur état et une plus petite proportion découvre que les crises deviennent moins fréquentes et moins violentes. Cependant, quelques-unes constatent l'effet contraire : les crises deviennent plus fréquentes et plus violentes. Ce phénomène est dû aux différences individuelles et au fait que les médicaments peuvent avoir été vomis ou excessivement dilués dans le surplus de liquide corporel qu'entraîne la grossesse. On peut réduire l'importance de ce problème de médicaments perdus par vomissement en prenant un anticonvulsivant à action prolongée avant le sommeil, ce qui permet au médicament de faire effet avant que le vomissement du matin ne débute. (Informez-vous auprès de votre médecin de la pertinence d'un tel médicament pour vous.) Si le problème est dû à une trop grande dilution du médicament, votre médecin devra peut-être réajuster votre médication.

Il ne devrait pas y avoir de problème si vous désirez allaiter votre enfant lorsque celui-ci sera né. La plupart des médicaments contre l'épilepsie se retrouvent dans le sang maternel en si petite quantité qu'il est peu probable qu'ils affectent votre bébé. Mais vérifiez auprès de votre pédiatre afin d'être certaine que les médicaments que vous prenez sont recommandables dans les circonstances. Si vous constatez que votre bébé nourri au sein commence à s'endormir de façon inhabituelle après que vous avez pris vos médicaments, faites-en part à votre médecin. Il modifiera peut-être votre médication.

LUPUS ÉRYTHÉMATEUX DISSÉMINÉ

«Mon lupus s'est avéré assez discret ces derniers temps. Je suis enceinte depuis peu. Cela amènera-t-il une recrudescence de ma maladie? Mon bébé sera-t-il atteint lui aussi?»

On ignore encore beaucoup de choses à propos du lupus érythémateux disséminé, une maladie inflammatoire auto-immune, atteignant surtout les femmes en âge de procréer, et les femmes noires plus souvent que les blanches. Les études disponibles semblent indiquer que la grossesse ne modifie pas, à longue échéance, le déroulement du lupus. Pendant la grossesse elle-même, quelques femmes constatent une amélioration de leur condition, d'autres au contraire trouvent qu'elle empire. Et on ne peut déduire le déroulement d'une grossesse à partir des grossesses précédentes. Pendant le post-partum, il appert qu'il y a effectivement une recrudescence des symptômes.

Toutefois, l'effet du lupus érythémateux sur la grossesse n'est pas très évident. Il semble que les femmes qui s'en sortent le mieux sont celles qui, comme vous, ont conçu lors d'une période d'accalmie dans leur maladie. Elles courent un peu plus de risques que les autres de perdre leur bébé pendant la grossesse, mais elles ont quand même de bonnes chances d'avoir un bébé en santé. Le pronostic le moins encourageant est pour les femmes qui souffrent du lupus érythémateux disséminé tout en ayant des problèmes rénaux majeurs (idéalement les fonctions rénales devraient être stables au moins six mois avant la conception), ou qui ont dans le sang des traces de ce qu'on appelle le lupus anticoagulant. Peu importe la gravité du lupus de la femme enceinte, il est extrêmement improbable que son bébé soit atteint du lupus à la naissance.

Des doses quotidiennes d'aspirine et de cortisone semblent, dans l'ensemble, réduire le danger. Vous pourrez donc en prendre sans problème si elles sont nécessaires pour soulager des symptômes d'arthrite ou si vous souffrez de lupus anticoagulant; mais il vaut toujours mieux n'en prendre que dans une dose jugée minimale pour être efficace. De nombreux stéroïdes sont inoffensifs pendant la grossesse, quelques-uns parce qu'ils ne traversent pas le placenta. Parmi ceux qui traversent le placenta, certains sont quand même assez inoffensifs, et quelques-uns peuvent même être bénéfiques pour le foetus parce qu'ils accélèrent la maturation des poumons.

À cause de votre lupus, vous devrez, pendant votre grossesse, suivre des soins plus complexes que la plupart des femmes; vous aurez plus d'analyses à subir, et plus fréquemment; peut-être devrez-vous aussi vous plier à de plus nombreuses restrictions. Mais si vous formez une équipe avec votre obstétricien ou le gynécologue, ainsi qu'avec le médecin qui soigne votre lupus, vous mettrez les meilleures chances de votre côté d'avoir une issue heureuse à votre grossesse, et finalement, vous trouverez que l'expérience en valait le coup.

MALADIE DES ARTÈRES CORONARIENNES

«Mon médecin m'a avertie que je ne pourrais pas avoir d'enfant, parce que j'ai une maladie des artères coronariennes. Mais me voilà enceinte, par accident, et je ne veux pas me faire avorter. Je tiens à ce bébé plus qu'à tout.»

Votre situation n'est pas aussi exceptionnelle qu'elle pouvait l'être dans le passé. Les maladies des artères coronariennes, que l'on rencontre plus souvent à mesure que les femmes vieillissent, deviennent de plus en plus courantes chez les femmes enceintes à mesure qu'augmente le nombre de femmes qui décident d'avoir un enfant plus tard dans leur vie.

La nature de votre propre maladie déterminera à quel point cela est dangereux pour vous de continuer votre grossesse. Votre maladie peut être bénigne (vous n'avez pas de restrictions quant à vos activités physiques et généralement, l'activité physique ne provoque pas chez vous de fatigue exagérée, de palpitations, de manque d'air, ou de crises d'angine); elle peut aussi être modérée (vous avez des restrictions mineures quant aux activités physiques, vous êtes à l'aise au repos, mais vous souffrez de quelques symptômes lorsque vous faites des activités physiques normales); dans ces conditions, vous pourrez vraisemblablement mener votre grossesse à terme, en vous faisant suivre de très près par un médecin. Si votre maladie est grave (vous avez des restrictions sévères quant à vos activités physiques, et même des activités légères causent l'apparition des symptômes, bien que vous soyez à l'aise au repos) ou très grave (toute activité physique provoque chez vous des problèmes, vous remarquez la présence de symptômes même au repos), votre médecin vous dira probablement qu'une grossesse met votre vie en danger.

Vous et votre mari aurez à prendre une décision, avec l'aide de votre médecin. Lorsque vous arrêterez votre choix, gardez à l'esprit le fait que si vous ne survivez pas à votre grossesse, votre bébé non plus n'y arrivera pas. Mais s'il s'avérait nécessaire d'interrompre votre grossesse actuelle pour que vous surviviez, cela ne voudrait pas dire nécessairement que vous seriez condamnée à ne pas avoir d'enfant. Il sera peut-être possible de corriger vos problèmes cardiaques (grâce à une opération à coeur ouvert, par exemple), de manière à ce que vous puissiez passer sans danger à travers une grossesse future. S'il n'est pas question pour vous de subir une telle intervention, vous pouvez songer à l'adoption, si vous avez suffisamment d'énergie pour élever des enfants.

Si votre cardiologue croit que vous pouvez surmonter avec succès une grossesse, on vous demandera probablement de suivre des règles très strictes. Ces règles varieront en fonction de votre situation personnelle, mais ils incluront sans doute les points suivants :

■ Vous devrez éviter les tensions physiques et émotives; dans quelques cas, on vous demandera peut-être de limiter vos activités pendant toute la durée de votre grossesse, et peut-être même vous suggérera-t-on de rester au lit.

■ Vous aurez à suivre fidèlement votre médication (assurez-vous qu'elle est sans danger pour le bébé; de nombreux médicaments le sont).

■ Vous devrez surveiller attentivement votre régime, de façon à ne pas prendre trop de poids, ce qui pourrait mettre votre coeur à l'épreuve.

■ Si votre maladie l'exige, votre régime devra comprendre des aliments à faible teneur en cholestérol, en gras saturés et en matières grasses, sans toutefois éviter complètement ces matières grasses; la formation du foetus exige un peu de gras pour

être complète. On recommande habituellement de restreindre modérément le sodium (environ 2 000 milligrammes par jour), mais sans exagération. On prescrit en général un supplément de fer.

■ Portez des bas-culottes élastiques à pression graduée pour aider à réduire la rétention de sang dans vos jambes.

■ Si vous fumez, cessez immédiatement.

D'ici la fin de votre grossesse, vous commencerez probablement à subir de fréquentes échographies et des tests de réactivité foetale, de manière à ce que votre médecin puisse suivre l'évolution du bébé. Ces examens vous aideront aussi à savoir que tout va bien.

Si vous traversez votre grossesse sans complications cardiaques ou pulmonaires, le travail et l'accouchement devraient bien se passer. Vous n'êtes pas plus susceptible d'avoir une césarienne que toute autre femme. Toutefois, on devra peut-être utiliser les forceps (*sous anesthésie locale; voir page 188*), pour réduire l'effort que vous aurez à fournir pendant le travail et pour accélérer la phase finale de l'accouchement.

MALADIE DE FOLLING

«Je suis née avec la maladie de Folling. Mes médecins m'ont dispensée d'un régime réduisant la phénylalanine quand j'étais adolescente, et tout allait bien. Mais quand j'ai discuté avec mon obstétricienne du fait que je désirais devenir enceinte, elle m'a dit que je devrais revenir à ce régime et le maintenir pendant toute ma grossesse. Devrais-je suivre son conseil, même si je me sens parfaitement bien avec mon régime régulier?»

Non seulement devriez-vous suivre son conseil, mais vous devriez aussi la remercier de vous l'avoir donné. Ce n'est que très récemment qu'on a appris qu'un bébé est en danger s'il naît d'une femme enceinte souffrant de la maladie de Folling et qui ne suit *pas* un régime réduisant la phénylalanine. En effet, ce bébé court le risque, plus que d'autres, d'être de faible poids, d'avoir une tête dont la circonférence est trop petite, de souffrir de malformations et peut-être même de dommages au cerveau. Idéalement, le régime spécial devrait être repris avant la conception et les niveaux de phénylalanine sanguin devraient être gardés bas jusqu'à l'accouchement, comme vous l'a recommandé votre médecin. Ce régime, en plus de comprendre des substituts de lait sans phénylalanine et des quantités mesurées d'autres aliments, devrait être accompagné d'un supplément en micro-nutriments (zinc, cuivre, etc.) qui autrement pourraient en être absent. Et bien sûr, tous les aliments sucrés à l'aspartame sont absolument interdits (*Equal* ou *Nutrasweet*).

Ce régime n'est peut-être pas très attrayant, mais la plupart des mamans sentent bien que leur sacrifice en vaut la peine, si c'est pour permettre à leur bébé de se former de façon saine. Si vous vous écartez de votre régime en dépit de cette motivation, essayez d'obtenir de l'aide d'un thérapeute professionnel, habitué à traiter de genre de problèmes. Si les consultations ne vous aident pas, demandez-vous alors si vous devez vraiment poursuivre une grossesse qui donne si peu de chances à votre enfant.

DRÉPANOCYTOSE (ANÉMIE À HÉMATIES FALCIFORMES)

«Je souffre de drépanocytose et je viens d'apprendre que je suis enceinte. Est-ce que mon bébé s'en tirera bien?»

Il y a quelques années seulement, nous n'aurions pas pu vous donner une réponse très rassurante. Aujourd'hui, toutefois, grâce à des progrès médicaux majeurs, les femmes souffrant de cette forme d'anémie risquent fort bien de surmonter l'accouchement en toute sécurité et de terminer l'entreprise avec un bébé bien en santé dans les bras. Même les femmes chez qui la maladie entraîne des complications, problèmes cardiaques ou insuffisance rénale, sont souvent capables de vivre avec succès une grossesse.

On considère en général qu'une femme souffrant de drépanocytose fait partie des groupes à risques en ce qui concerne la grossesse. Les risques de crises sont accrus à cause de la pression corporelle supplémentaire; d'autres dangers augmentent aussi à cause de cette maladie, comme la menace d'une fausse couche ou d'un accouchement prématuré. La prééclampsie, ou toxémie, est aussi plus courante chez les femmes qui souffrent de drépanocytose, mais il est difficile de savoir avec certitude si le phénomène est dû directement à cette forme d'anémie ou au fait que ces femmes sont souvent noires et donc plus sujettes à l'hypertension.

Le pronostic pour vous et pour votre bébé sera plus encourageant si vous recevez les meilleurs soins médicaux possibles. Vous devriez avoir des examens de routine plus souvent que les autres patientes enceintes, peut-être à toutes les deux ou trois semaines, jusqu'à la 32e semaine, et ensuite à chaque semaine. Idéalement, vous devriez choisir un médecin qui est déjà familier avec les problèmes d'anémie à hématies falciformes, et lui-même devrait travailler avec un spécialiste bien documenté, gynécologue, interniste ou hématologue. Vous aurez probablement à prendre des vitamines prénatales et des suppléments en fer. Vous courez le risque d'avoir au moins une transfusion sanguine au cours de votre grossesse, que ce soit au tout début du travail ou juste avant l'accouchement, et peut-être aurez-vous à vous prêter à cette opération périodiquement, tout au long de votre grossesse; mais ce traitement est controversé. Comme toutes les autres mères, vous accoucherez probablement par voies naturelles. Après l'accouchement, on vous prescrira peut-être des antibiotiques pour prévenir une infection.

Si les deux parents sont porteurs d'un gène dépranocytaire, le danger que l'enfant présente la maladie augmente. Très tôt pendant votre grossesse (et même avant la conception), votre mari devrait être examiné pour savoir s'il est porteur. S'il s'avère qu'il l'est, vous voudrez peut-être consulter un conseiller en génétique, et faire faire un diagnostic prénatal pour savoir si le foetus est affecté (*voir page 31*).

CE QUE VOUS DEVEZ SAVOIR:
Vivre avec une grossesse qui comporte des dangers

La grossesse est une étape «normale» de la vie, elle n'est pas une maladie à soigner : ainsi le veut de nos jours l'adage populaire. Mais si vous faites partie de celles qui vivent une grossesse à risque élevé, vous êtes très consciente que cela n'est pas toujours vrai. Pour bien des femmes, la grossesse est une période qui fait place à la peur, à l'anxiété, à des soins médicaux constants, à de fréquentes périodes d'hospitalisation, et à l'impression que «personne ne s'imagine à quoi cela peut ressembler». Les couples qui attendent un enfant ressentent d'ordinaire de la joie et de l'espoir, mais les couples qui vivent une grossesse entraînant des risques élevés ressentent plus souvent les sentiments suivants :

La peur. Pendant que les autres parents préparent avec enthousiasme la naissance de leur bébé qui arrivera à la fin des neuf mois, ces parents-là, quant à eux, espèrent simplement que le foetus en formation sera encore vivant le lendemain.

Le ressentiment. Une femme qui a l'habitude d'être indépendante peut être contrariée par la sévère discipline à laquelle elle est brusquement soumise, surtout si ses activités physiques sont restreintes («Pourquoi moi? Pourquoi dois-je abandonner mon emploi? Pourquoi dois-je rester au lit?»). La colère peut se diriger vers le bébé, vers le conjoint, ou vers qui que ce soit d'autre. Le mari bien sûr peut lui aussi ressentir cette agressivité («Pourquoi bénéficie-t-elle de toute l'attention? Pourquoi faut-il que je fasse tout l'ouvrage? Est-ce qu'elle doit vraiment rester au lit? Quant à moi, est-ce que je dois vraiment rester à la maison avec elle tous les soirs?»). Il peut aussi exister des ressentiments tacites à propos du fait qu'il est devenu impossible de faire l'amour, lorsque cette dernière restriction a été recommandée.

La culpabilité. Une femme peut bien se ronger les sangs pour essayer de trouver ce qu'elle a pu faire pour que sa grossesse se passe ainsi, ou pour expliquer ses précédentes fausses couches; mais la plupart du temps, ce ne sont pas ses actes qui sont en cause. Elle peut se reprocher simplement d'être paresseuse, de traîner au lit ou d'abandonner son emploi. Elle peut avoir l'impression d'être en train de détruire sa relation avec son mari ou avec ses autres enfants. Son mari aussi peut se sentir coupable; il peut être mal à l'aise parce que c'est sa femme qui va souffrir et il peut même avoir du remords de nourrir de tels sentiments.

Le sentiment d'être inadaptée. Une femme qui ne peut avoir une grossesse «normale» peut se juger elle-même quelque peu déficiente.

Une tension constante. Une mère qui attend un enfant dans des conditions de risques élevés doit constamment garder à l'esprit les exigences de sa grossesse; elle doit presque sans cesse s'arrêter pour se demander «Puis-je faire ceci? Est-ce que cela est permis?». Elle peut avoir à suivre un régime spécifique, à obéir à des restrictions dans ses activités, à prendre un repos total au lit, à subir des examens fréquents et des analyses de toutes sortes.

Des problèmes matrimoniaux. Toute crise crée un poids au sein d'un couple, mais une grossesse à risque élevé ajoute souvent une tension supplémentaire : les relations sexuelles limitées ou même prohibées, ce qui peut empêcher un couple d'arriver à des rapports intimes. À cela, on peut ajouter la tension due au fait qu'une telle grossesse entraîne parfois des coûts et amène la perte d'un revenu, quand la mère enceinte ne peut plus continuer à travailler.

Il est bien certain qu'à la fin de cette épreuve, la récompense fait en sorte que tous les efforts valent largement leur peine, mais il est indéniable que ces neuf mois peuvent être très difficiles à vivre pour un couple. Les conseils suivants vous aideront

peut-être à rendre cette période moins pénible :

Faites un budget. Pendant que les autres parents économisent pour envoyer leurs enfants à l'université, mettez de l'argent de côté pour que le vôtre arrive dans un monde accueillant. Si votre état entraîne des dépenses supplémentaires lors de sa venue (des transformations à faire à la maison, des consultations psychologiques pour vous-même ou pour votre mari, des déplacements pour aller consulter les meilleurs spécialistes, etc.), commencez tous les deux à vous serrer la ceinture dès que vous êtes mis au courant de la situation.

Organisez-vous une vie sociale. Si votre grossesse exige un repos au lit, partiel ou complet, ne vous condamnez pas vous-même à une vie d'ermite. Invitez vos meilleurs amis à manger avec vous dans votre chambre (commandez de la pizza et faites concocter par votre mari de faux cafés espagnols bien crémeux). Invitez des amis à venir jouer au *Monopoly*, au *Scrabble* ou aux cartes, ou encore à visionner un film que vous venez de louer au club vidéo du coin. Si vous devez manquer un grand événement familial, le mariage d'un ami ou votre «party de bureau» annuel, arrangez-vous pour que votre mari y assiste et demandez-lui de tout enregistrer (dans sa tête, sur cassette, sur vidéo ou de filmer le tout avec une caméra), de façon à ce qu'il puisse partager le moindre incident avec vous plus tard. Si votre sœur se marie à 1 000 kilomètres de chez vous et que votre médecin vous a interdit de tels déplacements, enregistrez-lui un message d'affection sur cassette vidéo ou écrivez-lui un poème qui sera lu lors de la réception. Demandez-lui de filmer la cérémonie pour que vous puissiez y participer à votre manière.

Occupez-vous. Vous pensez peut-être que de passer quelques semaines au lit (ou quelques mois) ressemble à une condamnation à perpétuité. Mais c'est peut-être là l'occasion rêvée d'effectuer toutes ces choses que vous n'aviez jamais le temps de faire au cours de votre vie trépidante. Lisez ces fameux best-sellers dont tout le monde parle, ou quelques-uns de ces classiques que vous n'avez jamais trouvé le temps de lire. Joignez-vous à un club vidéo qui vous offre un vaste choix ainsi que de bons prix (qui donc a le temps habituellement de profiter de ces offres qui consistent à voir deux films au prix d'un seul?). Étudiez une langue étrangère, faites-vous faire la lecture d'un bon livre si vous êtes fatiguée de lire, ou développez un intérêt nouveau pour la musique en cassettes. Apprenez à tricoter, à crocheter ou à broder, et fabriquez quelque chose pour vous-même, pour votre mari, votre mère ou votre médecin, si vous êtes trop superstitieuse pour faire quelque chose pour votre bébé. Si vous pouvez vous asseoir, procurez-vous un ordinateur portatif et organisez votre budget et vos activités financières. Écrivez vos pensées dans un journal, les bonnes et les mauvaises, autant pour passer le temps que pour vous débarrasser de vos rancunes. Rassemblez les meilleurs catalogues des grands magasins et faites vos courses au téléphone ou par correspondance.

Préparez l'accouchement. Si vous ne pouvez vous rendre à des classes de technique Lamaze, demandez à votre mari de s'y rendre et de les enregistrer, ou d'être attentif et de vous rapporter fidèlement tout ce qui s'y est passé. Si votre chambre est grande et votre groupe petit, demandez aux autres si elles accepteraient de venir faire au moins une session chez vous. Peut-être craignez-vous que le fait d'entendre parler d'un accouchement normal ne jette un mauvais sort sur le vôtre, mais n'oubliez pas que vous devez être le mieux informée possible. Lisez tout ce que vous pouvez sur le sujet, dans le présent livre et ailleurs; voyez même un film ou deux sur l'accouchement. Consultez votre médecin ou des livres pour savoir le plus possible à quoi ressemble un accouchement pour quelqu'un qui est aux prises avec le même problème que vous, même si parfois vous avez le sentiment que vous aimeriez mieux ne pas trop en savoir là-dessus.

Apportez-vous mutuellement du support. Un mariage est drôlement mis à l'épreuve quand le couple doit vivre une grossesse à risque élevé, surtout quand cette grossesse est assortie d'un grand nombre de restrictions. Vous devrez passer à travers une période où plusieurs des joies normales du mariage sont absentes (faire l'amour, sortir ensemble, partir la fin de semaine, par exemple) et où même la joie d'attendre un enfant est quelque peu gâchée. Pour vous assurer d'en sortir avec un bébé sain et un mariage qui tient encore, chacun de vous devra penser aux besoins de l'autre. Les besoins de la future maman seront plus évidents. Elle aura besoin d'aide pour à peu près tout, que ce soit pour se mettre à la diète ou pour respecter les restrictions imposées dans ses activités. Mais les besoins du père, qui devra subvenir à la plus grande partie des besoins de son épouse, s'en trouveront peut-être négligés. Même si la femme est clouée au lit ou dans toute autre position désespérément restreignante, elle devra être consciente des sentiments de son mari et lui laisser savoir à quel point il compte pour elle.

La sublimation sexuelle. Faire l'amour ne veut pas toujours dire avoir des relations sexuelles. Apprenez comment arriver à avoir des relations intimes pendant la grossesse même quand le médecin vous demande d'oublier temporairement cette activité. (*Voir page 128*).

Trouvez du support. Dans toute période difficile de la vie, il est bon d'être capable de parler à d'autres qui sont dans la même situation que vous; cela aide infiniment. Consultez la page 336 pour connaître certains trucs à cet égard.

CHAPITRE 17

Les complications

Lorsqu'on pense à l'incroyable complexité du processus qui permet la formation d'un bébé, à partir de la précision parfaite avec laquelle un ovule se divise pour être fécondé, jusqu'à la spectaculaire métamorphose d'une poignée de cellules en une minuscule forme humaine, on se dit que c'est un véritable miracle que tout aille bien dans la plupart des cas. Et on ne peut se surprendre de constater occasionnellement une erreur de parcours, due à des facteurs génétiques ou environnementaux, à une combinaison des deux, ou simplement à cause d'une excentricité de la nature. On a beaucoup plus de chances aujourd'hui de réussir à bien mener une grossesse à terme (ainsi que le travail et l'accouchement qui suit), grâce à la médecine et à l'hygiène modernes, ainsi qu'à une compréhension de l'importance du régime alimentaire et du mode de vie; mais quelques risques demeurent toujours. Heureusement, grâce à la technologie d'aujourd'hui, même quand quelque chose ne va pas, un diagnostic précoce et une intervention permettent souvent de corriger le problème[1].

Une complication en obstétrique assombrit la vie d'une femme et sa grossesse, qu'elle survienne soudainement ou qu'elle ait été prévue. Pour apprendre à vivre avec ces contraintes, consultez la section «Vivre avec une grossesse qui comporte des dangers», à la page 302; vous y trouverez des conseils qui complètent les présentes explications médicales.

La plupart des femmes vivent leur grossesse et leur accouchement sans complications. Ces femmes ne sont pas concernées par le présent chapitre, qui décrit les complications les plus courantes, leurs symptômes et leur traitement. Il a plutôt été écrit pour les

---

1. La plupart des complications qui peuvent survenir après l'accouchement sont traitées dans le livre *Bébé est arrivé, soyez bien renseignée*, publié aux Éditions Quebecor.

femmes qui ont reçu un diagnostic précis ou qui soupçonnent chez elles une complication; et même alors, elles ne devraient lire que la section qui se rapporte à leur problème spécifique. Si vous ne lisez ce chapitre que par curiosité, vous risquez de vous inquiéter inutilement.

LES PROBLÈMES INQUIÉTANTS PENDANT LA GROSSESSE

HYPERÉMÈSE DE GROSSESSE

Qu'est-ce? Cette forme amplifiée des vomissements précoces de la grossesse survient probablement dans moins de 1 cas sur 200. On retrouve plus souvent l'hyperémèse de grossesse (vomissements excessifs) chez les primipares, chez les femmes qui portent plusieurs foetus, et chez les femmes qui souffrent de problèmes causés par une précédente grossesse. La tension psychologique peut expliquer en partie ce problème, mais la sensibilité du centre du vomissement, situé dans le cerveau, et qui semble varier d'une personne à l'autre, pourrait également être une des causes de ces vomissements.

Les symptômes et les signes. Les nausées et les vomissements précoces de la grossesse sont plus fréquents et plus violents que d'habitude et ils peuvent persister plus longtemps — quelquefois pendant les neuf mois entiers — plutôt que de s'adoucir vers la fin du premier trimestre. Si la personne n'est pas soignée, les vomissements fréquents peuvent conduire à la malnutrition, à la déshydratation et ils peuvent même nuire à la santé de la mère ou du bébé.

Le traitement. Les cas les plus bénins peuvent être soignés grâce à un régime alimentaire approprié, du repos, des antiacides et des médicaments antiémétiques (anti-vomitifs)[2]; mais si les vomissements continuent et que la femme ne réussit pas à atteindre le poids nécessaire, on peut lui conseiller un séjour à l'hôpital. Des analyses plus poussées permettent de s'assurer que les vomissements ne sont pas dus à des causes étrangères à la grossesse, comme une gastrite, une occlusion intestinale ou un ulcère. On tamise les lumières dans sa chambre et on limite les visites pour éviter toute stimulation extérieure. On lui conseillera peut-être de consulter un psychothérapeute, dans le but de réduire sa tension nerveuse. Dans certains cas, on alimente la patiente par intraveineuse, et on lui prescrit des antiémétiques. Dès que le bilan hydrique a été restauré (ce qui peut prendre entre 24 et 48 heures), on commence un régime à base de liquides. Si la patiente supporte bien ce régime, on commence à lui faire prendre six petits repas par jour. Si elle continue à rejeter sa nourriture, on reprend l'alimentation par intraveineuse, tout en l'encourageant à absorber un peu de nourriture par la bouche. De temps en temps, lorsque le problème persiste au point de mettre en danger l'alimen-

---

2. Ne prenez aucun médicament contre les vomissements sans l'approbation de votre médecin. Certains de ces médicaments sont contre-indiqués avec d'autres substances; c'est pourquoi, si vous prenez déjà d'autres médicaments, assurez-vous que votre médecin le sait avant de vous prescrire quoi que ce soit.

PERTES SANGUINES AU DÉBUT DE LA GROSSESSE

Il ne faut pas nécessairement conclure qu'il y a un problème grave quand on constate la présence de saignements au début de la grossesse; mais par précaution, vous devriez toujours en parler à votre médecin. Soyez précise lorsque vous décrivez vos saignements : apparaissent-ils par intermittence ou de façon continue? Quand ont-ils débuté? De quelle couleur sont-ils, rouge clair ou foncé, brunâtres ou rosés? Sont-ils assez abondants pour que vous ayez à changer votre serviette sanitaire à toutes les heures, consistent-ils en quelques taches occasionnelles, ou diriez-vous que c'est quelque chose se situant entre les deux? Constatez-vous des odeurs inhabituelles? Retrouvez-vous quelques fragments de tissus qui semblent avoir passé dans le sang (des morceaux de substance solide)? Si c'est le cas, réservez ces morceaux dans un pot ou un sac de plastique. Assurez-vous de bien rapporter aussi tout symptôme connexe, comme des nausées excessives et des vomissements, des crampes ou des douleurs de toutes sortes, de la fièvre, de la faiblesse, etc.

Il n'y a pas d'urgence si les traces de sang ou les taches ne sont pas accompagnées de tels symptômes; si les saignements commencent au milieu de la nuit, vous pouvez alors attendre au matin avant d'appeler le médecin. Dans tout autre cas d'hémorragie, communiquez rapidement avec le médecin et, s'il n'est pas disponible, dirigez-vous vers une salle d'urgences.

Parmi les deux causes les plus fréquentes des saignements du premier trimestre, aucune n'indique la présence d'un problème :

Une implantation normale de l'ovule sur la paroi utérine. L'ovule fécondé, en se fixant à la paroi utérine, occasionne parfois de légers saignements qui sont alors brefs.

Des changements hormonaux correspondant à la période prévue pour les menstruations. Ces saignements sont habituellement légers, quoiqu'il arrive chez certaines femmes qu'ils ressemblent à de véritables règles.

Il peut s'agir d'autres causes, moins courantes et plus inquiétantes :

Une fausse couche. Dans ces circonstances, les saignements sont habituellement abondants et accompagnés de douleurs abdominales; on constate aussi parfois le passage de matières embryonnaires (*voir pages 87 et 310*).

Une grossesse extra-utérine. Dans ce cas, on constate la présence de pertes vaginales brunes ou de légers saignements, par intermittence ou de façon continue, accompagnés de douleurs aux épaules ou à l'abdomen qui peuvent être assez violentes (*voir pages 86 et 309*).

Le trophoblastome. Les premiers symptômes de cette maladie sont un écoulement brunâtre intermittent (*voir à la page 314*).

Toutefois, il arrive souvent qu'on ne réussisse pas à identifier la cause réelle des saignements pendant le premier trimestre et que la grossesse continue malgré tout sans problème.

tation du foetus, on ajoute des éléments nutritifs spéciaux aux liquides intraveineux pour permettre le repos complet de l'appareil digestif pendant quelques semaines. Cette méthode se nomme l'hyperalimentation intraveineuse. On examine quelquefois la possibilité d'interrompre la grossesse, mais seulement dans de rares cas, quand la maladie met la vie de la mère en danger.

PERTES SANGUINES AU MILIEU OU VERS LA FIN DE LA GROSSESSE

On ne doit généralement pas s'inquiéter de saignements légers ou de simples taches pendant le troisième trimestre de la grossesse. Ils sont souvent le résultat d'un traumatisme au col de l'utérus qui devient de plus en plus sensible à un simple examen interne ou à des relations sexuelles; on ignore parfois la cause de cette sensibilité nouvelle. Toutefois, il arrive occasionnellement qu'il faille intervenir rapidement à cause de pareils saignements. Seul votre médecin peut en déterminer l'origine; c'est pourquoi vous devez le ou la tenir au courant dès qu'il survient un saignement. Faites-le immédiatement s'il est abondant, et communiquez avec lui au cours de la journée, même si ce n'est qu'une simple tache et que vous ne constatez la présence d'aucun symptôme.

Les causes les plus fréquentes des saignements sérieux sont :

Un placenta prævia (placenta trop bas). Dans ce cas, les saignements sont d'un rouge vif et n'entraînent pas de douleur. La plupart du temps, ils commencent spontanément, quoiqu'ils puissent être déclenchés par une simple toux, un effort physique ou des relations sexuelles. Ils peuvent être légers ou abondants, et généralement ils arrêtent pour se répéter plus tard au cours de la grossesse.

Un hématome rétroplacentaire (un détachement prématuré du placenta). Les saignements peuvent être plus ou moins abondants, selon la gravité du détachement. L'écoulement peut être accompagné ou non de caillots. La sensibilité abdominale, les douleurs et les crampes accompagnant les saignements seront aussi plus ou moins intenses, selon le degré de détachement. (*Voir à la page 326*).

Une fausse couche tardive. Quand une fausse couche menace de se produire, les pertes sanguines peuvent être roses ou brunes au début; quand le sang est abondant et accompagné de douleurs, la fausse couche semble imminente. (*Voir à la page 311*).

Une travail prématuré. On considère que le travail est prématuré lorsqu'il survient entre la 20e et la 37e semaine. Un écoulement sanguin fait de mucosités et accompagné de contractions peut indiquer l'imminence d'un travail prématuré. (*Voir à la page 179*).

GROSSESSE EXTRA-UTÉRINE

Qu'est-ce? Une grossesse au cours de laquelle l'embryon ou le foetus se développe à l'extérieur de la cavité utérine, le plus souvent dans la trompe de Fallope. Un diagnostic précoce et un bon traitement sont efficaces. Sinon, la grossesse continue à progresser dans la trompe qui peut finir par éclater, perdant ainsi sa capacité de transporter vers l'utérus les ovules fécondés, lors d'une prochaine conception. La rupture d'une trompe, *non traitée*, met la vie de la mère en danger.

Les symptômes et les signes. La femme ressent des douleurs spasmodiques accompagnées d'une grande sensibilité; les douleurs commencent d'un côté et se répandent souvent à travers l'abdomen; la douleur peut s'accentuer facilement, sous la pression des intestins, à la suite d'une toux ou d'un déplacement. On constatera souvent la présence de taches vaginales brunes ou d'un léger saignement, intermittent ou continu, suivis de douleurs, plusieurs jours ou quelques semaines plus tard. Quelquefois, on éprouvera des nausées et des vomissements, des étourdissements ou de la faiblesse, des douleurs aux épaules ou une pression au rectum. S'il y a rupture de la trompe, un saignement abondant peut commencer, des signes d'hypotension apparaître (pouls rapide et faible, peau moite, défaillance), la douleur deviendra très aiguë et persistera pendant un courte période avant de se diffuser dans la région pelvienne.

Le traitement. Après avoir constaté ces symptômes, il est urgent de se diriger vers l'hôpital. Il existe de nouvelles techniques pour établir un diagnostic précoce et pour traiter une grossesse tubaire; ces techniques font qu'il n'y a presque plus de danger pour la mère et qu'elle peut améliorer ses chances de rester fertile.

On utilise habituellement deux techniques pour identifier le problème : (1) une prise de sang permettant d'observer le taux d'hormones hCG dans le sang de la mère (si ce taux descend, ou simplement s'il ne monte pas à mesure que la grossesse avance, on soupçonnera la présence d'une grossesse anormale et, peut-être, d'une ovule se développant dans une trompe de Fallope); (2) une échographie à haute résolution permettant de voir l'utérus et les trompes de Fallope (on conclut à une grossesse extra-utérine lorsqu'on constate l'absence d'un sac amniotique dans l'utérus et un embryon qui se développe dans une trompe de Fallope, quoique ceci ne soit pas toujours visible). Si un doute persiste, on confirmera le diagnostic en pratiquant une laparoscopie grâce à laquelle on voit directement les trompes; on pratique alors une minuscule incision au niveau du nombril et on y insère un appareil qui permet de voir à l'intérieur. Grâce à de telles techniques de pointe, on peut désormais poser des diagnostics précoces dans le cas d'une grossesse extra-utérine, et l'on repère jusqu'à 80 p. cent des cas avant qu'il n'y ait rupture.

La médecine de pointe est aussi responsable du succès des traitements qu'on applique dans le cas des grossesses extra-utérines. Pour interrompre une de ces grossesses anormales, on pratiquait auparavant une chirurgie; on procédait alors de routine à une large incision dans l'abdomen. Mais depuis peu, on fait plus souvent appel à la laparoscopie qui permet un séjour plus court à l'hôpital et une guérison plus rapide. Pour effectuer la laparoscopie, on pratique deux minuscules incisions. La première se situe dans le nombril et on y insère l'appareil qui permet l'observation, le laparoscope; la seconde se situe plus bas dans l'abdomen et sert aux instruments chirurgicaux. Selon les circonstances, on retirera l'embryon ou le foetus de la trompe de Fallope, et même si la trompe a été rompue ou est en mauvais état, on peut habituellement la sauver, améliorant ainsi les chances futures d'une grossesse saine. La trompe peut être abîmée s'il reste des résidus de l'embryon ou du foetus; pour s'assurer que la grossesse tubaire a été totalement éliminée, on vérifiera ultérieurement le niveau de hCG dans le sang (hormones chorioniques gonadotrophiques).

FAUSSE COUCHE PRÉCOCE OU AVORTEMENT SPONTANÉ

Qu'est-ce? Une fausse couche, aussi appelée avortement spontané, est l'expulsion prématurée du produit de la conception (embryon ou foetus) non viable au-dehors de l'utérus. On parle d'une fausse couche précoce quand elle a lieu au cours du premier trimestre. Ce phénomène est très courant (plusieurs médecins croient que toute femme a la possibilité de vivre cette expérience au moins une fois au cours de sa période de fécondité), et se produit dans une proportion aussi forte que 40 p. cent. La plupart de ces avortements se produisent si tôt qu'on n'a même pas le temps de soupçonner la grossesse; il arrive donc fréquemment qu'on ne les remarque pas et qu'on pense qu'il s'agit simplement d'une menstruation particulièrement abondante et douloureuse. Les fausses couches précoces sont habituellement dues à une anomalie chromosomique ou génétique dans l'embryon ou chez la mère, quand son organisme ne produit pas en assez grande quantité les hormones de grossesse nécessaires.

Les symptômes et les signes. Des saignements accompagnés de crampes ou de douleurs dans le centre ou dans le bas de l'abdomen. Quelquefois, des maux violents et persistants qui durent 24 heures ou plus sans être accompagnés de pertes sanguines; des hémorragies indolores (où l'abondance est similaire à celle des règles); de légères taches qui persistent pendant trois jours ou plus. Quand la fausse couche commence vraiment, on peut voir des caillots ou des matières grisâtres dans le sang.

Le traitement. Si l'examen permet de constater que le col de l'utérus est dilaté, le médecin présumera que vous avez fait une fausse couche ou qu'elle est en cours. En pareil cas, on ne pourra rien faire pour éviter la perte du foetus. Bien souvent, il sera déjà mort avant le début de la fausse couche, ce qui aura déclenché un avortement spontané.

D'un autre côté, si une échographie ou un appareil Doppler permet de constater que le foetus est toujours vivant et que la dilatation n'a pas eu lieu, il y a de fortes probabilités que la fausse couche soit évitée. Quelques médecins suggéreront alors de ne pratiquer aucun traitement particulier; ils croient qu'une grossesse vouée à l'échec avortera et qu'une grossesse saine se poursuivra (avec ou sans soins, dans un cas comme dans l'autre). D'autres prescriront le repos au lit et une restriction des activités, y compris des relations sexuelles, surtout quand une femme a déjà eu plusieurs fausses couches ou quand ils croient que l'implantation n'est pas parfaite. On donnait auparavant des hormones pour remédier aux saignements précoces; mais on n'a plus beaucoup recours à cette technique parce qu'on doute de son efficacité; de plus, on croit que ces hormones peuvent faire du tort au foetus si la grossesse continue. Dans de très rares cas, toutefois, on administre encore de la progestérone aux patientes; on le fait pour les femmes qui ont eu plusieurs fausses couches et qui ont montré de toute évidence qu'elles produisaient trop peu d'hormones.

Il arrive qu'une fausse couche ne soit pas complète; seules des parties du placenta, de l'enveloppe amniotique et de l'embryon sont alors évacuées. Si vous avez fait ou croyez avoir fait une fausse couche, et que les saignements ou les douleurs continuent, communiquez immédiatement avec votre médecin. On devra probablement effectuer une dilatation et un curetage (qu'on appelle aussi D et C) pour arrêter les saignements. Ce procédé est simple mais nécessaire; le médecin dilate le col de l'utérus et gratte ou aspire ensuite la muqueuse pour enlever toute trace d'embryon ou de tissu placentaire. Votre médecin voudra probablement analyser un échantillon des matières recueillies pendant la fausse couche ou obtenues à la suite du curetage, pour obtenir des indications sur la cause de cet avortement.

FAUSSE COUCHE TARDIVE

Qu'est-ce? On parle d'une fausse couche tardive lorsque l'expulsion spontanée d'un foetus survient entre la fin du premier trimestre et la vingtième semaine de la gestation. Après cela, quand le foetus peut réussir à vivre à l'extérieur de l'utérus, on parlera plutôt d'un accouchement prématuré, même si la survie de l'enfant n'est possible que grâce à l'appui considérable fourni par le personnel et l'équipement présents dans une unité de soins prénatals[3]. La fausse couche tardive est généralement due à un problème de santé chez la mère, à l'état de son col ou de son utérus, ou encore à des déficiences placentaires et à l'usage qu'elle fait des drogues et d'autres substances toxiques.

Les symptômes et les signes. On peut craindre une fausse couche tardive lorsqu'on constate la présence d'un écoulement rosé pendant plusieurs jours, ou d'un écoulement brunâtre et peu abondant, mais qui dure pendant plusieurs semaines. La fausse couche est probablement inévitable lorsqu'on constate un saignement plus abondant, surtout s'il est accompagné de crampes.

Le traitement. On prescrit souvent le repos au lit devant la menace d'une fausse couche tardive. On permet habituellement une reprise des activités normales quand les traces de sang cessent, car on en déduit alors que le phénomène n'était pas dû à une fausse couche. Si le col a déjà commencé à se dilater, on posera un diagnostic d'insuffisance du col; dans ces circonstances, le médecin pratiquera un cerclage pour prévenir la fausse couche (on coud alors le col pour qu'il reste fermé).

Quand des saignements abondants et des crampes laissent croire qu'une fausse couche est commencée, on oriente les soins en fonction de la santé de la mère. Une hospitalisation peut être requise pour prévenir l'hémorragie. Quand les crampes et les saignements continuent après la fausse couche, on procède alors à une dilatation et à un curetage (un D et C) pour enlever tout ce qui pourrait subsister de l'embryon ou du foetus.

Quand il est possible de déterminer la cause de la fausse couche tardive, on peut éviter que l'événement tragique ne se reproduise. Ainsi, si c'est une faiblesse du col qui a provoqué la fausse couche, on pratiquera un cerclage au début de la prochaine grossesse, avant que le col ne commence à se dilater; si c'est une insuffisance hormonale, on régularisera la sécrétion des hormones de façon à ce que les futures grossesses puissent se rendre à terme; si c'est une maladie chronique, comme le diabète ou l'hypertension, on surveillera de plus près l'évolution de la maladie; si

---

3. Lorsqu'un bébé naît déjà mort après la vingtième semaine, on parle d'un enfant mort-né plutôt que d'une fausse couche.

SI VOUS AVEZ DÉJÀ FAIT UNE FAUSSE COUCHE

Une fausse couche est souvent une bénédiction, même si les parents ont de la difficulté à le croire au moment où l'événement se produit. En effet, une fausse couche précoce est en général un processus de sélection naturelle par lequel un embryon ou un foetus défectueux est éliminé, parce qu'il était incapable de se développer ou parce qu'il était très déficient (ce phénomène peut être dû à des facteurs environnementaux, comme les radiations ou les drogues; à une mauvaise implantation dans l'utérus, une anomalie génétique, à une infection maternelle, à un accident dû au hasard ou à des raisons inconnues).

Ceci dit, la perte d'un bébé est traumatisante, même au début de la grossesse. Mais ne laissez pas la culpabilité s'ajouter à votre douleur : cela n'est pas votre faute. Permettez-vous d'avoir du chagrin. Le fait de partager vos sentiments avec votre conjoint, votre médecin ou une amie vous aidera. Dans certaines localités, il existe des groupes d'entraide pour les couples qui ont perdu un bébé en cours de grossesse. Demandez à votre médecin s'il y en a un dans votre région. Ceci peut avoir une importance particulière si vous n'en êtes pas à votre première fausse couche.

La meilleure thérapie est probablement de redevenir enceinte dès que cela est possible, en tenant compte de votre état de santé. Avant de le faire, discutez avec votre médecin des causes potentielles de votre fausse couche. La plupart du temps, une fausse couche n'arrive qu'une fois, par hasard, à cause d'une anomalie chromosomique, d'une infection, ou parce que vous avez été en contact avec des matières chimiques ou autres tératogènes; ainsi il est permis de croire qu'elle ne se reproduira pas. Des avortements répétés (plus de deux) sont souvent causés par une insuffisance hormonale chez la mère ou par le système immunitaire de la femme qui rejette le corps «étranger» qu'est l'embryon. Mais peu importe la cause, le problème peut ne pas se répéter si vous recevez des soins lorsque vous concevez à nouveau ou même avant. Il arrive, mais très rarement, que des facteurs génétiques soient la cause de ces fausses couches répétées. On peut détecter ces facteurs grâce à un test de chromosomes effectué avant la conception, et pratiqué autant sur l'homme que sur la femme. Informez-vous auprès de votre médecin sur la pertinence de subir de tels tests dans votre cas.

Quelles que soient les raisons de votre fausse couche, plusieurs médecins suggèrent d'attendre de trois à six mois avant d'entreprendre une autre grossesse — bien que vous puissiez souvent reprendre les relations sexuelles après six semaines. (Quand vous avez l'accord du médecin, utilisez une méthode anti-conceptionnelle fiable, de préférence du type «barrière», comme les condoms ou le diaphragme.) Envisagez cette période d'attente de façon positive. Prenez-en avantage en améliorant vos habitudes et votre régime alimentaire. Vous avez d'excellentes chances d'avoir une grossesse normale et un bébé en santé la prochaine fois. La plupart des femmes qui font une fausse couche ne deviennent pas des avorteuses à répétition. En fait, une fausse couche vous assure au moins que vous êtes fertile, et la grande majorité des femmes qui perdent un bébé de cette façon finissent par mener une grossesse à terme.

c'est une infection aiguë, on la soignera; si c'est la malnutrition, on prendra des mesures préventives. Dans quelques circonstances, on pourra corriger par la chirurgie un utérus anormalement formé, ou un utérus dont la forme est devenue irrégulière à cause de la croissance de fibromes ou d'une autre tumeur bénigne.

LORSQU'ON DÉTECTE UNE DÉFICIENCE FŒTALE GRAVE

Voici un mauvais rêve que craignent de vivre tous ceux et celles qui subissent un diagnostic prénatal : on leur annonce que quelque chose va très mal, si mal qu'il faut même envisager d'interrompre la grossesse. Il est rare qu'un tel cauchemar devienne réalité, mais cela ne console en rien les couples qui reçoivent effectivement le redoutable verdict.

Avant d'envisager sérieusement l'interruption de votre grossesse, assurez-vous que le diagnostic est juste et que vous avez envisagé toutes les possibilités. Demandez son opinion à un autre médecin, de préférence à un conseiller en génétique ou à un spécialiste en médecine maternelle.

Si vous devez vraiment interrompre votre grossesse, vous trouverez sans doute qu'il est difficile de trouver du réconfort. Les amis et les connaissances les mieux attentionnés peuvent ne pas comprendre ce qui vous arrive et réduire l'importance de ce qui est pour vous un drame. Leurs commentaires du genre «C'est mieux ainsi» ou «Tu te reprendras» ne vous consoleront pas beaucoup. De l'aide professionnelle de la part de votre médecin, d'un thérapeute, d'un travailleur social ou d'un conseiller en génétique vous sera sans doute plus utile pour apprendre à conjuguer avec cette situation. Il ne sera pas facile de l'accepter. Avant d'atteindre la sérénité, vous devrez sans doute traverser différentes étapes : vous nierez la vérité, vous ressentirez de la colère, vous voudrez marchander avec cette réalité, puis vous serez déprimée.

Souvent, les couples qui apprennent de pareilles nouvelles ajoutent inutilement à leur chagrin déjà lourd : ils y joignent un sentiment de culpabilité. Vous devez être conscients que les anomalies obstétricales relèvent du hasard dans la plupart des cas. Vous n'auriez pas blessé votre bébé sciemment et si vous l'avez fait inconsciemment, alors vous n'avez rien à vous reprocher.

Si vous décidez d'interrompre votre grossesse, mais que cette décision vous bouleverse, peut-être devriez-vous garder à l'esprit le fait suivant : si vous n'aviez pas reçu ce diagnostic prénatal, vous auriez probablement gardé votre bébé, auriez appris à le connaître et à l'aimer pendant neuf mois, tout cela pour le perdre peu de temps après sa naissance. Vous auriez aussi pu mettre au monde un enfant qui aurait traîné pendant des mois ou des années, avec un semblant de vie devant lui. Au lieu de cela, vous pourrez redevenir enceinte avant même la date prévue pour votre accouchement, et cette fois, avec un peu de chance, vous donnerez naissance à un bébé bien en santé. Ce qui ne vous empêche pas bien sûr de pleurer la perte de celui-ci.

MÔLE (TROPHOBLASTOME)

Qu'est-ce? La môle est une anomalie dans la croissance normale du placenta. Le trophoblaste est la couche de cellules qui tapisse l'enveloppe amniotique et qui engendre normalement les villosités du chorion. Avec la môle, ce trophoblaste se transforme en nombreuses vésicules transparentes, groupées en grappes, au lieu de devenir un solide placenta. Dans ces conditions, l'ovule fécondé se détériore rapidement, car il ne bénéficie pas d'un support placentaire adéquat. En Amérique du Nord, il y a environ 1 femme sur 2 000 qui souffre de ce problème. Ce phénomène est probablement causé par une anomalie chromosomique et on le nomme la môle ou trophoblastome.

Les symptômes et les signes. Le premier symptôme d'une grossesse môlaire est habituellement un écoulement brunâtre qui survient par intermittence et parfois de façon continue. Les nausées matinales que ressentent souvent les femmes enceintes deviennent fréquemment très violentes. À mesure que la grossesse avance, de petites quantités de ces minuscules vésicules s'écoulent par le vagin, chez 1 femme sur 5. Au début du second trimestre, l'utérus prend plus de volume que prévu et semble pâteux plutôt que ferme; on ne peut détecter aucun battement cardiaque chez le foetus. Il existe quelques autres signes de pré-éclampsie : une pression sanguine élevée, une enflure excessive, et la présence de protéines dans l'urine; dans quelques cas, on constatera une perte de poids substantielle; et certaines indications dénoteront une augmentation des activités de la glande thyroïde. Un diagnostic final dépendra des résultats de l'échographie, par laquelle on pourra noter avec certitude l'absence de tissu embryonnaire ou foetal et la distension de l'utérus due à ces petites masses vésiculaires. Les ovaires peuvent aussi être plus volumineux à cause des hauts niveaux de hCG qui découlent de ce problème.

Le traitement. Le médecin procédera à une dilatation du col, et il extraira avec précaution le contenu de l'utérus, comme il le ferait dans le cas d'une fausse couche ou d'un avortement thérapeutique. Il devra absolument effectuer ensuite un suivi, car les grossesses môlaires n'arrêtent pas immédiatement de progresser, du moins dans 10 à 15 p. cent des cas. Si les taux de hCG ne reviennent pas à la normale, on refera une dilatation et un curetage. Si le taux de cette hormone reste élevé malgré une seconde intervention, le médecin vérifiera s'il n'y a pas une nouvelle grossesse en cours ou si les tissus vésiculaires ne se sont pas étendus au vagin ou aux poumons. Bien que cela soit rare, il arrive qu'une grossesse môlaire devienne maligne (voir «Le choriocarcinome», à la page 315); c'est pourquoi un suivi médical est si nécessaire après une grossesse môlaire (en cas de problème malin, un diagnostic précoce et des soins adéquats peuvent guérir la personne atteinte).

Après une grossesse môlaire, il est généralement recommandé de reporter d'un an ou deux les tentatives pour concevoir à nouveau. Si vous redevenez enceinte, vous devez absolument vous prêter à une surveillance vigilante pour prévenir la répétition du problème. On a de bonnes raisons de croire qu'il existe un lien entre le trophoblastome et l'insuffisance de protéines animales et de vitamines A; c'est pourquoi on suggère de suivre à la lettre un régime approprié, avant même la conception et pendant toute la grossesse, ainsi que pendant les grossesses subséquentes. Vous trouverez des idées à ce sujet dans notre Régime infaillible, qui suggère des aliments riches en protéines, ainsi que des légumes verts en feuilles, des légumes secs et des fruits (voir à la page 61).

MÔLE PARTIELLE

Qu'est-ce? Tout comme dans une grossesse môlaire, on retrouve dans cette pathologie un développement anormal du trophoblaste. Avec une môle partielle, cependant, on peut identifier des tissus foetaux ou embryonnaires. Si le foetus survit, il risque d'avoir des retards de croissance, et probablement de souffrir d'une variété de problèmes congénitaux, comme des doigts et des orteils palmés, et de l'hydrocéphalie (une trop grande quantité de liquides dans le cerveau). Si un bébé est normal après être né d'une grossesse partiellement môlaire, on déduira qu'il faisait partie d'une grossesse multiple et que la môle appartenait à un autre bébé qui, lui, a dégénéré.

Les symptômes et les signes. Ici les symptômes sont semblables à ceux d'un avortement manqué ou incomplet. On retrouve habituellement des saignements vaginaux irréguliers; d'ordinaire, on n'entend pas les battements de coeur du foetus, et l'utérus est soit petit ou normal pour l'âge de la grossesse. Seules quelques femmes souffrant d'une môle partielle ont un utérus hypertrophié, comme on en trouve tant dans les grossesses môlaires complètes. Pour poser un diagnostic, on utilise l'échographie et des analyses du niveau de hCG.

Le traitement. Le suivi et le traitement sont les mêmes que pour une grossesse môlaire complète, et l'on recommande aux femmes de ne pas redevenir enceintes tant que leur taux d'hormones ne s'est pas montré normal pendant six mois consécutifs. La plupart des femmes ont des bébés normaux après avoir eu une môle partielle, mais il est toujours possible que le problème se répète. Pour écarter cette éventualité, il est bon de subir une échographie très tôt au cours des prochaines grossesses.

CHORIOCARCINOME

Qu'est-ce? Le choriocarcinome est un cancer extrêmement rare lié directement à la grossesse. Environ la moitié des cas se développent quand il y a une môle (*voir à la page 314*); de 30 à 40 p. cent des cas surviennent après une fausse couche et de 10 à 20 p. cent, après une grossesse normale.

Les symptômes et les signes. On diagnostique cette maladie quand on remarque des saignements intermittents survenant après une fausse couche, une grossesse ou l'ablation d'une môle; on observe aussi un taux élevé de hCG ainsi que la présence d'une tumeur au vagin, à l'utérus ou aux poumons.

Le traitement. La chimiothérapie. Grâce à un diagnostic précoce et à ce traitement, on s'en sort généralement et la capacité de reproduction n'est pas affectée, quoique l'on recommande généralement, pour redevenir enceinte, d'attendre deux ans après la fin du traitement.

DIABÈTE DE GROSSESSE

Qu'est-ce? Un état temporaire, semblable aux autres diabètes, et au cours duquel le corps ne produit pas assez d'insuline pour suffire au taux de glucose sanguin qui augmente pendant la grossesse. (*Voir à la page 286*).

S'il est l'objet d'une surveillance médicale, ce diabète n'est généralement pas dangereux ni pour le foetus ni pour la mère, qu'il survienne avant la conception ou pendant la grossesse. Mais de nombreux et sérieux problèmes guettent la mère et l'enfant si on laisse trop de sucre circuler dans le sang de la mère; en effet, il peut ainsi traverser le placenta et affecter la circulation foetale.

Les symptômes et les signes. Le premier signe peut être la présence de sucre dans l'urine, mais on peut aussi remarquer une soif inhabituelle, de fréquentes mictions (il est difficile de discerner cette caractéristique étant donné que, de toute façon, une femme enceinte a beaucoup plus souvent envie d'uriner), et une grande fatigue (qui elle aussi peut être confondue avec la fatigue normale de la grossesse).

Le traitement. Heureusement, à peu près tous les dangers potentiels qu'on associe avec le diabète pendant la grossesse peuvent être éliminés grâce à une surveillance scrupuleuse des taux de glucose sanguin; cette surveillance sera effectuée par l'entremise de bons soins médicaux et d'une auto-surveillance. Si vous suivez les recommandations de votre médecin (*voir à la page 286 pour connaître les soins recommandés*), votre bébé et vous-même aurez autant de chances que les autres mères de vivre une grossesse et un accouchement heureux.

AMNIOTITE

Qu'est-ce? On diagnostique 1 cas sur 100 de cette infection du liquide amniotique et des membranes foetales, mais on croit que ces chiffres sont largement endeça de la réalité. Cette infection serait en effet très souvent responsable des ruptures précoces de membranes et du travail prématuré.

Les symptômes et les signes. En quelques occasions, l'amniotite est asymptoma-

tique (elle ne présente pas de symptômes), surtout au début. Le diagnostic est compliqué par le fait qu'aucun test simple ne peut confirmer la présence de l'infection. Souvent, l'amniotite est d'abord décelée par un peu de tachychardie chez la mère (un battement cardiaque trop rapide). Mais cette tachycardie peut aussi être causée par une déshydratation, des médicaments, une pression sanguine basse ou de l'anxiété; mais peu importe les causes, vous devriez rapporter de tels symptômes à votre médecin. On remarquera ensuite des accès de fièvre, dépassant 38,3 °C, et dans bien des cas, une sensibilité anormale de l'utérus. Quand les membranes se rompent, il y a souvent une odeur fétide qui émane du liquide amniotique; quand elles restent intactes, on peut constater la présence d'écoulements vaginaux provenant du col et dont l'odeur est déplaisante. Des analyses en laboratoire révéleront une trop grande quantité de globules blancs (ceci, tout comme la fièvre, signifie que le corps est en train de combattre une infection). Le profil bio-physique du foetus montre quelquefois de faibles résultats (*voir à la page 331*), ce qui indique alors une détresse chez lui.

Le traitement. L'amniotite peut être causée par toutes sortes de micro-organismes et le traitement sera établi en fonction du type de micro-organisme responsable du problème, et en fonction de la condition de la mère ainsi que du foetus. Habituellement, on examinera les autres raisons qui pourraient justifier les symptômes, on fera des analyses en laboratoire pour essayer de déterminer le type d'organismes infectieux qui est en cause, et le foetus sera mis sous surveillance avant que le traitement ne commence. Si la grossesse arrive à terme et que les membranes se rompent, on optera généralement pour une délivrance rapide, surtout si la mère ou le bébé ont des ennuis. Si le foetus est trop petit et ne semble pas capable de survivre à l'extérieur de l'utérus, et s'il est possible de retarder l'accouchement, on prescrira en fortes doses des antibiotiques pouvant traverser le placenta pendant qu'on suivra de près la situation. On remettra à plus tard l'accouchement, attendant que le foetus soit prêt, à moins que l'état de la mère ou du bébé ne commencent à se détériorer.

De récents progrès médicaux permettent d'effectuer plus rapidement un diagnostic et les traitements ont considérablement réduit le danger de l'amniotite, autant pour la mère que pour l'enfant; à l'avenir, des améliorations dans les méthodes de diagnostic ainsi qu'une meilleure compréhension de la manière dont on peut prévenir de telles infections réduiront encore plus les dangers.

PRÉ-ÉCLAMPSIE (HYPERTENSION DE GROSSESSE)

Qu'est-ce? Une maladie qu'on appelle aussi la toxémie. La pré-éclampsie est une forme d'hypertension liée à la grossesse. Personne ne connaît les causes de cette affection, ni pourquoi elle atteint plus souvent les primipares. D'après quelques recherches, elle serait liée à une alimentation déficiente, et surtout à un manque de protéines, mais on n'est sûr de rien. De nouvelles recherches ont montré que le sang des femmes souffrant de pré-éclampsie contient des substances toxiques. Dans une éprouvette, on peut constater que ces substances nuisent à l'endothélium humain (les cellules qui tapissent les vaisseaux sanguins). Elles pourraient être créées par l'organisme comme une réaction auto-immune ou allergique entraînée par la présence du corps étranger qu'est

le foetus; normalement, un mécanisme spécifique veille à empêcher qu'une telle réaction ne se produise pendant la grossesse. Il semble qu'avec la pré-éclampsie, le mécanisme soit défectueux ou absent. De plus amples recherches dans cette voie pourront conduire à de meilleures techniques pour apprendre à prévenir la toxémie.

Les symptômes et les signes. D'abord, le visage et les mains moites, ainsi qu'un gain pondéral soudain et excessif (ces deux symptômes ayant pour cause la rétention d'eau); ensuite, une trop grande pression sanguine (140/90 ou plus chez une femme qui n'a jamais montré de signes d'hypertension auparavant)[4]; enfin, une grande quantité de protéines dans l'urine. L'état peut évoluer rapidement pour arriver à une phase plus grave caractérisée par une augmentation additionnelle de la pression (habituellement de 160/110 ou plus), par une quantité accrue de protéines dans l'urine, une vision trouble, des maux de tête, de l'irritabilité, des mictions très peu abondantes, de la confusion, des douleurs à l'estomac, ou des reins et un foie dysfonctionnels, ainsi que de mauvais résultats aux analyses des plaquettes sanguines.

Lorsque la pré-éclampsie est également accompagnée de convulsions et de coma, on l'appelle éclampsie et cet état peut survenir rapidement. (*Voir plus bas.*)

Cette affection touche de 5 à 10 p. cent des grossesses et, *non traitée*, elle peut entraîner chez la mère des dommages permanents au système nerveux, aux vaisseaux sanguins ou aux reins; elle peut priver le bébé d'oxygène et amener chez lui des retards de croissance (à cause de la quantité réduite de sang qui traverse le

---

4. Il arrive que la pression sanguine ne monte pas immédiatement; mais l'oedème, une grande quantité de protéines dans l'urine et des analyses en laboratoire donnant des résultats anormaux peuvent être des raisons suffisantes pour soupçonner la pré-éclampsie.

placenta). Heureusement, chez les femmes qui bénéficient de soins médicaux réguliers, la maladie est presque toujours décelée à temps et quand elle est bien soignée, des conséquences désastreuses peuvent être évitées.

Occasionnellement, la pré-éclampsie (ou hypertension due à la grossesse) n'apparaît qu'au début du travail et à l'accouchement, ou même seulement après. Une telle augmentation soudaine dans la pression sanguine peut être une réelle pré-éclampsie, ou simplement une réaction au stress. Toutefois, les femmes dont la pression sanguine remonte sont surveillées très attentivement grâce à des examens fréquents de leur pression; on observe aussi leur urine (pour voir le taux de protéines), leurs réflexes et la composition chimique de leur sang.

Le traitement. Le traitement varie selon la gravité de la maladie, l'état de la mère et de l'enfant, l'âge de la grossesse et le jugement du médecin.

Quand la maladie est bénigne, la femme qui est près de son terme et dont le col est prêt (dilaté et aminci) est habituellement provoquée sans délai. Quand ce n'est pas le cas, on l'hospitalise alors pour qu'elle puisse bénéficier d'un repos complet au lit, étendue sur le côté gauche si possible, et pour observer de près ses symptômes. On ne lui donnera pas de diurétiques, on ne lui prescrira pas de médicaments pour l'hypertension et elle n'aura pas à suivre de restrictions draconiennes en ce qui concerne le sodium. Quand la maladie est très bénigne, on conseille simplement un meilleur repos au lit, à la maison, après que la pression sanguine a été régularisée. Mais la femme qui obtient la permission de rester à la maison doit quand même être surveillée de près, en recevant des visites à domicile d'une infirmière et en consultant fréquemment son médecin. Elle est alors mise au courant des symptômes inquiétants qui pourraient lui démontrer que son état

vient d'empirer — mal de tête prononcé, vision perturbée, douleur dans le haut ou au centre de l'abdomen; dès l'apparition de pareils symptômes, elle doit demander immédiatement des soins médicaux.

Peu importe que la mère soit chez elle ou à l'hôpital, l'état du bébé doit être évalué régulièrement : on vérifie quotidiennement les mouvements du foetus, on effectue au besoin un test de réactivité foetale, une échographie, une amniocentèse et toute autre analyse pertinente. À tout moment, si la mère montre que sa maladie s'aggrave et si l'état du foetus porte à croire qu'il serait mieux à l'extérieur de l'utérus, on examine alors l'état de la mère pour déterminer la meilleure manière de procéder à l'accouchement. Si l'état du col est satisfaisant, et si le bébé n'est pas en danger, on provoque habituellement un accouchement par voies basses. Autrement, on recommande une césarienne.

Généralement, une femme qui souffre de pré-éclampsie, même bénigne, ne sera pas autorisée à dépasser la date prévue pour son accouchement (40 semaines), étant donné que l'environnement utérin commence à se détériorer plus rapidement après cette date. Selon les circonstances, le travail sera provoqué ou bien le bébé sera accouché par césarienne.

Quand les soins médicaux sont appropriés, le pronostic est très bon pour une femme enceinte qui souffre de pré-éclampsie bénigne; et l'issue de la grossesse est quasiment la même pour elle que pour une femme dont la pression sanguine est normale.

Quand la maladie est grave ou que l'on constate qu'une pré-éclampsie bénigne est en train de s'aggraver, la cure est habituellement plus énergique. On entame alors rapidement un traitement intraveineux au sulfate de magnésium; cette substance prévient presque toujours les convulsions, qui représentent une des complications majeures de la maladie. (Les effets secondaires de ce traitement sont désagréables mais ne sont habituellement pas graves.) Si le foetus est presque à terme et si ses poumons semblent prêts à être fonctionnels, on recommande d'ordinaire un accouchement sur le champ. Si le foetus n'est pas à terme, mais qu'il a au moins 28 semaines, plusieurs médecins opteront quand même pour l'accouchement immédiat, autant pour le bien de la mère (pour qu'elle puisse retrouver une pression sanguine normale et améliorer son état général) que pour celui de l'enfant (on croit alors qu'il sera mieux s'il continue sa croissance dans une unité de soins néo-natals intensifs, plutôt que dans l'utérus de sa mère qui constitue alors un environnement moins favorable que l'hôpital). Les femmes très affectées par cette maladie sont mieux d'accoucher dans un grand centre hospitalier, là où elles peuvent trouver les meilleures conditions possibles, pour elles comme pour leur bébé.

Quelques médecins, toutefois, préfèrent une approche plus conservatrice (du repos au lit à l'hôpital, une médication appropriée, et une surveillance attentive de la mère et du bébé), ce qui donne au foetus plus de temps pour se développer avant la naissance; mais rien ne prouve que cette approche soit meilleure. Quelques-uns prescrivent des stéroïdes pour accélérer la maturation des poumons avant l'accouchement, mais cette méthode est contestée car tous ne sont pas convaincus de son efficacité. Si on ne peut régulariser la pression sanguine de la mère ou si l'on constate une aggravation dans son état ou dans celui du foetus, ces méthodes conservatrices seront aussitôt abandonnées en faveur d'un accouchement immédiat (provoqué ou chirurgical).

Entre 24 et 28 semaines, pratiquement tous les médecins essaient ces traitements conservateurs de la pré-éclampsie, même quand elle est grave, afin de laisser le foetus un peu plus longtemps dans l'utérus. Avant 24 semaines, le foetus est difficile-ment capable de vivre à l'extérieur de l'utérus (mais une pré-éclampsie grave est heureusement très rare à ce stade de la grossesse); et il arrive qu'il soit nécessaire alors d'interrompre la grossesse pour renverser le processus pré-éclamptique, même si le bébé ne peut survivre dans ces circonstances.

On considère que les chances de connaître une issue favorable sont excellentes pour la mère qui souffre de pré-éclampsie et, excepté en de rares occasions, pour son bébé aussi, à condition bien sûr que la maladie ait été l'objet de soins médicaux appropriés et rapides.

Les femmes affectées par la pré-éclampsie mais qui ne souffrent pas d'hypertension chronique retrouvent dans 97 p. cent des cas une pression sanguine normale après l'accouchement. Cette chute a lieu dans les 24 heures qui suivent l'accouchement chez la plupart des mères, et pour les autres, elle a lieu au courant de la première semaine. Si la pression sanguine n'est pas revenue à la normale lors de l'examen de routine qui a lieu six semaines après l'accouchement, le médecin cherchera à découvrir une maladie sous-jacente.

ÉCLAMPSIE

Qu'est-ce? L'éclampsie, qui peut survenir avant, pendant ou après l'accouchement, est l'aboutissement du syndrome toxémique de la pré-éclampsie. Il est très rare que la maladie atteigne ce stade quand la patiente reçoit des soins appropriés.

Les symptômes. Des convulsions et le coma. Avant d'en arriver à ce stade, on aura constaté des pointes dans la pression sanguine, une remontée très prononcée du taux de protéines dans l'urine, des réflexes exagérément marqués, de sévères maux de tête, des nausées et des vomissements, de l'irritabilité, de l'agitation et l'apparition de tics nerveux, des douleurs abdominales, des troubles visuels, de la somnolence, de la fièvre ou un pouls rapide.

Le traitement. On voit à ce que la patiente ne se blesse pas elle-même pendant les convulsions. On lui administre de l'oxygène et des médicaments pour arrêter les crises; si possible, on crée autour de la patiente un environnement exempt de tout stimulus, en tamisant les lumières et en évitant le bruit. En général, quand l'état de la patiente est stable, on provoque le travail ou on pratique une césarienne. Avec d'excellents soins, le taux de survie est de 98 p. cent, et la majorité des patientes reviennent rapidement à la normale après l'accouchement, bien qu'il soit nécessaire d'effectuer un suivi attentif pour s'assurer que la pression sanguine revient à la normale.

RETARD DE CROISSANCE INTRA-UTÉRINE

Qu'est ce? Quelquefois, quand l'environnement intra-utérin n'est pas idéal — à cause de maladies chez la mère, de son style de vie, d'un placenta inadéquat, ou d'autres facteurs — la croissance du foetus ne s'effectue pas aussi rapidement qu'elle le devrait. Sans intervention, le bébé naît, prématurément ou à terme, mais petit pour l'âge de la gestation. Quand on peut détecter ce retard, comme cela se produit souvent quand la mère est bien suivie, il est possible d'éviter le problème.

Un retard de croissance intra-utérine est plus courant chez les primipares, ainsi qu'à partir de la cinquième grossesse. On retrouve aussi ce phénomène un peu plus souvent chez les femmes de moins de 17 ans et de plus de 34 ans.

Les symptômes et les signes. Que votre ventre soit petit pendant votre grossesse ne signifie pas nécessairement que votre bébé est sous-développé; de la même manière, vous ne pouvez déduire que votre bébé sera gros parce que votre ventre est gros. Dans la plupart des cas, il n'y a aucun signe qui permet à la mère de prévoir un retard dans la croissance de son bébé. Le médecin peut, après avoir mesuré l'abdomen, déduire que l'utérus ou le foetus est trop petit pour la date. Il confirmera ou infirmera son diagnostic grâce à une échographie.

Le traitement. Dans quelques cas, les facteurs qui peuvent empêcher un bébé de bien se développer dans l'utérus sont facilement identifiables; une fois qu'ils sont déterminés, on peut les modifier ou les éliminer. Voici quelques-uns de ces facteurs : des soins prénatals inadéquats (on réduira considérablement le danger en choisissant un médecin le plus tôt possible et en le ou la consultant régulièrement); un régime pauvre et un gain de poids inadéquat (un régime bien équilibré pendant la grossesse aide à remédier à tous ces problèmes; consultez notre *Régime infaillible*, à la page 61); le tabagisme (le plus tôt une mère arrête de fumer, le plus son bébé a de chances de venir au monde avec un poids appréciable); l'abus d'alcool ou d'autres substances toxiques (certaines femmes peuvent avoir besoin de soutien professionnel pour se désintoxiquer, avant d'intoxiquer leur bébé).

Parmi les facteurs maternels qui contribuent à une déficience dans la croissance du foetus, certains sont impossibles à éliminer, mais on peut quand même minimiser le tort qu'ils font. Parmi ces facteurs, on retrouve les maladies chroniques (diabète, hypertension, maladies pulmonaires ou rénales); les maladies liées à la grossesse (anémie, pré-éclampsie); et les maladies aiguës non liées à la grossesse (infections urinaires). Pour connaître les soins à apporter dans ces circonstances, consultez la section appropriée dans ce livre.

Pour qu'une intervention soit efficace, d'autres facteurs de risques doivent être modifiés avant que la grossesse ne commence. Parmi ceux-ci, on retrouve le poids trop faible de la mère (il sera alors bon qu'elle prenne un peu de poids et qu'elle améliore son alimentation avant de concevoir); une sensibilité à la rubéole (un vaccin élimine ce risque); un trop court laps de temps entre deux grossesses (il est difficile de fournir des conditions idéales à un foetus si la dernière grossesse remonte à moins de six mois; mais si votre grossesse est déjà entamée dans ces conditions, une excellente alimentation, beaucoup de repos, et d'excellents soins médicaux aideront grandement à améliorer l'état de l'utérus); une malformation de l'utérus ou d'autres problèmes touchant les organes génitaux ou l'appareil urinaire (la chirurgie ou d'autres thérapies peuvent remédier à ces problèmes); enfin, le fait que la mère soit exposée à un environnement ou à des substances toxiques, y compris aux dangers liés au travail (*voir à la page 55*).

Parmi les facteurs qui ne favorisent pas une croissance normale du foetus, quelques-uns sont difficiles, sinon impossibles à changer. Ainsi, être pauvre, sans éducation, sans conjoint (peut-être à cause du fait que dans ces circonstances, une femme a plus de difficulté à bien s'alimenter et à se procurer de bons soins médicaux); avoir été exposée au DES avant la naissance (*voir à la page 29*); vivre en très haute altitude (quoique le danger n'augmente alors que très peu); avoir déjà eu un enfant de faible poids, un enfant qui souffrait d'une anomalie de naissance ou une histoire obstétricale faite de nombreux avortements; porter des jumeaux, des triplés, ou plus encore; avoir des saignements au cours du premier ou du second trimestre; avoir des problèmes de placenta (comme un placenta prævia ou un héma-

tome rétroplacentaire), des nausées et des vomissements très sévères qui continuent après le troisième mois; avoir trop ou trop peu de liquide amniotique, un taux d'hémoglobine anormal ou une rupture des membranes prématurée; une iso-immunisation anti-Rh (*voir à la page 25*). Si vous-même étiez petite à votre naissance, vous risquez plus d'avoir un bébé petit. Mais dans presque tous les cas, vous pouvez améliorer les chances que votre foetus croisse sans problème grâce à une saine alimentation et en éliminant tout autre facteur de risque.

La plupart des bébés qui viennent au monde tôt sont petits (quoiqu'ils puissent très bien être d'un poids normal pour leur âge de gestation et ne pas nécessairement souffrir d'un véritable retard de croissance), on peut grandement diminuer le risque d'avoir un bébé de trop faible poids en changeant les facteurs qui mènent à un travail prématuré et en arrêtant ce travail quand il commence ou quand on prévoit qu'il est imminent (*voir à la page 179*).

De récentes recherches ont montré qu'il existe plusieurs autres facteurs pouvant contribuer à la naissance d'un bébé trop petit. Il comprennent le stress (physique, y compris la fatigue, et peut-être aussi le stress psychologique); une trop faible augmentation dans le volume du plasma sanguin chez la mère; et une carence en progestérone.

Quand des mesures préventives échouent et qu'on diagnostique un retard de croissance, plusieurs approches peuvent être essayées pour enrayer le problème, selon la cause soupçonnée. Parmi ces approches, on suggère un repos au lit en milieu hospitalier, surtout si l'environnement à la maison n'est pas idéal; une meilleure nutrition, en mettant l'accent sur les protéines, les calories et le fer, et une alimentation intraveineuse si nécessaire; des médicaments pour améliorer le flux sanguin dans le placenta ou pour corriger un problème qu'on aura désigné comme responsable de la déficience; et finalement, un accouchement rapide si l'environnement intra-utérin est très pauvre et ne peut être amélioré.

Même quand la prévention et les traitements sont infructueux et que le bébé naît plus petit que la normale, ses chances de survivre et même d'être en excellente santé sont de plus en plus grandes grâce aux miracles de la médecine moderne. Et ces enfants au poids trop faible rattrapent souvent plus tard la croissance et le développement des autres enfants de leur âge.

DE TROP PETITS BÉBÉS, ET À RÉPÉTITION

Une mère qui a déjà eu un bébé de faible poids court un risque à peine plus élevé qu'une autre que cela ne se répète. Les statistiques montrent que chaque bébé subséquent risque en fait d'être un peu plus gros que le précédent. Mais tout cela dépend en grande partie des raisons qui ont causé la faiblesse du premier bébé ainsi que de la persistance ou de la disparition de ces raisons lors d'une nouvelle grossesse.

Quelles que soient les causes des problèmes passés, la femme qui pense à redevenir enceinte ou qui est déjà dans une nouvelle grossesse devrait prêter une attention toute spéciale aux facteurs qui pourront, cette fois, éliminer le danger. (*Voir à la page 374*).

ILS SONT PLUSIEURS FŒTUS, MAIS PAS ASSEZ ROBUSTES

Il ne faut pas s'en surprendre : les jumeaux, les triplés et les quadruplés sont plus portés à souffrir d'un retard de croissance fœtale qu'un fœtus unique, surtout au cours du troisième trimestre. C'est pourquoi les grossesses multiples sont suivies de si près, par le biais d'une série d'examens échographiques, à compter de la vingtième semaine. Dès qu'une faiblesse se manifeste chez un ou plusieurs fœtus, on surveille intensivement, habituellement à l'hôpital, l'évolution de leur développement. Le médecin peut décider rapidement de déclencher l'accouchement s'il détermine que les poumons du plus gros bébé sont prêts ou s'il devient risqué pour le plus petit de continuer à rester dans l'utérus. Par bonheur, de telles circonstances se produisent très rarement.*

Souvent, c'est la nature elle-même qui s'occupe du problème. On croit que chaque année des grossesses multiples engendrent des milliers de fœtus qui ne viendront jamais au monde. La mère n'étant souvent pas capable de supporter tant de fœtus, un seul arrive à survivre et, dès le début de la grossesse, les autres meurent sans laisser la moindre trace de leur existence. Il arrive cepen-

---

* Si vous portez plus d'un fœtus, suivez fidèlement notre *Régime infaillible*, à la page 61, en prenant les surplus recommandés pour les grossesses multiples. Ainsi, tous vos bébés risquent plus de naître avec un poids respectable.

(Suite à la page suivante)

(Suite de la page précédente)

dant que tous poursuivent la lutte, chacun d'entre eux souffrant, et aucun n'arrivant à se développer avec succès. Alors, comme mère Nature ne prend pas l'initiative, la médecine prend quelquefois la relève et sauve un ou deux d'entre eux plutôt que de les laisser tous périr.

D'ordinaire, une mère n'a pas vraiment de moyens d'affirmer qu'un ou deux des foetus qu'elle porte ne va pas bien. Mais son médecin, par le biais de l'échographie et d'autres techniques de diagnostic sophistiquées, peut généralement évaluer l'état des embryons.

Dès qu'on peut déterminer que des foetus multiples ne se portent pas bien, et quand il est trop tôt pour un accouchement, on recommande habituellement une solution médicale pour retirer de l'utérus un ou plusieurs de ces foetus (on choisira ceux qui vont le moins bien), de manière à ce que le ou les foetus qui restent aient de meilleures chances de survie. On recommande aussi cette méthode si un des foetus souffre de sérieuses malformations (quand il lui manque une partie ou l'ensemble du cerveau, par exemple).

Quelques médecins ne pratiquent de telles réductions de grossesse que lorsqu'il y a quatre foetus ou plus; d'autres agissent aussi dans le cas de triplés, quand cela semble approprié. Quelques chercheurs croient qu'il vaut mieux attendre la fin du premier trimestre pour effectuer une semblable réduction; en effet, jusqu'à la fin de cette période, le nombre de foetus est souvent réduit spontanément par l'effet de la nature.

Quand des parents se font suggérer une réduction de grossesse, ils ont à prendre une décision difficile : donner ou non leur accord. Avant de prendre une telle décision, ils devraient demander son opinion à un autre spécialiste pour s'assurer que les analyses de leur foetus ont été bien effectuées. Ensuite, ils devraient discuter avec leur médecin de l'éventualité que l'opération n'entraîne la perte de tous les foetus. Évidemment, ce danger est moins grand avec un chirurgien d'expérience qui a déjà effectué avec succès de telles opérations.

Enfin, quand la religion occupe une grande place dans la vie d'un couple, on devra consulter un conseiller spirituel en plus du médecin. Il sera bon aussi de parler à un spécialiste en déontologie (renseignez-vous auprès de votre hôpital local), à un conseiller en génétique, à un spécialiste des questions maternelles, ou à tout autre conseiller habitué à réfléchir à ce genre de problèmes. Au cours des discussions, on constatera probablement que la plupart des réflexions morales conduisent à croire qu'il vaut mieux tenter de sauver un des bébés que de les laisser tous mourir (on retrouvera cette pensée même chez des théologiens catholiques). (D'un autre côté, plusieurs personnes s'interrogent sur la pertinence d'une opération semblable quand elle n'est effectuée que par souci de commodité; par exemple, la famille ne dispose pas d'assez de place à la maison pour quatre enfants.) Il vous sera sans doute utile de lire la section «Lorsqu'on détecte une déficience foetale grave» (*voir à la page 313*).

Une fois que des parents ont pris une décision, ils devraient se dire que celle-ci est la meilleure. Si tout ne se passe pas comme ils l'avaient espéré, ils ne devraient pas s'en vouloir.

COMMENT MINIMISER LE DANGER DE PERDRE UN BÉBÉ

Quand on a la moindre raison de croire qu'un bébé court le risque de ne pas naître en bonne santé, on doit favoriser le plus possible ses chances de s'en tirer. Dans la plupart des cas, cela veut dire que vous devrez accoucher dans un grand centre hospitalier, équipé de tout l'appareillage moderne qui permet de faire face aux urgences. (Des études prouvent que cette option vaut mieux que de déplacer le bébé après sa naissance.) Si l'on a établi que votre grossesse comporte des dangers pour votre bébé, discutez avec votre médecin pour prévoir un accouchement dans un de ces centres; faites ensuite le nécessaire pour assurer votre transport quand l'heure sera venue. En cas d'urgence, des ambulances spécialisées peuvent vous y amener.

PLACENTA PRÆVIA

Qu'est-ce? Un placenta prævia n'est pas une maladie du placenta, comme son nom pourrait le laisser croire. Le problème concerne l'emplacement du placenta plutôt que sa condition. Le placenta est attaché à la moitié inférieure de l'utérus, recouvrant le col de l'utérus, partiellement ou totalement, ou touchant la bordure ou l'ouverture de l'utérus. Au début de la grossesse, il est assez fréquent que le placenta soit ainsi placé; mais à mesure que la grossesse avance, et que l'utérus prend de l'expansion, le placenta remonte[5]. Plus le placenta est proche du col, plus les possibilités d'hémorragie sont grandes. Il est habituellement impossible d'effectuer un accouchement par voies naturelles quand le placenta bouche le col, partiellement ou complètement.

On risque plus de diagnostiquer un placenta prævia chez les femmes qui ont des cicatrices sur la paroi utérine à cause de précédentes grossesses, de césariennes, d'une chirurgie à l'utérus, ou d'un curetage ayant eu lieu à la suite d'une fausse couche. Le risque d'avoir un placenta prævia est encore augmenté lorsque le foetus a besoin d'une plus grande surface placentaire à cause de besoins accrus en oxygène ou en nutriments (on connaît diverses causes à ce problème : le tabagisme, le fait de vivre en haute altitude ou de porter plus d'un enfant).

Les symptômes et les signes. Un placenta prævia se manifeste le plus souvent par des saignements indolores qui se produisent quand le placenta s'écarte de la partie étirée du bas de l'utérus; ceci se produit occasionnellement avant la 28e semaine, mais le plus souvent entre la 34e et la 38e semaine. Toutefois, on estime que de 7 à 30 p. cent des femmes qui ont ce type de placenta n'ont aucun saignement avant l'accouchement. Les pertes sanguines sont habituellement rouge clair, ne sont pas accompagnées de douleurs abdominales intenses ou de sensibilité excessive, et surviennent spontanément, quoiqu'elles puissent aussi être déclenchées par une toux, un effort physique ou des relations sexuel-

---

5. Même quand on diagnostique tard un placenta trop bas, il arrive que celui-ci continue à se déplacer vers le haut, ce qui permet un accouchement normal et à terme.

les. Les saignements peuvent être légers ou abondants, et arrêtent souvent, pour reprendre ensuite. Étant donné que le placenta bloque la sortie, les bébés nés de mère avec un placenta prævia ne «descendent» habituellement pas dans le bassin, comme les autres, en préparation de l'accouchement.

Quand une femme n'a pas de symptômes, on peut ne découvrir son état qu'à l'occasion d'une échographie de routine et on peut aussi ne s'apercevoir de rien avant l'accouchement.

Quand les saignements sont présents et que l'on soupçonne la présence d'un placenta prævia, c'est d'ordinaire avec l'échographie que le diagnostic est fait.

Le traitement. La plupart des cas de placenta placés trop bas sont corrigés d'eux-mêmes longtemps avant l'accouchement et ne causent finalement aucun problème; pour cette raison, il n'est pas nécessaire de recourir à des soins avant la 20e semaine. Après cela, la femme chez qui on a diagnostiqué un placenta prævia devra peut-être modifier ses activités et prendre plus de repos au lit, même si aucun symptôme n'apparaît. Quand il y a des saignements, une séjour à l'hôpital s'impose pour évaluer la condition de la mère et du bébé et, si nécessaire, pour essayer de régulariser la situation. Quand les saignements arrêtent, ou deviennent très légers, on recommande un traitement plus conservateur qui consiste en un séjour en milieu hospitalier, du repos au lit avec les privilèges d'une salle de bain, une surveillance attentive, des suppléments en fer et peut-être en vitamine C, et des transfusions au besoin jusqu'à ce que le foetus soit assez développé pour faire face à l'accouchement. On prescrira peut-être un régime riche en fibres avec des émollients pour les selles afin de réduire le besoin de forcer en allant aux toilettes. Occasionnellement, si la femme touchée par ce problème n'a pas eu de saignements pendant une

semaine, on lui permettra de rester à la maison si elle se soumet à des restrictions semblables à celles de l'hôpital; mais il faudra pour cela qu'elle ait facilement accès à l'hôpital (il faut que l'hôpital ne soit pas situé à plus de 15 minutes de chez elle), qu'elle promette de rester au lit, qu'elle puisse trouver un adulte acceptant de rester avec elle 24 heures par jour et, si nécessaire, de la conduire à l'hôpital en cas d'urgence.

Le but de ces mesures est d'essayer de maintenir la grossesse au moins jusqu'à 36 semaines. À ce moment, si les examens montrent que les poumons sont prêts, le bébé peut être accouché par césarienne; on réduit ainsi le risque d'hémorragie massive. Bien sûr, si entre-temps les saignements menacent la santé de la mère ou de son bébé, on cessera de reporter l'accouchement, même si cela compromet le développement du foetus. Grâce à la technologie disponible dans les unités de soins intensifs des pouponnières modernes, la plupart de ces bébés prématurés seront mieux s'ils sont branchés à l'équipement utilisé dans ces unités que s'ils sont dans l'utérus, reliés à un placenta saignant.

Parmi les femmes chez qui on a diagnostiqué un placenta prævia, environ trois sur quatre auront à subir une césarienne avant que leur travail ne commence. On entreprendra peut-être un accouchement par voies naturelles si on n'a pas eu l'occasion de déceler le problème avant que le travail ne commence, si les saignements sont légers et si le placenta ne bouche pas le col. Dans toutes ces circonstances, les résultats sont habituellement bons. Un placenta prævia posait auparavant de sérieux problèmes; aujourd'hui, près de 90 p. cent des mères s'en sortent très bien, et la proportion de leurs bébés en santé est presque aussi grande.

PLACENTA ACCRETA

Qu'est-ce? Il arrive que le placenta se développe à l'intérieur des couches plus profondes de la paroi utérine; il devient alors fermement attaché à cette paroi. Selon la profondeur à laquelle les cellules placentaires s'installent, on l'appellera *placenta percreta* ou *placenta increta*. Cet état est plus courant chez les femmes dont l'utérus a eu des cicatrices à la suite de chirurgies passées ou d'accouchements, et surtout chez celles qui ont déjà eu un placenta prævia ou une césarienne.

Les symptômes et les signes. Le placenta ne se détache pas de la paroi utérine au cours de la troisième étape de l'accouchement.

Le traitement. La plupart du temps, on retire chirurgicalement le placenta pour stopper les saignements. Il arrive, mais rarement, qu'on doive retirer tout l'utérus, quand les saignements ne peuvent être maîtrisés par une ligature des vaisseaux sanguins exposés.

HÉMATOME RÉTROPLACENTAIRE

Qu'est-ce? C'est un placenta qui se détache brusquement et prématurément de l'utérus. Dans 1 cas sur 34, l'hématome rétroplacentaire est responsable des saignements tardifs de la grossesse. Il survient plus fréquemment chez les mères plus âgées qui ont déjà eu des enfants et chez celles qui fument, qui font de l'hypertension (chronique ou temporaire), qui ont pris de l'aspirine assez tard au cours de leur grossesse, et chez celles qui ont déjà connu ce même problème. La cause est quelquefois un cordon ombilical trop court ou un traumatisme dû à un accident[6].

Les symptômes et les signes. Quand le détachement est mineur, l'écoulement sanguin peut ressembler à celui d'une menstruation, légère ou abondante; il peut aussi contenir des caillots. De plus, la femme peut ressentir des crampes ou une légère douleur à l'abdomen; son utérus sera peut-être sensible. Occasionnellement, surtout quand il y a eu traumatisme à l'abdomen, il peut n'y avoir aucun saignement.

Quand le détachement est moyen, l'écoulement sanguin est plus abondant, l'abdomen est sensible et ferme, et la douleur abdominale peut être plus prononcée, provenant en partie de contractions utérines assez vigoureuses. La mère et l'enfant perdent quelquefois du sang.

Lorsque plus de la moitié du placenta se détache de la paroi utérine, la situation commence à être assez grave, aussi bien pour le bébé que pour la mère. Les symptômes sont les mêmes que lors d'un détachement moyen, mais ils sont plus accentués.

Pour poser un diagnostic, le médecin se basera sur le passé médical de la patiente, sur un examen clinique, ainsi que sur une observation des contractions utérines, sur la réponse du foetus à ces contractions et sur l'échographie.

Le traitement. Quand le détachement est mineur, du repos au lit permet souvent d'arrêter les saignements et la mère peut, quelques jours après, reprendre ses occupations journalières, en ne restreignant

---

6. Si vous subissez une blessure et montrez des signes d'hématome, appelez votre médecin immédiatement. Si vous ne constatez la présence d'aucun de ces signes, faites un test pour vérifier si le foetus fait des mouvements après l'accident (*voir à la page 183*). Répétez le test quelques heures plus tard, et encore deux ou trois fois au cours des jours qui suivent. Des signes d'hématome rétroplacentaire et de souffrance foetale peuvent prendre jusqu'à 48 heures avant d'apparaître.

qu'un peu ses activités. Quoique cela ne soit pas très courant, il y a toujours une possibilité que se produise un nouvel épisode de saignements et même une hémorragie; la femme doit donc absolument se prêter à une surveillance attentive pendant tout le reste de sa grossesse. Si des signes menaçants se répètent et que le bébé est proche de son terme, le médecin procédera à l'accouchement.

La plupart du temps, dans le cas d'un détachement moyen, on recommande aussi un repos complet. Mais quelquefois, il peut être nécessaire d'effectuer une transfusion sanguine et d'autres traitements d'urgence. Le médecin suivra attentivement la mère ainsi que le bébé, et si l'un ou l'autre démontre des signes de détresse, on passera à l'accouchement sans délai.

Quand le détachement est prononcé, il est impératif que le médecin agisse promptement, ce qui veut souvent dire des transfusions sanguines et un accouchement immédiat.

Les perspectives étaient autrefois lugubres pour les mères et pour leurs bébés quand le placenta se détachait prématurément. Aujourd'hui, avec des soins médicaux experts et rapides, quasiment toutes les mères affectées par ce problème et plus de 90 p. cent de leurs bébés survivent à cet incident.

RUPTURE PRÉMATURÉE DES MEMBRANES

Qu'est-ce? Il s'agit ici de la rupture des membranes amniotiques, ou «poche des eaux», qui a lieu avant que les contractions ne commencent. Ceci peut ne se produire que quelques heures avant le moment où bébé doit naître, ou peut survenir des semaines et même des mois avant. On ne sait pas avec certitude pourquoi ces membranes se rompent si tôt chez l'une alors

que, chez l'autre, elles ne se rompent même pas pendant le travail, obligeant le médecin à le faire manuellement.

Les symptômes et les signes. On constate des fuites et des épanchements de liquides en provenance du vagin; l'épanchement est plus abondant quand la femme est étendue sur le dos. À l'examen, le médecin constate que ces liquides sont alcalins (au lieu d'être acides, comme ce serait le cas si c'était de l'urine). Ces liquides proviennent du col.

Le traitement. La plupart des médecins s'accordent à dire que la mère enceinte dont les membranes se rompent prématurément devrait être observée de près, et ceci durant assez longtemps pour que l'état du bébé soit évalué et la mère suivie pour ses contractions et pour d'éventuelles infections, que cela dure une heure ou une journée entière. Pendant l'évaluation première, la mère est ordinairement admise à l'hôpital pour un repos complet, et pour un suivi attentif de son état et de celui du bébé. On vérifie périodiquement sa température et l'on procède à une numération des globules blancs; de cette manière, si une infection se manifeste, les médecins peuvent réagir immédiatement pour prévenir l'accouchement prématuré. Pour vérifier s'il y a eu infection, on effectue une culture du col; on donne quelquefois des antibiotiques, par voie intraveineuse, même avant d'obtenir les résultats de la culture. Cette intervention sert à prévenir toute infection à l'intérieur du sac amniotique qui est maintenant ouvert. Si les contractions commencent avant que le foetus ne soit jugé prêt à venir au monde, on les stoppe à l'aide d'un médicament. Tant que la mère et le bébé vont bien, on maintient cette ligne de conduite conservatrice et on attend ainsi que le bébé soit prêt à affronter l'accouchement en toute sécurité. Si, à quelque moment que ce soit, on considère que le bébé ou la mère sont en danger, on procède rapidement à l'accouchement. Il est rare que la fuite du liquide amniotique et la rupture des membranes s'arrêtent spontanément. Quand cela se produit, on laisse la mère retourner chez elle et reprendre ses activités habituelles, tout en la mettant en garde contre la reprise des fuites.

La plupart des médecins essaient de retarder l'accouchement jusqu'à 33 ou 34 semaines de grossesse. À ce moment-là, quelques-uns provoquent le travail; d'autres continuent à vouloir reporter l'accouchement jusqu'à 37 semaines. (Certains basent leur décision sur la maturité des poumons du bébé qu'ils déterminent en pratiquant une amniocentèse ou en analysant le liquide amniotique qui se trouve dans le vagin.) Mais quand la rupture prématurée des membranes se produit à 37 semaines ou plus tard, la plupart des médecins provoquent l'accouchement. Entre deux maux, on choisit le moindre : à ce stade, les chances de survie du foetus sont très bonnes et un accouchement permet d'éviter l'infection qui menace de survenir dès qu'il existe un retard, même s'il n'est que de 24 ou de 36 heures.

Avec de bons soins, la mère et le bébé devraient bien se porter, quoique quand le bébé est prématuré, le tableau peut être assombri par un long séjour à l'unité de soins intensifs et par divers autres problèmes.

PROLAPSUS DU CORDON

Qu'est-ce? Dans l'utérus, la vie du bébé ne tient qu'à un fil et ce fil, c'est le cordon ombilical. Quand l'enveloppe amniotique se rompt, il arrive que ce cordon glisse ou descende dans le col, et même parfois dans le vagin, entraîné par le jaillissement du liquide amniotique. Il devient ainsi vulnérable parce que le bébé peut le compresser avec la partie de son corps qui se présente dans le col et qui appuie sur le canal cervical pendant l'accouchement. Si le cordon est effectivement compressé, l'apport en oxygène, vital pour le bébé, peut s'en trouvé réduit et même complètement coupé. Le plus souvent, on rencontre des cas de prolapsus quand le travail est prématuré (parce que la tête du bébé est trop petite pour remplir complètement le bassin) ou quand le bébé ne se présente pas par la tête (un pied, par exemple, prend moins de place qu'une tête, laissant ainsi de l'espace pour le cordon qui aurait glissé dans le col). De plus, le prolapsus survient souvent quand les membranes se rompent avant que le travail ne commence.

Les symptômes et les signes. Il arrive que le cordon ombilical descende tellement qu'on le voit sortir du vagin; ou encore que la mère le sente, comme si elle avait quelque corps étranger dans le vagin. S'il se trouve ainsi compressé, toute souffrance foetale sera manifeste à l'écran ou par d'autres techniques servant à témoigner de l'état du bébé.

Le traitement. Si vous pouvez réellement voir ou sentir le cordon ombilical dans votre vagin, ou si vous le soupçonnez d'être descendu, mettez-vous à quatre pattes pour réduire la pression qu'il a à subir. S'il fait saillie, tenez-le doucement (sans le compresser ni l'écraser) avec des gazes imbibées d'eau tiède, une couche ou une serviette propre. Faites-vous conduire en vitesse à l'hôpital, ou appelez le 9-1-1 ou le service des urgences de votre localité.

À l'hôpital, on vous administrera probablement des médicaments pour arrêter le travail pendant qu'on vous préparera pour une césarienne d'urgence.

LES PROBLÈMES INQUIÉTANTS PENDANT L'ACCOUCHEMENT

INVERSION UTÉRINE

Qu'est-ce? Il arrive, en de rares occasions, que le placenta ne se détache pas complètement après l'accouchement; quand le bébé naît, il amène avec lui le dessus, ou le fond utérin, un peu comme quand on retourne un bas sens dessus dessous.

Les symptômes et les signes. Des saignements surabondants constituent le principal symptôme de l'inversion utérine. Le médecin, appuyant sur l'abdomen, ne peut pas sentir l'utérus. Quand l'inversion est totale, il peut voir une partie de l'utérus dans le vagin. On retrouve ce phénomène plus souvent chez les femmes qui ont déjà eu plusieurs enfants; qui ont connu un travail très long (au-delà de 24 heures); chez celles dont l'implantation de l'utérus traverse le fond utérin, ou dont l'utérus n'est pas attaché de façon régulière au fond; et chez celles qui ont reçu des injections de sulfate de magnésium pendant le travail (cependant, même parmi ces cas, le phénomène se produit très rarement). L'utérus peut aussi s'inverser s'il est trop relâché ou si le fond ne réussit pas à tenir en place pendant la troisième étape de l'accouchement, au moment où le placenta est dégagé.

Le traitement. La plupart du temps, le médecin peut replacer manuellement l'utérus, bien que d'autres techniques soient utilisées à l'occasion. Quand les pertes sanguines sont grandes, on procède à des transfusions sanguines et à des injections de liquides par voie intraveineuse. On peut aussi donner des médicaments (comme du sulfate de magnésium) pour détendre encore plus l'utérus afin qu'il retrouve sa place. Quand il reste des fragments de placenta dans l'utérus, le médecin les retire avant ou après que l'utérus ait retrouvé sa place normale. Il est impossible parfois de replacer manuellement l'utérus et on procède alors à une intervention chirurgicale.

Le médecin exerce ensuite une pression sur l'abdomen pour que l'utérus reste bien en place, et prescrit des injections d'ocytocine qui raffermissent l'utérus et empêchent que l'inversion ne se répète. On prévient l'infection en prescrivant des antibiotiques.

S'il vous est déjà arrivé d'avoir une inversion utérine, vous devez absolument en faire part à votre médecin, car vous êtes plus susceptible qu'une autre de voir l'incident se répéter.

RUPTURE UTÉRINE

Qu'est-ce? Il arrive, exceptionnellement, qu'un utérus se rompe ou se déchire au cours de la grossesse ou du travail (plus souvent pendant le travail). Une cicatrice dans la paroi utérine est de loin la cause la plus courante de cette rupture. Une pareille cicatrice peut être la conséquence d'une précédente césarienne au cours de laquelle on a effectué la classique incision verticale; d'une précédente rupture utérine; d'une chirurgie utérine (pour corriger la forme de l'utérus ou pour en retirer des fibromes); ou d'une précédente perforation utérine. Des contractions extrêmement violentes, provoquées ou spontanées, peuvent aussi conduire à une rupture; mais tout cela est très rare, surtout lors d'une première grossesse, à moins d'y être prédisposée par une mauvaise cicatrice. Les ruptures surviennent plus fréquemment chez les femmes qui ont déjà eu cinq enfants et plus, chez celles dont l'utérus est vraiment très distendu (à cause d'une grossesse multiple ou d'un excès de liquide amniotique), chez celles qui ont eu un travail difficile par le passé ou qui vivent de sérieuses difficultés pendant le présent accouchement, surtout s'il survient une dystocie de l'épaule (*voir à la page 330*) ou une délivrance par forceps. D'autres facteurs peuvent augmenter le danger de rupture utérine : un placenta anormal (s'il se détache prématurément ou s'il est attaché trop profondément dans la paroi utérine); une mauvaise position du foetus (par exemple s'il est placé en travers dans l'utérus); ou une blessure grave à l'abdomen (provenant d'un couteau ou d'une balle, par exemple).

Les symptômes et les signes. La rupture utérine n'est pas une complication qui, normalement, doit inquiéter une femme enceinte. Mais juste au cas où cela arriverait, les femmes répondant aux critères nommés plus haut (comme un utérus cicatrisé) devraient connaître les signes avant-coureurs : de sévères douleurs abdominales, des défaillances, de l'hyperventilation (une respiration profonde et rapide), un pouls trop rapide, de la nervosité et de l'agitation. Si vous ressentez de tels symptômes, qui sont plus prononcés si la rupture a lieu dans le haut de l'utérus, demandez immédiatement des soins médicaux. En général, lors d'une réelle rupture utérine, il se produit d'abord un élancement saisissant à l'abdomen, accompagné du sentiment que quelque chose à l'intérieur est en train de se déchirer. Cette douleur est souvent suivie d'une brève période d'accalmie et ensuite, de douleurs diffuses et de sensibilité à l'abdomen. D'ordinaire, les contractions cessent à ce

moment-là, sauf quand la rupture a lieu dans le bas de l'utérus. Il peut y avoir ou non des saignements vaginaux. Le médecin sentira plus facilement, à travers l'abdomen, le foetus qui montrera peut-être des signes de souffrance.

Le traitement. En pareil cas, il est nécessaire de procéder immédiatement à un accouchement chirurgical et ensuite, quand cela est possible, à une réparation de l'utérus. Quand les dommages sont considérables, il faut parfois pratiquer une hystérectomie. Quelquefois, on ne se rend compte de la rupture qu'après l'accouchement, lorsque l'hémorragie est intense. Là aussi, l'utérus doit être réparé ou enlevé.

Après une rupture, on suit de près la mère pour s'assurer qu'elle ne souffre d'aucune complication; pour prévenir l'infection, on lui prescrit des antibiotiques. Selon la situation, elle peut obtenir la permission de se lever six heures plus tard ou, au contraire, se voir interdire de quitter le lit pendant plusieurs jours.

DYSTOCIE DE L'ÉPAULE

Qu'est-ce? Une dystocie est un travail qui s'arrête; dans la dystocie de l'épaule, le travail n'avance plus parce que les épaules du bébé restent collées au canal cervical après qu'on a sorti la tête.

Les symptômes et les signes. L'accouchement retarde, après que la tête a émergé et avant que les épaules ne sortent. Ceci peut se produire de façon inattendue, au cours d'un travail qui, jusqu'à ce moment-là, ne présentait aucun problème.

Le traitement. Le médecin peut envisager plusieurs approches pour sauver le bébé dont les épaules sont coincées dans le bassin. Ces approches comprennent une très grande épisiotomie; une tentative pour retourner le bébé et faire d'abord sortir, en manoeuvrant, l'épaule la plus coincée; une flexion très prononcée des genoux de la mère, tout près de l'abdomen; une pression modérée sur le haut de l'utérus et du bassin; diverses manoeuvres pour obliger les épaules à sortir, y compris en fracturant les clavicules du bébé. Quand c'est possible (et cela est rare), le médecin replace la tête du bébé à l'intérieur du vagin et il pratique une césarienne.

DÉTRESSE FOETALE

Qu'est-ce? On utilise ce terme pour décrire une situation au cours de laquelle on croit le foetus en péril, le plus souvent parce qu'il manque d'oxygène. La détresse peut être causée par une variété de problèmes, y compris une position maternelle qui comprimerait des vaisseaux sanguins importants; une maladie (anémie, hypertension, problèmes cardiaques), une pression sanguine anormalement basse chez la mère; une insuffisance, une dégénérescence ou un détachement prématuré du placenta; un cordon compressé; une activité utérine prolongée ou excessive; une infection, une malformation, une hémorragie ou de l'anémie chez le foetus.

Les symptômes et les signes. Le foetus envoie des signes qui varient selon la cause de sa détresse. La mère peut remarquer chez lui des mouvements inhabituels, ou même une absence de mouvements. Le médecin peut découvrir, sur le moniteur foetal ou grâce à un stéthoscope Doppler, des modifications dans les battements de son coeur, caractéristiques de la détresse foetale.

Le traitement. Dès que la détresse foetale est confirmée, on procède habituellement à l'accouchement dans les plus brefs

délais. Si un accouchement par voies naturelles n'est pas imminent, le médecin pratique une césarienne sans attendre. Dans quelques cas, le médecin peut opter pour une réanimation à l'intérieur même de l'utérus, avant de faire la césarienne, diminuant ainsi le danger que le bébé ne soit privé d'oxygène. Pour effectuer cette intervention, on donne à la mère des médicaments qui ralentissent les contractions, augmentant par le fait même l'apport d'oxygène au foetus; de plus, ces médicaments dilatent les vaisseaux sanguins de la mère et activent ses battements cardiaques, ce qui augmente le flot sanguin.

LACÉRATIONS VAGINALES ET CERVICALES

Qu'est-ce? Ce sont des déchirures dans le vagin ou dans le col de l'utérus, qui peuvent être toutes petites ou très grandes. Elles surviennent quelquefois pendant le travail et l'accouchement.

Les symptômes et les signes. Des saignements abondants sont probablement le symptôme le plus évident des lacérations, bien que le médecin puisse les voir après l'accouchement.

Le traitement. En général, on suture toute lacération qui dépasse deux centimètres ou qui continue à saigner abondamment. On peut d'abord pratiquer une anesthésie locale, si cela n'a pas été déjà fait lors de l'accouchement.

HÉMORRAGIE POST-NATALE

Qu'est-ce? L'hémorragie post-natale (des saignements difficiles à contenir) est une complication de grossesse très sérieuse, mais exceptionnelle. Lorsqu'on s'en occupe rapidement, elle met rarement la vie en danger, comme c'était le cas dans le passé. Ces saignements excessifs peuvent survenir pour différentes raisons : si l'utérus est trop relâché et ne produit plus de contractions à cause d'un travail long et épuisant; si l'accouchement a été traumatisant; si l'utérus est distendu à l'excès, à cause d'une grossesse multiple, d'un gros bébé, ou d'une surabondance de liquide amniotique; si le placenta est formé de façon insolite ou s'est prématurément détaché; si des fibromes empêchent les contractions symétriques de l'utérus; et en général, si la mère, au moment de l'accouchement, est particulièrement faible physiquement (à cause, par exemple, d'une anémie, d'une pré-éclampsie, ou d'une fatigue extrême).

Ce type d'hémorragie peut survenir immédiatement après l'accouchement, si on a laissé sans les réparer des lacérations à l'utérus, au col, au vagin ou ailleurs dans le bassin, ou si l'utérus s'est rompu ou inversé (placé sens dessus dessous). L'hémorragie peut survenir jusqu'à une semaine ou deux après l'accouchement quand il reste des fragments du placenta dans l'utérus. Quand l'hémorragie post-natale survient tout de suite après l'accouchement ou quelques semaines plus tard, l'infection peut encore être la cause. Le problème se produit plus fréquemment chez les femmes qui ont eu un placenta prævia ou un hématome rétroplacentaire avant l'accouchement. En de rares occasions, l'hémorragie survient parce qu'on n'avait pas diagnostiqué chez la mère des saignements correspondant à un problème génétique ou provoqués par l'absorption d'aspirine ou d'autres médicaments nuisant à la coagulation.

Les symptômes et les signes. Des saignements anormaux après l'accouchement : le sang sature plus d'une serviette à l'heure pendant plusieurs heures ou il continue, sans ralentir, à être rouge clair quatre jours après l'accouchement, malgré un ralentissement des activités de la mère; des lochies à l'odeur nauséabonde; de gros caillots sanguins (de la taille d'un citron et même plus gros); des douleurs ou un gonflement dans la partie basse de l'abdomen, plusieurs jours après l'accouchement.

Le traitement. Selon la cause de l'hémorragie, le médecin tentera une ou plusieurs des méthodes suivantes pour contenir les saignements : des massages utérins stimulant les contractions; l'administration de médicaments favorisant les contractions utérines (ocytocine, ergométrine ou prostaglandine); la recherche de lacérations et, le cas échéant, leur réparation; le retrait de tout fragment de placenta qui serait resté dans l'utérus. Si les saignements n'arrêtent pas rapidement, on prendra des mesures plus énergiques : injection de liquides par voie intraveineuse et, si nécessaire, transfusions sanguines; administration de substances coagulantes, quand le sang coagule difficilement, et d'antibiotiques pour prévenir l'infection. Il arrive, mais très rarement, que l'on garnisse l'utérus de gazes pour enrayer les saignements pendant 6 à 24 heures, ou qu'on ligature les artères principales de l'utérus. Quand toutes les tentatives pour arrêter l'hémorragie échouent, on doit enlever l'utérus.

Mais la plupart du temps, les traitements sont efficaces et la mère peut récupérer très bien après une hémorragie post-natale.

INFECTION POST-NATALE

Qu'est-ce? Une infection liée à l'accouchement, rare chez une femme qui a reçu de bons soins médicaux et qui a eu un accouchement sans complications. L'infection post-natale la plus courante est l'endométrite, une infection de la muqueuse qui tapisse l'utérus et qui est vulnérable après le détachement du placenta (cette muqueuse se nomme l'endomètre). L'endométrite risque plus de survenir après un accouchement par césarienne survenu à la suite d'un travail prolongé ou d'une rupture des membranes. On retrouve aussi quelquefois cette infection quand un fragment du placenta est resté dans l'utérus. Le problème peut aussi se poser à la suite d'une lacération au col, au vagin ou à la vulve.

Les symptômes et les signes. Les symptômes varient selon l'emplacement d'où origine l'infection. Une infection de l'endomètre est caractérisée par une faible fièvre, de vagues douleurs abdominales, et quelquefois un écoulement vaginal à l'odeur nauséabonde. Quand l'infection a lieu à cause d'une lacération, la femme ressent habituellement des douleurs et de la sensibilité dans la région affectée et, quelquefois, il se produit un écoulement épais et nauséabond, des douleurs à l'abdomen ou au côté, et de la difficulté à uriner. Dans certains types d'infections, la fièvre fait des remontées jusqu'à 40,5 °C et l'on constate la présence de frissons, de maux de tête et de malaises. À l'occasion, il n'y a aucun symptôme à part la fièvre. Pour ces raisons, la moindre fièvre survenant après l'accouchement devrait inciter une femme à consulter son médecin.

Le traitement. On considère que le traitement aux antibiotiques est très efficace, à condition de le commencer très vite. Une culture peut être effectuée pour déterminer la nature de l'organisme responsable de l'infection; ainsi, le médecin pourra choisir l'antibiotique le plus approprié.

FOURNIR LES PREMIERS SOINS À UN FŒTUS

Tard dans la grossesse, une absence d'activité foetale peut démontrer que quelque chose ne va pas (*pour savoir comment effectuer un test maison, voir à la page 5*). On note souvent, avant qu'un foetus ne meure, une diminution de ses activités (c'est-à-dire que le bébé fait moins de dix mouvements à l'intérieur d'une période de deux heures); c'est pourquoi vous devriez rapporter immédiatement à votre médecin tout ralentissement significatif dans les mouvements du foetus. Si ce médecin n'est pas disponible, faites-vous conduire immédiatement dans une salle d'urgence ou dans le département d'obstétrique de l'hôpital le plus près de chez vous. Si vous agissez rapidement, le foetus pourra bénéficier d'une réanimation in extremis.

PERDRE UN JUMEAU

Perdre un jumeau (ou même plus, s'il s'agit de triplés ou de quadruplés) signifie se réjouir d'une naissance tout en étant en deuil. Si tel est votre cas, vous vous sentez peut-être si déprimée que vous n'arrivez ni à pleurer votre enfant mort ni à vous réjouir de celui qui est vivant, deux événements bouleversants dans la vie de quelqu'un. Une mère qui vit une semblable expérience a souvent le sentiment qu'elle pourrait être excitée d'avoir un enfant, mais que sa douleur l'empêche de s'en occuper. Le fait de comprendre ses propres sentiments aide en général à se sentir mieux :

■ Vous êtes brusquement privée de votre euphorie et du prestige attaché au fait d'être la mère de jumeaux, alors que depuis des mois, vous ne songez qu'à cela, en fait depuis le moment où le diagnostic de grossesse multiple a été posé. Même si vous ne saviez pas à l'avance que vous auriez des jumeaux, vous avez quand même le sentiment d'avoir été flouée. Si c'est le cas, ne vous sentez pas coupable; votre déception est normale. Donnez-vous la permission de pleurer cette perte.

■ Vous vous sentez mal à l'aise d'expliquer à vos amis et à la famille que vous n'avez plus qu'un seul bébé, eux qui ont si ardemment attendu la venue de ces jumeaux. Pour diminuer votre embarras, demandez à un proche de répandre la nouvelle. La première fois que vous sortirez avec le bébé, faites-vous accompagner par quelqu'un qui expliquera la situation aux gens que vous pourriez croiser, si vous ne vous en sentez pas capable.

■ Vous avez peut-être le sentiment d'être une mère ou une femme médiocre parce que vous avez perdu un de vos bébés, surtout s'ils avaient été conçus par l'entremise d'agents fertilisants. Mais il n'en est rien : ce qui vous arrive ne remet pas du tout en cause votre valeur en tant que mère ou que femme.

■ Vous avez l'impression d'avoir été punie, parce que vous n'auriez pas vraiment pu vous occuper de deux enfants, ou parce que vous vouliez une fille plutôt qu'un garçon (ou le contraire), ou parce qu'à vrai dire, vous ne vouliez pas de jumeaux. Les parents qui vivent la perte d'un nouveau-né ont souvent un tel sentiment de culpabilité, mais il est totalement injustifié.

■ Vous craignez que chaque événement dans la vie de votre enfant vivant — un anniversaire, ses premiers pas, la première fois qu'il ou elle dira «papa» ou «maman» — vous rappellera l'enfant disparu et ce qu'il aurait pu devenir. Et c'est ce qui se passera effectivement. Mais n'essayez pas de réprimer vos sentiments; partagez-les plutôt avec votre conjoint.

■ Vous craignez qu'au fil du temps votre enfant ne soit tourmenté par cette perte. Il arrive qu'un jumeau survivant ait l'impression qu'il lui manque quelque chose et qu'il soit plus solitaire qu'un autre; mais il n'y a aucune raison que votre enfant souffre de cette perte si vous n'en faites pas une montagne. Si vous lui donnez de l'amour et de l'attention, il vivra dans la sécurité et passera une enfance heureuse.

■ Il arrive que les amis et la famille, voulant bien faire, forcent la note lorsqu'ils accueillent votre enfant vivant

(Suite à la page suivante)

(Suite de la page précédente)

et se taisent poliment lorsqu'il est question de l'autre. Ils peuvent aussi vous conseiller d'oublier cet enfant et de penser plutôt à celui qui vit. Ces attitudes indélicates peuvent vous fâcher et vous excéder. Faites savoir à votre entourage que vous avez autant besoin de votre chagrin pour l'enfant perdu que de votre bonheur pour celui qui vit.

▪ Vous n'avez pas eu l'occasion de vivre votre douleur ou vous vous l'êtes interdit. Mais il est important de le faire, sinon vous ne viendrez jamais à bout de votre perte.

▪ Vous avez l'impression que d'apprécier la présence de votre enfant vivant est en quelque sorte une trahison. Il est bien naturel d'avoir ce sentiment, mais chassez-le quand même. Aimez ce bébé qui a passé tant de temps dans votre ventre, pelotonné contre sa soeur ou son frère. C'est là une façon de rendre hommage à l'enfant décédé et il l'aurait certainement apprécié. D'un autre côté, il peut être préjudiciable à votre enfant vivant d'être toujours comparé à une image idéalisée de l'autre. Si vous êtes mal à l'aise de préparer un baptême ou tout autre événement soulignant la venue au monde de votre enfant, envisagez la possibilité d'organiser d'abord (ou simultanément) une cérémonie funéraire ou d'adieu pour souligner le décès.

▪ N'oubliez pas que vous êtes dans une période où la déprime survient souvent chez les femmes, qu'elles aient perdu un enfant ou non. Votre métabolisme hormonal est bouleversé, ce qui rend tout plus difficile à vivre et fait que les sentiments vous blessent plus facilement. Consultez la page 365 pour avoir des conseils sur la manière de résoudre cette dépression.

▪ Vous craignez que cette expérience, ainsi que la dépression subséquente, ne nuisent à votre relation avec votre mari. Cela ne se produira vraisemblablement pas si vous partagez avec lui vos sentiments, positifs ou négatifs. D'après une étude effectuée à ce sujet, au moins 90 p. cent des parents ayant vécu cette expérience ont constaté que leur mariage s'était renforcé grâce à l'aide mutuelle que chacun d'eux s'étaient apportée au cours du deuil.

▪ Vous vous sentez coupable d'avoir de tels sentiments et vous craignez qu'ils ne vous empêchent de bien vous occuper de votre enfant. Rappelez-vous que votre culpabilité n'est absolument pas justifiée, car vos sentiments sont tout à fait normaux.

Donnez-vous du temps. Vous vous sentirez bientôt mieux et si vous vous aidez un peu, vous ne tarderez pas à apprécier vraiment votre nouveau bébé. Si vous restez inconsolable, toutefois, n'hésitez pas à faire appel à un ou une thérapeute habitué-e à aider des femmes aux prises avec un problème comme le vôtre.

CE QUE VOUS DEVEZ SAVOIR :
Des mamans aident d'autres mamans

Souvent, quand une femme a vécu une grossesse difficile ou à haut risque, ou a perdu un bébé, elle sent qu'elle n'est pas tout à fait comme les autres; elle est profondément consciente que l'expérience de sa grossesse est bien différente de celle de ses amies «normales». Si vous vous sentez ainsi, peut-être pourrez-vous trouver de l'entraide et de la consolation dans un groupe de femmes qui, comme vous, ont vécu ce type d'expérience. Parmi les gens que vous connaissez, même les plus aimables et les plus attentionnés ne sont pas toujours capables de vous aider comme peuvent le faire des femmes qui ont été dans la même situation. Cela prend beaucoup de temps à se consoler de la perte d'un enfant, ou même simplement de la perte d'une grossesse qui semblait normale; grâce à ces femmes, vous apprendrez que finalement, il est *possible* de s'en sortir.

Les discussions peut couvrir divers sujets : les sentiments de culpabilité qu'amène le fait de ne pas être capable d'avoir une grossesse normale; la vie confinée à la maison ou à l'hôpital; les soucis concernant les prochaines grossesses; le chagrin provoqué par la perte d'un enfant; la manière de trouver des sources de soutien émotif; la manière de vivre avec un sentiment de désaffection. Vous trouverez aussi de nombreux conseils pratiques dans de pareils groupes — comment tenir la maison quand vous êtes alitée; maintenir la vie familiale quand vous avez un bébé aux soins intensifs; trouver les meilleurs soins possibles quand vous avez un problème particulier. Si vous continuez vos rencontres même quand vous vous sentez mieux, vous arriverez à faire le tour de votre propre expérience, ce qui contribue à l'apaisement, et vous aiderez du même coup d'autres femmes dans le besoin.

Si vous croyez que vous pouvez tirer profit de telles rencontres, essayez de voir s'il se trouve un groupe dans votre localité (informez-vous auprès de l'hôpital, des médecins, des sages-femmes, des infirmières). S'il n'y en a pas et que vous vous sentez l'énergie pour le faire, organisez vous-même un groupe en recueillant le nom de femmes qui vivent une situation semblable à la vôtre.

Si vous êtes condamnée au lit et ne pouvez assister à des réunions de groupes d'entraide, trouvez le soutien et la sympathie dont vous avez besoin par le biais de «rencontres téléphoniques» avec d'autres mères qui elles aussi sont alitées, ou alors invitez un groupe d'entraide à tenir ses réunions chez vous.

POURQUOI?

«Pourquoi?» est une question philosophique que nous ne devrions jamais nous poser. Mais il peut être salutaire pour des parents en deuil de regarder la réalité en face en s'informant sur les causes qui ont entraîné la mort du foetus ou du nouveau-né. Souvent le bébé semble tout à fait normal, et la seule manière

(Suite à la page suivante)

(Suite de la page précédente)

de découvrir la cause du décès est d'examiner attentivement l'histoire de la grossesse et de faire un examen complet du bébé ou du foetus. Si le foetus est mort dans l'utérus ou est mort-né, un pathologiste procédera à une analyse histologique du placenta. Au début, vous aurez peut-être l'impression que de connaître la cause du décès ne vous aide pas à mieux accepter votre perte, mais à la longue c'est effectivement ce qui se produira. Vous ne saurez toujours pas pourquoi cela vous est arrivé à vous et à votre bébé, mais vous pourrez ainsi mettre un point final à l'événement et commencer à entrevoir une prochaine grossesse.

Bien sûr, il est quelquefois impossible de déterminer ce qui s'est vraiment passé; dans ce cas, les parents affligés devront accepter l'événement à la lumière de leur propre philosophie. Ils pourront se dire que c'est là la volonté de Dieu, ou que cela relève des hasards de la vie que les êtres humains ne maîtrisent malheureusement pas. Mais de toute façon, ils devraient toujours s'interdire de croire que la perte d'un bébé constitue un châtiment.

TROISIÈME PARTIE

La dernière étape mais non la moindre:

Le post-partum, les papas et le prochain bébé

CHAPITRE 18

La première semaine

CE QUE VOUS POUVEZ RESSENTIR

Sur le plan physique

- Pertes sanguines (lochies), qui deviennent rosâtres après une semaine.

- Douleurs persistantes dans le ventre pendant les vingt-quatre premières heures.

- Épuisement.

- Malaises au périnée; douleurs et engourdissements qui empirent quand vous éternuez ou toussez, si vous avez eu un accouchement par voies naturelles (en particulier si vous avez eu des points).

- Douleurs et plus tard engourdissements dans la région de la plaie, si vous avez eu une césarienne (surtout si c'est la première fois).

- Malaises quand vous vous asseyez ou marchez, si vous avez eu une césarienne ou une épisiotomie.

- Difficulté à uriner pendant une journée ou deux; difficulté et malaises à l'émission des selles la première journée; constipation.

- Douleurs générales, en particulier si la poussée a été difficile.

- Yeux injectés de sang; marques noires et bleues autour des yeux, des joues et ailleurs, si vous avez dû pousser vigoureusement.

- Douleurs dans les seins et engorgement vers le troisième ou le quatrième jour après l'accouchement.

- Douleurs et fissures sur les mamelons, si vous allaitez.

Sur le plan émotif

- Allégresse, déprime ou alternance des deux.

- Sentiment d'incapacité et de vive inquiétude face à la maternité, surtout quand vous allaitez.

- Frustration, si vous êtes encore à l'hôpital et que vous aimeriez partir.

■ Peu d'intérêt pour les relations sexuelles ou, ce qui est moins fréquent, désir accru (les relations sexuelles ne seront pas permises avant au moins trois semaines).

CE QUI PEUT VOUS INQUIÉTER

SAIGNEMENTS

On m'a dit que j'aurais des pertes sanguines après la naissance; mais quand je me suis levée la première fois, le sang coulait tellement le long de mes jambes que j'ai eu peur.»

Ne vous alarmez pas. Ces pertes sont formées du sang, des mucosités et des tissus qui proviennent de l'utérus et on les nomme des lochies; pendant les trois premiers jours après l'accouchement, elles sont normalement aussi abondantes (et quelquefois même plus) que les pertes menstruelles. Elles vous semblent peut-être plus abondantes qu'elles ne le sont en réalité; elles peuvent totaliser l'équivalent de deux tasses avant de s'estomper. Il est fréquent de constater un épanchement soudain quand vous vous levez les premiers jours et cela ne doit pas vous inquiéter. Les lochies sont principalement composées de sang et de caillots pendant la première période post-natale; vos pertes seront donc assez rouges pendant deux ou trois jours, et elles deviendront graduellement roses et aqueuses, puis brunes et finalement blanches teintées de jaune au cours des deux prochaines semaines. Il vaut mieux utiliser des serviettes sanitaires plutôt que des tampons pour absorber le flux, car cet écoulement peut continuer de façon intermittente pendant six semaines.

L'allaitement et l'injection d'ocytocine par voie intramusculaire ou intraveineuse peut réduire l'abondance des lochies en favorisant les contractions utérines et en aidant l'utérus à reprendre sa taille normale; cette médication est prescrite de routine par certains médecins après l'accouchement.

Les contractions utérines après l'accouchement sont puissantes car elles compressent les vaisseaux sanguins qui ont été déchirés au cours de l'accouchement. Elles préviennent ainsi l'hémorragie. Si l'utérus ne se contracte pas suffisamment, il se produit des saignements très abondants. Il y a plusieurs raisons à cela : un travail long et épuisant; un accouchement traumatisant; une trop grande distension de l'utérus causée par de multiples grossesses, un très gros bébé ou un excès de liquide amniotique; un placenta mal placé ou qui s'est séparé prématurément; un fibrome qui empêche les contractions de l'utérus; l'état de santé général de la mère qui s'est affaibli au moment de l'accouchement, donnant lieu à de l'anémie, de la pré-éclampsie ou une extrême fatigue.

Une hémorragie post-natale peut aussi se produire parce que les voies génitales ont été lacérées ou parce qu'il reste des fragments de placenta dans l'utérus. (Dans ce dernier cas, les saignements peuvent se produire une semaine ou deux après l'accouchement.) Les saignements internes provoquent à l'occasion des douleurs intenses et des enflures au niveau de l'abdomen. Il est rare que des problèmes de coagulation qui n'ont pas été détectés antérieurement soient responsables de l'hémorragie. Les infections peuvent aussi engendrer une hémorragie post-natale, tout de suite après l'accouchement ou quelques semaines plus tard.

La plupart des hémorragies post-natales se produisent environ de sept à quatorze jours après l'accouchement, sans avertissement. Puisque cette complication relativement rare peut être mortelle, il est vital d'établir le plus rapidement possible un diagnostic et d'avoir un traitement. Vous devriez avertir immédiatement votre médecin de tout signe de saignements anormaux. En voici quelques-uns, dont certains indiquent aussi une infection post-natale :

▪ Saignements qui imbibent plus d'une serviette sanitaire à l'heure et ce, depuis plusieurs heures.

▪ Saignements prononcés (rouge clair) après le quatrième jour; mais ne vous inquiétez pas des pertes teintées de sang à l'occasion.

▪ Lochies à l'odeur nauséabonde (elles devraient avoir la même odeur que des pertes menstruelles normales).

▪ Gros caillots à travers les lochies.

▪ Douleurs et malaises dans le bas de l'abdomen, au-delà des premiers jours qui suivent l'accouchement.

▪ Fièvre dépassant 38 °C pendant plus d'une journée.

DOULEURS APRÈS L'ACCOUCHEMENT

«J'ai des douleurs dans le ventre qui ressemblent à des crampes, surtout quand j'allaite.»

Vos douleurs se produisent probablement au moment où l'utérus se contracte pour retrouver sa place dans le bassin. Les femmes dont la musculature utérine est flasque parce qu'elles ont eu d'autres grossesses (l'utérus manque alors de tonus), ou très étirée parce qu'elles ont eu des jumeaux, sont plus susceptibles de les ressentir et d'en avoir de plus intenses.

Ces douleurs peuvent être plus prononcées pendant l'allaitement car l'ocytocine

est alors sécrétée pour stimuler les contractions. On peut prescrire au besoin un léger analgésique, mais la douleur devrait disparaître naturellement en quatre ou sept jours. Si l'analgésique ne soulage pas les symptômes, ou si ces derniers persistent pendant plus d'une semaine, voyez votre médecin pour vérifier s'il n'y a pas une infection post-natale.

DOULEURS AU PÉRINÉE

«Je n'ai pas eu d'épisiotomie ni de déchirure. Pourquoi ai-je si mal?»

Vous ne pouvez pas espérer qu'un bébé de trois ou quatre kilos passe à travers le périnée sans laisser de trace. Même si le périnée est demeuré intact à l'arrivée du bébé, il a quand même été étiré, meurtri et en général traumatisé; et il en résulte normalement des malaises qui varient de légers à sévères.

«La région de mon épisiotomie est tellement douloureuse! J'ai peur que mes points ne soient infectés. Comment puis-je le savoir?»

Les douleurs périnéales qui se produisent à tous les accouchements vaginaux sont souvent accentuées si le périnée a été déchiré ou coupé de façon chirurgicale. Comme dans le cas de toute réparation de plaie, il faudra du temps — habituellement de sept à dix jours — pour que la région de l'épisiotomie ou de la déchirure guérisse. Une simple douleur pendant cette période n'indique pas nécessairement la présence d'une infection à moins qu'elle ne soit très forte.

Une infection peut se produire à l'occasion, mais cela est très rare quand on a pris soin de la région périnéale. Pendant votre séjour à l'hôpital, une infirmière a vérifié le périnée au moins une fois par jour pour s'assurer qu'il n'y avait pas d'inflammation ou toute autre indication d'infection. Elle vous aura aussi enseigné l'hygiène périnéale post-natale, qui est importante afin de prévenir l'infection non seulement de la région réparée mais aussi des voies génitales (fièvre puerpérale). Cette hygiène s'applique aussi aux femmes qui n'ont pas eu de déchirure ou d'épisiotomie, à cause de la menace d'infection des voies génitales. Suivez le présent programme de dix jours pour les soins du périnée :

- Changez de serviette sanitaire au moins à toutes les quatre ou six heures. Installez-la bien serrée pour ne pas qu'elle glisse.

- Enlevez la serviette en la glissant de l'avant vers l'arrière pour éviter de transporter les germes du rectum dans le vagin.

- Après une miction ou une selle, nettoyez la région périnéale à l'eau tiède (ou avec une solution antiseptique si votre médecin vous en a prescrit une). Séchez en épongeant avec une gaze ou avec les papiers-éponges qui sont fournis avec les serviettes sanitaires de l'hôpital, toujours de l'avant vers l'arrière.

- Ne touchez pas à la plaie avec vos mains jusqu'à ce qu'elle soit complètement guérie.

Comme les malaises seront sans doute plus prononcés si vous avez eu des points (à cause de la démangeaison et de la douleur possible autour de la plaie), vous apprécierez en général le soulagement apporté par les suggestions suivantes :

- Prenez des bains de siège tièdes, appliquez sur la région irritée des compresses chaudes ou exposez-vous sous les rayons d'une lampe chauffante[1].

- Appliquez localement des compresses de gaze stérile imbibées d'hamamélis ou un gant rempli de glaçons broyés.

---

1. N'utilisez la lampe chauffante que sous surveillance à l'hôpital, ou à la maison après avoir eu des instructions de votre médecin sur la façon d'éviter les brûlures.

- Utilisez des anesthésiques locaux en vaporisateur, en crème ou sous forme de compresses; votre médecin peut vous prescrire un analgésique léger.

- Étendez-vous sur le côté; évitez les longues périodes debout ou assise, afin de diminuer la pression sur la plaie. Asseyez-vous sur un oreiller ou un coussin gonflable en forme de beigne; resserrez les fesses avant de vous asseoir.

- Faites les exercices Kegel (*voir aux pages 149 et 378*) aussi souvent que possible après l'accouchement et pendant toute la période post-natale, pour stimuler la circulation dans cette région, ce qui activera la guérison et améliorera votre tonus musculaire. (Ne vous en faites pas si vous ne sentez rien en les faisant; la région périnéale restera engourdie pendant un certain temps après l'accouchement. La sensation reviendra graduellement au cours des prochaines semaines.)

DIFFICULTÉ À URINER

«J'ai accouché depuis déjà quelques heures et je n'ai pas encore été capable d'uriner.»

Il est courant d'avoir de la difficulté à uriner pendant les vingt-quatre premières heures après l'accouchement. Certaines femmes n'en ressentent aucune envie; d'autres en ont envie mais sont incapables de se soulager. Il y en a d'autres qui y arrivent, mais leurs mictions sont accompagnées de douleurs et de brûlures. Il y a plusieurs raisons qui expliquent pourquoi le fonctionnement de la vessie devient aussi capricieux après l'accouchement :

- La capacité de rétention de la vessie augmente parce qu'elle a soudainement plus d'espace pour s'étendre — ce qui engendre un besoin moins fréquent d'uriner.

- Il est possible que la vessie ait été endommagée ou traumatisée pendant l'accouchement à cause de la pression exercée par le foetus; elle est alors temporairement paralysée. Même lorsqu'elle est pleine, il se peut qu'elle n'envoie pas les signaux nécessaires au cerveau.

- Les médicaments ou l'anesthésie peuvent diminuer la sensibilité de la vessie et la vigilance de la mère face à ses besoins.

- La douleur dans la région périnéale peut produire des spasmes de réflexe dans l'urètre, ce qui rend la miction difficile. L'oedème (enflure) du périnée peut aussi nuire à la miction.

- Plusieurs facteurs psychologiques peuvent inhiber les mictions — la peur qu'elles soient douloureuses, le manque d'intimité, la gêne ou l'inconfort quand on doit utiliser le bassin hygiénique ou quand on a besoin d'aide pour aller aux toilettes.

- La sensibilité de la suture de l'épisiotomie ou des lacérations peut produire des brûlures ou des douleurs au moment de la miction. (On peut en quelque sorte soulager ces brûlures en se tenant à califourchon au-dessus du siège des toilettes pour que l'urine tombe directement sans toucher la plaie.)

Même s'il est difficile d'uriner après l'accouchement, il est essentiel de le faire dans les six ou huit heures qui suivent l'accouchement; cela évite l'infection des voies urinaires et une trop grande extension de la vessie qui produirait une perte de tonus musculaire; il faut aussi vider sa vessie pour ne pas que celle-ci entrave le retour de l'utérus dans le bassin. Vous devez donc vous attendre après l'accouchement à ce que l'infirmière vous demande souvent si vous avez uriné. Il est possible qu'elle vous demande de le faire la première fois dans un contenant afin de mesurer votre débit, et qu'elle palpe votre vessie pour s'assurer qu'elle n'est pas distendue.

Si vous n'avez pas uriné dans les huit heures, votre médecin peut vous faire installer une sonde (un cathéter que l'on insère dans l'urètre). Vous pouvez peut-être éviter cela en suivant les conseils qui suivent :

- Faites une marche. Sortez du lit et faites une promenade aussitôt qu'on vous le permettra. Cela aidera à activer votre vessie et vos intestins.

- Si le public vous gêne, demandez à l'infirmière d'attendre à la porte de votre chambre pendant que vous urinez. Elle peut revenir quand vous aurez terminé, pour vous faire une démonstration d'hygiène périnéale.

- Si vous êtes trop faible pour marcher jusqu'aux toilettes et que vous devez utiliser un bassin, demandez qu'on vous laisse seule; demandez à l'infirmière de réchauffer le bassin (s'il est en métal) et de vous donner de l'eau chaude pour verser sur la région périnéale (ce qui peut stimuler la miction); et asseyez-vous plutôt que de rester couchée.

- Réchauffez la région avec des bains de siège ou rafraîchissez-la avec des sacs de glace, si l'un ou l'autre stimule la miction.

- Ouvrez le robinet pendant que vous essayez. Le fait d'entendre l'eau couler stimulera votre propre robinet.

Après vingt-quatre heures, le problème s'inverse souvent. Les femmes commencent alors à uriner souvent et copieusement car leur corps se débarrasse de l'excès de liquide produit pendant la grossesse. Si les mictions continuent à être difficiles et si vous urinez à très petites doses, peut-être avez-vous une infection des voies urinaires. Voici quelques symptômes d'une légère cystite (infection de la vessie) : douleurs ou brûlures pendant la miction (même après que la sensibilité causée par la suture de l'épisiotomie ou des déchirures s'est atténuée); besoin fréquent et pressant d'uriner, alors que la miction ne produit que quelques gouttes; et quelquefois une légère fièvre. Les symptômes d'une infection rénale sont plus prononcés; ils peuvent être accompagnés d'une fièvre allant jusqu'à 40 °C et de douleurs dorsales latérales ou bilatérales qui s'ajoutent aux symptômes de la cystite. Votre médecin vous recommandera sans doute un traitement avec un antibiotique spécifique pour lutter contre le microbe responsable de cette infection. Vous pourrez aider à activer la guérison en buvant beaucoup de liquide. (*Voir aussi page 164.*)

ÉMISSION DES SELLES

«J'ai accouché depuis bientôt une semaine et je ne suis pas encore allée à la selle. Même si j'en ai eu envie, j'ai eu trop peur que mon épisiotomie ne s'ouvre à cause de l'effort.»

La première émission de selles après l'accouchement est un événement dans la période post-natale. Elle préoccupe presque toutes les femmes et est accompagnée de divers malaises psychologiques et physiologiques.

Plusieurs facteurs physiologiques peuvent empêcher le retour normal de la fonction intestinale après l'accouchement. D'une part, les muscles abdominaux participant à l'élimination ont été étirés pendant la naissance, ce qui les rend flasques et inefficaces. D'autre part, les intestins eux-mêmes peuvent avoir subi un traumatisme pendant l'accouchement, ce qui les rend paresseux. De plus, ils peuvent s'être vidés avant ou pendant l'accouchement, ou être tout simplement vides parce que vous n'avez mangé aucun solide pendant toute la durée du travail.

Mais les plus fréquents inhibiteurs des fonctions intestinales pendant cette période sont probablement d'ordre psychologique :

la peur injustifiée que les points ne s'ouvrent; la gêne naturelle que provoque le manque d'intimité dans un hôpital; et la pression exercée par l'obligation, ce qui rend souvent l'évacuation difficile.

Il est à peu près impossible de retrouver sans effort la régularité de votre système; mais vous n'êtes pas obligée pour autant de souffrir indéfiniment. Il existe plusieurs manières de résoudre le problème :

Ne vous tracassez pas trop. Dans un cas semblable, rien ne vous nuira plus que d'être obsédée. N'ayez pas peur d'ouvrir vos points, cela ne se produira pas. Et ne vous en faites pas trop si quelques jours s'écoulent avant que vous n'alliez à la selle; cela est normal.

Exigez des aliments stimulants pour l'intestin. Dans le menu de l'hôpital, choisissez si possible des grains entiers, des fruits et des légumes frais. Plusieurs patientes trouvent constipantes les diètes d'hôpital; ajoutez-y des aliments stimulants pour l'intestin, qu'on vous apportera de l'extérieur. Des pommes, des raisins secs ou autres fruits séchés, des noix, des muffins au son et des petites boîtes de céréales de son vous aideront. Le chocolat — qu'on offre si souvent en cadeau aux patientes hospitalisées — ne fera qu'empirer la constipation.

Continuez à boire beaucoup de liquides. Non seulement devez-vous remplacer la perte de liquides provoquée par le travail et l'accouchement, mais vous devez aussi amollir vos selles si vous êtes constipée. Prenez surtout de l'eau et des jus de fruits.

Ne restez pas constamment assise. Vous ne pourriez pas courir un marathon au lendemain d'un accouchement, mais vous devriez être capable de faire de petites promenades dans le couloir de l'hôpital. Un corps inactif encourage la paresse des intestins. Les exercices Kegel, que vous pouvez pratiquer dans votre lit presque immédiatement après l'accouchement, aideront à tonifier non seulement votre périnée, mais aussi votre rectum.

Ne forcez pas trop. Les efforts ne briseront pas vos points; mais sachez toutefois qu'ils risquent de provoquer des hémorroïdes. Si cela vous arrive, vous pouvez vous soulager en prenant des bains de siège, des anesthésiques topiques, des suppositoires, ou en utilisant des compresses chaudes ou froides.

Les premières émissions de selles peuvent être très douloureuses, mais à mesure que les selles s'amolliront et que vos intestins reprendront leur activité normale, les malaises disparaîtront.

TRANSPIRATION EXCESSIVE

«Je me lève la nuit trempée de sueur. Est-ce normal?»

Pendant les semaines qui suivent l'accouchement, la transpiration est une des manières qu'a votre corps de se débarrasser des liquides accumulés pendant la grossesse. Le langage médical nomme cette transpiration la diaphorèse. Souvent cette diaphorèse continue à incommoder les femmes pendant plusieurs semaines, en raison de l'ajustement hormonal post-natal. Ne vous en inquiétez pas; mais assurez-vous cependant de remplacer les liquides essentiels — en particulier si vous allaitez — en buvant en plus grande quantité. Si vous transpirez surtout la nuit, vous pouvez mettre une serviette absorbante sur votre oreiller pour être plus à l'aise.

Par précaution, vous devriez prendre votre température. Si elle est supérieure à 37,8 °C, avertissez votre médecin.

QUANTITÉ SUFFISANTE DE LAIT

«J'ai accouché depuis deux jours, et rien ne sort de mes seins quand je les presse, même pas du colostrum. J'ai peur que mon bébé ne meure de faim.»

Votre bébé ne mourra certainement pas de faim puisqu'il ou elle n'a pas encore faim. Les bébés ne viennent pas au monde avec de l'appétit, ou avec un besoin immédiat de s'alimenter. Au moment où votre bébé commencera à vouloir un sein plein de lait (le troisième ou le quatrième jour après sa naissance), vous serez sans aucun doute capable de le satisfaire.

Ce qui vous arrive ne signifie pas que vos seins sont vides en ce moment. Ils contiennent certainement le minimum nécessaire de colostrum, cette substance qui fournit à votre bébé la nourriture et les anticorps qu'il ne peut pas encore produire lui-même et qui aide son système digestif à se débarrasser de l'excès de mucus et de méconium. Dans les premiers jours de sa vie, votre bébé n'a besoin que d'une cuillerée à thé de cette substance. Il n'est pas toujours facile d'extraire le lait manuellement avant le troisième ou le quatrième jour après l'accouchement. Pourtant, vos seins commencent à se gonfler et à se remplir. Mais comptez sur la nature : même un bébé âgé d'une journée seulement et sans expérience préalable est plus en mesure que vous d'extraire ce «pré-lait».

ENGORGEMENT DES SEINS

«Mon lait a fini par monter et mes seins ont maintenant trois fois leur grosseur normal. Ils sont si durs, engorgés et douloureux que je ne peux même pas supporter mon soutien-gorge. En sera-t-il ainsi jusqu'au sevrage du bébé?»

Si les femmes devaient avoir tout au long de l'allaitement des seins douloureusement sensibles, durs comme du granit et gros comme ceux d'un modèle de revue porno, la plupart des bébés seraient sevrés dans la semaine qui suit l'accouchement. L'engorgement occasionné par la montée laiteuse peut rendre l'allaitement douloureux pour la mère et frustrant pour le bébé; en effet, les mamelons s'aplatissent à cause du gonflement. Cet état peut empirer quand la première tétée ne commence que vingt-quatre ou trente-six heures après la naissance, comme c'est fréquent dans certains hôpitaux.

Heureusement, l'engorgement et ses pénibles effets diminueront graduellement au moment où s'établira une bonne coordination entre la montée laiteuse et la demande du bébé. Ceci se produira en quelques jours. La sensibilité des mamelons disparaît en général assez rapidement après avoir atteint son niveau maximum vers la vingtième tétée. Ensuite, le bébé s'habitue et les mamelons se durcissent. Certaines femmes, en particulier celles qui ont la peau claire, peuvent aussi avoir des fissures aux mamelons, accompagnées de saignements. Avec des soins appropriés, cet état ne persistera pas. Jusqu'à ce que l'allaitement devienne aussi gratifiant et satisfaisant que vous l'aviez souhaité, et — croyez-le ou non — sans douleur, il existe des mesures que vous pouvez prendre pour réduire les malaises et pour activer la montée laiteuse. (*Voir «Le début de l'allaitement», à la page 355.*)

ENGORGEMENT SI VOUS N'ALLAITEZ PAS

«Je n'allaite pas. Et d'après ce que je peux comprendre, il est parfois douloureux de se débarrasser du lait.»

Que vous allaitiez on non, vos seins deviendront engorgés de lait vers le troisième ou le quatrième jour après l'accouchement. Cela peut être incommodant et même douloureux. Mais ce n'est que temporaire.

Certains médecins ont recours aux hormones pour arrêter les montées laiteuses. Mais les médicaments ne réussissent pas toujours à soulager l'engorgement (et s'ils le font, l'engorgement se reproduit une semaine ou deux après l'arrêt de la médication); la plupart des médecins préfèrent donc que la nature suive son cours et que le corps se débarrasse lui-même des montées laiteuses. Les seins ne produisent du lait que sur demande. Si le lait n'est pas utilisé, la production cesse. Bien que des écoulements sporadiques se poursuivent pendant quelques jours, ou même quelques semaines, l'engorgement douloureux ne devrait pas durer plus de douze ou vingt-quatre heures. Pendant ce temps, vous pouvez utiliser des compresses glacées ou un calmant doux. Il est important de porter un soutien-gorge bien ajusté jusqu'à ce que vos seins reprennent leur grosseur normale.

LIENS AFFECTIFS

«Mon fils est né prématurément et je ne pourrai pas le tenir dans mes bras avant au moins deux semaines. Sera-t-il trop tard pour créer des liens affectifs?»

Il est assez récent que les gens croient à la nécessité de créer des liens affectifs dès la naissance. Cette théorie de l'attachement rapide entre la mère et son nouveau-né a été développée dans les années 1970, quand des études cherchèrent à démontrer que le fait de séparer un nouveau-né de sa mère immédiatement après la naissance pouvait mettre en danger leur relation pendant toute leur vie. On affirmait même que cette séparation pouvait nuire aux futures relations de l'enfant avec les autres. Ces études ont apporté quelques améliorations dans les habitudes des hôpitaux. En effet, plusieurs hôpitaux permettent maintenant à la nouvelle maman de tenir son bébé dans ses bras tout de suite après la naissance. Elle peut aussi le bercer ou le nourrir pendant dix minutes ou une heure, et même plus si elle le désire, au lieu qu'on emmène le bébé précipitamment vers la pouponnière aussitôt le cordon coupé.

Mais comme c'est souvent le cas lorsqu'une nouvelle idée devient populaire, on n'a pas toujours bien compris ce concept et on en a abusé (un des médecins qui a publié le premier livre à ce sujet affirme maintenant : «J'aimerais que nous n'ayons jamais écrit cette phrase»). Cette théorie a produit plusieurs résultats malheureux. Ainsi, les mères qui ont des césariennes et qui ne peuvent pas voir leur bébé à la naissance craignent souvent que leur relation parent-enfant ne soit à jamais ternie. Les mêmes soucis hantent les parents dont le bébé doit séjourner dans une unité de soins néonatals pendant plusieurs jours ou plusieurs semaines, ce qui leur laisse très peu d'occasions de créer des liens. Certains parents sont devenus tellement fanatiques de la création immédiate des liens qu'ils exigent la présence de leur enfant même si cela risque de mettre sa santé en jeu.

Bien sûr, la création des premiers liens dans la salle d'accouchement est une bonne chose. Cette première rencontre de la mère avec son bébé leur donne à tous deux la chance d'établir un contact physique et visuel. C'est le premier pas vers le développement d'une longue relation. Mais c'est seulement le *premier* pas. Et il ne doit pas obligatoirement avoir lieu au moment même de la naissance. Il peut se produire plus tard, dans un lit d'hôpital ou par les bouches d'accès d'un incubateur, et même des semaines après, à la maison. Quand vous êtes nés, vous avez sans doute très peu vu votre mère et encore moins votre père avant d'arriver à la maison, ce qui se produisait en général une dizaine de jours après la naissance. Pourtant, la grande majorité des gens de votre génération a grandi en vivant de solides liens d'amour familial. Les mères qui ont eu l'occasion d'établir rapidement des liens avec un de leurs enfants, mais pas avec un autre, ne rapportent aucune différence en ce qui concerne leurs sentiments envers les divers enfants. Quant aux parents adoptifs, qui rencontrent souvent leur bébé seulement à sa sortie de l'hôpital (et parfois même beaucoup plus tard), ils créent des liens affectifs très solides. Certains experts, en fait, croient que les liens ne s'établissent vraiment que six mois après la naissance du bébé. De toute façon, c'est là un processus complexe qui ne s'effectue pas en quelques minutes.

Il n'est jamais trop tard pour créer des liens. Au lieu de gaspiller votre énergie à regretter le temps que vous avez perdu, préparez-vous plutôt à bénéficier du reste de votre maternité qui durera toute la vie.

«Les contacts sont censés rapprocher une mère et son enfant, mais chaque fois que je tiens ma petite fille dans mes bras, il me semble qu'elle est une parfaite étrangère.»

Le coup de foudre est une idée très répandue dans les livres et les films romanesques, mais il se produit rarement dans la vraie vie. Le genre d'amour qui dure toute une vie prend en général du temps, du renforcement et beaucoup de patience pour se créer et s'approfondir. Et c'est aussi vrai dans le cas de l'amour entre un enfant et ses parents que dans le cas de l'amour entre deux adultes.

Le rapprochement physique immédiat de la mère et de l'enfant après la naissance ne garantit pas le rapprochement émotif automatique. Le fluide affectif ne circule pas entre les êtres de façon systématique comme le fait le liquide amniotique; les premières secondes n'apparaissent pas nécessairement inondées d'amour maternel. En réalité, les premiers sentiments qu'éprouve une femme après l'accouchement ressemblent sans doute plus à du soulagement qu'à de l'amour : soulagement parce que le bébé est normal et, en particulier si l'accouchement a été difficile, parce que l'épreuve est terminée. De nombreuses femmes considèrent ce nouveau-né braillard et sauvage comme un étranger, sans lien avec le petit foetus douillet et idéal imaginé pendant neuf mois. Elles se sentent souvent très neutre à son égard et malheureuse de l'être. Une étude a déterminé que les mères mettaient en moyenne plus de deux semaines (et souvent jusqu'à neuf semaines) avant de commencer à avoir des sentiments positifs envers leur nouveau-né.

Les réactions d'une femme envers son nouveau-né lors de la première rencontre peuvent dépendre d'une foule de facteurs : la longueur et l'intensité du travail, le fait qu'elle a reçu ou non des tranquillisants ou des anesthésiants pendant le travail, ses expériences précédentes avec un nouveau-né (ou l'absence de ces expériences), ses sentiments vis-à-vis la maternité, les soucis extérieurs, son état de santé général, et probablement — ce qui est le plus important, sa personnalité. Votre réaction est normale pour vous.

Il s'agit que vous sentiez s'accroître jour après jour votre attachement et un certain bien-être. La plupart du temps, les bonnes relations se forgent très lentement. Donnez-vous l'occasion de faire mutuellement connaissance et de vous apprécier l'un l'autre. Ne vous précipitez pas et l'amour s'installera.

Si après plusieurs semaines, vous ne sentez aucun attachement ou si vous ressentez même de la colère et de l'antipathie envers votre bébé, discutez-en avec votre pédiatre. Il est important de corriger cette attitude au plus tôt pour éviter que des dommages perdurent au cours de votre relation.

COHABITATION

«Pendant les cours prénatals, la cohabitation avec mon bébé me semblait être le paradis. Depuis l'accouchement, cela ressemble plutôt à l'enfer. Je n'arrive pas à arrêter le bébé de pleurer. Et de quoi aurais-je l'air comme mère si je demandais à l'infirmière de la ramener à la pouponnière?»

Vous auriez simplement l'air d'une mère très humaine. Vous venez d'accomplir une tâche herculéenne (et Hercule n'en a pas tant fait); vous avez mis au monde un bébé, et vous êtes sur le point d'entreprendre la tâche non moins imposante de l'élever. Vous n'avez pas à vous sentir coupable d'avoir besoin de quelques jours de repos entre les deux.

Certaines femmes réussissent facilement à cohabiter avec leur enfant. Il se peut qu'elles aient eu un accouchement facile qui les a stimulées plutôt qu'épuisées. Peut-être aussi ont-elles déjà fait l'expérience des soins à donner à un nouveau-né, que ce soit le leur ou celui de quelqu'un d'autre. Pour ces femmes, un bébé inconsolable à trois heures du matin n'est pas une joie, mais ce n'est pas non plus un cauchemar. Cependant, pour une femme qui n'a pas dormi pendant quarante-huit heures, dont le corps est affaibli par un travail débilitant, et qui n'a jamais vu un bébé de près sauf dans les messages publicitaires, ces crises qui se produisent avant l'aube peuvent la mettre en larmes et provoquer la question : «Pourquoi donc ai-je eu un enfant?»

Si vous jouez les martyrs, vous pouvez ressentir de l'animosité envers le bébé. Si au contraire, vous permettez qu'on ramène le bébé à la pouponnière entre les tétées pendant la nuit, vous aurez une meilleure chance de faire mutuellement connaissance quand le jour se lèvera, car vous serez tous deux bien reposés.

La cohabitation à temps plein est une idée merveilleuse dans les maternités à caractère familial, mais elle ne va pas à tout le monde. Si la cohabitation ne vous plaît pas ou si vous êtes trop fatiguée pour la supporter, ne vous accablez pas en pensant que vous vivez un échec ou que vous n'êtes pas une bonne mère. Ne vous laissez pas influencer si vous n'avez pas le désir de le faire; et si vous optez pour cette formule, sachez que vous pouvez changer d'avis. La cohabitation partielle (pendant la journée mais pas pendant la nuit) peut s'avérer une bonne solution pour vous. Il est possible aussi que vous préfériez dormir la première nuit et commencer la cohabitation le lendemain.

Soyez souple. Préoccupez-vous plus de la qualité du temps que vous passez avec votre bébé que de la quantité. La cohabitation totale commencera bien assez tôt. Vous serez bientôt à la maison et à ce moment-là vous serez prête à faire face aux événements, autant sur le plan physique qu'émotif. Mais pour y arriver, vous devez être raisonnable maintenant.

DE RETOUR À LA MAISON

«Mon travail s'est fait pratiquement sans effort et je me sens en pleine forme. Pourquoi devrais-je rester à l'hôpital puisque je n'ai pas besoin de repos?»

Peut-être effectivement n'avez-vous pas besoin de rester à l'hôpital. On croyait jadis qu'une hospitalisation de dix jours représentait une précaution nécessaire après l'accouchement; mais on reconnaît désormais qu'une femme qui a accouché sans problème n'a pas vraiment besoin d'être hospitalisée. Par contre votre bébé, lui, en a généralement besoin. Un minimum de deux à trois jours d'observation est à peu près la norme dans la plupart des hôpitaux, bien que votre médecin puisse rectifier cette norme à sa discrétion. À l'occasion, un médecin peut permettre un congé vingt-quatre heures après la naissance. L'éventualité de l'ictère (jaunissement de la peau) est la principale raison pour laquelle on peut retarder le congé, la jaunisse se développant chez plus de 50 p. cent des nouveau-nés au cours des vingt-quatre ou trente-six premières heures. En général, la jaunisse ne représente pas une complication majeure, mais plusieurs pédiatres préfèrent garder le nouveau-né à l'hôpital une journée ou deux de plus, jusqu'à ce que cette maladie bénigne disparaisse complètement. D'autres permettront un congé plus tôt si la jaunisse n'est pas grave et si la santé générale du bébé est bonne. On exigera toutefois de le revoir quelques jours plus tard.

Bien sûr, personne ne peut vous retenir à l'hôpital contre votre gré. Vous avez le droit de vous donner congé ainsi qu'à votre bébé en signant un formulaire de refus de soins à n'importe quel moment, si vous assumez la responsabilité légale complète des conséquences. Mais à moins que vous n'ayez un diplôme en médecine, il est très imprudent de jouer au médecin. Si votre pédiatre ou votre obstétricien vous recommande de prolonger votre séjour, demandez-lui des explications, mais suivez ses conseils professionnels. Essayez de profiter au maximum de cette prolongation en vous reposant le plus possible pendant que vous en avez encore l'occasion.

Même si votre médecin autorise un congé prématuré, il serait sage de le refuser si vous n'avez pas d'aide à temps plein qui vous attend (que ce soit le papa, une personne engagée ou quelqu'un qui s'offre bénévolement). Il est important de vous reposer après l'accouchement, que ce soit à l'hôpital ou à la maison.

SE REMETTRE D'UNE CÉSARIENNE

«Quelle différence y aura-t-il entre ma convalescence et celle d'une femme qui a accouché par voies naturelles?»

La convalescence après une césarienne est semblable à celle d'une chirurgie abdominale majeure. Mais il y a une charmante différence : au lieu de perdre une vésicule biliaire ou un appendice, vous aurez gagné un bébé tout neuf.

Il existe bien une autre différence, évidemment un peu moins agréable : vous devez vous remettre non seulement d'une chirurgie, mais aussi d'un accouchement. À part un périnée intact, vous aurez les mêmes malaises que toute autre accouchée : douleurs post-natales, lochies, engorgement des seins, fatigue, changements hormonaux, chute de cheveux, excès de transpiration et cafard. (*Voir ce chapitre et le suivant pour savoir comment faire face à tous ces problèmes.*)

En ce qui concerne le rétablissement après la chirurgie, il faut vous attendre à ce qui suit dans la salle de réveil :

Surveillance attentive jusqu'à ce que toute trace d'anesthésie disparaisse. On vous gardera sous observation à la salle de réveil jusqu'à ce que l'anesthésie ne fasse plus d'effet. Plus tard vous vous souviendrez très peu et même pas du tout de ce moment. Puisque chaque personne réagit différemment aux médicaments qui eux-mêmes sont très différents les uns des autres, votre clarté d'esprit et votre vivacité reviendront dans quelques heures, ou dans une journée ou deux, selon votre capacité et selon les médicaments qu'on vous aura donnés. Si vous vous sentez désorientée ou si vous faites des cauchemars et avez des hallucinations à votre réveil, votre mari ou une infirmière compréhensive peut vous aider à revenir rapidement à la réalité. On vous gardera également à la salle de réveil dans le cas

d'une péridurale ou d'une anesthésie par blocage. L'effet de ces deux techniques prend plus de temps à s'atténuer et le dégourdissement se produit habituellement à partir des orteils en montant. On vous encouragera à bouger vos orteils et vos pieds le plus tôt possible. Si vous avez eu une rachi-anesthésie, vous devrez rester de huit à douze heures étendue sur le dos. Il se peut qu'on permette à votre mari de vous visiter avec le bébé dans la salle de réveil.

Douleur de l'incision. Une fois l'effet de l'anesthésie dissipé, votre plaie sera douloureuse, comme toute plaie. Mais l'intensité des douleurs dépendra de plusieurs facteurs, incluant votre propre seuil de tolérance et le nombre de césariennes que vous avez déjà eues (la première étant souvent la plus pénible). On vous donnera probablement des calmants au besoin, ce qui peut vous rendre l'esprit confus et nébuleux tout en vous permettant de récupérer par le sommeil. Ne vous tracassez pas si vous allaitez, car seule une dose infime de médicament pénétrera dans votre colostrum; et au moment de la montée laiteuse, vous n'aurez sans doute plus besoin de calmants.

Présence possible de nausées. Les nausées ne se produisent pas toujours, mais si c'est le cas, on vous fera sans doute prendre une préparation antiémétique pour empêcher les vomissements. (Si vous êtes sujette aux nausées, vous pourriez demander à votre médecin de vous prescrire une telle médication avant même de commencer à avoir mal au coeur.)

Des exercices pour respirer et tousser. De tels exercices aident à débarrasser votre système de l'anesthésique, ainsi qu'à dilater vos poumons et à les garder légers afin d'éviter une complication comme la pneumonie. Ils peuvent occasionner des désagréments et même des douleurs, en particulier s'ils sont bien faits. Mais vous pourrez atténuer ce problème en appuyant un oreiller sur votre plaie.

Évaluation de votre état à intervalles réguliers. Une infirmière vérifiera vos signes vitaux (température, pression artérielle, pouls, respiration), votre débit urinaire, vos pertes vaginales, le pansement sur votre incision, la fermeté et le niveau de votre utérus (quand il reprend sa taille et redescend dans le bassin). Elle vérifiera aussi votre intraveineuse et votre sonde.

Voici ce à quoi vous devez vous attendre, une fois qu'on vous aura transportée dans votre chambre :

Une évaluation régulière de votre état. On vérifiera régulièrement vos signes vitaux, votre débit urinaire, vos pertes vaginales, votre pansement, votre utérus, ainsi que votre intraveineuse et votre sonde (le temps qu'ils seront en place).

Retrait de la sonde après vingt-quatre heures. Si vos mictions sont difficiles, essayez les trucs conseillés à la page 344. Si cela ne vous aide pas, il se peut que l'on vous réinstalle la sonde jusqu'à ce que vous puissiez uriner toute seule.

Les douleurs après l'accouchement. Comme les femmes ayant accouché par voie basse, vous devez vous attendre à ressentir des contractions puissantes de l'utérus de douze à vingt-quatre heures après l'accouchement. (*Voir à la page 343 pour en savoir plus sur ces contractions occasionnelles.*)

Le retour à une alimentation normale. On supprimera l'intraveineuse et on vous permettra de boire environ vingt-quatre heures après la chirurgie, ou quand votre intestin commencera à montrer des signes d'activité (en produisant des gaz). Pendant les quelques jours qui suivent, vous commencerez sans doute à manger des aliments mous, et plus tard, des solides. Même si vous êtes affamée, n'essayez pas de contourner les ordres du médecin en vous faisant apporter furtivement un club-sandwich. Revenez lentement à votre régime alimentaire normal. Si vous allaitez, assurez-vous de boire beaucoup de liquides.

Douleurs diffuses dans les épaules. L'irritation du diaphragme qui suit la chirurgie peut occasionner des douleurs irradiantes aux épaules pendant quelques heures. Un analgésique vous soulagera.

Possibilité de constipation. Vos intestins peuvent prendre quelques jours avant de redevenir actifs. Ce n'est pas là un motif d'inquiétude, surtout que vous avez ingéré fort peu de nourriture solide depuis quelque temps. Quand vous mangerez normalement, on vous prescrira sans doute un laxatif émollient pour faciliter l'évacuation. Vous pouvez aussi essayer les trucs conseillés à la page 346, mais évitez de forcer pendant les premiers jours. Si vous n'êtes pas encore allée à la selle après cinq ou six jours, on vous donnera probablement un lavement ou des suppositoires.

Incitation à faire de l'exercice. Avant même que vous puissiez sortir du lit, on vous exhortera à faire bouger vos orteils, à tendre vos mollets, à tourner vos pieds autour des chevilles, à les presser contre le chevet du lit, et à les tourner d'un côté et de l'autre. Vous pouvez aussi essayer ces exercices simples : (1) Couchez-vous à plat sur le dos et pliez un genou, puis étendez l'autre jambe, en serrant légèrement le ventre. Laissez redescendre doucement vers sa position initiale la jambe pliée; répétez le même mouvement en inversant la position des jambes. (2) Couchez-vous sur le dos avec les genoux en l'air, les pieds à plat sur le lit, et soulevez votre tête pendant environ 30 secondes. (3) Couchée sur le dos, les genoux pliés, serrez le ventre et passez votre bras au-dessus de votre corps jusqu'à ce qu'il atteigne le côté opposé du lit, à la hauteur de votre taille. Faites la même chose de l'autre côté. Ces exercices amélioreront votre circulation, en particulier au niveau des jambes, et ils empêcheront la formation de caillots. (Mais attendez-vous à ce qu'ils soient assez douloureux, du moins pendant les vingt-quatre premières heures.)

Le lever, de huit à vingt-quatre heures après l'opération. On vous aidera d'abord à vous mettre en position assise, le haut du lit relevé vous servant d'appui. Ensuite, en vous aidant de vos mains, vous ferez glisser vos jambes sur le côté du lit et vous les laisserez pendre pendant quelques instants. Puis, on vous aidera à vous lever, lentement, en gardant toujours vos mains sur le lit. Si vous vous sentez étourdie (ce qui est plausible), rasseyez-vous immédiatement. Reprenez votre équilibre avant de faire un nouvel essai et de marcher quelques pas. Vous trouverez peut-être ces pas pénibles, mais ce n'est pas toujours le cas. Essayez de vous tenir le plus droite possible et ne cédez pas à la tentation de vous courber pour apaiser la douleur. (Cette difficulté à vous déplacer est temporaire; vous ne serez pas longue à découvrir que vous êtes plus mobile que les femmes qui ont accouché par voie basse, et vous aurez certainement plus de facilité qu'elles à vous asseoir.)

Le port de bas élastiques. Ces bas facilitent la circulation et aident à prévenir la formation de caillots dans les jambes.

Les douleurs causées par les gaz. Quand votre système digestif (temporairement arrêté par la chirurgie) recommence à fonctionner, les gaz emprisonnés occasionnent des douleurs considérables, en particulier lorsqu'il font pression sur votre incision. La douleur peut empirer quand vous riez, toussez ou éternuez. Parlez de ces problèmes à votre infirmière ou à votre médecin et ils vous suggéreront des remèdes. On ne recommande habituellement pas de narcotiques parce qu'ils peuvent prolonger les difficultés, qui ne durent en général qu'une journée ou deux. On peut vous donner un léger lavement ou un suppositoire pour faire passer les gaz. On peut aussi vous suggérer de marcher dans le couloir. Vous pouvez vous soulager en vous couchant sur le côté gauche ou sur le dos, en relevant vos genoux, et en prenant des respirations profondes tout en tenant votre plaie. Si la douleur persiste, on peut insérer un tube rectal qui permettra aux gaz de s'échapper.

Les moments passés avec votre bébé. Même si vous ne pouvez pas encore soulever votre bébé, vous pouvez le bercer et le nourrir. (Si vous allaitez, recouvrez l'incision d'un oreiller et étendez-le dessus.) Selon votre état de santé et selon les règlements en vigueur à l'hôpital, on vous permettra peut-être de garder le bébé avec vous par moments. Certains hôpitaux permettent même la cohabitation totale.

Les bains à la débarbouillette. On ne vous permettra probablement pas de prendre de bain ni de douche avant que vos points ne soient enlevés (ou résorbés). Il faudra donc vous contenter de lavages à la débarbouillette.

L'enlèvement des points. Si on ne vous a pas fait des points avec du fil qui se résorbe de lui-même, on vous enlèvera vos points environ cinq ou six jours après la chirurgie. Même si cette opération n'est pas douloureuse, vous la trouverez probablement désagréable. Lorsqu'on enlèvera le pansement, regardez l'incision avec le médecin et l'infirmière pour en connaître l'apparence; demandez-leur dans combien de temps elle guérira, quels sont les changements que vous pourrez considérer comme normaux et lesquels nécessiteront une intervention médicale.

CE QUE VOUS DEVEZ SAVOIR :
Le début de l'allaitement

Vous croyez peut-être que les mères et les nouveau-nés savent depuis toujours comment s'y prendre pour l'allaitement; ils savent tout cela en fait depuis la première fois qu'Ève a donné le sein à Caïn...

En réalité, cela est loin d'être toujours vrai, en tout cas pas immédiatement. L'allaitement est naturel, bien sûr. Mais certaines femmes et certains bébés réussissent plus tard que d'autres à bien utiliser cette ressource. Il existe quelquefois des facteurs physiologiques qui viennent nuire aux premiers essais. Mais peu importe ce qui empêche le contact entre votre bébé et vos seins, la synchronisation se fera dans très peu de temps, à condition que vous n'abandonniez pas dès la première fois. Quelques jours de maladresse, d'échecs et de larmes (chez la mère comme chez l'enfant) précèdent souvent une longue période d'allaitement très réussi.

La connaissance de ce qui vous attend et des façons de faire face aux contretemps peut vous aider à faciliter l'ajustement :

■ Commencez dès que possible. L'idéal est de commencer dans la salle d'accouchement. (*Voir «La marche à suivre pour allaiter», à la page 357.*) Mais il arrive que la mère ne soit pas en état d'allaiter, ou que ce soit le bébé qui n'en ait pas envie, ce qui ne veut pas dire qu'ils ne réussiront pas plus tard. (N'en concluez pas non plus que tout sera facile si vous et votre bébé vous sentez bien. Vous avez tous les deux beaucoup de choses à apprendre.)

■ Ne laissez pas l'hôpital mettre un frein à vos tentatives de rapprochement par l'insensibilité et l'inutilité de ses règlements ou par ignorance. Assurez-vous d'avance que vous aurez le support de votre médecin, afin d'être certaine qu'on vous permettra d'allaiter dans la salle d'accouchement si tout va bien. Prévoyez aussi une cohabitation partielle ou complète, ou une formule d'allaitement sur demande, si le personnel est d'accord pour vous rendre ce service (le personnel de la pouponnière vous amène le bébé lorsqu'il ou elle a faim). Si le bébé passe la journée avec vous, seul votre mari pourra vous visiter, ce qui est probablement préférable de toute façon; en effet, vous pourrez ainsi vous habituer à la vie à trois et maintenir l'ambiance calme dont vous avez besoin pour allaiter.

■ Ne laissez pas le bébé dormir pendant la tétée. Si vous êtes en cohabitation, vous n'aurez pas ce problème. Vous pourrez allaiter le bébé sur demande quand il aura faim, et le laisser dormir quand il aura sommeil. Si vous dépendez du personnel de la pouponnière pour avoir votre bébé — selon leur horaire et non pas celui du petit —, il est possible que la période d'allaitement se termine avant même que le bébé ne se soit réveillé. On viendra alors le chercher le ventre vide si vous l'avez laissé dormir. Pour éviter ce genre de situation, réveillez le bébé s'il dort à son arrivée dans votre chambre. Ceci est moins cruel qu'on ne le pense. Asseyez doucement le bébé sur le lit, tenez son menton avec une main et supportez son dos avec l'autre. Inclinez ensuite le haut de son corps vers l'avant. Aussitôt qu'il s'agite, prenez vite la position d'allaitement. Si votre bébé est emmailloté, desserrer la couverture pour qu'il ou elle soit plus collé contre vous.

■ Soyez patiente si votre bébé récupère encore de sa période de travail. Si vous avez eu une anesthésie, ou si votre travail a été long et difficile, il est possible que votre bébé soit somnolent et apathique pendant quelques jours. Cela ne doit pas vous affecter, non plus que votre bébé. Il ne risque absolument pas de mourir de faim entre temps puisque les bébés n'ont pas tellement besoin de nourriture pendant les premiers jours de leur vie. Ils ont cependant besoin d'affection. La pression contre vos seins est aussi importante que la tétée.

■ Assurez-vous qu'on ne sabote pas l'appétit de votre bébé et son instinct de succion entre les tétées. Dans certaines pouponnières, on a l'habitude de calmer les pleurs des bébés entre les tétées en leur donnant un biberon d'eau sucrée. Ceci peut nuire de deux façons. D'abord, cette formule satisfait pendant des heures l'appétit encore délicat du bébé. Plus tard, quand on vous l'amènera pour la tétée, il n'aura pas faim et vos seins ne seront par stimulés à produire du lait. C'est là un cercle vicieux difficile à briser. Ensuite, les suces en caoutchouc demandent moins d'effort au bébé et ses réflexes de succion deviennent alors paresseux. Le bébé peut se décourager parce qu'il doit fournir un plus grand effort pour s'attaquer au sein. Ne laissez personne vous persuader des bienfaits de l'eau sucrée. Donnez des ordres stricts par l'intermédiaire de votre médecin afin qu'on ne donne pas de nourriture supplémentaire à votre bébé, à moins que ce ne soit médicalement nécessaire[2].

■ N'essayez pas d'allaiter un bébé qui crie. Même pour un bébé qui a l'expérience de la tétée et qui est calme, il est souvent difficile de trouver le mamelon. Quand il est très énervé, cela peut devenir impossible. Bercez-le et calmez-le avant de commencer à le nourrir.

■ Si vous avez des difficultés au début, demandez au personnel de l'hôpital ou à votre médecin de vous aider. Si vous avez de la chance, une infirmière de la pouponnière viendra vous assister à la première tétée pour vous donner les directives appropriées, des conseils utiles et peut-être des livres. Si ce n'est pas dans les habitudes de votre hôpital et que vous vous sentez dépassée par les événements, vous pouvez trouver de l'encouragement et des conseils en appelant à la Ligue La Lèche de votre localité.

■ Si vous sentez de la frustration en allaitant, pour quelque raison que ce soit, restez calme. Commencez toujours en étant le plus détendue possible. Renvoyez les visiteurs quinze minutes avant la tétée et ne pensez pas à tout ce qui pourrait vous déranger. Pendant chaque séance d'allaitement, soyez le plus calme possible même si les choses ne se passent pas très bien. La tension peut non seulement entraver votre capacité à produire du lait, mais elle peut aussi causer de l'anxiété chez votre bébé. Le nouveau-né est extrêmement sensible à vos humeurs et réagit en conséquence.

MONTÉE LAITEUSE

Au moment où vous et votre bébé commencez à vous habituer, le lait commence à monter. Jusqu'à maintenant votre bébé ne prenait que de petites quantités de colostrum, et vous supportiez bien vos seins. Puis, en quelques heures, vos seins se gonflent, deviennent durs et douloureux. La tétée est difficile pour le bébé et très douloureuse pour vous[3]. Mais cette période

2. Il se peut également que vous vouliez discuter avec votre médecin des avantages et des désavantages qu'il y a à donner une suce à votre bébé à la pouponnière. Il peut d'une part s'habituer à une suce en caoutchouc; mais d'autre part, elle peut le calmer quand il n'y a personne pour le bercer au milieu de la nuit.

3. Quelques femmes chanceuses ne font pas l'expérience de l'engorgement quand leur lait monte, peut-être parce que les tétées de leur bébé ont été vigoureuses depuis la naissance; l'engorgement est également moins fréquent lorsque ce n'est pas le premier bébé.

LA MARCHE À SUIVRE POUR ALLAITER

1. Prenez une position confortable.
2. Redressez le mamelon à l'aide de votre pouce et de votre index.
3. Relevez légèrement le mamelon vers le haut en direction du palais du bébé.
4. Faites descendre le mamelon vers son menton pour qu'il frotte le coin de sa bouche. Cela l'encouragera à s'accrocher (vous pouvez aussi le faire avec un doigt) et il tournera sa tête en direction du mamelon.
5. Répétez plusieurs fois les points 3 et 4; le bébé finira par prendre le mamelon dans sa bouche. (Laissez-le prendre l'initiative; n'installez pas le mamelon dans sa bouche contre son gré.)

6. Assurez-vous que l'aréole et le mamelon sont tous deux dans sa bouche, et non pas juste le mamelon. S'il ne suce que le mamelon, les glandes mammaires ne seront pas comprimées et vous aurez peut-être des douleurs et des crevasses. Assurez-vous aussi que le bébé est bien en train de sucer du lait. Certains nouveau-nés ont un grand besoin de succion (même si le lait n'apparaît pas) et vous font des meurtrissures en abîmant le tissu sensible des seins.
7. Avec votre doigt, éloignez votre sein du nez du bébé pour ne pas qu'il ait de la difficulté à respirer.

(Suite à la page suivante)

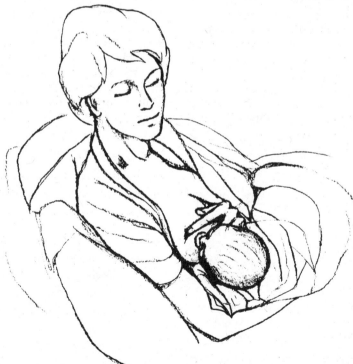

Toutes les positions sont bonnes quand vous vous sentez à l'aise et que vous constatez que le bébé est à l'aise lui-aussi. Au besoin, appuyez-vous sur un oreiller. Et faites attention de ne pas écraser le petit nez du bébé avec votre sein.

(Suite de la page précédente)

8. Vous saurez avec certitude que votre bébé suce bien quand vous verrez son menton effectuer de réels mouvements rythmiques.

9. Ne retirez pas brusquement votre mamelon de la bouche du bébé quand il a fini sa tétée; vous pourriez blesser le mamelon. Relâchez plutôt la succion en ne faisant plus pression sur le sein ou en mettant votre doigt au coin de la bouche du bébé pour y laisser pénétrer un peu d'air.

---

d'engorgement est brève. Pendant ce temps, il y a une variété de façons de vous soulager :

■ Allaitez moins longtemps mais plus souvent; un horaire aux quatre heures peut produire un engorgement, et des périodes d'allaitement de vingt minutes peuvent rendre vos mamelons sensibles; à la longue, ces deux éléments rendent l'allaitement difficile, et pour la mère et pour le bébé. Commencez par cinq minutes à chaque sein, et graduellement consacrez quinze minutes à chaque côté, vers le troisième ou le quatrième jour.

■ Ne soyez pas tentée de bâcler ou de sauter une tétée parce que vous avez des douleurs. Moins votre bébé sucera, plus vos seins deviendront engorgés. Ne favorisez pas un sein parce qu'il est moins douloureux et que le mamelon est moins fissuré; la meilleure façon d'endurcir les mamelons est de les utiliser. Donnez les deux seins à chaque tétée, même si ce n'est que pendant quelques minutes; mais commencez avec celui qui est le moins douloureux, parce que le bébé tète plus vigoureusement quand il a faim. Si les deux mamelons sont aussi douloureux l'un que l'autre (ou pas douloureux du tout), commencez la prochaine tétée avec le dernier sein que vous avez employé, la dernière fois.

■ Utilisez une pompe sur chaque sein avant d'allaiter, pour diminuer l'engorgement. Ainsi, votre bébé aura une meilleure prise sur le mamelon et le lait commencera à couler plus facilement. Après la tétée, videz le deuxième sein si le bébé ne l'a pas fait.

■ Appliquez des compresses froides pour diminuer l'engorgement; vous trouverez peut-être plus efficace de prendre une douche ou un bain chaud.

■ Le support que vous procure un soutien-gorge de nourrice est très important, mais la pression qu'il exerce sur vos seins sensibles et engorgés peut être douloureuse. Quand vos seins ne coulent pas — et en particulier après les tétées — laissez ouvert le rabat de votre soutien-gorge.

MAMELONS DOULOUREUX

Quelquefois, les mamelons douloureux rendent difficiles les premières séances d'allaitement. La plupart s'endurcissent rapidement. Mais chez certaines femmes, en particulier celles qui ont une peau très claire, les mamelons deviennent douloureux et fissurés. Voici quelques conseils pour soulager la douleur :

■ Gardez autant que possible les mamelons à l'air libre.

■ Changez de position pendant l'allaitement pour qu'une partie différente du mamelon soit compressée à chaque tétée.

■ Reposez-vous environ quinze minutes avant d'allaiter. La relaxation favorise la

LE BÉBÉ ET LE SEIN : UN SYSTÈME D'ALIMENTATION PARFAIT

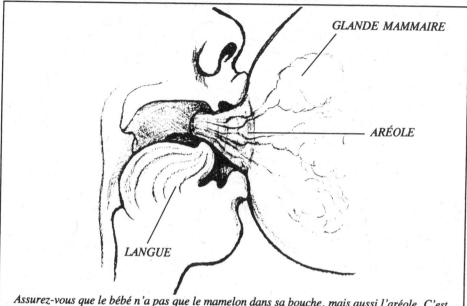

GLANDE MAMMAIRE

ARÉOLE

LANGUE

Assurez-vous que le bébé n'a pas que le mamelon dans sa bouche, mais aussi l'aréole. C'est la meilleure manière d'extraire le lait sans douleur.

production de lait alors que la tension ne fait que la gêner.

COMPLICATIONS OCCASIONNELLES

Une fois que l'allaitement est bien démarré, il se poursuit en général sans problème jusqu'au sevrage. Mais quelques complications apparaissent de temps en temps. En voici quelques-unes :

Canaux des glandes mammaires bouchés. Quelquefois un canal se bouche et retient le lait. On remarque alors sur les seins des petites bosses rouges et sensibles. Ce phénomène peut provoquer une infection; il est important d'essayer d'y remédier rapidement. La meilleure façon de le faire est d'offrir le sein affecté en premier à chaque tétée, et de laisser votre bébé le vider autant que possible. S'il n'y arrive pas, vous devriez soutirer le lait qui reste manuellement ou à l'aide d'une pompe. Évitez de faire pression sur les canaux des glandes mammaires en portant un soutien-gorge trop serré, et variez les positions d'allaitement pour que la pression porte sur les canaux non bouchés. Après la tétée, vérifiez également si du lait séché ne bloque pas le mamelon. Si c'est le cas, nettoyez-le avec une gaze stérile imbibée d'eau bouillie et refroidie. Ne sevrez pas votre bébé à ce moment-là; vous ne feriez qu'empirer votre problème.

Infection des seins. La mastite, ou infection de la glande mammaire, est une complication beaucoup plus sérieuse de l'allaitement. Elle se produit habituellement dans un sein ou dans les deux, entre le dixième et le vingt-huitième jour après

LE RÉGIME INFAILLIBLE PENDANT L'ALLAITEMENT

La quantité de protéines, de gras et d'hydrates de carbone de votre régime n'affecte pas le lait maternel; cependant, le niveau de certaines vitamines le fait (A et B^{12} par exemple). Mais même si la qualité de votre lait n'est pas toujours directement reliée à la qualité de votre alimentation, la quantité l'est habituellement. Les femmes dont l'alimentation est pauvre en protéines ou en calories, par exemple, produiront un lait de bonne composition, mais en quantité inférieure. Pour produire un lait maternel de bonne qualité et en grande quantité, continuez à prendre votre supplément de vitamines et de minéraux de grossesse et maintenez votre *Régime infaillible* (*voir à la page 61*), en y apportant les modifications suivantes :

▪ Augmentez de 500 calories par jour l'apport calorique que vous aviez pendant la grossesse. Ceci peut varier, et tout comme pendant la grossesse, vous pouvez vous guider sur votre pèse-personne. Si vous avez accumulé beaucoup de graisse pendant votre grossesse (ou avant), vous pouvez diminuer les calories; le gras se transformera en lait et vous perdrez du poids. Si vous êtes au-dessous de votre poids idéal, vous aurez probablement besoin de plus de 500 calories additionnelles par jour (la dose recommandée est calculée selon l'utilisation des réserves de gras, que vous n'avez pas). Peu importe votre poids, il est possible que vous ayez besoin de plus de calories à mesure que votre bébé grossit et prend plus de lait. Encore là, vous pourrez le déterminer à l'aide de votre pèse-personne. Si votre poids commence à descendre au-dessous de la normale, augmentez votre apport quotidien.

▪ Prenez chaque jour une portion supplémentaire de calcium.

▪ Augmentez les protéines d'une portion par jour.

▪ Buvez au moins huit verres de liquide (lait, jus, bouillons ou soupes); prenez-en plus s'il fait très chaud et si vous avez perdu beaucoup de liquides en transpirant. (Même si vous pouvez boire des quantités modérées de thé et de café, et des boissons alcoolisées à l'occasion, ne les considérez pas comme des apports de liquide, puisqu'ils ont un effet déshydratant.) Il ne faut cependant pas boire à l'excès; paradoxalement, le fait de vous inonder de liquide (plus de douze verres par jour) peut diminuer votre production de lait. La soif et les mictions peuvent vous aider à doser vos besoins.

▪ Permettez-vous de petites folies à l'occasion. Vous avez vécu neuf mois d'abstinence; vous avez maintenant droit au dessert, du moins de temps en temps. Tout est dans la modération. De petites quantités de sucre ne dérangeront pas votre production de lait, mais des sucreries de façon régulière le feront, en vous coupant l'appétit au moment d'absorber des aliments nutritifs essentiels. Il en est de même pour les autres aliments superflus, comme les chips, les frites et le pain blanc; mangez-les seulement après avoir rempli vos obligations nutritionnelles.

l'accouchement, et chez environ un pour cent des mères, en particulier les primipares. Une entaille ou une fissure de la peau du mamelon apparaît et laisse pénétrer des germes dans les canaux galactophores.

Les symptômes de la mastite sont la douleur, l'endurcissement, les rougeurs, la chaleur et l'enflure des seins, ces symptômes étant souvent accompagnés de frissons dans tout le corps et de fièvre allant jusqu'à 39 °C. Si certains de ces symptômes se produisent, contactez votre médecin. Un traitement médical rapide s'impose et il peut comprendre du repos au lit, des antibiotiques, des analgésiques et des applications de glace ou de chaleur. Vous devriez quand même continuer à allaiter pendant le traitement. L'infection ne peut pas faire de tort au bébé puisque ce sont probablement ses propres germes qui sont responsables de l'infection. De plus, en vidant vos seins vous éviterez que les canaux ne se bouchent. Donnez le sein infecté en premier et finissez de le vider avec une pompe si le bébé ne l'a pas fait.

Tout retard dans le traitement d'une mastite peut entraîner le développement d'abcès, dont les symptômes sont des douleurs intenses qui élancent, des enflures locales, de la sensibilité et de la chaleur dans la région de l'abcès, ainsi qu'une température variant entre 38 °C et 40 °C. Le traitement comprend des antibiotiques et, en général, un drainage chirurgical sous anesthésie. En pareilles circonstances, vous devrez arrêter d'allaiter avec le sein infecté et vous devrez vider ce dernier régulièrement à l'aide d'une pompe, jusqu'à ce que la guérison soit complète. Pendant ce temps, vous pouvez continuer à allaiter avec le sein qui n'est pas infecté.

Ne laissez pas les problèmes de seins et d'allaitement vous décourager de nourrir vos futurs bébés. L'engorgement et la sensibilité des mamelons sont beaucoup moins fréquents aux naissances subséquentes.

ALLAITER DES JUMEAUX

Comme pour la plupart des soins à donner à des jumeaux nouveau-nés, l'allaitement peut sembler impossible jusqu'à ce que vous en ayez pris le rythme. Quand la routine est établie, l'allaitement devient non seulement possible, mais très gratifiant. Pour nourrir des jumeaux avec succès :

■ Suivez toutes les directives alimentaires recommandées pour les mères nourrices (*voir «Le Régime infaillible pendant l'allaitement»*), en prenant, en plus : de 400 à 500 calories supplémentaires pour *chaque* bébé que vous allaitez (vous devrez peut-être augmenter votre apport calorique à mesure que les bébés deviendront plus gros et plus affamés, ou le diminuer si vous donnez aux bébés une alimentation mixte avec une formule de lait ou de solide, ou encore si vous avez une grande réserve de gras que vous aimeriez brûler); une portion additionnelle de protéines (pour un total de quatre), une portion additionnelle de calcium (pour un total de six), ou un supplément de calcium.

■ Buvez de 2 à 3 litres de liquides par jour, mais pas plus parce que l'excès peut empêcher la production de lait.

■ Acceptez toute l'aide qui vous est offerte pour les travaux domestiques, la préparation des repas, et le soin des nouveau-nés, afin de conserver votre énergie.

■ Explorez les différentes options d'allaitement : vous pourriez allaiter un bébé et donner le biberon à l'autre, alterner le sein et la bouteille pour chaque bébé, allaiter chacun séparément (ce qui peut prendre jusqu'à dix heures ou plus par jour) ou les deux ensemble. Vous pouvez combiner les tétées individuelles et en groupe, et donner à chacun une tétée en privé par jour; c'est là un bon compromis qui favorise le rapprochement de la mère et du bébé. Le père peut donner le biberon à l'autre bébé pendant ces tétées. Ces biberons de soulagement, que donnent le père ou une autre personne, peuvent contenir une formule de lait ou du lait que vous avez soutiré de vos seins.

▪ Reconnaissez que chacun des jumeaux a des besoins, une personnalité et des habitudes de tétées différentes, et n'essayez pas de les traiter de façon identique. Prenez des notes afin de vous assurer que les deux sont bien nourris à chaque tétée.

CHAPITRE 19

Les six premières semaines

CE QUE VOUS RÉSERVE L'EXAMEN MÉDICAL, six semaines après l'accouchement

La plupart des médecins donnent rendez-vous à leur patiente cinq ou six semaines après l'accouchement[1]. Vos besoins particuliers et les habitudes personnelles de votre médecin peuvent apporter des variantes à cet examen. Mais vous pouvez quand même vous attendre, à l'occasion de cette visite, à ce que le médecin vérifie les points suivants :

- Tension artérielle.

- Poids, qui devrait avoir diminué de vingt livres ou plus.

- Taille, forme et position de votre utérus, pour voir s'il a repris la place qu'il occupait avant la grossesse.

- Condition du col utérin, qui sera en train de revenir à son état normal d'avant la grossesse; mais il sera encore un peu engorgé et sa paroi sera probablement érodée.

- Vagin, qui se sera contracté et qui aura retrouvé son tonus musculaire.

- Épisiotomie ou réparation de la déchirure, le cas échéant; si vous avez eu une césarienne, on examinera la région de l'incision.

---

1. Si vous avez eu une césarienne, il est possible que votre médecin vérifie votre incision environ trois semaines après l'accouchement.

- Vos seins, pour vérifier les anomalies possibles.

- Hémorroïdes ou varices, si elles se sont développées pendant la grossesse.

- Préparez votre liste de questions et de problèmes : vous pourrez en discuter.

Pendant cette visite, votre médecin discutera également avec vous des méthodes contraceptives que vous utiliserez. (*Voir à* la page 374.) Si vous avez l'intention d'utiliser un diaphragme et que votre col est suffisamment guéri, vous pourrez le faire; sinon, il se peut que vous deviez utiliser des préservatifs jusqu'à ce que vous soyez guérie. Si vous n'allaitez pas et que vous avez l'intention de prendre des anovulants, il peut vous en prescrire lors de cette visite.

CE QUE VOUS POUVEZ RESSENTIR

Sur le plan physique

- Pertes vaginales qui persistent, devenues brunâtres, puis d'un blanc jaunâtre.

- Fatigue.

- Douleurs, malaises ou engourdissements au périnée, si vous avez accouché par voies naturelles (surtout si vous avez eu des points).

- Diminution de la douleur de l'incision; engourdissements persistants, si vous avez eu une césarienne (surtout si c'était votre première).

- Constipation continue (mais elle devrait avoir diminué).

- Affaissement graduel de votre ventre lorsque votre utérus reprend sa place dans le bassin (mais seul l'exercice vous rendra votre taille d'avant la grossesse).

- Baisse de poids progressive.

- Malaises au niveau des seins et irritation des mamelons jusqu'à ce que vous soyez habituée à l'allaitement.

- Malaises dans les bras et le cou (à force de transporter le bébé).

- Chute de cheveux.

Sur le plan émotif

- Allégresse, dépression ou une alternance des deux.

- Sentiment d'être accablée, plus grande confiance en vous ou une alternance des deux.

- Baisse de la libido.

- Diminution des désirs sexuels.

Ce qui peut vous inquiéter

FIÈVRE

«Je viens tout juste de rentrer de l'hôpital et je fais 39 °C de fièvre. Y a-t-il un lien avec l'accouchement?»

Grâce au docteur Ignaz Semmelweiss, les chances qu'une nouvelle maman développe une fièvre puerpérale sont extrêmement rares de nos jours. En effet, en 1847 ce jeune médecin hongrois découvrit que si les accoucheurs se lavaient les mains avant de mettre les bébés au monde, les risques d'infections reliées à l'accouchement seraient grandement réduits (bien qu'à cette époque, on considéra sa théorie si inacceptable qu'il perdit son emploi, fut radié du Collège des médecins et mourut ruiné). Et grâce à Sir Alexander Fleming, le savant britannique qui a mis au point les premiers antibiotiques pour combattre les infections, on peut facilement guérir les rares cas qui se présentent encore aujourd'hui.

Les cas les plus sévères d'infection se développent habituellement dans les vingt-quatre heures qui suivent l'accouchement. Une fièvre apparaissant la troisième ou la quatrième journée, lorsque vous êtes déjà rentrée à la maison, peut-être le signe d'une infection post-natale, mais elle peut aussi être causée par un virus ou par un autre problème mineur. Une faible fièvre (d'environ 38 °C) peut à l'occasion accompagner l'engorgement au début de la montée laiteuse, ou même résulter de l'excitation à l'idée de rentrer à la maison avec votre bébé.

Lors d'une infection post-natale, les symptômes varient selon l'endroit d'où provient l'infection. Une légère fièvre, une vague douleur abdominale, et peut-être des pertes vaginales fétides caractérisent l'endométrite, une infection de l'endomètre (la paroi de l'utérus), rendue vulnérable par le détachement du placenta. Il y a une plus grande possibilité d'infection lorsqu'une partie du placenta n'a pas été expulsée. Dans le cas des infections provoquées par des lacérations du col, du vagin ou de la vulve, il se produira habituellement une douleur ou une sensibilité dans la région infectée; quelquefois, des pertes vaginales épaisses et fétides, des douleurs dans le ventre et les flancs, ou des mictions difficiles. Certains types d'infections engendrent une fièvre où la température monte jusqu'à 40,5 °C, accompagnée de frissons, de maux de tête et de malaises. Quelquefois, on n'observe aucun symptôme évident à part la fièvre.

Le traitement aux antibiotiques est très efficace, mais il doit être entrepris rapidement. Signalez à votre médecin toute fièvre apparaissant pendant les trois premières semaines après l'accouchement, même si elle est accompagnée de symptômes évidents de rhume ou de grippe. On pourra ainsi en diagnostiquer la cause et entreprendre un traitement adéquat.

DÉPRIME

«J'ai tout ce que j'ai toujours désiré : un mari merveilleux, un bébé magnifique. Pourtant, je suis terriblement déprimée. Pourquoi?»

Pourquoi près de la moitié des nouvelles mamans sont-elles aussi tristes alors qu'elles vivent un des moments les plus heureux de leur vie? C'est le paradoxe de la dépression post-natale, sur lequel les experts se penchent encore afin de trouver des explications ou des solutions précises.

On accuse très souvent les hormones d'être responsables des changements d'humeur chez la femme; et peut-être sont-elles effectivement coupables. Le niveau des oestrogènes et de la progestérone baisse brusquement après l'accouchement et peut produire une dépression, comme le font les fluctuations hormonales qui précèdent les menstruations. La sensibilité aux fluctuations hormonales varie d'une femme à l'autre; et cela explique, du moins en partie, la raison pour laquelle seulement 50 p. cent des femmes souffrent de la dépression post-natale alors que toutes subissent le même changement sur le plan hormonal.

Mais il y a une foule d'autres facteurs qui contribuent probablement à la dépression post-natale. Ce phénomène est d'ailleurs plus fréquent vers le troisième jour après l'accouchement, mais il peut apparaître n'importe quand au cours de la première année; de plus, on constate qu'il afflige plus souvent les mères qui accouchent pour la deuxième fois que les primipares. Voici quelques-uns des facteurs pouvant contribuer à cette déprime :

Le passage de la scène aux coulisses. Votre bébé est maintenant devenu la vedette. Les visiteurs aiment mieux courir à la pouponnière plutôt que de s'asseoir au pied de votre lit et de s'informer de votre santé. Ce changement se poursuivra à la maison; la princesse enceinte sera devenue Cendrillon.

L'hospitalisation. Vous avez hâte de rentrer à la maison et de commencer à pouponner, et peut-être êtes-vous frustrée par l'absence de contrôle que votre séjour à l'hôpital vous fait ressentir; vous avez sans doute l'impression de n'avoir la maîtrise ni de votre vie ni de votre bébé.

Le retour à la maison. Il est fréquent de se sentir débordée par les responsabilités qui vous attendent à la maison (surtout si vous avez d'autres enfants et n'avez pas d'aide).

L'épuisement. La fatigue occasionnée par un travail difficile et le manque de sommeil à l'hôpital, à laquelle s'ajoute la rigueur qu'exigent les soins du nouveau-né amènent souvent le sentiment d'être inapte aux exigences de la maternité.

Un sentiment de déception face à votre bébé. Cette petite chose est tellement petite, tellement rouge, si enflée et elle réagit si peu! Votre enfant ne ressemble peut-être pas beaucoup au bébé souriant que vous aviez imaginé. La culpabilité qui en résulte contribue à la dépression.

Un sentiment de déception face à l'accouchement et à vous-même. Si vous aviez prévu de vivre l'accouchement idéal et que vous n'avez pas atteint vos objectifs, il est possible que vous ayez un sentiment d'échec; mais ce sentiment n'est pas fondé.

Un sentiment de vide. Il est passé le grand événement pour lequel vous vous êtes tant préparée et que vous avez tant attendu. La naissance vous a peut-être laissé un sentiment de vide.

Un sentiment d'inefficacité. Une mère novice se demande parfois : «Pourquoi ai-je eu un bébé puisque je suis incapable de bien m'en occuper?»

Vous êtes en deuil de la personne que vous étiez. À la naissance de votre bébé, la personne insouciante que vous étiez est disparue. Peut-être aussi devez-vous dire adieu temporairement à la femme de carrière.

Insatisfaction face à votre silhouette. Pendant plusieurs mois, vous étiez grosse mais vous étiez enceinte; maintenant, vous n'êtes que grosse. Vous ne pouvez plus voir les vêtements de maternité, mais les autres vêtements ne vous font pas encore.

La seule chose positive que l'on peut dire au sujet de la dépression post-natale, c'est qu'elle ne dure pas très longtemps : environ quarante-huit heures chez la plupart des femmes. Bien que seul le temps soit un vrai remède, il existe quand même des moyens de diminuer cette dépression :

■ Si la dépression se produit pendant que vous êtes à l'hôpital, demandez à votre mari d'apporter un dîner pour deux; limitez les visites, si le bavardage de vos visiteurs vous tombe sur les nerfs, et augmentez les visites si cela vous égaie. Si c'est votre séjour à l'hôpital qui vous déprime, demandez qu'on vous donne congé plus tôt. (*Voir «De retour à la maison», à la page 351.*)

■ Combattez la fatigue en acceptant l'aide des autres, en étant moins compulsive face aux choses qui ne peuvent attendre, en essayant de faire des siestes ou en prenant des périodes de repos pendant que le bébé dort. Servez-vous des périodes d'allaitement pour vous reposer; donnez la tétée ou le biberon au lit ou dans un fauteuil confortable, en surélevant vos pieds.

■ Suivez le *Régime infaillible pendant l'allaitement* (*voir page 360*) pour garder vos forces (mais enlevez 500 calories et trois portions de calcium si vous n'allaitez pas). Évitez le sucre (en particulier accompagné de chocolat); ce dernier peut avoir un effet déprimant.

■ Détendez-vous avec votre mari, en prenant un cocktail pendant la tétée de la soirée, mais faites attention de ne pas trop boire : l'excès peut ramener la déprime dès le lendemain.

■ Gâtez-vous en sortant manger, si possible. Sinon, faites semblant. Faites venir le repas du restaurant (ou laissez votre mari cuisiner), habillez-vous, créez une ambiance de restaurant avec des chandelles et de la musique douce, ouvrez une bouteille de vin. Et gardez votre sens de l'humour si le bébé décide d'interrompre votre interlude romantique.

■ Sortez de la maison. Allez faire une marche avec le bébé ou, si quelqu'un vous propose de le garder, allez-y sans le bébé. L'exercice aide à chasser la dépression post-natale et vous aidera à vous débarrasser de la graisse superflue qui pourrait elle-même contribuer à votre déprime.

■ Si vous pensez que vous serez moins triste avec de la compagnie, joignez-vous aux nouvelles mamans que vous connaissez et partagez vos sentiments avec elles. Si vous n'avez pas d'amie qui a accouché récemment, faites-vous-en. Contactez les femmes qui étaient dans vos cours prénatals; si c'est possible, organisez une réunion hebdomadaire après l'accouchement. Ou encore, joignez-vous à une classe d'exercices post-natals.

■ Si votre peine réclame de la solitude, retirez-vous. Bien que la dépression se nourrit en général d'elle-même, certains experts croient que cela ne s'applique pas à la dépression post-natale. Si le fait de sortir avec des gens joyeux ou de les recevoir empire votre état, ne les voyez pas. Ne laissez cependant pas votre mari à l'écart. La communication pendant la période qui suit immédiatement l'accouchement vous est essentielle, à tous les deux. (Les maris aussi sont sujets aux dépressions post-natales, et le vôtre peut avoir besoin de vous autant que vous avez besoin de lui.)

Les graves dépressions post-natales, nécessitant une thérapie professionnelle, sont extrêmement rares. On en trouve moins de 1 cas sur 1 000. Si votre dépression persiste au-delà de deux semaines et si elle est accompagnée d'insomnie, d'un manque d'appétit et d'un sentiment de désespoir et d'impuissance, voire d'envies de suicide, demandez vite de l'aide.

«Je me sens extrêmement bien et ce, depuis le moment de mon accouchement, il y a trois semaines. Est-ce que cet état est le présage d'un prochain effondrement?»

Malheureusement, la bonne humeur ne suscite pas autant d'intérêt que la dépression. Les articles de revues et de journaux ainsi que les livres parlent abondamment de ces mamans qui souffrent de dépression; mais on oublie trop souvent que la moitié des nouvelles mères se sent très bien après avoir accouché.

La dépression post-natale est fréquente, mais elle n'est absolument pas essentielle. Il n'y a aucune raison de croire qu'un effondrement émotif vous attend, surtout si vous vous sentez pleine d'entrain. La majorité des dépressions apparaissent au cours des premières semaines; vous êtes donc presque assurée d'y échapper. Si vous voulez mettre plus de chances de votre côté (ou simplement si vous voulez la prévenir à la prochaine grossesse), consultez les quelques conseils donnés précédemment.

RETROUVER LA TAILLE ET LE POIDS D'AVANT LA GROSSESSE

«Je savais que je ne serais pas prête à porter un bikini tout de suite après l'accouchement, mais après une semaine, je suis encore aussi grosse que lorsque j'étais enceinte de six mois.»

Même si la naissance du bébé produit une perte de poids plus rapide que toutes les sortes de diètes réunies (5 kilos en moyenne à l'accouchement), la plupart des femmes trouvent que ce n'est pas encore assez rapide. En particulier lorsqu'elles aperçoivent leur silhouette dans le miroir et qu'elles se rendent compte qu'elles ont encore l'air enceintes. Mais heureusement, la plupart pourront ranger leurs jeans de grossesse pendant le mois qui suit.

Bien sûr, la vitesse avec laquelle vous retrouverez votre poids et votre taille dépendra des kilos et des centimètres que vous avez pris pendant votre grossesse. Les femmes qui ont pris 11 kilos ou moins devraient les perdre, sans suivre de diète,

vers la fin du deuxième mois. D'autres se rendront compte que les rondeurs de leurs cuisses et de leurs hanches, acquises par trop de gâteries pendant la grossesse, ne disparaissent pas par magie. Mais elles devraient commencer à perdre lentement et régulièrement du poids en suivant étroitement le *Régime infaillible pendant l'allaitement* (*voir à la page 360*). Si elles ne nourrissent pas au sein, elles n'ont qu'à enlever de ce régime les 500 calories supplémentaires et les trois portions de calcium[2]. Les femmes qui n'allaitent pas peuvent commencer, après six semaines, un bon régime amaigrissant comme celui des *Weight Watchers*. Les mères qui allaitent et qui ont grossi considérablement peuvent en quelque sorte réduire leur apport calorique sans diminuer leur production de lait et perdre ainsi du poids. Elles perdront habituellement le dernier excès de poids au moment du sevrage.

Retrouver sa silhouette est plus difficile que de perdre du poids, même pour les femmes qui n'ont pas trop grossi. Aucune ne sort d'un accouchement plus mince qu'elle ne l'était avant. La persistance de l'extension utérine est l'une des raisons qui explique le ventre protubérant; l'utérus retrouvera son ancienne forme vers la fin de la sixième semaine, et par le fait même votre ventre diminuera. (Vous pouvez suivre la progression de votre utérus en demandant à votre infirmière ou à votre médecin de vous montrer comment le palper dans votre ventre. Lorsque vous ne pourrez plus le sentir, c'est qu'il aura repris sa place dans le bassin.) La persistance des liquides est aussi responsable de la rondeur de votre ventre; vous perdrez donc, seulement dans les quelques jours qui suivent, environ deux kilos et demi.

---

2. Vous n'aurez pas besoin des calories et des autres éléments nutritifs que contient le lait après votre grossesse et votre période d'allaitement; mais on recommande quand même à toutes les femmes de prendre un supplément de calcium pour augmenter leur ration quotidienne jusqu'à 1 200 mg.

Mais tout le reste du problème tient à l'étirement des muscles et de la peau du ventre; ceux-ci demeureront affaissés le reste de votre vie si vous ne faites pas de réels efforts d'exercices. (*Voir «Retrouver la forme», à la page 378.*)

LAIT MATERNEL

«Est-ce que tout ce que je bois, mange ou prend passe dans mon lait maternel? Existe-t-il des aliments qui peuvent faire du tort à mon bébé?»

Nourrir votre bébé quand il se trouve en-dehors de votre ventre n'exige pas la discipline de spartiate que vous deviez suivre quand il était dans vos entrailles. Mais tant que vous allaitez, une certaine restriction dans ce que vous mangez vous garantira la sécurité en ce qui concerne le régime du bébé.

Le lait humain est fondamentalement composé de gras, de protéines et d'hydrates de carbone qui ne dépendent pas de l'alimentation de la mère. Si une mère ne prend pas suffisamment de calories et de protéines pour produire du lait, le bébé se nourrira de ses réserves corporelles et ce, jusqu'à épuisement de ces réserves. Cependant, une carence vitaminique dans le régime de la mère affectera le contenu vitaminique de son lait. De même que le fera un excès de vitamines. Une variété de substances, à partir des médicaments jusqu'aux assaisonnements, peut aussi paraître dans le lait et donner différents résultats.

Pour garder le lait maternel sûr et sain :

▪ Suivez le *Régime infaillible pendant l'allaitement* (*voir à la page 360*).

▪ Évitez les aliments auxquels votre bébé paraît sensible. L'ail, l'oignon, le chou et le chocolat irritent fréquemment; ils provoquent des gaz chez certains bébés, mais pas nécessairement chez tous. Le goût que produisent les assaisonnements forts peut aussi déplaire à un nouveau-né qui serait une fine bouche.

▪ Prenez un supplément vitaminique spécialement formulé pour les femmes enceintes ou pour les nourrices. Ne prenez aucune autre vitamine sans l'avis de votre médecin.

▪ Ne fumez pas. La plupart des substances toxiques contenues dans le tabac pénètrent dans votre circulation sanguine et ensuite dans votre lait. (De plus, la fumée peut provoquer des problèmes respiratoires chez votre bébé et on l'associe parfois au syndrome de mortalité néonatale qu'on nomme aussi la mort au berceau).

▪ Ne prenez ni médication ni drogue (sauf une quantité modérée d'alcool) sans consulter votre médecin. La plupart des drogues passent dans le lait maternel, et même des doses minimes peuvent être dangereuses pour le nouveau-né. (Les plus dangereuses sont les antithyroïdiens, les antihypertenseurs, les médicaments contre le cancer; la pénicilline[3]; les narcotiques, incluant l'héroïne, la méthadone ou les analgésiques en prescription; la marijuana et la cocaïne; les tranquillisants, barbituriques et sédatifs; le lithium; les hormones, comme les anovulants; l'iode radioactif; les bromures.) Vous pouvez souvent trouver des substituts sûrs aux médicaments que vous devez prendre; ou vous pouvez peut-être cesser une médication précise pendant la durée de l'allaitement. (Assurez-vous que le médecin qui vous prescrit une médicament sait que vous allaitez.)

▪ Ne buvez pas trop souvent d'alcool. Si vous buvez tous les jours ou si vous buvez «un bon coup», vous pouvez rendre le bébé somnolent, déprimer son système nerveux et ralentir son développement moteur.

---

3. L'exposition à la pénicilline en si bas âge peut développer une sensibilité ou une allergie à ce médicament chez le bébé.

• Restreignez votre consommation de caféine. Une tasse de thé ou de café par jour ne dérangera pas le bébé. Six tasses peuvent le rendre agité.

• Ne prenez pas de laxatifs (certains auront un effet laxatif sur votre bébé); augmentez plutôt votre consommation de fibres.

• Ne prenez d'aspirine ou de substituts d'aspirine qu'avec l'approbation de votre médecin, mais ne dépassez pas le dosage recommandé, et n'en prenez pas trop souvent.

• Évitez de manger des aliments qui contiennent une trop grande quantité de produits chimiques. Une boisson-diète à l'occasion ne fera pas de tort, mais l'absorption fréquente de saccharine ou d'asparthame n'est pas recommandée. Lisez les étiquettes pour éviter les aliments qui contiennent des produits chimiques synthétiques en trop grande quantité; on n'en connaît pas encore tous les effets.

• Minimisez les risques de consommer accidentellement des pesticides. Une certaine quantité de pesticides (en provenance des fruits et des légumes, par exemple) reste dans votre alimentation et de ce fait passe dans votre lait; ceci est inévitable. On n'a pas fait la preuve que ce soit dangereux pour un bébé nourri au sein, mais il est prudent de ne pas trop exposer votre bébé aux pesticides contenus dans les aliments affectés. Ce qui ne veut pas dire que vous devez pour autant vous empêcher de manger. Brossez les fruits et les légumes avec de l'eau et du savon; mangez des produits laitiers à faible teneur en gras, des viandes maigres, du blanc de volaille sans la peau, et des quantités limitées d'abats. (Les pesticides ingérés par les animaux s'emmagasinent dans le gras et dans les abats.)

• Évitez de manger des poissons d'eau douce, qui peuvent être contaminés. Les règles qui s'appliquent aux femmes enceintes en ce qui concerne les poissons et les fruits de mer devraient être observées aussi par les femmes qui allaitent. (*Voir page 104.*)

SE REMETTRE D'UNE CÉSARIENNE

«Je rentre à la maison, juste une semaine après une césarienne. Qu'est-ce qui m'attend?»

Un grand besoin d'aide. Il est préférable d'engager quelqu'un pour la première semaine; mais si c'est impossible, demandez à votre mari, à votre mère ou à quelqu'un d'autre de vous donner un coup de main. Il vaut mieux ne rien soulever (y compris le bébé) et ne pas faire de travaux domestiques au moins pendant la première semaine. Si vous devez prendre le bébé, soulevez-le à partir de votre taille, vous forcerez ainsi avec vos bras et non pas avec votre ventre. Pliez vos genoux plutôt que votre taille.

Peut-être quelques douleurs. Si vous avez des douleurs, un léger analgésique vous soulagera. Cependant, si vous allaitez, ne prenez pas de médication qui n'est pas approuvée par votre médecin. Mais vous ne ressentirez peut-être aucune douleur.

Une amélioration progressive. La plaie sera douloureuse et sensible pendant quelques semaines, mais elle ira en s'améliorant. Un léger pansement peut la protéger contre l'irritation. Les vêtements amples seront plus confortables. Les étirements, les secousses et de brèves douleurs à l'occasion, dans la région de la plaie, feront partie du processus de guérison et disparaîtront à un moment donné. Ces sensations seront suivies de démangeaisons. L'engourdissement autour de la cicatrice durera plus longtemps, peut-être quelques mois. Les boursouflures dans le tissu de la plaie diminueront probablement (à moins que vous ayez tendance à cicatriser de cette façon), et la cicatrice deviendra rose ou pourpre avant de pâlir complètement.

Si la douleur devenait persistante, si la région qui entoure la plaie passait au rouge vif, ou si un écoulement brun, gris, vert ou jaune suintait de l'incision, vous devriez alors contacter votre médecin. En effet, il est possible que votre plaie soit infectée. (Un petit écoulement liquide clair peut être normal, mais rapportez-le quand même à votre médecin.)

Au moins quatre semaines d'attente avant de reprendre les relations sexuelles. Selon la vitesse avec laquelle votre incision guérit et le retour à la normale de votre col, il est possible que votre médecin vous recommande d'attendre de quatre à six semaines avant d'avoir des relations sexuelles complètes; cela n'exclut pas bien sûr les autres modes de sexualité. (*Voir à la page 373 les indications sur la façon de rendre agréables les relations sexuelles post-natales et lire également la section sur «La contraception post-natale», à la page 374.*) En fait, il est probable que vous trouverez les premières relations sexuelles post-natales plus faciles que les femmes qui ont accouché par voies naturelles.

La capacité de reprendre les exercices quand la douleur aura cessé. Le tonus musculaire de votre périnée n'a pas été mis à l'épreuve; il se peut donc que vous n'ayez pas besoin de faire les exercices Kegel. Concentrez-vous plutôt sur ceux qui durciront vos muscles abdominaux. (*Voir «Retrouver la forme», à la page 378.*) Ayez comme devise «lentement mais sûrement»; commencez votre programme graduellement et continuez-le à tous les jours. Attendez-vous à faire des exercices pendant quelques mois avant de reprendre complètement votre ancienne forme.

LE RETOUR AUX RELATIONS SEXUELLES

«Mon médecin me dit que je dois attendre six semaines avant de refaire l'amour. Mes amies me disent que çe n'est pas nécessaire.»

On peut présumer que votre médecin est plus au courant de votre état de santé que vos amies. Pour établir ses restrictions, il considère probablement le genre de travail et d'accouchement que vous avez eu, le fait que vous avez eu ou non une épisiotomie ou des déchirures, et il tient compte de la vitesse de votre cicatrisation et de votre guérison. Certains médecins appliqueront bien sûr de routine la règle des six semaines pour toutes leurs patientes, sans tenir compte de leur état de santé particulier. Si vous pensez que c'est le cas de votre médecin, et si vous vous sentez prête à faire l'amour, demandez-lui si c'est possible qu'il atténue cette règle dans votre cas. Ce sera probablement possible si votre col est guéri et si les lochies sont terminées. Et, pour votre propre confort, vous attendrez sans doute que les relations sexuelles ne vous procurent aucune douleur dans la région du périnée.

S'il refuse de vous accorder cette permission, il est plus sage de suivre ses ordres. Une attente de six semaines ne peut vous faire de tort (du moins physiquement), alors que le contraire le peut.

BAISSE DE LA LIBIDO

«Depuis que le bébé est né, je n'ai pas très envie de faire l'amour.»

L'acte sexuel nécessite de l'énergie, de la concentration et du temps, trois choses dont vous manquez probablement en ce moment. Votre libido — et celle de votre mari — doit faire continuellement concurrence à des nuits blanches, des journées épuisantes, des couches mouillées et un bébé très exigeant. Votre corps se remet encore du traumatisme de l'accouchement et vos hormones se réajustent. La peur peut vous tracasser (peur de la douleur, de provoquer des dommages internes, de ne pas être la même, de devenir de nouveau enceinte). Si vous allaitez, vous pouvez inconsciemment trouver dans cet acte la satisfaction de vos besoins sexuels. Les relations sexuelles peuvent aussi provoquer un écoulement laiteux qui vous incommode. Tout compte fait, il n'est pas surprenant — et c'est parfaitement normal — que votre appétit sexuel soit temporairement diminué, peu importe la voracité qu'il avait avant. (D'autre part, certaines femmes éprouvent un désir sexuel intense, en particulier pendant la première période post-natale, au moment où se produit un engorgement de la région génitale.)

Si vous ressentez plutôt un manque d'intérêt, il y a différentes façons de rendre les relations sexuelles agréables de nouveau. Vous trouverez celles qui fonctionnent le mieux selon vos besoins, ceux de votre mari et selon votre genre de problème :

Servez-vous du temps comme allié. Votre corps prendra en général six semaines et souvent beaucoup plus pour guérir, en particulier si votre accouchement a été difficile ou si vous avez eu une césarienne. Votre équilibre hormonal ne sera pas revenu à la normale avant vos prochaines menstruations qui, si vous allaitez, peuvent être absentes pendant plusieurs mois. Ne vous sentez pas obligée de faire l'amour, même si votre médecin vous l'a permis; attendez de vous sentir bien, sur le plan émotif et sur le plan physiologique. Quand vous en aurez envie, commencez lentement, si possible par des caresses et des étreintes mais sans pénétration.

Ne laissez pas la douleur vous décourager. Plusieurs femmes sont surprises et déçues de constater que les relations sexuelles après l'accouchement peuvent être vraiment douloureuses. Si vous avez eu une épisiotomie ou des lacérations, vous pouvez ressentir des malaises (qui varient de légers à sérieux) pendant plusieurs semaines, même plusieurs mois, après la guérison des points. Il est possible que vous ayez des douleurs au niveau du périnée pendant les relations sexuelles, même si vous avez accouché par césarienne; elles seront cependant moins fortes si votre périnée est demeuré intact. Vous pouvez diminuer la douleur en utilisant les moyens décrits dans «Faciliter le retour aux relations sexuelles», à la page 373.

Trouvez d'autres moyens de gratification. Si la pénétration ne vous procure pas de plaisir, recherchez une satisfaction sexuelle dans la masturbation mutuelle. Si vous êtes tous les deux trop épuisés, profitez tout simplement du plaisir d'être ensemble. Il n'y a absolument rien de mal (au contraire, cela est très bien) à vous étendre ensemble sur le lit, à vous enlacer, à vous embrasser et à vous raconter des histoires au sujet du bébé.

Demeurez réaliste face à vos attentes. N'insistez pas pour avoir des orgasmes simultanés la première fois que vous faites l'amour après l'accouchement. Même les femmes qui en ont l'habitude n'y arrivent pas du tout pendant plusieurs semaines et même pendant plus longtemps. Avec de l'amour et de la patience, les relations sexuelles redeviendront satisfaisantes comme avant, et plus encore.

Ajustez votre vie sexuelle en fonction du bébé. Quand votre vie de couple est envahie par une troisième personne, vous ne pouvez plus faire l'amour quand vous le voulez et où vous le voulez. Au lieu de cela, vous devrez sauter sur les occasions lorsqu'elles se produiront. Si le bébé fait

FACILITER LE RETOUR AUX RELATIONS SEXUELLES

La lubrification. Le niveau des hormones baisse après l'accouchement et il peut ne pas remonter chez la mère qui allaite avant que le bébé ne soit partiellement ou totalement sevré. Cela peut rendre le vagin sec et irritable. Utilisez une crème lubrifiante jusqu'à ce que vos propres sécrétions redeviennent normales.

Une médication, si nécessaire. Votre médecin peut vous prescrire une crème à base d'oestrogène pour diminuer la douleur et la sensibilité.

Grisez-vous. Ne vous enivrez pas, bien sûr (de toute façon, l'alcool entrave le plaisir et la performance sexuelle), mais détendez-vous en prenant un verre de vin avec votre mari avant de faire l'amour; cela vous aidera tous les deux à vous détendre sur les plans émotif et physique. L'alcool engourdira aussi une partie de la douleur, diminuera la peur d'avoir mal et, chez lui, la peur de vous faire mal.

Variez les positions. Les positions latérales ou la femme placée au-dessus permettent un meilleur contrôle de la pénétration et produisent moins de pression sur la région de l'épisiotomie. Faites-en l'expérience afin de trouver la position que vous préférez dans les circonstances.

---

sa sieste à trois heures, un samedi après-midi, profitez de ce moment ou prévoyez à l'avance les périodes qui vous permettront de faire l'amour. Ne vous mettez pas en tête que les relations non spontanées ne sont pas agréables. Au lieu de cela, voyez cela comme un stimulus pour faire l'amour (le bébé sera endormi à 8 heures… mmm, j'ai hâte!). Acceptez les interruptions — il y en aura souvent — avec humour, et essayez de reprendre dès que possible là où vous en étiez. Si vous ne faites pas l'amour aussi souvent qu'avant, recherchez la qualité et non la quantité.

Ne soyez pas trop perfectionniste. Il est naturel que vous soyez souvent exténuée après l'accouchement; il est bien sûr difficile d'apprendre à devenir parents. Mais il n'est pas nécessaire d'essayer de trop en faire. Rangez vos gants blancs et oubliez l'époussetage de temps en temps. Utilisez des légumes congelés plutôt que frais. Gardez-vous de l'énergie pour faire l'amour.

La communication. Une vraie bonne relation sexuelle doit être basée sur la confiance, la compréhension et la communication. Par exemple, si un soir vous êtes trop absorbée par la maternité et que vous n'avez pas envie de faire l'amour, n'utilisez pas le prétexte du mal de tête. Soyez honnête. Un mari qui sent sa responsabilité de parent depuis la conception comprendra. Si la pénétration est douloureuse, ne jouez pas les martyrs. Dites à votre mari ce qui vous fait mal, ce qui vous plaît, et ce que vous aimeriez remettre à plus tard.

Ne vous tracassez pas. En dépit de ce que vous pouvez ressentir maintenant, vous vivrez d'autres bonnes relations sexuelles, et avec autant de passion et de plaisir que vous en aviez. (Et puisque le partage de la responsabilité de parents rapproche souvent les couples, il est non seulement probable que votre flamme se rallumera, mais vous pouvez penser qu'elle deviendra plus brillante que jamais.)

Les soucis à ce stade peuvent avoir un effet de refroidissement sur vos futures relations sexuelles.

REDEVENIR ENCEINTE

«Je pensais que l'allaitement était une forme de contraception. Maintenant on me dit que je peux devenir enceinte pendant que j'allaite, même avant le retour des menstruations.»

Le fait de faire confiance à l'allaitement comme méthode contraceptive dépend de la réaction que vous auriez si vous redeveniez dès maintenant enceinte. Si vous êtes comme la plupart des nouveaux parents, et que les grossesses coup sur coup, à quelques mois d'intervalle, ne ressemblent pas à l'idée que vous vous faites d'un bon planning familial, vous ne devriez pas vous fier à l'allaitement comme seule méthode contraceptive.

Il est vrai que les femmes qui allaitent retournent en moyenne à un cycle menstruel normal plus tard que celles qui ne le font pas. Les menstruations recommencent, chez les mères qui n'allaitent pas, environ quatre ou huit semaines après l'accouchement, alors que chez celles qui allaitent, il faut compter entre trois et quatre mois. Comme d'habitude, les moyennes sont trompeuses. On connaît des femmes qui allaitaient et qui ont eu leurs règles dès la sixième semaine et d'autres au contraire qui ont dû attendre jusqu'à six mois après leur accouchement. Le problème réside dans le fait qu'il n'existe aucun moyen de prédire le moment où vos règles reviendront, bien que plusieurs éléments peuvent en changer le moment. Par exemple, les fréquentes tétées (plus de trois fois par jour) semblent mieux empêcher l'ovulation; la durée de l'allaitement est un autre facteur (plus longtemps vous allai-

tez, moins vite vous ovulerez). Si vous utilisez un supplément alimentaire (si votre bébé prend des biberons, du solide, ou même simplement de l'eau), il semble que l'allaitement agit moins bien pour supprimer l'ovulation.

Pourquoi devez-vous penser à la contraception avant le début de vos premières règles? Parce que votre première ovulation après l'accouchement est aussi imprévisible que votre première menstruation. Certaines femmes ont alors un cycle anovulatoire; ce qui veut dire qu'elles n'ovulent pas pendant ce cycle. D'autres ovulent pendant cette période, et passent donc d'une grossesse à l'autre sans même avoir eu de règles. Puisque vous ne savez pas lequel viendra en premier, les menstruations ou l'oeuf, il est très important d'être prudente en ce qui a trait aux moyens de contraception.

CONTRACEPTION POST-NATALE

Les contraceptifs oraux. La pilule est le moyen le plus efficace et le plus populaire de contraception, mais elle présente aussi plusieurs dangers pour la santé, en particulier chez les femmes qui ont plus de 35 ans. Bien qu'elle ait des effet secondaires déplaisants pour certaines femmes, elle est commode (si on n'oublie pas de la prendre selon la prescription) et ne dérange pas les relations sexuelles. On ne la prescrit pas en général pendant les six premières semaines de l'allaitement, parce qu'elle peut nuire à la production du lait. On ne connaît pas bien l'effet des hormones sur le bébé au sein; il vaut donc mieux l'éviter complètement pendant la période d'allaitement. La pilule est également contre-indiquée si vous avez des antécédents de déficience des artères coronariennes, de la vésicule biliaire ou du foie; de diabète; d'épilepsie et d'hypertension; de thromboses; d'irrégularité menstruelle; un cancer des organes reproducteurs que l'on soupçonne ou qu'on a diagnostiqué; ou si vous fumez. Si vous avez l'intention de prendre des contraceptifs oraux, discutez de leurs effets secondaires et de leurs risques avec votre médecin, et pesez-en les risques et les bénéfices avant qu'il ne vous en prescrive. Demandez-lui aussi de vous prescrire le type de contraceptif qui convient le mieux à vos besoins particuliers.

Le diaphragme. Le diaphragme, une membrane de caoutchouc en forme de dôme, qui obstrue l'orifice du col, est un moyen anticonceptionnel efficace, quand il est bien utilisé et accompagné d'un spermicide en gel. Il est aussi sans danger, ne présente aucun effet secondaire et il ne dérange en rien l'allaitement. Mais il doit être prescrit et ajusté par un professionnel de la santé. Il est très important qu'il soit réajusté après l'accouchement parce que la taille et la forme de votre col peuvent avoir changé. Son désavantage est qu'il doit être introduit avant chaque relation et qu'on doit le porter pendant six ou huit heures après.

Le stérilet. Cet appareil intra-utérin (on ne peut à proprement parler le qualifier de contraceptif, puisqu'il empêche l'implantation plutôt que la conception) a perdu sa popularité depuis quelques années parce qu'on l'associe aux risques d'infections et aux grossesses extra-utérines, ces dernières pouvant mener à l'infertilité. Plusieurs médecins refusent d'installer des stérilets par crainte de poursuites; presque toutes les compagnies ont cessé d'en fabriquer, pour la même raison. À cause des risques qu'il représente, le stérilet n'est pas recommandé aux femmes qui veulent avoir d'autres enfants, qui ont plusieurs partenaires, qui ont déjà eu une infection ou une inflammation pelvienne, qui sont très sujettes aux infections, qui ont des tumeurs évidentes ou probables à l'utérus ou au col,

ou qui ont des saignements menstruels abondants ou d'autres saignements irréguliers. Le principal avantage du stérilet est que, une fois installé, vous pouvez l'oublier pendant au moins un an, sauf que vous devez en vérifier la cordelette de temps en temps. Le stérilet n'affecte ni l'allaitement ni le bébé au sein.

La méthode du thermomètre. Cette approche se base sur la connaissance exacte du moment de votre ovulation, et sur l'abstinence pendant cette période; mais la technique est impossible à suivre pendant que vous allaitez. C'est la moins efficace des méthodes populaires. Bien qu'elle soit fondée sur la prise quotidienne des températures basales et sur des échantillons du mucus vaginal, elle représente un taux d'échec de 24 p. cent[4]. À part le risque de grossesse, elle ne représente aucun danger, et elle a l'avantage d'être moralement acceptable pour certains groupes religieux.

L'éponge. Comme le diaphragme, l'éponge est une méthode contraceptive de barrière, qui bloque l'orifice du col. C'est la plus récente addition à l'arsenal de la contraception. Elle semble être moins efficace que le diaphragme ou le condom (on a jusqu'à maintenant fait des études sur un nombre relativement restreint de femmes); et on doute encore de sa sécurité parce qu'elle contient des produits chimiques qui peuvent provoquer le cancer chez les animaux. Elle a aussi été liée provisoirement à des cas de syndromes de choc toxique. L'éponge est relativement facile à utiliser (vous l'insérez vous-même, comme un diaphragme) et elle permet plus de spontanéité (elle protège pendant vingt-quatre heures après son insertion et permet une activité sexuelle illimitée pendant ce temps); on peut l'obtenir sans prescription et on ne croit pas qu'elle ait un effet sur

---

4. Ce taux représente les usagers types. Le taux théorique est plus bas, peut-être 5 p. cent.

le bébé au sein. L'éponge contraceptive ne devrait cependant pas être utilisée pendant cette période sans l'approbation d'un médecin (ou tout de suite après une fausse couche ou un avortement).

Les condoms. Ils sont très efficaces si on les utilise consciencieusement (mais ils sont tout de même moins infaillibles que la pilule). Le condom est absolument sans danger pour la santé. On peut accroître son efficacité en employant un spermicide en crème ou en gel. Il a l'avantage de ne pas nécessiter de prescription médicale, d'être facile à obtenir et à transporter. Il ne dérange en rien l'allaitement maternel. Certaines personnes pensent qu'il entrave la spontanéité parce qu'il doit être placé avant la pénétration (et non avant l'érection). D'autres prétendent qu'il réduit la sensibilité. Il faut faire attention, en le revêtant, de laisser un espace dans le bout du condom comme réservoir pour le sperme. Le pénis doit être retiré avant que l'érection ne soit totalement disparue et pendant que le condom est toujours en place. Lorsque le vagin est sec après la grossesse, les condoms lubrifiés ou une crème lubrifiante aideront à rendre la pénétration plus agréable.

La stérilisation par chirurgie. La ligature des trompes et la vasectomie doivent êtres considérés comme des options permanentes, bien qu'occasionnellement on puisse les révoquer. Elles sont aussi de plus en plus sûres et pratiquement infaillibles, même si de temps en temps on entend parler d'un échec[5]. La stérilisation est un choix fréquent chez les couples qui trouvent que leur famille est complète. On stérilise souvent la femme immédiatement après l'accouchement.

---

5. L'échec n'est généralement pas causé par la méthode, mais plutôt par une défaillance chirurgicale, ou une négligence de la part d'un homme qui n'a pas utilisé d'autres méthodes contraceptives au moment où son sperme était toujours viable.

Bien sûr, des accidents peuvent se produire. La science médicale n'a pas encore développé une méthode contraceptive qui soit totalement efficace. Il existe donc toujours une possibilité de grossesse, même si vous avez eu recours à la contraception, et encore plus si vous ne l'avez pas fait. Malheureusement, le premier symptôme de grossesse que vous pourriez observer (l'arrêt des menstruations) ne sera pas apparent si vous allaitez. Mais à cause des changements hormonaux (la production d'hormones n'est pas la même pendant l'allaitement que pendant la grossesse), votre production de lait diminuera de façon évidente aussitôt que la nouvelle grossesse sera établie. Il est possible, de plus, que vous ayez quelques-uns ou tous les autres symptômes de la grossesse. (*Voir «Symptômes de grossesse», à la page 3.*) Bien sûr, si vous pensez être enceinte, la meilleure chose à faire est d'aller voir votre médecin le plus tôt possible. Mais il est impossible de réussir à bien nourrir un bébé au sein en même temps qu'un foetus en développement; il est donc très déconseillé de continuer l'allaitement si vous êtes de nouveau enceinte.

CHUTE DES CHEVEUX

«On dirait que je perds mes cheveux soudainement.»

Ne commandez pas tout de suite une perruque. La chute de vos cheveux est normale, et elle s'arrêtera bien avant que vous ne deveniez chauve. Il semble que nous devions perdre chaque jour une centaine de cheveux qui sont continuellement remplacés. Pendant la grossesse (et quand vous prenez des contraceptifs oraux), le changement du taux d'hormones empêche la chute de cheveux. Mais ce sursis n'est que temporaire. Ces cheveux sont destinés à tomber et ils le feront, pendant les trois ou six mois qui suivent l'accouchement (ou quand vous cesserez de prendre la pilule).

BAINS

«Il me semble que les conseils qu'on me donne au sujet des bains sont très contradictoires. Sont-ils permis après l'accouchement?»

Il fut un temps où l'on ne permettait pas aux nouvelles mamans de mettre un pied dans la baignoire pendant le premier mois qui suivait l'accouchement, parce qu'on craignait que l'eau du bain ne produise une infection. Aujourd'hui, on sait que l'eau immobile du bain ne peut pas pénétrer dans le vagin; on ne croit donc plus que cela est dangereux. Certains médecins, en fait, recommandent les bains à l'hôpital (quand une baignoire est disponible) parce qu'ils croient qu'ils aident mieux qu'une douche à nettoyer les lochies collées au périnée et entre les replis des lèvres. De plus, l'eau chaude détend la région de l'épisiotomie, diminue la douleur et l'oedème, et calme les hémorroïdes.

Il est néanmoins possible que votre médecin préfère que vous attendiez d'être à la maison et même plus tard. Si vous avez hâte de prendre un bain (en particulier si vous n'avez pas de douche à la maison), parlez-en avec lui ou elle. Vous serez peut-être autorisée à le faire.

Si effectivement vous prenez des bains pendant la première ou la deuxième semaine après l'accouchement, assurez-vous que la baignoire est bien nettoyée avant de la remplir. (Mais faites en sorte de ne pas la nettoyer vous-même.) Et faites-vous aider pour entrer et sortir de la baignoire, pendant les premiers jours, quand vous êtes encore susceptible d'être faible.

ÉPUISEMENT

«J'ai accouché depuis bientôt deux mois et je suis plus fatiguée que jamais. Est-il possible que je sois malade?»

Plusieurs jeunes mamans se sont traînées au bureau de leur médecin et se sont plaint de fatigue chronique écrasante, convaincues qu'elles étaient victimes d'une grave maladie. Le diagnostic était invariablement un cas classique de maternité.

On voit rarement une mère échapper à ce syndrome de fatigue post-natale, qui se caractérise par un épuisement persistant et un manque presque total d'énergie. Cela n'est pas surprenant. Il n'existe aucun travail qui exige autant, sur le plan émotif et physique. Contrairement aux autres travaux, l'effort et la pression ne sont pas limités à huit heures par jour et cinq jours par semaines. (Et les mamans n'ont pas non plus d'heure de dîner ou de pause-café.) La maternité pour les débutantes augmente aussi le stress inhérent à tout nouvel emploi; il y a toujours quelque chose de nouveau à apprendre, des erreurs possibles et des problèmes à résoudre. Comme si tout cela ne suffisait pas à produire les symptômes, il faut en plus y ajouter l'énergie que vous dépensez en allaitant, les forces que vous sapez en transportant un nouveau-né qui grossit rapidement et tout le bazar qui l'accompagne, ainsi que le sommeil qui est perturbé nuit après nuit.

Assurez-vous auprès de votre médecin que votre épuisement n'est pas causé par un problème physiologique. Si votre état de santé n'est pas mis en cause, soyez assurée que le temps, l'expérience et les nuits de sommeil de votre bébé aideront graduellement à soulager votre fatigue. Et quand votre corps s'ajustera aux nouvelles exigences, votre niveau d'énergie augmentera légèrement aussi. Entre temps, essayez de suivre les conseils proposés dans le présent livre, pour soulager la dépression post-natale reliée de près à la fatigue (*voir à la page 365*).

CE QUE VOUS DEVEZ SAVOIR :
Retrouver la forme

Il est normal d'avoir l'air enceinte de six mois quand vous l'êtes, mais cela n'est plus normal une fois que vous avez accouché. Pourtant, la plupart des femmes ne doivent pas s'attendre à sortir de la salle d'accouchement beaucoup plus minces qu'elles y sont entrées; elles auront maintenant une petite chose dans leur bras et quelques bourrelets autour de leur taille. Il en va de même pour la jupe étroite qu'elle ont apportée dans leur valise en prévision du retour à la maison; elle restera sans doute pliée encore un bon moment, et fera place au pantalon de maternité.

Combien de temps encore, après être devenue une nouvelle maman, ressemblerez-vous à une future maman? Avec des exercices actifs, votre ancienne silhouette d'avant la grossesse (ou une toute neuve) reviendra en quelques mois.

Vous pouvez vous dire : «Je n'arrête pas de bouger depuis que je suis revenue de l'hôpital, cela ne compte-t-il pas?»

Malheureusement, cela ne compte pas beaucoup. Bien qu'il soit épuisant, ce type d'activité générale ne raffermira pas vos muscles abdominaux et périnéaux affaissés par la grossesse. Seul un programme d'exercices précis le fera.

Vous pouvez commencer à faire des exercices post-natals dès le lendemain de l'accouchement. Le programme qui suit s'adresse aux femmes qui ont eu un accouchement par voies naturelles sans complication. Si vous avez eu une césarienne ou des traumatismes, vérifiez auprès de votre médecin avant de commencer :

RÈGLES DE BASE

■ Commencez toujours vos sessions par les exercices les moins ardus, pour vous réchauffer.

■ Faites des sessions brèves et fréquentes, plutôt qu'une seule longue à chaque jour (ceci donne un meilleur tonus aux muscles).

■ Si vous en avez le temps et que vous aimez vraiment faire des exercices, prenez des cours destinés aux nouvelles mamans ou achetez-vous un livre d'exercices post-natals, et mettez au point votre propre programme. Si cette perspective ne vous convient pas, une petite routine régulière peut aussi vous redonner votre forme, en particulier si vous ajustez vos exercices pour qu'ils s'appliquent directement aux zones problématiques : le ventre, les cuisses, les fesses, etc.

■ Faites vos exercices lentement et ne faites pas de répétitions rapides en série sans les espacer d'un temps de repos raisonnable.

■ Reposez-vous un peu entre les exercices (c'est à ce moment que les muscles se reforment, non pas quand vous êtes en mouvement).

■ Ne dépassez pas la quantité recommandée, même si vous vous en sentez la force.

■ Arrêtez-vous avant de vous sentir trop fatiguée : si vous en faites trop, vous ne le sentirez en général que le lendemain et à ce moment-là, vous serez incapable de poursuivre vos exercices.

■ Ne laissez pas le maternage de votre bébé vous empêcher de vous materner vous-même. De toute façon, votre bébé aimera être étendu sur votre poitrine pendant que vous faites vos exercices.

▪ Ne faites pas d'exercices qui demandent de plier vos genoux jusqu'à votre poitrine, de redressements assis complets ou de soulèvement doubles des jambes, pendant les six semaines qui suivent l'accouchement.

Tous les exercices que nous vous proposons se font dans la position de base, bien que les exercices Kegel puissent être faits dans n'importe quelle autre position confortable. Les premiers exercices peuvent être faits au lit; il vaut mieux faire les autres sur une surface plus dure, comme sur le sol. (Un matelas d'exercice représente un bon achat parce qu'il pourra servir plus tard, quand le bébé commencera à se traîner.)

PREMIÈRE PHASE : VINGT-QUATRE HEURES APRÈS L'ACCOUCHEMENT

Les exercices Kegel. Vous pouvez les commencer immédiatement après l'accouchement, mais vous ne les sentirez pas en les faisant les premières fois. (*Voir à la page 149 pour les directives.*) Vous pouvez faire ces exercices au lit, en prenant votre bain de siège, ou pendant que vous urinez : contractez-vous pour arrêter, puis relâchez le flot urinaire. Répétez plusieurs fois. À mesure que les muscles reprennent du tonus, vous serez capable de laisser s'échapper seulement quelques gouttes d'urine à la fois.

Respirations profondes du diaphragme. En position de base, placez vos mains sur votre ventre pour le sentir s'élever lorsque vous inspirez lentement par la bouche. Commencez par seulement deux ou trois respirations profondes à la fois pour éviter l'hyperventilation. Un excès

sera signalé par des étourdissements ou un évanouissement, des picotements ou une vision trouble. (*Voir à la page 251 pour savoir comment faire face à l'hyperventilation.*)

DEUXIÈME PHASE : TROIS JOURS APRÈS L'ACCOUCHEMENT

Trois jours après l'accouchement, vous pouvez commencer à faire des exercices plus sérieux. Mais seulement si vous êtes sûre que la paire de muscles verticaux de votre ventre (appelés grands droits) ne s'est pas séparée pendant votre grossesse. Cette séparation (ou diastase) est très fréquente, en particulier chez les femmes qui ont eu plusieurs enfants, et elle s'accentuera si vous faites des mouvements le moindrement trop difficiles avant qu'elle ne guérisse. Demandez à votre infirmière ou à votre médecin dans quel état sont ces muscles ou examinez-les vous-même de cette façon : étendue dans la position de base, soulevez légèrement votre tête en gardant les bras étendus; puis tâtez le dessous de votre nombril. Si vous y sentez une masse molle, c'est que vous avez une diastase.

Vous pouvez aider à corriger la diastase, le cas échéant, en faisant cet exercice : couchez-vous sur le dos et inspirez. Croisez ensuite vos mains au-dessus de votre ventre en utilisant vos doigts pour retenir vos muscles abdominaux des deux côtés quand vous expirez en soulevant lentement votre tête. Inspirez ensuite en laissant tomber doucement la tête. Répétez cet exercice trois ou quatre fois, deux fois par jour. Quand la séparation sera guérie, ou si vous n'en avez pas eue, passez aux exercices suivants.

Le redressement du bassin (*voir l'illustration à la page 149*). Étendez-vous sur le dos, les genoux pliés et les pieds écar-

REDRESSEMENTS DE LA TÊTE

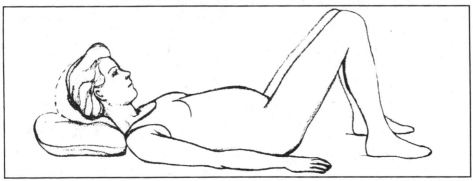

Couchez-vous sur le dos (voir à la page 149). *Prenez une respiration profonde et redressez légèrement la tête, en expirant en même temps. Laissez redescendre votre tête lentement et expirez. Relevez votre tête un peu plus chaque jour jusqu'à pouvoir relever légèrement vos épaules du sol. N'essayez pas les redressements assis complets pendant au moins trois ou quatre semaines, et faites-les seulement si vous avez toujours eu un très bon tonus musculaire au niveau de l'abdomen.*

FLEXIONS DES JAMBES

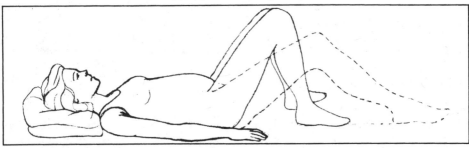

Couchez-vous sur le dos (voir page 149). *Étendez lentement les deux jambes jusqu'à ce qu'elles soient complètement à plat sur le sol. Glissez votre pied droit, la plante à plat sur le sol, jusqu'à vos fesses. Maintenez le creux de vos reins contre le sol. Laissez redescendre votre jambe en la glissant. Répétez avec votre pied gauche. Commencez par trois ou quatre flexions par côté et augmentez graduellement jusqu'à ce que vous puissiez en faire une douzaine ou plus. Après trois semaines, passez à une élévation modifiée de la jambe (en relevant légèrement une jambe à la fois et en la laissant redescendre très lentement); ne le faites que si ce n'est pas douloureux.*

tés d'environ 30 centimètres, la plante des pieds à plat sur le sol. Inspirez en pressant le creux de vos reins contre le sol. Puis inspirez et détendez-vous. Répétez trois ou quatre fois au début; et augmentez graduellement à douze, puis à vingt-quatre fois.

Un programme d'exercices post-natals fera plus qu'aplatir votre ventre et durcir votre périnée. Les exercices périnéaux vous aideront à éviter l'incontinence (dif-ficulté à retenir l'urine), la descente de l'utérus (prolapsus) et diverses difficultés apparaissant lors des relations sexuelles. Les exercices abdominaux réduiront les risques de douleurs dorsales, de varices, de crampes dans les jambes, d'oedème et de formation de caillots dans les veines (thromboses), tout en améliorant votre circulation sanguine. Les exercices réguliers favoriseront la guérison des muscles utérins, abdominaux et pelviens distendus, faciliteront leur retour à un tonus normal et diminueront l'affaiblissement additionnel que pourrait provoquer l'inactivité. Les exercices planifiés aideront aussi à redonner leur forme aux articulations rendues plus lâches par la grossesse et l'accouchement; ils préviendront de plus leur affaiblissement et leur tension. Finalement, les exercices pourront vous procurer des bienfaits psychologiques (demandez à n'importe quel coureur), en augmentant votre habileté à combattre le stress et en vous détendant. Ils diminueront ainsi les dangers de la dépression post-natale.

CHAPITRE 20

Les papas aussi attendent un bébé

D e nos jours pendant la grossesse, la naissance et l'attente, les futures mères et les futurs pères partagent non seulement les joies mais aussi les soucis; et très souvent, dans cette équipe qui attend un bébé ou qui vient d'en avoir un, les préoccupations se chevauchent. Les pères ont donc droit à leurs propres soucis et devraient certainement recevoir du réconfort, non seulement pendant la grossesse et la naissance mais aussi après.

C'est ce qui explique la présence du présent chapitre, dédié au partenaire dans l'aventure de la reproduction, un partenaire à part entière mais souvent négligé. Cependant, il ne s'adresse pas seulement aux pères, pas plus d'ailleurs que le reste de ce livre s'adresse uniquement aux mères. En lisant ce chapitre, une future maman peut avoir un aperçu valable des sentiments de son mari, de ses craintes et de ses espoirs; un futur papa peut atteindre une meilleure compréhension des changements émotifs et physiques qui se produiront chez sa femme pendant la grossesse et après, en lisant le reste du livre (tout en se préparant pour son propre rôle).

CE QUI PEUT VOUS INQUIÉTER

SENTIMENT D'ÊTRE MIS À L'ÉCART

«On porte tellement d'attention à ma femme depuis qu'elle est devenue enceinte que j'ai de la difficulté à croire que j'ai une part de responsabilité dans cette histoire.»

Dans les générations précédentes, la participation du père dans le processus de reproduction s'arrêtait au moment où son sperme avait fertilisé l'ovule. Les pères surveillaient la grossesse de loin, et n'assistaient pas à la naissance.

Il est incontestable que depuis les dernières décennies, les droits des pères ont fait de grands pas. Mais la rééducation n'a rien changé au fait que la grossesse se passe dans le corps de la mère. Certains pères continuent donc de se sentir perdus dans ce qui sera toujours la bataille de la femme. Ils finissent souvent par se sentir oubliés, mis à l'écart et même jaloux de leur femme.

Quelquefois, la femme est responsable sans le savoir de cet état de fait; et quelquefois la responsabilité incombe à l'homme. Dans les deux cas, il est vital que les sentiments du père s'adaptent avant que le ressentiment ne s'installe et qu'il ne gâte ce qui devrait être l'expérience la plus merveilleuse dans la vie de deux parents. La meilleure façon d'y arriver est de vous engager dans tous les aspects de la grossesse de votre femme, du moins tant que vous le pouvez :

Voyez l'obstétricien (ou la sage-femme). Si c'est possible, assistez à toutes les rencontres. La plupart des médecins permettent au mari d'assister aux visites mensuelles, et plusieurs l'encouragent même à le faire. Si votre horaire ne vous permet pas d'assister aux visites mensuelles, vous pouvez peut-être vous arranger pour être là pendant certaines visites particulières, par exemple au moment où l'on entendra le coeur pour la première fois. Essayez aussi de vous libérer pour les tests prénatals.

Mettez-vous dans la peau de votre femme. Vous n'êtes pas obligé de vous présenter au bureau en vêtements de maternité et de commencer à boire un litre de lait par jour. Mais vous pouvez faire les exercices de grossesse avec votre femme; améliorer votre alimentation pendant neuf mois; cesser de fumer, si vous êtes un fumeur. Et lorsque quelqu'un vous offre un verre, dites lui : «Non merci, nous attendons un bébé.»

Soyez bien informé. Nous avons tous beaucoup à apprendre sur la grossesse et l'accouchement. Lisez autant de livres et d'articles que vous le pouvez. Assistez aux cours prénatals avec votre femme. Discutez-en avec des amis qui sont récemment passés par là.

Courez les magasins pour acheter la layette. Faites les courses avec votre femme, choisissez avec elle le berceau et la poussette. Aidez-la à décorer la chambre du bébé. Participez, de façon générale, aux choix, à la planification et à la préparation de l'arrivée du bébé.

Parlez-en. Peut-être sans le savoir votre femme vous laisse-t-elle à l'écart de ce qui lui arrive. Il est possible qu'elle ne se rende pas compte que vous aimeriez vous engager davantage. Il est fort probable qu'elle serait heureuse de vous voir participer à sa grossesse.

PEUR DES RELATIONS SEXUELLES

«Même si le médecin nous a assurés que les relations sexuelles sont sans danger pendant toute la grossesse, j'ai souvent de la difficulté à les poursuivre par crainte de blesser ma femme ou le bébé.»

Jamais la sexualité n'aura tant représenté une source de préoccupation pour les partenaires que pendant la grossesse. Ceci devient particulièrement vrai à mesure que la gestation progresse et que l'esprit (la libido) doit faire face à un problème considérable : le ventre qui grossit et son précieux contenu.

Heureusement, vous pouvez vous reposer l'esprit et évaluer calmement le problème. Aussi vulnérables que puissent paraître la mère et le bébé aux yeux d'un père qui envisage une relation sexuelle, aucun des deux n'est en danger dans une grossesse sans risque qui progresse normalement. (Il existe quelques restrictions, en particulier pendant les deux derniers mois, qui sont expliquées dans «Les relations sexuelles pendant la grossesse», à la page 128.)

Vous ne blesserez pas votre femme en faisant l'amour (en présumant que vous observez les restrictions). De plus, la grossesse étant un moment de rapprochement émotif et physique, vous lui ferez même énormément de bien. En ce qui concerne le bébé, bien qu'il soit en fait inconscient de l'événement, il est possible qu'il ou elle soit bercé par le mouvement calmant de la pénétration et de la contraction utérine qui accompagne l'orgasme.

IMPATIENCE FACE AUX SAUTES D'HUMEUR DE VOTRE FEMME

«Je sais que les changements hormonaux sont responsables de ses sautes d'humeur. Mais je ne sais pas combien de temps encore je pourrai les endurer.»

Si la patience est une vertu, vous devrez être très vertueux pendant le reste de la grossesse de votre femme. Une stabilisation des hormones se produit vers le quatrième mois; ses pleurs et ses humeurs maussades, qui ressemblent à celles de la période prémenstruelle, seront alors atténués. Mais le stress occasionné par la grossesse continuera quant à lui. Plusieurs femmes continuent à avoir des émotions en dents de scie et des attaques de vulnérabilité jusqu'à l'accouchement. Cela ne sera sans doute pas facile et, de temps en temps, il se peut que vous trouviez que c'est presque insupportable. Mais vos efforts seront récompensés, n'en doutez pas. Vous dissiperez plus rapidement votre susceptibilité avec de la compréhension qu'avec de la colère et de la frustration; en offrant votre épaule pour consoler les pleurs de votre femme pendant quinze minutes, vous éviterez de supporter le poids de son anxiété refoulée pendant plusieurs jours.

Essayez de garder à l'esprit que la grossesse n'est pas un état permanent, et que le changement dans les émotions de votre femme est aussi éphémère que les changements de sa silhouette.

SYNDROME DE SOLIDARITÉ

«C'est ma femme qui est enceinte, mais on dirait que moi aussi j'ai des nausées matinales!»

Il est possible que vous fassiez partie des 11 à 65 p. cent de futurs pères (le nombre varie d'une étude à l'autre) qui souffrent du syndrome de solidarité pendant la grossesse de leur femme. Les symptômes apparaissent le plus souvent pendant le troisième mois et de nouveau à l'accouchement, et peuvent ressembler chez l'homme à presque tous les symptômes caractéristiques de la femme enceinte : nausées, vomissements, douleurs abdominales, changements dans l'appétit, goûts étranges, constipation, crampes dans les jambes, étourdissements et changements d'humeur.

On a émis plusieurs théories pour expliquer ce phénomène; ces théories peuvent toutes s'appliquer à vous, du moins en partie : l'identification à la femme enceinte ou la compassion à son égard; la jalousie parce que vous vous sentez mis à l'écart, et un désir d'attirer l'attention; la culpabilité face à la responsabilité que vous avez d'avoir mis votre femme dans un état aussi pitoyable; le stress de vivre avec une femme devenue irritable, maussade, et peut-être sexuellement inabordable; et l'angoisse face au prochain agrandissement de la famille.

Bien sûr, il est possible que vos symptômes indiquent que vous êtes malade; il est donc à conseiller de consulter un médecin. Mais si l'examen ne démontre aucun problème physique, le diagnostic sera probablement la solidarité. La raison, si vous pouvez l'identifier, peut vous aider à trouver le remède. Par exemple, si la jalousie en est la cause, vous pouvez soulager vos nausées matinales en vous mêlant davantage de la grossesse de votre femme. Si la cause est l'anxiété de devoir manipuler un nouveau-né pour la première fois, vous pouvez trouver utile de suivre des cours de puériculture, de lire le présent livre ou même de passer un moment avec le bébé d'un ami.

Même si vous ne pouvez identifier la cause de vos symptômes, le fait de parler avec votre femme de tous vos sentiments en rapport avec la grossesse, la naissance et la paternité aidera à soulager ces douleurs psychosomatiques. De même que si vous en discutez avec d'autres futurs parents aux cours prénatals. Si rien de tout cela ne vous aide, soyez assuré que tous vos symptômes sont normaux et que, s'ils ne disparaissent pas pendant la grossesse, ils le feront après l'accouchement.

Le père qui n'est jamais malade pendant la grossesse de sa femme est tout aussi normal. L'absence de nausées matinales et d'embonpoint ne signifie pas qu'il ne comprend pas sa femme et qu'il ne s'identifie pas à elle.

INQUIÉTUDE AU SUJET DE LA SANTÉ DE VOTRE FEMME

«Je sais que la grossesse et l'accouchement sont aujourd'hui sans danger, mais je n'arrête pas de me faire du souci pour ce qui peut arriver à ma femme.»

On ne peut nier qu'un femme enceinte a l'air vulnérable. Vous avez le désir très naturel, en tant que mari amoureux, de la protéger de tous les dangers possibles. Mais vous pouvez vous détendre. Votre femme est absolument à l'abri du danger. De nos jours, il est extrêmement rare qu'une femme meure des suites d'une grossesse ou d'un accouchement, et la plupart de celles à qui cela arrive proviennent de bas-fonds populeux ou de régions rurales éloignées. Elles n'ont bénéficié ni de soins prénatals ni d'une alimentation adéquate. (*Voir à la page 61.*)

Mais même si la grossesse ne présente aucun danger physique sérieux pour votre femme, vous pouvez quand même aider à la rendre plus sûre et plus confortable pour elle : assurez-vous qu'elle obtient les meilleurs soins médicaux et qu'elle s'alimente le mieux possible; donnez-lui l'occasion de se reposer pendant que vous faites le lavage, le dîner ou que vous nettoyez la maison; et donnez-lui le genre de support émotif qu'elle ne peut obtenir de personne d'autre (peu importe l'avancement de la science obstétricale, les femmes enceintes seront toujours vulnérables du côté émotif).

AU SUJET DE LA SANTÉ DU BÉBÉ

«J'ai tellement peur que quelque chose arrive à mon bébé que je ne parviens même pas à dormir la nuit.»

Les futures mamans ne sont pas seules à être inquiètes. Comme la plupart des futures mamans, presque tous les futurs papas se soucient de la santé et du bien-être du bébé qui va naître. Heureusement, ces soucis sont généralement inutiles. Les chances que votre bébé naisse vivant et absolument normal sont largement dominantes, et de loin meilleures que pour les générations précédentes.

Bien sûr, même les statistiques les plus rassurantes n'arriveront pas à effacer vos craintes; seule la naissance d'un bébé en santé le fera. Mais le partage de vos craintes avec votre femme, et des siennes avec vous, peut aider à vous libérer tous les deux et rendra l'attente ainsi que le sommeil un peu plus faciles.

LA SILHOUETTE DE VOTRE FEMME

«Même si cela peut sembler mesquin, j'ai peur que ma femme ne devienne grosse et flasque pendant la grossesse et qu'elle reste comme cela après.»

Si votre femme devait, pour son bien et celui du bébé, prendre 22 kilos pendant sa grossesse, vous (et les innombrables futurs pères qui partagent votre «mesquinerie») n'auriez pas d'autre choix, bien sûr, que celui d'accepter la graisse et les bourrelets comme le prix à payer pour avoir un bébé en santé. Mais un tel gain de poids n'est pas justifié médicalement. Il peut mener à des complications inutiles pendant la grossesse et l'accouchement. Avec un régime riche en aliments nutritifs qui ne provoque qu'une augmentation de poids modérée et régulière, la femme grossit de 9 à 13 kilos et donne à votre bébé de meilleures chances d'avoir un développement sain et un accouchement sans danger. Votre femme pourra ainsi retrouver plus rapidement sa fine silhouette après l'accouchement. (*Voir «Le Régime infaillible», à la page 61 et «Le gain de poids», à la page 117.*)

Il n'est déjà pas facile de suivre un régime strict pendant deux semaines. Cela peut donc paraître presque impossible à faire pendant neuf mois, à moins que la personne soumise à la diète n'ait le support, la compréhension et l'aide d'un proche. Dans le cas de votre femme, cette personne c'est vous. Non seulement certains maris n'accordent pas ce support à leur femme, mais il arrive qu'ils sabotent involontairement ses louables efforts. Les maris ont probablement fait plus que toutes les compagnies de sucreries réunies pour nuire au régime de leur femme, soit en apportant la tentation à la maison, en la commandant au restaurant, ou même en l'offrant directement à leur femme («Allons! Une bouchée ne fera pas de tort...»).

Avec les conseils qui suivent, vous serez capable de devenir le meilleur allié de votre femme dans sa campagne pour gagner du poids modérément et pour bien s'alimenter pendant la grossesse. Vous ferez d'une pierre deux coups car vous protégerez en même temps vos intérêts personnels (avoir une femme mince) :

Ne soumettez pas votre femme à la tentation. Si vous devez à tout prix faire un écart dans le régime, faites-le hors de la maison, loin de votre femme. Vous ne pouvez pas espérer qu'elle se sente comblée si elle mange de la viande bouillie, des légumes cuits à la vapeur et des fruits frais pendant que vous vous régalez devant elle de sauces hollandaises, de foie gras et de pâtisseries!

Mettez en pratique vos propres conseils. Ce qui est bon pour l'oie l'est aussi pour le jars. Suivez le plus possible la diète recommandée dans le *Régime infaillible* (tout en reconnaissant que vous n'avez pas besoin d'autant de protéines et de calcium). Ainsi, non seulement encouragerez-vous votre femme, mais vous améliorerez aussi votre propre santé.

Ne soyez pas trop moraliste. Si elle manque à sa discipline, ne lui reprochez pas continuellement sa faute. Elle risquerait simplement de récidiver. Rappelez-lui plutôt son régime sans lui faire de remontrances. Encouragez-la à se reprendre en main et ne vous prenez pas pour sa conscience. Si elle commande du poulet frit et des frites, signalez-le lui doucement au lieu de le crier publiquement. Ce qui importe le plus est d'y mettre un peu d'humour et beaucoup d'amour.

Mettez l'accent sur ce qui est positif. Rien ne minera davantage sa volonté qu'un ego chancelant. Appliquez-vous à lui faire

faire ses exercices, à admirer sa silhouette de femme enceinte et à lui dire souvent que la grossesse lui va bien.

Faites de l'exercice avec elle. Il est beaucoup plus agréable (et normal) de danser le tango à deux. Il en est de même lorsque vient le temps de suivre un programme d'exercices pendant la grossesse. Ces exercices ne sont pas seulement importants pour la taille de votre femme (et la vôtre), mais ils la mettront aussi en forme pour le travail et l'accouchement.

EFFONDREMENT PENDANT LE TRAVAIL

«J'ai peur de m'évanouir ou de tomber malade pendant l'accouchement.»

Rares sont les pères qui entrent sans crainte dans la salle d'accouchement. Même certains obstétriciens qui ont assisté à la naissance de milliers de bébés peuvent éprouver une soudaine perte de confiance lorsqu'il s'agit de la naissance de leur propre enfant.

Pourtant très peu de ces craintes sont fondées. Vous aurez beau avoir peur de glacer, de vous effondrer, de vous évanouir ou d'avoir des malaises d'estomac en regardant l'accouchement, vous réagirez probablement comme la grande majorité des hommes et tout ira bien. La préparation à la naissance rend en général l'expérience plus satisfaisante (par exemple si vous prenez des cours prénatals), mais même les pères les moins préparés passent mieux à travers le travail et l'accouchement qu'ils ne l'espéraient. Une étude portant sur des pères qui ont assisté à la naissance de leur bébé sans préparation antérieure a prouvé que, bien que 70 p. cent d'entre eux se soient attendus à un accouchement terrifiant, désagréable et à une expérience négative, ils ont tous décrit l'événement après coup en termes extrêmement positifs.

Mais comme tout ce qui est nouveau et inconnu, la naissance devient moins effrayante et intimidante si vous savez à quoi vous attendre. Devenez donc expert en la matière. Lisez le chapitre complet qui traite du travail et de l'accouchement à la page 227. Assistez aux cours prénatals et regardez les films sur le travail et l'accouchement en gardant les yeux ouverts. Visitez l'hôpital à l'avance pour vous familiariser avec l'équipement qu'on utilise dans les salles de travail et d'accouchement. Parlez avec des amis qui viennent d'en faire l'expérience. Vous découvrirez sans doute qu'ils avaient les mêmes angoisses avant l'accouchement et qu'ils ont vécu merveilleusement l'événement.

Bien qu'il soit important d'être informé, il faut aussi vous souvenir que la naissance n'est pas un test de courage ou d'aptitudes. Ne vous sentez pas absolument obligé d'être un champion pendant l'accouchement (comme le font certaines femmes). Le personnel médical n'évaluera pas chacun de vos gestes pour les comparer à ceux du mari d'à côté. Et, plus important encore, votre femme non plus ne le fera pas. Elle ne vous en voudra pas si vous oubliez les techniques d'assistant que vous avez apprises aux cours. Votre présence près d'elle, vos encouragements, et le réconfort d'un visage et d'un toucher qui lui sont familiers seront ce qu'elle pourra trouver de plus bénéfique.

«Je préférerais ne pas assister à l'accouchement, mais je sens beaucoup de pression autour de moi.»

Il est devenu courant que les pères assistent à la naissance; mais cela n'en devient pas pour autant une obligation. Des études ont démontré que les pères qui assistent à la naissance n'ont pas une meilleure relation avec leur progéniture que ceux qui n'y ont pas assisté; tout comme les pères qui établissent des liens affectifs immédiatement après la naissance ne semblent pas devenir automatiquement des pères meilleurs et plus aimants. Ce qui est important est que vous fassiez ce qui vous convient, pour vous comme pour votre femme. Si vous ne vous sentez pas bien à l'idée d'assister à l'accouchement, pour quelque raison que ce soit, vous forcer à le faire amènerait probablement plus de dommages que de bienfaits à tous ceux qui sont concernés. Ignorez ceux qui essaient de vous forcer à prendre une décision qui ne vous plaît pas. Souvenez-vous que les générations de pères qui n'ont pas vu naître leurs bébés sont plus nombreuses que celles qui l'ont fait et que tout ce beau monde s'en est quand même sorti.

Cependant, cela ne veut pas dire que l'assistance à la naissance de votre enfant n'est pas une expérience qui en vaut la peine, ou que vous devez abandonner sans y songer sérieusement. Il est important que vous ne laissiez personne décider à votre place, mais il est aussi important que vous ne preniez pas de décision définitive avant la dernière minute. Faites tous les préparatifs : accompagnez votre femme à ses visites prénatales, prenez les cours avec elle et faites des lectures approfondies. Plusieurs pères qui étaient d'abord hésitants ont trouvé que la connaissance du travail et de l'accouchement leur avait apporté une nouvelle perspective, qui leur avait permis de se sentir assez bien face à l'accouchement pour finalement y assister et y participer pleinement.

D'autres finissent cependant par décider que leur présence pendant l'accouchement serait nuisible pour leur femme et pour eux-mêmes. Certains décident d'essayer mais ils prennent conscience avant ou pendant l'accouchement qu'il vaut mieux sortir. Tous les pères devraient se sentir libres de suivre leur instinct, en étant assurés que cela n'aura aucune conséquence sur leur capacité d'être père.

«Ma femme accouchera par césarienne. Les règlements de l'hôpital ne me permet-

tent pas d'y assister, et je crains que notre famille ne parte pas sur le bon pied.»

Vous aviez pris la décision d'assister à la naissance, mais vous découvrez maintenant que vous n'étiez pas vraiment libre de votre décision (comme c'est d'ailleurs le cas dans plusieurs hôpitaux quand on décide de faire une césarienne); mais n'abandonnez pas trop facilement, tout en restant bien sûr courtois. Avec l'aide de l'obstétricien de votre femme (si un tel support peut être envisagé), essayez de persuader la direction de l'hôpital d'alléger (ou même de changer) ses règlements. (Il peut s'avérer utile de leur rappeler que la majorité des hôpitaux permettent maintenant aux pères d'être présents aux césariennes qui sont prévues d'avance.) Si votre campagne n'obtient pas de succès (ou si une césarienne d'urgence exclut votre présence), votre déception sera très légitime. Mais vous ne devez pas laisser cette déception assombrir la joie entourant la naissance de votre enfant. Votre absence à sa naissance ne peut nuire à votre relation avec votre bébé que si vous entretenez des sentiments de culpabilité, du ressentiment et de la frustration.

LIENS AFFECTIFS

«Ma femme a eu une césarienne d'urgence et je n'ai pu assister à la naissance. Je n'ai pas pu prendre le bébé dans mes bras pendant vingt-quatre heures et j'ai peur de ne pas avoir établi de liens affectifs avec lui.»

Jusqu'à très récemment, très peu de pères étaient témoins de la naissance de leurs enfants, et l'expression «liens affectifs» n'est devenue à la mode que depuis les années 1970. Personne avant ne croyait qu'il y avait une telle urgence d'établir des liens affectifs avec sa progéniture. Pourtant, rien n'a empêché des millions de

pères de développer des relations père-fils ou père-fille remplies d'amour. À l'inverse, chaque père qui assiste à la naissance de son enfant et à qui on permet d'établir des liens affectifs immédiatement n'est pas automatiquement assuré que son rapprochement avec sa progéniture durera toute la vie.

La présence auprès de votre femme pendant l'accouchement est idéale, et être privé de cette chance est bien sûr décevant, en particulier si vous avez passé des mois à vous entraîner ensemble pour l'accouchement. Mais cela n'est pas une raison de ne pas vous sentir comblé par votre relation avec votre bébé. Seul le contact affectif quotidien vous rapprochera vraiment de votre bébé; changer les couches, donner le bain, le biberon, des caresses et bercer l'enfant, voilà la vraie méthode pour créer des liens affectifs durables. Votre enfant ne saura jamais ce que vous n'avez pas partagé au moment de la naissance, mais il saura si vous avez été présent quand il a eu besoin de vous à partir de ce moment.

SENTIMENT D'ÊTRE EXCLU PENDANT L'ALLAITEMENT

«Ma femme allaite notre bébé. Et il ne me semble pas que je partage ce rapprochement entre eux. Je me sens mis de côté.»

Certains aspects immuables de l'enfantement excluent naturellement le père : il ne peut pas porter un enfant, il ne peut ni être en travail ni accoucher, et il ne peut pas non plus allaiter. Mais comme des millions de pères le découvrent chaque année, les limites physiologiques naturelles d'un homme ne le relèguent pas nécessairement au statut de spectateur. Vous pouvez partager presque toutes les joies, les attentes, les efforts et les souffrances de la grossesse, du travail et de l'accouchement de votre femme, du premier coup de pied jusqu'à la dernière poussée, en y participant activement et en y apportant votre support. Bien sûr, vous ne pourrez jamais allaiter votre bébé, mais vous pourrez partager le processus de l'allaitement :

Donnez à votre bébé ses suppléments alimentaires. Il y a plus d'une façon de nourrir un bébé. Bien que vous ne puissiez le nourrir au sein, vous pouvez donner les biberons supplémentaires. Non seulement vous donnerez à votre femme une chance de se reposer (soit au milieu de la nuit ou pendant le dîner), mais cela vous permettra de vous rapprocher de votre bébé. Ne perdez pas cette chance en laissant boire le bébé tout seul dans son lit. Prenez une position de nourrice, avec la bouteille dans la même position qu'aurait le sein de votre femme et serrez votre bébé contre vous.

Partagez les nuits blanches. Partager les joies de nourrir le bébé signifie qu'il faut aussi le faire pendant la nuit. Même si vous ne donnez pas le biberon supplémentaire, vous pouvez faire partie du rituel de la tétée pendant la nuit. Vous pouvez être celui qui le sort de son lit, change sa couche si nécessaire, et le ramène dans son lit lorsqu'il ou elle s'est rendormi.

Soyez un spectateur émerveillé. Le simple spectacle de l'allaitement — qui constitue, comme la naissance, une sorte de miracle — peut vous procurer une très grande satisfaction. Au lieu de vous sentir à l'écart, appréciez le privilège d'être témoin de l'amour qui se transmet de votre femme à votre bébé pendant la tétée.

Participez à tous les autres rituels quotidiens. L'allaitement est la seule tâche quotidienne que seule la mère peut effectuer. Si vous prenez la responsabilité d'au moins une autre tâche (et de plus d'une,

si possible), vous serez trop occupé pour être jaloux.

DIMINUTION DES DÉSIRS SEXUELS APRÈS L'ACCOUCHEMENT

«Le spectacle de l'accouchement a été absolument miraculeux. Mais le fait de voir notre bébé sortir du vagin de ma femme a diminué mes désirs sexuels.»

Le comportement sexuel des humains, en comparaison à celui des autres animaux, est extrêmement délicat. Il relève non seulement de l'instinct mais aussi de la raison. Et de temps en temps, la raison met un grand désordre dans ce comportement. La grossesse est un des moments où ce phénomène est le plus susceptible de se produire. Comme vous semblez le découvrir, cela peut aussi arriver pendant la période post-natale.

Il est fort possible que la cause de votre ambivalence n'ait rien à voir avec le fait que vous avez vu naître votre bébé. La plupart des nouveaux papas découvrent que l'esprit et la chair sont moins spontanés après l'accouchement (bien que le contraire soit normal), et cela pour plusieurs raisons fort naturelles : la fatigue, en particulier si le bébé ne dort pas toutes ses nuits; la gêne d'avoir une troisième personne dans la maison; la peur que le bébé ne se réveille en pleurant à la première caresse (surtout si le bébé partage votre chambre); la crainte de blesser votre femme pendant la pénétration avant que son corps ne soit complètement guéri; et finalement, une préoccupation physique et mentale générale de la santé de votre nouveau-né, qui concentre votre énergie à l'endroit où elle est le plus en demande pendant cette période de votre vie.

En d'autres termes, il est probablement préférable que votre motivation sexuelle soit à la baisse, particulièrement si celle de votre femme l'est aussi (comme il arrive souvent pendant la période post-natale). Il est impossible de prédire combien de temps prendront votre énergie et la sienne pour revenir à la normale. Comme pour toutes les questions se rapportant à la sexualité, la «normalité» est un concept très large. Chez certains couples, le désir reviendra avant que le médecin n'ait donné son accord. Chez d'autres, il faudra parfois six mois pour rétablir la coexistence harmonieuse sous le même toit entre le bébé et la sexualité. (Certaines femmes n'éprouvent pas de désir avant la fin de l'allaitement.)

Certains pères, même s'ils se sont préparés à l'expérience de la naissance, sentent quand même que leur *territoire* a été *violé*, que cet endroit spécial qui était destiné à l'amour a soudain pris une fonction pratiquo-pratique. Mais à mesure que les jours passeront, ce sentiment disparaîtra. Le père commencera à se rendre compte que le vagin a deux fonctions, tout aussi importantes et miraculeuses. Aucune n'exclut l'autre, et en fait elles sont toutes deux très étroitement liées. Il arrivera également à reconnaître que le vagin ne devient un véhicule pour la naissance que pendant une brève période, alors qu'il reste une source de plaisir pour lui et sa femme pendant une vie entière.

Si le désir sexuel ne revient pas et que son absence commence à vous inquiéter, vous avez probablement besoin d'une aide professionnelle.

«Avant le bébé, les seins de ma femme étaient le centre de notre plaisir, à tous les deux. Maintenant qu'elle allaite, ses seins semblent trop fonctionnels pour être excitants.»

Comme le vagin, les seins servent à la fois les besoins pratiques et sexuels (et même le désir sexuel est pratique, envisagé du strict point de vue de la procréation). Ces fonctions ne s'excluent pas l'une l'autre, mais elles peuvent entrer en conflit pendant l'allaitement.

Certains couples se voient excités par l'allaitement. D'autres, pour certaines raisons, se trouvent complètement refroidis (à cause de l'écoulement du lait, par exemple, ou parce qu'ils se sentent gênés de se servir de la source alimentaire de leur bébé pour leur plaisir sexuel).

La normale se situe au niveau de ce qui vous excite et de ce qui vous refroidit. Si vous trouvez que les seins de votre femme sont trop fonctionnels pour être excitants en ce moment, n'essayez pas de vous efforcer à penser autrement. Évitez-les lors de vos préludes sexuels pendant un bout de temps, et soyez assurés que vos sentiments reviendront quand le bébé sera sevré. Assurez-vous cependant que vous êtes ouvert et honnête envers votre femme; vous pourriez provoquer chez elles une sensation de rejet, si vous retiriez soudainement vos mains de ses seins sans explication. Faites également attention de ne pas entretenir de ressentiment envers le bébé parce qu'il utilise *vos* seins; au lieu de cela, essayez de considérer l'allaitement comme un *prêt* temporaire.

CHAPITRE 21

Préparez-vous pour le prochain bébé

Dans un monde idéal, nous pourrions avoir la possibilité de planifier la vie à notre guise. Mais dans le monde où nous vivons tous, les plans les mieux organisés font souvent place à des virages et à des tournants du destin que nous ne maîtrisons pas vraiment. Il ne nous reste donc plus qu'à accepter ce qui arrive et à en tirer le meilleur parti.

Pour avoir la meilleure grossesse possible, il nous faudrait connaître d'avance l'instant précis de la conception. Nous pourrions alors effectuer divers changements et ajustements dans notre vie afin d'assurer au bébé les meilleures chances pour qu'il naisse vivant et en bonne santé. Une telle planification à l'avance représente un luxe rare, que plusieurs femmes ne peuvent se permettre (à cause de l'irrégularité de leurs menstruations ou de la fragilité de leur méthode de contraception).

Nous l'avons souvent souligné dans ce livre, ce que fait une femme avant de savoir qu'elle est enceinte (quelques verres d'alcool, quelques écarts alimentaires, des radiographies dentaires) affecte très peu son bébé. Rares sont les femmes qui agissent comme si elles étaient enceintes dès le moment de la conception, et cependant la vaste majorité donne naissance à des bébés normaux et en santé.

Mais ce serait une négligence de ne pas dresser le plan de la meilleure grossesse possible puisque, chez certaines femmes, une telle possibilité existe. Cette planification s'applique aussi bien si vous en êtes à la conception que si vous avez l'intention de concevoir bientôt. Il n'est jamais trop tard pour commencer à prendre soin de votre corps; de la même manière, il n'est jamais trop tôt. En fait, les bonnes habitudes que vous prendrez avant la grossesse profiteront non seulement à vos propres enfants mais également aux enfants de vos enfants. Agissez dès maintenant :

Passez un examen médical complet. Votre mari et vous devriez voir un spécialiste ou votre médecin de famille. Un examen détectera les problèmes qu'on devra corriger d'avance, ou qu'on devra surveiller de près pendant la grossesse. Assurez-vous que vous êtes immunisée contre différentes maladies, en particulier contre la rubéole. Occupez-vous aussi des injections anti-allergie, des chirurgies mineures et de tous les autres soins médicaux que vous auriez négligés. (Si vous commencez un traitement de désensibilisation aux allergies maintenant, vous pourrez probablement le poursuivre après la conception.)

Consultez votre dentiste. Prenez rendez-vous pour un examen complet et un nettoyage. Faites faire maintenant toutes les réparations qui s'imposent, incluant les radiographies, les plombages et la chirurgie dentaire.

Choisissez un médecin et passez un examen de prégrossesse. Il est plus facile de choisir un médecin maintenant, pendant que vous n'êtes pas pressée, que de le faire quand la première visite prénatale s'impose. Si vous pensez que vous aimeriez avoir recours à une sage-femme diplômée, faites-vous examiner d'abord par un gynécologue ou un médecin de famille en qui vous avez confiance, pour vous assurer que votre prochaine grossesse ne sera pas à risque. Si vous savez, ou si vous soupçonnez que votre mère a pris du diethylstilbestrol (DES) lorsqu'elle était enceinte de vous, dites-le à votre médecin, afin qu'il examine minutieusement vos organes reproducteurs, en vous faisant une colposcopie si nécessaire. Si vous avez déjà eu des problèmes de grossesse, comme une fausse couche ou un accouchement prématuré, discutez avec votre médecin des mesures à prendre pour que ce problème ne se répète pas.

Faites des recherches génétiques. Si l'un de vous deux a des problèmes génétiques personnels ou familiaux, consultez un généticien.

Évaluez votre méthode contraceptive. Si vous utilisez une méthode contraceptive qui peut présenter des risques pour les grossesses ultérieures (même légers), changez-la avant de commencer l'essai de la conception. Vous devriez arrêter les pilules anticonceptionnelles plusieurs mois avant la conception, si c'est possible, pour permettre à votre système reproducteur d'avoir deux cycles normaux avant de commencer à faire des bébés. Vous devez faire enlever votre stérilet avant de commencer vos tentatives. Puisque les risques que présentent les spermicides sont encore inconnus, il serait très prudent d'arrêter de les utiliser (seuls ou avec un diaphragme) au moins un mois avant de décider de devenir enceinte. Entre temps, vous pouvez utiliser le condom, en vous en servant prudemment (*voir à la page 376*).

Améliorez votre régime alimentaire. Commencez à éliminer de votre diète les aliments sans valeur nutritive et les sucres raffinés, et augmentez les grains entiers et les fibres. Puisqu'il vaut mieux commencer votre grossesse avec un poids aussi normal que possible, essayez de l'atteindre avant la conception. Augmentez ou diminuez vos calories selon vos besoins. Prévoyez une alimentation de base; mais vous n'aurez besoin que de deux portions de calcium et de deux portions de protéines par jour jusqu'à la conception. (*Consultez le «Régime infaillible», page 61.*) Ne suivez pas de régime sévère.

Améliorez le régime alimentaire de votre mari. Plus l'alimentation de votre mari sera saine, plus ses spermatozoïdes seront forts. Son régime alimentaire devrait ressembler au vôtre avant la grossesse, avec un apport calorique correspondant à son poids et à ses activités.

Prenez des suppléments de vitamines et de minéraux. Des études démontrent que de prendre un supplément avant la grossesse peut éviter des malformations congénitales. De plus, le supplément vous garantira une quantité nécessaire de vitamines, en particulier d'acide folique et de minéraux (surtout de fer), avant la conception.

Mettez-vous en forme. Un programme d'exercices donnera du tonus à vos muscles et les renforcera. Il vous préparera en même temps à défier les tâches de la grossesse et de l'accouchement. Les exercices vous aideront également à perdre tout excès de poids.

Évitez les radiographies et l'exposition aux produits chimiques. Certaines expositions (mais pas toutes) peuvent nuire au sperme de votre mari et à vos ovules avant la conception, et plus tard à un embryon qui se développe ou à un foetus. Évitez les expositions dangereuses au travail (*le DSST, Département de Santé et de Sécurité au Travail, peut vous fournir des informations à ce sujet; voir à la page 55*). Si vous essayez de devenir enceinte, il est possible que vous ayez déjà des résultats. Informez les médecins qui vous soignent, ou les techniciens qui vous font une radio qu'il est possible que vous soyez enceinte, et ne permettez pas qu'on vous prescrive de radiographies inutiles (*voir à la page 48*). Ne respirez pas directement de vapeurs provenant de matériaux comme la peinture, les insecticides et les produits d'entretien (*voir pages 51 à 54*).

Diminuez la caféine. La modération du café, du thé et des boissons gazeuses (et l'abandon graduel, si possible) vous empêchera d'avoir des symptômes de sevrage quand vous serez enceinte. Ceci signifie que vous ne devez pas prendre plus qu'un total de deux tasses de café, thé et boisson gazeuse avant la conception et de préférence pas du tout après (*voir à la page 45*).

Arrêtez votre consommation d'alcool. Un cocktail ou un verre de vin par jour ne fera pas de tort à votre bébé pendant votre période de préparation à la grossesse, mais évitez de trop boire. Quand vous en serez à la conception, arrêtez de boire complètement (*voir à la page 39*).

Cessez de fumer. Et pas seulement vous : des études récentes indiquent que votre mari a intérêt à le faire également. (*Voir à la page 43 les conseils sur l'abandon de la cigarette.*)

Évitez la marijuana et les autres drogues «récréatives». Elles peuvent nuire à la conception, et leur effet sur le foetus est souvent inconnu. Certaines drogues qu'on connaît mieux ont même un effet nuisible (*voir à la page 44*).

Limitez la consommation de médicaments. Parlez de vos projets avec votre médecin et informez-vous si les médicaments que vous prenez régulièrement peuvent présenter des problèmes si vous concevez. Y a-t-il des substituts? Peut-on réduire la dose? Quand vous songez à concevoir, évitez de prendre des médicaments en vente libre sans consulter votre médecin.

Vérifiez votre immunité à la toxoplasmose (si vous avez un chat ou si vous mangez régulièrement des viandes crues). Si vous êtes immunisée, vous ne devez pas vous en faire à ce sujet pendant votre grossesse; si vous ne l'êtes pas, faites examiner votre chat (et faites-le traiter s'il en est atteint). Arrêtez de manger des viandes crues ou saignantes. (*Voir à la page 47.*)

Détendez-vous. Ce dernier conseil est probablement le plus important. La tension et l'énervement face à la conception peuvent vous empêcher de devenir enceinte.

Appendice

LES ANALYSES COURANTES PENDANT LA GROSSESSE[1]

LES ANALYSES ET LE MOMENT OÙ ON LES EXÉCUTE	LA TECHNIQUE	LES BUTS
Type sanguin; première visite, à moins qu'il ne soit déjà connu.	Prise de sang dans votre bras.	Pour déterminer votre type sanguin et votre facteur Rh, au cas où une transfusion s'avérait nécessaire et pour prévoir la possibilité d'une incompatibilité du facteur Rh (*voir page 25*).
Sucre (glucose) dans l'urine; à chaque visite.	On plonge un bâtonnet spécial dans l'échantillon d'urine; sa couleur permet d'indiquer la présence de sucre.	Une augmentation occasionnelle du taux de sucre est normale pendant la grossesse (*voir page 122*). Mais des niveaux élevés qui persistent peuvent indiquer une hyperglycémie; d'autres analyses détermineront la présence d'un diabète de gestation, qui nécessite une diète et des soins spéciaux.

1. Il est possible que votre médecin omette certaines de ces analyses ou qu'il en ajoute d'autres; tout dépendra de votre état de santé et de ses opinions professionnelles.

LES ANALYSES ET LE MOMENT OÙ ON LES EXÉCUTE	LA TECHNIQUE	LES BUTS
Albumine (protéines) dans l'urine; à chaque visite.	Une bandelette spéciale, plongée dans un échantillon d'urine, indique la présence d'albumine.	De hauts niveaux d'albumine peuvent être reliés à la toxémie; si les tests de routine indiquent une augmentation, on peut prescrire une analyse d'urine dans la journée.
Bactéries dans l'urine; première visite.	On analyse l'échantillon d'urine en laboratoire.	Les bactéries dans l'urine peuvent indiquer une prédisposition à l'infection; un traitement est recommandable.
Tension artérielle; à chaque visite.	On mesure la tension artérielle à l'aide d'un brassard et d'un stéthoscope, ou avec un appareil électronique.	Une hausse soudaine de la tension artérielle de plus de trente points dans le registre du haut (systolique), ou dans le registre du bas (diastolique), peut signaler une complication comme la prééclampsie (*voir pages 120, 165, 317 et 319*).
Hémoglobine et hématocrite; à la première visite et souvent au quatrième mois (on la répète si les dosages sont bas ou si on a diagnostiqué une anémie).	On examine un échantillon de sang provenant du bras ou du bout du doigt.	Il est possible que les taux soient légèrement à la baisse, mais s'ils le deviennent de façon anormale on procédera à de plus amples analyses et à un traitement.

LES ANALYSES ET LE MOMENT OÙ ON LES EXÉCUTE	LA TECHNIQUE	LES BUTS
Dosage des anticorps contre la rubéole; à la première visite.	On analyse un échantillon de sang prélevé dans le bras pour y faire le décompte des anticorps de la rubéole.	Un haut taux d'anticorps de la rubéole dans votre sang indique que vous êtes immunisée contre la maladie; si vous ne l'êtes pas, il est important d'éviter les contacts avec la maladie (surtout pendant le premier trimestre) et de vous faire vacciner avant une autre grossesse.
VDRL; à la première visite, et une autre fois vers le septième ou le huitième mois.	On analyse un échantillon de sang provenant de votre bras.	Pour vérifier s'il y a présence de syphilis. Si c'est le cas, un traitement rapide empêchera de mettre le foetus en danger.
Culture de gonocoque; à la première visite[2].	On prélève des sécrétions vaginales à l'aide d'un bâtonnet et on en fait la culture en laboratoire.	S'il y a présence de gonocoques, un traitement empêchera l'infection des yeux du foetus.
Test Pap; à la première visite.	On prélève des sécrétions du col avec un bâtonnet et on les examine au microscope pour tenter d'y découvrir des cellules anormales.	Des cellules anormales pourraient indiquer une tumeur maligne et nécessiter un traitement. Seule une analyse plus poussée peut déterminer avec certitude la présence d'une telle tumeur.

2. Dès la première visite, vous pourrez aussi subir des tests pour la chlamydia et l'herpès.

TRAITEMENTS NON MÉDICAMENTEUX PENDANT LA GROSSESSE

SYMPTÔMES	TRAITEMENT	TECHNIQUE
Rhume, grippe, diarrhée.	Beaucoup de liquides.	Buvez de l'eau et des jus (250 ml [1 t] par heure). Dans le cas de la diarrhée, buvez seulement des jus dilués et évitez les jus de prune. Buvez du lait selon les recommandations de votre médecin.
Démangeaisons à l'abdomen.	Pâte d'ammoniaque et bicarbonate de soude.	Mélangez 125 ml (½ t) de bicarbonate avec suffisamment d'ammoniaque domestique pour faire une pâte (évitez d'inhaler les vapeurs); appliquez la pâte sur le ventre. Faites examiner par votre médecin les problèmes de peau qui persistent.
Enflures ou ecchymoses.	Compresses froides.	Trempez une serviette dans un bassin de glaçons et d'eau froide, essorez-la et appliquez-la sur les endroits affectés; refroidissez-la de nouveau quand elle n'est plus assez froide.
Sinusite.	Compresses chaudes et froides.	Trempez une serviette dans l'eau chaude, essorez-la et appliquez-la sur la région douloureuse jusqu'à ce que la chaleur se dis-

SYMPTÔMES	TRAITEMENT	TECHNIQUE
		sipe, environ trente secondes; puis appliquez une compresse froide jusqu'à ce que le froid se dissipe. Continuez à alterner le chaud et le froid pendant dix minutes, quatre fois par jour.
Douleurs ou irritation de la gorge.	Gargarisme.	Faites dissoudre 5 ml (1 c. à thé) de sel dans 250 ml (1 t) d'eau chaude (à la même température que vous prenez votre thé) et gargarisez-vous pendant cinq minutes; répétez au besoin, ou aux deux heures.
Démangeaisons dans les yeux, accompagnées d'un écoulement.	Compresses tièdes.	Appliquez une serviette que vous avez trempée dans l'eau tiède, pas trop chaude (vérifiez la chaleur sur votre poignet), et appliquez sur vos yeux pendant cinq ou dix minutes toutes les trois heures.
Rhumes et toux.	Inhalations.	Utilisez un humidificateur ordinaire, un vaporisateur ou une bouilloire; préparez une tente en recouvrant d'un drap un parapluie que vous aurez fixé au dossier d'une chaise; placez l'humidificateur sur la chaise. Passez quinze minutes sous la tente,

SYMPTÔMES	TRAITEMENT	TECHNIQUE
		trois à quatre fois par jour; étirez le temps jusqu'à trente minutes si vous n'êtes pas trop mal installée. (Ne restez pas sous la tente si vous avez trop chaud.) Gardez l'humidificateur près de votre lit quand vous dormez ou quand vous vous reposez.
Muscles endoloris, tension, ecchymoses et entorses.	Compresses chaudes.	Vingt-quatre ou quarante-huit heures après la blessure, mouillez complètement une serviette dans l'eau chaude, puis essorez-la et appliquez-la sur la blessure. Recouvrez le tout d'un sac de plastique. Appliquez un coussin chauffant sur le plastique à chaleur moyenne, en prenant soin de ne pas toucher la serviette mouillée. Appliquez cette compresse pendant une heure, deux fois par jour.
Ecchymoses, enflures et brûlures sur les mains, les poignets et les pieds.	Compresses froides.	Versez le contenu de deux bacs à glace dans un bassin (un contenant de polystyrène ou une glacière) rempli d'eau froide et faites tremper la blessure pendant trente minutes; répétez trente minutes plus tard, si nécessaire.

SYMPTÔMES	TRAITEMENT	TECHNIQUE
Hémorroïdes.	Bains de siège.	Asseyez-vous dans une quantité d'eau suffisante pour couvrir la région affectée de vingt à trente minutes, deux à trois fois par jour (mettez l'eau plus chaude que pour un bain ordinaire).
	Bain à la débarbouillette.	Installée sur un tapis de plastique pour recueillir le surplus d'eau, appliquez sur la peau des débarbouillettes froides trempées dans deux litres (deux pintes) d'eau, un demi-litre (½ pinte) d'alcool à friction et un litre (une pinte) de glace. Arrêtez si vous commencez à avoir des frissons.
Fièvre.	Bains rafraîchissants.	Prenez un bain d'eau tiède et refroidissez-le graduellement en y ajoutant des cubes de glace. Sortez immédiatement de la baignoire si vous frissonnez.

Index

Conclusion

Maintenant que vous avez fini de lire ce livre, vous pouvez vous rendre compte qu'aucune grossesse n'est identique, pas plus d'ailleurs que ne l'est aucun des futurs parents. Vous savez maintenant qu'il existe très peu de règles fixes et systématiques au sujet de ce qui vous attend. Vous venez d'apprendre qu'aujourd'hui, nous pouvons contrôler la plupart des événements qui se produisent pendant la grossesse et l'accouchement, grâce à des soins médicaux, à une bonne alimentation et à un mode de vie appropriés. Ainsi les gens de notre génération ont plus de chances que par le passé de mettre au monde des bébés en santé. Nous savons que toute mère se fait du souci; mais nous espérons quand même que ces informations précises vous auront aidée à calmer votre anxiété.

Nous souhaitons que ce livre ait répondu à toutes vos questions, qu'il ait apaisé vos craintes et qu'il vous ait aidée à mieux dormir la nuit. Nous espérons que, en sachant vraiment ce qui vous attend, la réalité et l'attente deviendront toutes deux plus faciles, plus excitantes et vraiment plus satisfaisantes.

Dans ce livre, nous nous sommes efforcées de répondre à toutes les questions. Nous nous sommes basées non seulement sur notre expérience personnelle, mais nous avons aussi fait enquête et interrogé des centaines de futurs parents. Cependant, puisque les soucis des futurs parents sont extrêmement variés, il est possible que nous en ayons oubliés quelques-uns. Si nous avons omis une de vos interrogations, nous aimerions en être informées. Nous pourrions ainsi inclure votre problème (et la façon de le résoudre) dans notre prochaine édition; juste à temps, nous l'espérons, pour *votre* prochaine édition.

Nous vous souhaitons la plus heureuse des grossesses et le plus merveilleux des résultats.

Arlene Eisenberg
Heidi Eisenberg Murkoff
Sandee Eisenberg Hathaway, i.d., B.Sc.

Achevé d'imprimer au Canada
sur papier Enviro 100% recyclé
sur les presses de Imprimerie Lebonfon Inc.

certifié   procédé   100 % post-   archives   énergie
             sans   consommation   permanentes   biogaz
             chlore